Kohlhammer

Die Herausgeber

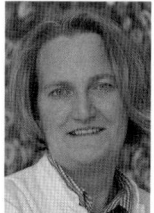

Priv.-Doz. Dr. med. Johanna Anneser, Neurologin und Palliativmedizinerin, leitet den Palliativmedizinischen Dienst des Klinikums Rechts der Isar der Technischen Universität München. Die Facharztausbildung und Habilitation absolvierte sie an der Ludwig-Maximilians-Universität München und der Universität Newcastle upon Tyne (Großbritannien).

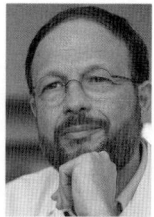

Prof. Dr.med. Gian Domenico Borasio, Neurologe und Palliativmediziner, ist Inhaber des Lehrstuhls für Palliativmedizin an der Universität Lausanne und Lehrbeauftragter für Palliativmedizin an der Technischen Universität München. Von 1991-2011 hat er die ALS-Forschungsgruppe an der Ludwig-Maximilians-Universität München geleitet.

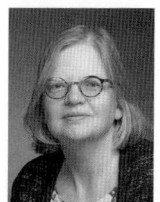

Prof. Dr. Wendy Johnston lehrt Neurologie an der University of Alberta (Kanada) und ist Co-Vorsitzende der Canadian ALS Research Group. Umfangreiche Forschungsarbeit zu den Themen Palliative- und End-of-Life-Care bei ALS, insbesondere zur Entscheidungsfindung am Lebensende.

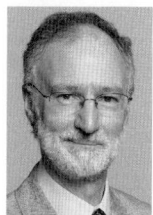

Prof. Dr. David Oliver ist Facharzt für Palliativmedizin und Leiter a.D. des Wisdom Hospice in Rochester, Kent. Er ist Honorarprofessor am Tizard Centre an der University of Kent und hat zahlreiche Publikationen und Bücher zum Thema Palliative Care bei ALS und anderen neurologischen Erkrankungen verfasst.

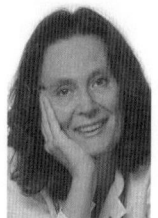

Prof. Dr. med. Dr. phil. Andrea Sylvia Winkler ist Neurologin und Ko-Direktorin des Centers for Global Health an der Technischen Universität München. Seit April 2016 hat sie außerdem eine Professur für Globale Gesundheit an der Universität Oslo inne und leitet das dazugehörige Centre for Global Health.

Johanna Anneser, Gian Domenico Borasio,
Wendy Johnston, David Oliver,
Andrea Sylvia Winkler (Hrsg.)

Palliative Care bei Amyotropher Lateralsklerose

Von der Diagnose bis zur Trauerbegleitung

Verlag W. Kohlhammer

Dieses Werk einschließlich aller seiner Teile ist urheberrechtlich geschützt. Jede Verwendung außerhalb der engen Grenzen des Urheberrechts ist ohne Zustimmung des Verlags unzulässig und strafbar. Das gilt insbesondere für Vervielfältigungen, Übersetzungen, Mikroverfilmungen und für die Einspeicherung und Verarbeitung in elektronischen Systemen.

Pharmakologische Daten, d. h. u. a. Angaben von Medikamenten, ihren Dosierungen und Applikationen, verändern sich fortlaufend durch klinische Erfahrung, pharmakologische Forschung und Änderung von Produktionsverfahren. Verlag und Autoren haben große Sorgfalt darauf gelegt, dass alle in diesem Buch gemachten Angaben dem derzeitigen Wissensstand entsprechen. Da jedoch die Medizin als Wissenschaft ständig im Fluss ist, da menschliche Irrtümer und Druckfehler nie völlig auszuschließen sind, können Verlag und Autoren hierfür jedoch keine Gewähr und Haftung übernehmen. Jeder Benutzer ist daher dringend angehalten, die gemachten Angaben, insbesondere in Hinsicht auf Arzneimittelnamen, enthaltene Wirkstoffe, spezifische Anwendungsbereiche und Dosierungen anhand des Medikamentenbeipackzettels und der entsprechenden Fachinformationen zu überprüfen und in eigener Verantwortung im Bereich der Patientenversorgung zu handeln. Aufgrund der Auswahl häufig angewendeter Arzneimittel besteht kein Anspruch auf Vollständigkeit.

Die Wiedergabe von Warenbezeichnungen, Handelsnamen und sonstigen Kennzeichen in diesem Buch berechtigt nicht zu der Annahme, dass diese von jedermann frei benutzt werden dürfen. Vielmehr kann es sich auch dann um eingetragene Warenzeichen oder sonstige geschützte Kennzeichen handeln, wenn sie nicht eigens als solche gekennzeichnet sind.

Es konnten nicht alle Rechtsinhaber von Abbildungen ermittelt werden. Sollte dem Verlag gegenüber der Nachweis der Rechtsinhaberschaft geführt werden, wird das branchenübliche Honorar nachträglich gezahlt.

Dieses Werk enthält Hinweise/Links zu externen Websites Dritter, auf deren Inhalt der Verlag keinen Einfluss hat und die der Haftung der jeweiligen Seitenanbieter oder -betreiber unterliegen. Zum Zeitpunkt der Verlinkung wurden die externen Websites auf mögliche Rechtsverstöße überprüft und dabei keine Rechtsverletzung festgestellt. Ohne konkrete Hinweise auf eine solche Rechtsverletzung ist eine permanente inhaltliche Kontrolle der verlinkten Seiten nicht zumutbar. Sollten jedoch Rechtsverletzungen bekannt werden, werden die betroffenen externen Links soweit möglich unverzüglich entfernt.

Wir bedanken uns für die Unterstützung durch die Deutsche Gesellschaft für Muskelkranke e. V. (DGM).

PALLIATIVE CARE IN AMYOTROPHIC LATERAL SCLEROSIS: FROM DIAGNOSIS TO BEREAVEMENT, THIRD EDITION was originally published in English in 2014. This edition, translated into German by Sibylle Tönjes, and adapted from the original work by Gian Domenico Borasio, Johanna Anneser and Andrea Winkler, is published by arrangement with Oxford University Press.
© Oxford University Press 2014

1. Auflage 2018

Alle Rechte vorbehalten
© W. Kohlhammer GmbH, Stuttgart
Gesamtherstellung: W. Kohlhammer GmbH, Stuttgart

Print:
ISBN 978-3-17-029982-5

E-Book-Formate:
pdf: ISBN 978-3-17-029983-2
epub: ISBN 978-3-17-029984-9
mobi: ISBN 978-3-17-029985-6

Inhalt

Vorwort 7

Vorwort zur deutschen Auflage 9

Abkürzungsverzeichnis 11

1   Die Amyotrophe Lateralsklerose (ALS) 13
      Christopher E. Shaw, Annika Quinn und Emma Daniel

2   Palliative Care 34
      David Oliver

3   Kommunikation und Aufklärung 44
      Richard Sloan und Gian Domenico Borasio

4   Entscheidungen treffen 60
      Wendy Johnston

5   Patientenverfügung und Advance Care Planning 71
      Gian Domenico Borasio und Raymond Voltz

6   Respiratorische Komplikationen 78
      Deborah Gelinas

7   Dysphagie 108
      Edith Wagner-Sonntag

8   Kognitive Dysfunktion 123
      Laura H. Goldstein

9   Schmerzen, psychischer Distress und andere Symptome 142
      David Oliver, Gian Domenico Borasio und Wendy Johnston

10   Psychosoziale Betreuung 160
      Sue Smith und Maria Wasner

11	Spititual Care	190
	Robert Lambert	
12	Physiotherapie	207
	Ulrike Hammerbeck und Emily Jay	
13	Ergotherapie	223
	Chris Kingsnorth und Sarah Lavender	
14	Logopädie	235
	Amanda Scott und Maryanne McPhee	
15	Pflege	254
	Dallas A. Forshew	
16	Komplementär- und Alternativmedizin	267
	Gregory T. Carter, Sunil Kumar Aggarwal, Michael Weiss und Richard S. Bedlack	
17	End of Life-Care: ethische Aspekte	278
	Leo McCluskey, Lauren Elman und Wendy Johnston	
18	End of Life-Care bei ALS	298
	Nigel Sykes	
19	Trauer	313
	Joy Kelly	
20	Keine Zeit zu verlieren: die Reise einer Familie von der Diagnose bis zur Trauerphase	327
	Marika Warren, Michelle Warren und Douglas Warren	
21	Die Rolle der Selbsthilfe im Palliativ-Kontext	335
Autorenverzeichnis		341
Sachregister		347

Vorwort

Trotz des zunehmenden Verständnisses der genetischen Grundlagen der amyotrophen Lateralsklerose (ALS) und der molekularen Grundlagen der Krankheit ermöglichen die derzeit verfügbaren Behandlungsansätze nur eine mäßige Verlängerung der Lebenserwartung. Daher steht der palliative Ansatz bei der medizinischen Versorgung der Patienten und ihrer Angehörigen im Zentrum der Good Clinical Practice bei ALS. Dieses Buch betrachtet die verschiedenen Aspekte der Palliativbetreuung von ALS-Pateinten anhand der aktuellsten wissenschaftlichen Ergebnisse. Die vorliegende Auflage wurde aktualisiert und umfasst Studien und Veröffentlichungen der letzten Jahre sowie neue Kapitel über Komplementärmedizin und familiäre Erfahrungen.

Alle mitwirkenden Autoren sind an der Behandlung von ALS-Patienten beteiligt. Sie liefern klare Vorgaben zur medizinischen, psychosozialen und spirituellen Versorgung während des gesamten Krankheitsverlaufs – von der Diagnose bis zur Trauerbegleitung. Die internationalen Autoren ermöglichen einen Vergleich der interkulturellen Unterschiede, der sozialen Bedingungen, der Gesundheitssysteme und der Länder. Die Palliative Care bei ALS wird umfassend beleuchtet und die Rolle des multidisziplinären Teams betont. Dieses Buch übernimmt einen evidenzbasierten Ansatz, der auf der täglichen Arbeit mit den Patienten gründet. Alle Kapitel beginnen mit einem kurzen Fallbeispiel, das den Leser auf die klinische Anwendung der besprochenen Studien vorbereitet.

Die Autoren möchten allen an der Betreuung von ALS-Patienten Beteiligten, wie Neurologen, Hausärzten, Rehabilitationsspezialisten, benachbarten medizinischen Berufsgruppen und insbesondere den multidisziplinären Palliative Care-Teams, einen Nachschlagewerk zur Verfügung stellen. Die Betreuung von ALS-Patienten und ihren Angehörigen ist eine oft schwierige Aufgabe, der sich alle gemeinsam stellen sollten, um den Patienten ein erfülltes Leben zu ermöglichen.

Wir danken allen, die an der Herstellung dieses Buches beteiligt waren, insbesondere Caroline Smith von Oxford University Press, Professor Declan Walsh, dem Mitherausgeber der ersten und zweiten Auflage, sowie all unseren Kollegen, die uns mit Anmerkungen und Vorschlägen bei der Veröffentlichung halfen.

DJO, Rochester, UK
GDB, Lausanne, Schweiz
WJ, Edmonton, Kanada

Vorwort zur deutschen Auflage

»When you think that you've lost everything
You find out you can always lose a little more«
(Bob Dylan, Trying To Get To Heaven)

Die Diagnose einer Amyotrophen Lateralsklerose (ALS) verändert das Leben für die Betroffenen und ihre Angehörigen meist in radikaler Weise: Im Alltag müssen zunehmende physische Einschränkungen wie Lähmungen der Extremitäten, Sprech- und Schluckstörungen oder Atembeschwerden gemeistert werden. Zudem ist das Zerbrechen von bisherigen Lebensplänen und das Wissen um den nun absehbar bevorstehenden Tod eine oft immense Belastung für die Patienten und ihre Familien. Die mit der Erkrankung verbundenen physischen Herausforderungen durch die Pflege des Erkrankten und eine neu zu definierende Rollenverteilung innerhalb der Familie sind Aufgaben, für die Angehörige häufig Unterstützung benötigen. Für viele Betroffene ist es zudem schwierig, mit der Tatsache zurechtzukommen, dass es für die Erkrankung trotz intensiver Forschung und beeindruckender Ergebnisse der Grundlagenforschung weiterhin keine Medikamente gibt, die eine Aussicht auf Heilung oder auf eine wesentliche Verzögerung des Fortschreitens der ALS bieten könnten. Es bleibt die Hoffnung, dass sich dies in den kommenden Jahren ändern wird.

Zahlreiche Studien haben gezeigt, dass die mit der Erkrankung verbundenen Schwierigkeiten und Problemen am besten durch eine multiprofessionelle Betreuung bewältigt werden können. Die sich seit einigen Jahren in Deutschland, Österreich und der Schweiz entwickelnden palliativmedizinischen Versorgungsangebote können hier eine wertvolle Unterstützung bieten, ebenso wie die spezialisierten Ambulanzen für Motoneuron-Erkrankungen (die oft Teil von Muskelzentren der Deutschen Gesellschaft für Muskelkranke sind), die in Zusammenarbeit mit niedergelassenen Neurologen und Hausärzten seit vielen Jahren ALS-Patienten betreuen.

Das vorliegende Buch basiert auf der nun schon dritten Auflage des von D. Oliver, G.D. Borasio und W. Johnston herausgegebenen englischen Buchs »Palliative Care in Amyotrophic Lateral Sclerosis«. Für die deutsche Ausgabe wurden alle Artikel aktualisiert, ergänzt und den Rahmenbedingungen der deutschsprachigen Länder angepasst.

Beiden Werken gemeinsam ist das Anliegen, möglichst praxisnahe Informationen für alle an der Betreuung beteiligten Berufsgruppen zu bieten. Wir hoffen so, dass nicht nur Hausärzte, Neurologen und Palliativmediziner Hilfreiches finden werden, sondern auch Pflegekräfte, Sozialarbeiter, Physiotherapeuten und alle anderen professionellen und ehrenamtlichen Helfer, die ALS-Patienten betreuen.

Unser Dank gilt allen, die an der Entstehung des Werks beteiligt waren, besonders der Deutschen Gesellschaft für Muskelkranke für ihre Unterstützung, den Autoren, den Mitarbeitern des Kohlhammer-Verlags Frau Annegret Boll, Herrn Dominik Rose und Herrn Ruprecht Poensgen, und nicht zuletzt den Patienten und ihren Angehörigen, die uns an ihren Sorgen und Erfahrungen teilhaben ließen.

München, Lausanne, Oslo, im Dezember 2017

J. Anneser	G.D. Borasio	A.S. Winkler

Abkürzungsverzeichnis

AAN	American Academy of Neurology
ALS	amyotrophe Lateralsklerose
ALS-bi	Verhaltensstörung bei ALS
ALSFRS	ALS Functional Rating Scale
BDNF	Brain-derived Neurotrophic Factor
BMI	Body Mass Index
Bp	Basenpaar
bvFTD	behaviorale Variante der FTD
C9orf72	Chromosome 9 open reading frame 72
CAM	Komplementär- und Alternativmedizin
CCTR	Cochrane Controlled Trials Register
CNTF	Ciliary Neurotrophic Factor
EAAT	exzitatorischer Aminosäuretransporter (excitatory amino acid transporter)
EAPC	European Association for Palliative Care
EEG	Elektroenzephalografie
EFNS	European Federation of Neurological Societies
EMG	Elektromyografie
EOL	End of Life
FEES	fiberoptische endoskopische Evaluation des Schluckens
FTD	frontotemporale Demenz
FUS	Fused in Sarcoma
FVC	forcierte Vitalkapazität
GABA	Gamma-Aminobuttersäure
GERD	gastroösophageale Refluxkrankheit
i.v.	intravenös
IGF	Insulin-like Growth Factor
IPPB	Intermittent Positive Pressure Breathing
LMN	unteres Motoneuron (lower motor neuron)
MI-E	maschineller Insufflator-Exsufflator
MIP	maximaler inspiratorischer Druck (maximum inspiratory pressure)
MMN	multifokale mototirsche Neuropathie
MNDA	[UK] Motor Neurone Disease Association
MRT	Magnetresonanztomografie
MS	multiple Sklerose
NF	Neurofilament
NGF	Nervenwachstumsfaktor (Nerve Growth Factor)

NICE	National Institute for Health and Care Excellence
NIPPV	nicht-invasive Überdruckbeatmung (Non-invasive Positive-pressure Ventilation)
NIV	nicht-invasive Beatmung (Non-invasive Ventilation)
NSAID	nicht steroideales Antiphlogistikum (Non-steroidal Antiinflammatory Drug)
ODWDA	Oregon Death with Dignity Act
PCF	Hustenspitzenfluss (Peak Cough Flow)
PCV-VG	Pressure Control Ventilation – Volume Guaranteed
PEG	perkutane endoskopische Gastrostomie
PLS	primäre Lateralsklerose
PMA	progressive Muskelatrophie
PRG	perkutane radiologische Gastrostomie
QOL	Lebensqualität (Quality of Life)
REM	Rapid Eye Movement (Schlaf)
SBMA	spinobulbäre Muskelatrophie
SDB	schlafassoziierte Atemstörung (sleep-disordered breathing)
SMA	spinale Muskelatrophie
SNIP	Sniff Nasal Inspiratory Pressure
SOD1	Superoxiddismutase 1
SSRI	selektiver Serotonin-Wiederaufnahme-Hemmer
SVC	langsame Vitalkapazität (Slow Vital Capacity)
TENS	transkutane elektrische Nervenstimulation
UK	Unterstützte Kommunikation
UMN	oberes Motoneuron (Upper Motor Neuron)
VFSS	videofluoroskopische Schluckuntersuchung (viedoscopic swallowing study)
WMA	World Medical Association
ZNS	zentrales Nervensystem

1 Die Amyotrophe Lateralsklerose (ALS)

Christopher E. Shaw, Annika Quinn und Emma Daniel

Zusammenfassung

In diesem Kapitel sollen folgende Fragen beantwortet werden: Was ist die amyotrophe Lateralsklerose (ALS)? Was bedeutet im Unterschied hierzu die Diagnose einer Motoneuronerkrankung? Wir beginnen mit einer Darstellung des typischen klinischen Bildes der ALS und der bei dieser Erkrankung notwendigen Diagnostik und gehen kurz auch auf andere Krankheiten ein, die zur Degeneration von Motoneuronen führen oder mit ähnlichen Symptomen einhergehen. Anschließend befassen wir uns mit der Krankheitsentstehung und -entwicklung der ALS und geben einen Überblick über die Forschungsergebnisse auf den Gebieten der Molekulargenetik und Zellbiologie. Zum Schluss gehen wir auf Therapien ein, die den Krankheitsverlauf beeinflussen können.

Was ist eine Motoneuronerkrankung?

Der Begriff *Motoneuronerkrankung* umfasst mehrere unterschiedliche Krankheitsbilder, bei denen sich der Krankheitsprozess vornehmlich an den motorischen Nervenzellen (Motoeurone) abspielt. Klinische, histopathologische und molekulargenetische Studien haben dazu beigetragen, viele dieser Krankheiten von der typischen ALS abzugrenzen. Die Amyotrophe Lateralsklerose wird in vielen Ländern auch als »typische« Motoneuronerkrankung bezeichnet. Im englischsprachigen Raum ist mit »motor neuron disease« daher oft die ALS gemeint (und nicht die ganze Gruppe der Krankheiten, die die Motoneurone betreffen). In den Vereinigten Staaten von Amerika ist sie auch bekannt als Lou Gehrig's disease – nach dem berühmten, an ALS verstorbenen Football-Spieler.

Ursprünglich ging man davon aus, dass es sich um eine Erkrankung der Muskulatur handelt, bis Charcot im Jahr 1869 klinisch-pathologische Studien veröffentlichte, in denen er korrekt die Degeneration von motorischen Neuronen als Ursache des Muskelschwunds identifizierte (Charcot JM, Joffroy A 1869). Diese Krankheit unterscheidet sich von anderen Krankheiten des Bewegungsapparates durch eine kombinierte Degeneration des 1. und 2. Motoneurons (MN) (die Nervenleitungsbahnen sind in ▶ Abb. 1.1 dargestellt). Als andere Bezeichnung ist auch zentrales und peripheres Motoneuron gebräuchlich.

1 Die Amyotrophe Lateralsklerose (ALS)

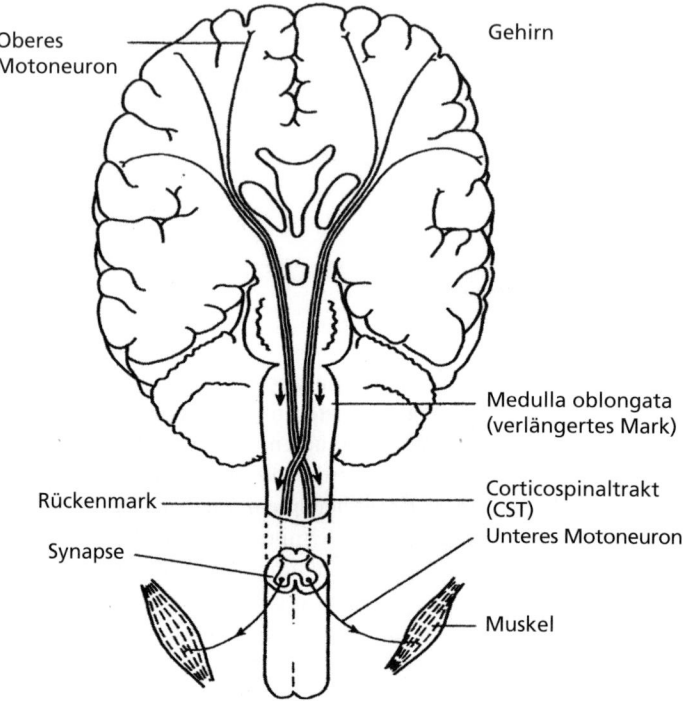

Abb. 1.1: Nervenbahnen in Rückenmark und Gehirn

Die Zellkörper der 2. Motoneurone (2.MNs) finden sich in Rückenmark und Hirnstamm und haben über die peripheren Nerven direkten Kontakt mit Muskelfasern, die sie aktivieren. Wenn die 2. MNs degenerieren, kommt es zu einer Schwäche der von ihnen innervierten Muskeln. Ein weiteres Symptom hierfür sind die Muskelzuckungen (Faszikulationen) und Muskelschwund (Atrophie). Die 1. Motoneurone (ZMNs) liegen im sog. Motorischen Kortex, im Stirnlappen des Großhirns. Die Fortsätze (Axone) dieser Neurone verlaufen im Rückenmark nach unten zu den 2. MNs, die durch sie aktiviert werden. Wenn die 1. MNs degenerieren, entwickelt sich eine Muskelsteifigkeit (Spastik) der betroffenen Muskeln und es kommt zu gesteigerten Muskeleigenreflexen. Als weiteres Zeichen findet sich bisweilenein sog. »Babinski-Zeichen«: die Großzehe wird beim Bestreichen der Fußsohle nach oben gezogen statt sich nach unten einzurolllen). Bei den meisten ALS-Patienten finden sich kombinierte Zeichen der 1. MNs und 2. MNs. Liegen nur Zeichen der 2. MNs vor, wird die Krankheit als progressive Muskelatrophie (PMA) bezeichnet, bei ausschließlichen 1. MN-Symptomen als primäre Lateralsklerose (PLS). Histopathologische Studien legen nahe, dass diese Syndrome jeweils Unterformen der ALS sind und sich an den Enden eines gemeinsamen klinischen Spektrums befinden. Bei der Progressiven Muskelatrophie überwiegt demnach eine Schädigung der 2. Motoneurone und bei der primären Lateralsklerose die der 1. Motoneurone. Es ist interessant, dass diese beiden Varianten langsamer progredient verlaufen und mit einem längeren Überleben verbunden sind als eine »klassische« ALS.

Die Diagnose einer ALS wird klinisch gestellt und durch technische Zusatzuntersuchungen gestützt. In der Regel geht die ALS mit progressiver Schwäche und Atrophie der Extremitätenmuskulatur und der zum Sprechen und dem Schlucken notwendigen Muskulatur, einher. Die Motoneurone, die die Augenbewegungen sowie die Schließmuskeln von Harnblase und Darm kontrollieren, bleiben typischerweise ausgespart. Das Gleiche gilt für die sensiblen Neurone, die z. B. Schmerz oder Berührung übermitteln und die Neurone des vegetativen Nervensystems. Die diagnostischen Kriterien der ALS wurden bei einer Konferenz in dem spanischen Schloss El Escorial festgelegt und 2002 aktualisiert (»El Escorial Kriterien«) (▶ Abb. 1.2). Sie werden als Einschlusskriterien für Therapiestudien verwendet und verdeutlichen, dass für die Diagnose einer sicheren ALS -Symptome des 1. und 2. MNs in mehreren Bereichen der Muskulatur nachgewiesen werden müssen.

- **Muss vorhanden sein:** progressiver Verlauf mit Faszikulationen und (weitgehend) normaler motorischer Nervenleitgeschwindigkeit
- **Darf nicht vorhanden sein:** Parkinson-Syndrom, sensorische Störungen, Sphinkterstörungen, Sehstörungen, autonome Dysfunktion

Verdacht auf ALS	Mögliche ALS	Mögliche laborgestütze ALS	Klinisch mögliche ALS	Klinisch definitive ALS
1.- oder 2. MN-klinische Zeichen in ≥ 1 Region	2. MN- und 1. MN-klinische Zeichen in nur 1 Region	2. MN- und 1. MN-klinische Zeichen in 1 und EMG-Zeichen in ≥2 Regionen	2. MN- und 1. MN-klinische Zeichen in 2 Regionen	2. MN- und 1. MN-klinische Zeichen in 3 Regionen

Abb. 1.2: Überarbeitete El-Escorial-Kriterien zur Diagnose der Motoneuronerkrankung (MND)/amyotrophen Lateralsklerose (ALS) (2. MN = zweites Motoneuron; 1. MN = erstes Motoneuron; EMG = Elektromyografie).

Motoneuronerkrankungen, die der ALS ähneln

Es gibt zahlreiche Motoneuronerkrankungen, die – zumindest im Anfangsstadium – mit einer ALS verwechselt werden können. Aufgrund der Bedeutung einer ALS-Diagnose für den Patienten muss diese möglichst zweifelsfrei gestellt und alle anderen in Betracht kommenden Erkrankungen ausgeschlossen werden. Die häufigste Differenzialdiagnose ist eine Kompression des Rückenmarks und/oder einer Nervenwurzel durch eine Degeneration der Wirbel und der Bandscheiben. Hierdurch kann es in einer oder mehreren Extremitäten zur schmerzlosen Muskelatrophie, zu Muskelschwäche und Faszikulationen kommen. Daher wird bei Verdacht auf ALS in der Regel eine Magnetresonanztomografie (MRT) des Rückenmarks und der Nervenwurzeln durchgeführt. Die MRT deckt auch in seltenen Fällen vorkommende Rückenmarkstumoren oder eine Syringomyelie (zystische Erweiterung im Rückenmark) auf. Eine weitere Krankheit, die ausgeschlossen werden muss, ist die multifokale motorische Neuropathie (MMN). Bei dieser Autoimmunerkrankung greifen Autoantikörper selektiv die motorischen Nerven an und es kommt zu einer -in der Regel- asymmetrischen Schwäche der oberen Extremitäten. Bei der MMN ist die Nervenleitgeschwindigkeit der motorischen Nerven oft an mehreren Stellen reduziert – dies kann im Einzelfall jedoch nur schwer nachzuweisen sein. Außerdem finden sich im Serum Anti-GM1-Gangliosid-Antikörper (Pestronk A et al. 1988). Zeichen einer Schädigung des 1. MNs finden sich bei dieser Erkrankung nicht. Die MMN hat eine deutlich bessere Prognose und kann sich durch eine immunsuppressive Behandlung z. B. mit intravenös oder subkutan verabreichtem humanem Immunglobulin bessern.

Die Kennedy-Krankheit oder spinobulbäre Muskelatrophie (SBMA) ist zwar insgesamt selten, wird aber häufig falsch als ALS diagnostiziert. Dieses Syndrom betrifft ausschließlich die 2. Motoneurone und tritt nur bei erwachsenen Männern auf. Es kommt zur progressiven Muskelatrophie insbesondere der Zunge und zum Haltetremor der Hände. Weitere Symptome sind eine Hodenatrophie und eine Gynäkomastie (Vergrößerung der Brustdrüse) durch niedrige Androgenspiegel (Harding AE et al. 1982). Bei der Messung der Nervenleitgeschwindigkeit findet sich oft eine leichte sensible Neuropathie, obwohl die klinische Untersuchung häufig keine Sensibilitätsverluste zeigt. Ursache ist die Expansion einer CAG-Nukleotidrepeat-Sequenz in dem für den Androgenrezeptor kodierenden Gen auf dem X-Chromosom (La Spada AR et al. 1991). Das CAG-Triplet kodiert für die Aminosäure Glutamin. Durch die Expansion ändert sich die Konformation des Androgenrezeptorproteins: Diese akkumulieren in den Motoneuronen und gewinnen hierdurch zellschädigende Eigenschaften.

Noch seltener ist die autosomal-rezessive spinale Muskelatrophie (SMA). Sie manifestiert sich meistens im Säuglingsalter oder in der Kindheit, gelegentlich aber auch als SMA Typ IV erst im Erwachsenenalter. Dieses langsam progrediente reine 2. MN-Syndrom geht mit Muskelatrophie, Muskelschwäche und fehlenden Muskeleigenreflexen einher (Dubowitz V 1995). In mehr als 95 % der SMA-Fälle ist das sog. Survival-Motor-Neuron-Gen (SMN-Gen) deletiert (Lefebvre S et al. 1995).

Zur Differenzialdiagnose gehören noch zahlreiche weitere Krankheiten, wie die Multiple Sklerose und die hereditäre spastische Paraplegie, die zu Symptomen der 1. MNs führen. Bei Muskelzuckungen ohne fokale Muskelatrophie besteht der Verdacht auf ein benignes Faszikulationssyndrom oder auf Erkrankungen der Schilddrüse und der Nebenschilddrüsen, das durch Bestimmung der Hormonspiegel diagnostiziert werden kann (▶ Tab. 1.1).

Tab. 1.1: Differenzialdiagnosen der amyotrophen Lateralsklerose

Krankheit	Untersuchungsverfahren
Kompression des Rückenmarks und/oder der Nervenwurzel durch degenerative Veränderungen der Wirbelsäule (Myeloradikulopathie)	Magnetresonanztomografie (MRT)
Autoimmun-Neuropathien, bes. multifokale motorische Neuropathie	Messung der Nervenleitgeschwindigkeit, Anti-Gangliosid-Antikörper, Eiweißelektrophorese
Spinobulbäre Muskelatrophie (oder M. Kennedy-)	Genetischer Test auf die CAG-Expansion des für Androgen kodierenden Gens
Multiple Sklerose	Magnetresonanztomografie, Liquoruntersuchung, Immunelektrophorese
Hereditäre spastische Paraplegie	Elektromyografie (keine Hinweise auf eine Schädigung des 2. Motoneurons), genetische Testung
Benignes Faszikulationssyndrom	Elektromyografie (keine Hinweise auf eine Schädigung des 2. Motoneurons)
Myopathien (z. B. Einschlusskörperchenmyositis)	Muskelbiopsie
Spinale Muskelatrophie	Gentestung
Diabetische Amyotrophie	Bestimmung des glykosylierten Hämoglobins zur Diagnose eines Diabetes
Hyperthyreose	Bestimmung der Schilddrüsenhormone
Hyperparathyreoidismus	Bestimmung von Kalzium und Phosphat
Gangliosidosen	Aktivität der Hexosaminidase in Leukozyten

Klinischer Verlauf der ALS

Bei den meisten ALS-Patienten (85 %) beginnt die Muskelschwäche schleichend an einer Extremität, typischerweise mit einer Schwäche beim Greifen oder einer Fußheberschwäche. Da in der Folge weitere periphere Motoneurone im Rückenmark zugrunde gehen, kommt es zu Faszikulationen und einer fortschreitenden Muskelatrophie der betroffenen Extremität. Die Spastik – als Zeichen einer Beteiligung des 1. MNs – kann der Muskelschwäche aber auch vorausgehen oder gleichzeitig mit dieser auftreten. In einem fortschreitenden Prozess zeigen auch andere Extremitäten Lähmungen, Faszikulationen und Atrophie, sodass bei vielen Patienten schließlich alle Gliedmaßen betroffen sind. Seltener beginnen die Beschwerden im Bereich der Sprech-, Kau- und Schluckmuskulatur (»Bulbärbereich«) (15 %) mit verwaschener Sprache oder Schluckstörungen (Haverkamp LJ et al. 1995). Da diese Symptome durch Degeneration der 2. MNs im Hirnstamm (früher als »Bulbus« bezeichnet) verursacht sind, wird a diese Verlaufsform oft als progressive Bulbärparalyse bezeichnet (▶ Abb. 1.3). Gelegentlich finden sich bulbäre Symptome auch als Folge einer Schädigung des 1. MNs: Es kommt zu einer Spastik der Zunge und zu einer Erhöhung des Muskeltonus im Kiefer. Hier kann es auch zu ruckartigen Bewegungen (Kloni) des Unterkiefers kommen.

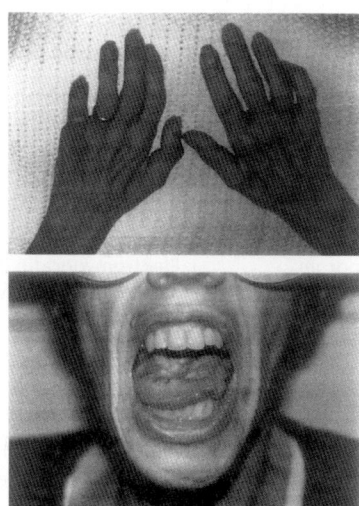

Abb. 1.3: Klinisches Bild der amyotrophen Lateralsklerose. Deutlich zu erkennen ist die Muskelatrophie an Händen und Zunge.

Dieser Symptomkomplex wird oft als Pseudobulbärparalyse bezeichnet. Bulbärparalyse und Pseudobulbärparalyse können in einer ALS münden: Es kommen bei diesen Patienten im Verlauf Symptome der Extremitätenmuskulatur hinzu und eine typische ALS entwickelt sich. Umgekehrt treten bei etwa 90 % der Patienten, bei denen die ALS an den Extremitäten beginnt, schließlich bulbäre Symptome auf; nur bei sehr wenigen Patienten und überwiegend Männern wird der Hirnstamm überhaupt nicht in die Erkrankung miteinbezogen.

Die ALS führt meist frühzeitig zu Behinderungen und schreitet – wenn auch in unterschiedlichem Tempo – unaufhaltsam voran. Die meisten Patienten können in einem fortgeschrittenen Stadium nicht mehr eigenständig gehen, essen, sprechen und schlucken und sich auch nicht mehr eigenständig um ihre Körperhygiene kümmern. Viele Menschen empfinden es als besonders grausam, dass die intellektuellen Fähigkeiten überwiegend erhalten bleiben. Die Patienten sind sich ihres Zustandes bewusst, jedoch vollständig gelähmt und durch die Einschränkungen im sozialen Kontakt und der Kommunikation häufig isoliert. Bei etwa 10 % der Patienten treten deutliche Persönlichkeits-, Verhaltens- und Sprachstörungen im Sinne einer frontotemporalen Demenz auf. Bis zu 30–40 % der Patienten weisen ähnliche, aber mildere kognitive Defizite auf (▶ Kap. 8).

Die meisten Patienten versterben durch eine Schwäche der Atemmuskulatur. Diese wird oft lange unterschätzt, da die Mobilität der Patienten eingeschränkt ist und ein Abfall der Vitalkapazität auf 60 % des Normwertes zunächst häufig asymptomatisch bleibt. Die mittlere Überlebenszeit nach dem Auftreten der ersten Symptome beträgt 3 Jahre. Nur 25 % der Patienten überleben 5 Jahre und 10 % sind nach 10 Jahren noch am Leben (Kondo K 1995). Bei älteren Frauen mit initialer Bulbärsymptomatik ist die Prognose deutlich schlechter, bei der langsam progredienten ALS junger Männer mit primärer Extremitätenschwäche besser.

Wie wird die Diagnose ALS gestellt?

Die ALS ist eher selten und die Diagnose kann zu Beginn der Erkrankung schwierig sein. Die meisten Allgemeinmediziner werden im Laufe ihres Lebens höchstens einmal mit der ALS konfrontiert. Daher werden die Frühzeichen und -symptome oft übersehen und die Patienten erst zu Rheumatologen, Orthopäden oder Hals-Nasen-Ohren-Ärzten geschickt, bevor sie schließlich einem Neurologen vorgestellt werden. Die Symptome und die Befunde der körperlichen Untersuchung liefern zu Beginn oft nur Hinweise auf eine ALS, einen einfachen »Test auf ALS« gibt es nicht. Aufgrund der doch erheblichen Auswirkungen für den Patienten sprechen die Neurologen meist die Möglichkeit einer ALS erst an, wenn sie absolut sicher sind, dass die Diagnose zutrifft. Alle diese Faktoren tragen dazu bei, dass die Diagnose nach dem erstmaligen Auftreten der Symptome mit erheblicher Verzögerung gestellt wird.

Hilfreich sind alle Untersuchungen, mit denen die Differenzialdiagnosen der ALS ausgeschlossen werden können (▶ Tab. 1.1). Am wichtigsten ist eine MRT des Rückenmarks oder des Hirnstamms zum Ausschluss anderer Ursachen der Symptome. Durch die Messung der Nervenleitgeschwindigkeit werden eine generalisierte oder multifokale Neuropathie ausgeschlossen und Nervenkompressionen sowie Leitungsblöcke entdeckt. Mittels Elektromyografie (EMG) wird der akute und/oder chronische Verlust des peripheren Motoneurons insbesondere in klinisch nicht betroffenen Regionen bestätigt und eine Myopathie ausgeschlossen. Für die ALS typische EMG-Befunde sind Fibrillationen und niederfrequente Faszikulationen (0,3 Hz). Die Potentiale motorischer Einheiten sind polyphasisch und verbreitert. Typisch sind auch instabile Potentiale. Muskelbiopsien und Liquoruntersuchungen sind meist nicht erforderlich und sollten nur bei untypischer Symptomatik und Verdacht auf eine andere Krankheit, wie degenerative Muskelerkrankung oder eine entzündliche Krankheit (z. B. Multiple Sklerose), durchgeführt werden.

Wer bekommt ALS?

Aus unbekannten Gründen erkranken Männer häufiger als Frauen an ALS; das Verhältnis liegt bei 1,7 : 1,1. Die mittlere Inzidenz der ALS liegt bei 1–2 Neuerkrankungen auf 100.000 Einwohner pro Jahr. Damit tritt sie in Deutschland etwa halb so häufig auf wie die Multiple Sklerose. Wegen der bei ALS relativ kurzen Überlebenszeit beträgt die Prävalenz nur 3–7/100.000 und ist unabhängig von geografischen, sozioökonomischen und ethnischen Unterschieden. Regionen mit hohem Risiko sind die Insel Kii in Japan und die pazifische Insel Guam, wo ALS oft gemeinsam mit dem Parkinson-Syndrom und einer Demenz auftritt. Da die Inzidenz auf Guam in den letzten 30 Jahren gesunken ist, scheint die Exposition gegenüber einem Umweltfaktor als Auslöser wahrscheinlich zu sein. Allerdings konnten zahlreiche Fall-Kontroll-Studien kein bestimmtes Toxin und keine Infektion als Risikofaktor für ALS ermitteln. Epidemiologische Studien außerhalb von Guam lassen vermuten, dass vorausgegangene Verletzungen des Bewegungsapparates (Kondo K, Tsubaki T 2001) sowie Berufe mit häufiger Exposition gegenüber elektrischem Strom oder elektrischen Schocks (Deapen DM, Henderson BE 1986) das ALS-Risiko um den Faktor 2–3 erhöhen, insgesamt gesehen ist dieser Effekt eher als gering zu beurteilen (Kondo K 1995). Es ist bekannt, dass das Risiko mit dem Alter zunimmt, wobei die Häufigkeit jenseits des 50. Lebensjahres sprunghaft ansteigt. Auch danach ist in altersbereinigten Analysen weiterhin ein Anstieg zu verzeichnen.

Was passiert bei ALS mit den Motoneuronen?

Post mortem findet sich zwar eine ausgeprägte Atrophie der Muskeln und der Spinalwurzeln, ansonsten sehen das Rückenmark und das Gehirn aber meist weitgehend normal aus. Die minimalen makroskopischen Veränderungen stehen in deutlichen Gegensatz zu den dramatischen Veränderungen auf mikroskopischer Ebene. Charcot (Charcot JM, Joffroy A 1869) beschrieb als einer der Ersten diese charakteristischen Veränderungen des Rückenmarks. Typisch sind ein ausgeprägter Verlust der Motoneurone mit Proliferation und Hypertrophie der angrenzenden Astrozyten (Stützzellen des zentralen Nervensystems). Die wenigen überlebenden Motoneurone sind entweder geschrumpft oder geschwollen und weisen verschiedene Proteinaggregate (zytoplasmatische Einschlüsse) sowie eine axonale Degeneration auf (▶ Abb. 1.4). Ähnliche Veränderungen finden sich in den großen 1. MNs des motorischen Kortex (Betz-Zellen). Allerdings gibt es zunehmend Belege dafür, dass es auch zum Untergang von Nervenzellen in anderen, nicht-motorischen Regionen des Kortex kommt (Maekawa S et al. 2004). Ein charakteristisches histopathologisches Kennzeichen der ALS sind zytoplasmatische Aggregate des TAR-DNA-binding-Proteins (TDP-43) in den Motoneuronen. Diese finden sich in mehr als 90 % der Fälle (Neumann M et al. 2006).

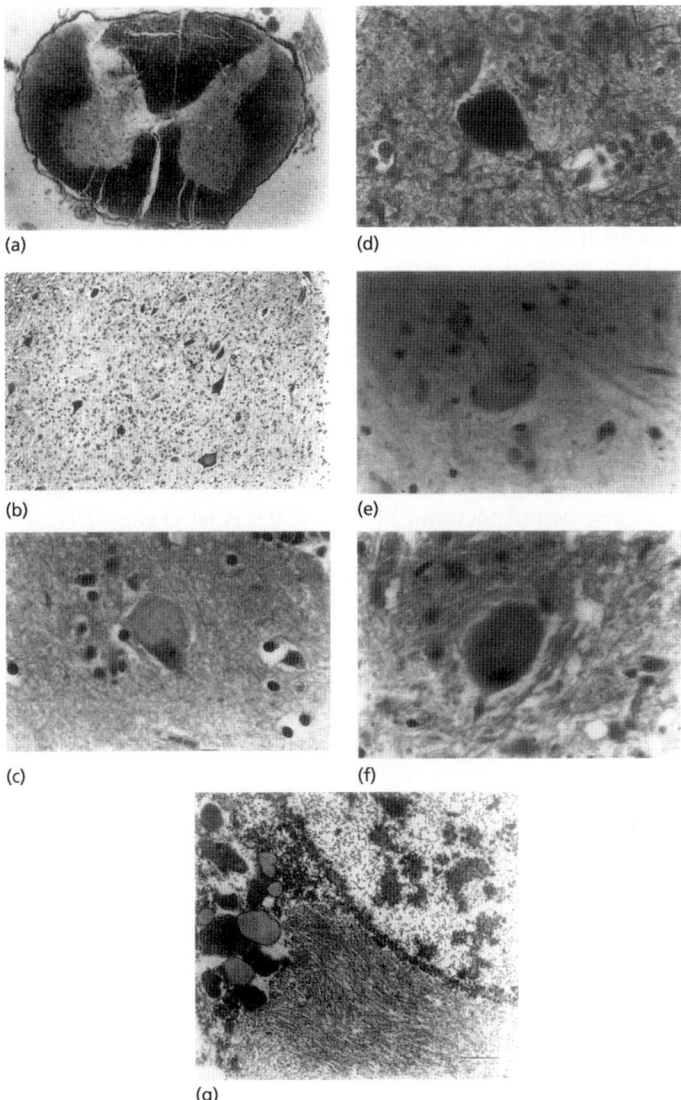

Abb. 1.4: Histopathologische Charakteristika der amyotrophen Lateralsklerose in der Licht- und Elektronenmikroskopie.
(a) Der Horizontalschnitt des Rückenmarks zeigt eine verminderte Anzahl von Motoneuronen im Vorderhorn. (b) Bei geringer Vergrößerung imponieren die Motoneurone des Rückenmarks geschwollen oder aber geschrumpft. Bei stärkerer Vergrößerung sind unterschiedliche Aggregate zu erkennen: wie (c) hyaline Einschlüsse, (d) Einschlüsse, die immunhistochemisch mit Antikörpern gegen Neurofilamente und Ubiquitin markiert werden können und die (e) typische fadenförmige Stränge sowie (f) Lewy-Körperchen-ähnliche und proximale axonale Einschlüsse aufweisen. (g) Die Transmissionselektronenmikroskopie zeigt, dass der Zellkörper mit Neurofilamenten, Lipofuszin und andere Proteinaggregaten vollgepackt ist (Maßstabsbalken = 1 µm).

Genetik der ALS

Die bislang wichtigsten Hinweise auf die Pathogenese der ALS stammen aus der Molekulargenetik. Meistens tritt die ALS zwar sporadisch auf, in etwa 5–10 % der Fälle sind jedoch noch weitere Familienmitglieder betroffen. Meistens wird die familiäre ALS dominant vererbt und lässt sich klinisch nicht von der sporadischen Form unterscheiden.

Im Jahr 1991 wurde der erste mit ALS assoziierte genetische Faktor auf Chromosom 21 beschrieben (Siddique T et al. 1991). Zwei Jahre später wurde als Ursache die Kupfer/Zink Superoxiddismutase-Gen *(SOD1)* identifiziert, die bei diesen Patienten mit familiärer ALS Mutationen aufwies (Rosen DR et al. 1993). SOD1 ist ein wichtiges antioxidatives katalytisches Enzym, das potenziell schädliche freie Radikale, die im Rahmen der normalen Zellaktivität entstehen, neutralisiert. Bislang wurden mehr als 150 krankheitsverursachende Mutationen beschrieben, die meistens durch einen Basenaustausch mit Substitution einer Aminosäure entstehen (Andersen PM et al. 2003; Abel O et al. 2012). Allerdings stören nicht alle krankheitsverursachenden, ALS-assoziierten *SOD1*-Mutationen die antioxidative Funktion des Enzyms. Die Toxizität der mutierten SOD1 scheint daher eher auf einer Akkumulation des Proteins zu beruhen (Gurney ME et al. 1994). Bei einer durch *SOD1*-Mutation verursachten ALS akkumuliert so das SOD1-Protein, jedoch nicht TDP-43, das in den Motoneuronen der Mehrzahl aller andern ALS-Patienten in aggregiertem Zustand zu finden ist (Mackenzie IR et al. 2007; Maekawa S et al. 2009). *SOD1*-Mutationen finden sich in etwa 20 % der familiären und 3 % der offenbar sporadischen Fälle (Shaw CE et al. 1998).

Die in der europäischen Bevölkerung am häufigsten mit ALS assoziierte Mutation ist eine Expansion im »offenen Leseraster 7« auf Chromosom 9 *(C9orf72)* (Dejesus-Hernandez M et al. 2011; Renton AE et al. 2011). C9orf72-Mutationen machen etwa 35 % der familiären und 5 % der sporadischen ALS-Erkrankungen aus (Rademakers R et al. 2013). Die meisten gesunden Menschen haben 2–8 Wiederholungen (Repeats) einer Sequenz aus 6 Basenpaaren (bp) (GGGGCC). Bei einer C9orf72-Mutation sind es jedoch 600–2000 Repeats. Die Funktion des C9orf72-Proteins ist derzeit unbekannt. Es gibt unterschiedliche Hypothese zur Krankheitsentstehung bei C9orf72-Mutationen: Teils wird vermutet, dass der Verlust des C9orf72-Proteins krankheitsverursachend wirkt. Alternativ wird gemutmaßt, dass die langen Repeat-RNA-Ketten toxische Wirkungen haben oder aber von C9orf72 codierte Proteine akkumulieren. Auch bei Patienten mit C9orf72-Mutation findet sich eine pathologische Akkumulation des TDP-43-Proteins. Allerdings werden auch Protein-Aggregate bei diesen Patienten beobachtet, die kein TDP-43 beinhalten (Al-Sarraj S et al. 2011).

Mutationen in dem für TDP-43 kodierenden Gen selbst sind selten und machen nur etwa 1 % der familiären und sporadischen ALS-Erkrankungen aus, obwohl die Akkumulation von TDP-43 in 95 % der Fälle ein Kennzeichen der ALS ist – und zwar unabhängig davon, ob die Erkrankung familiär oder sporadisch aufgetreten ist. Diese Verbindung zwischen der Genetik und der Histopathologie ist ein wichtiges Indiz dafür, dass die Akkumulation von TDP-43- tatsächlich krankheitsverursachend ist (Maekawa S et al. 2004; Sreedharan J et al. 2008). Normalerweise findet sich TDP-43 im Zellkern und spielt dort eine wichtige Rolle bei der Regulation und der Gentranskription. Bei ALS sowie in 60 % der Patienten mit frontotemporaler Demenz verlagert sich TDP-43 aus dem Zellkern in den Zellkörper und die Axone. Dort bildet es granuläre, globuläre und strangförmige Einschlüsse, an die Ubiquitin und p62 angelagert ist (Maekawa S et al. 2004). Mutiertes TDP-43 akkumuliert und aggregiert mit höherer Wahrscheinlichkeit im Zytoplasma und entfaltet hierdurch eine toxische Wirkung, aber auch eine Überexpression oder ein Verlust der gesunden »Wildform« von TDP-43 verursacht möglicherweise eine Zellschädigung. Sicher ist, dass die Spiegel des TDP-43-Proteins konstant gehalten werden müssen, damit das Motoneuron überleben kann. Die TDP-43 Spiegel werden durch die gezielte Degradierung von beschädigten oder mutierten Proteinen kontrolliert. Dem geht eine »Markierung« mit Ubiquitin und p62 voraus, die den Transport des Proteins zur zelleigenen »Recycling-Maschine« erleichtern. Aus noch unbekannten Gründen kommt dieser Abbauprozess bei ALS zum Stillstand, sodass die Akkumulation zellschädigender Proteine, wie TDP-43, direkt zum Tod der Motoneurone beitragen kann.

Fused in Sarcoma *(FUS)* ist ein weiteres nukleäres Protein, das an der Regulation der Genexpression beteiligt ist und für das ein Zusammenhang mit der Krankheitsentstehung der ALS vermutet wird, da in 1–4 % der Familien FUS-Mutationen entdeckt wurden (Vance C et al. 2009). Ebenso wie TDP-43 akkumuliert auch das FUS-Protein bei Patienten, die pathogene Mutationen tragen, im Zytoplasma der Motoneurone.

Weitere Gene, für die ein Zusammenhang mit ALS vermutet wird, sind am Proteinabbau beteiligten Proteine, wie Valosin Containing Protein (VCP), Ubiquilin 2 (UBQLN2) und Sequestosom 1 (SQSTM1). Diese sind am Transport beschädigter Proteine zum zelleigenen »Recycling-System« beteiligt. Wenn durch diese genetischen Veränderungen TDP-43 nicht entfernt werden kann, akkumuliert es und führt zur Neurodegeneration.

Hypothesen zur Pathogenese der ALS

Die im vorherigen Abschnitt aufgeführten Mutationen besitzen einen gut belegten kausalen Zusammenhang mit der ALS und folgen einem klar erkennbaren Erbmuster in den betroffenen Familien. Zunehmend werden auch genetische Faktoren mit weniger direkter Wirkung auf das ALS-Risiko identifiziert. Vermutlich entsteht die sporadische ALS durch Interaktionen zwischen mehreren genetischen Risikofaktoren und/oder zwischen genetischen und Umweltfaktoren (Turner MR et al. 2013).

Es gibt zahlreiche Umweltfaktoren, denen eine pathogenetische Rolle bei der ALS zugesprochen wird. Virusinfektionen, Toxinexpositionen und Autoimmunerkrankungen wurden zwar als Risikofaktoren vorgeschlagen, konnten aber in umfangreichen Studien nicht als solche bestätigt werden. Zwar gibt es Hinweise darauf, dass Verletzungen von Kopf und Wirbelsäule oder die Exposition gegenüber Elektroschocks das Erkrankungsrisiko erhöhen, der statistisch erkennbare Effekt ist aber nur mäßig und erhöht das Risiko um den Faktor 2–3. Wegen der erhöhten Inzidenz bei Sportlern und sportlichen Menschen wurde auch ein Zusammenhang mit körperlich anstrengenden Berufen vermutet, eine belastbare epidemiologische Evidenz fehlt aber bislang.

Der folgende Abschnitt befasst sich damit, welche Hinweise uns die mit der Krankheit assoziierten genetischen Veränderungen und Umweltfaktoren zur Pathogenese der ALS geben können. Der Fokus liegt dabei auf den Mechanismen, für die es aufgrund experimenteller Befunde die größte Evidenz gibt. Dies sind: Proteinaggregation, gestörte Regulation der Genexpression, Exzitotoxizität, oxidative Schädigung, Veränderungen des Zytoskeletts und verminderte neurotrophe Stimulation (Zusammenfassung in ▶ Abb. 1.5). Alle diese Theorien werden durch die Ergebnisse zahlreicher Forschungsarbeiten gestützt, jedoch ist keine als alleinige Erklärung ausreichend. Angesichts der vielen genetischen Faktoren, die mit einem höheren Risiko assoziiert sind, an ALS zu erkranken, ist es denkbar, dass Funktionsstörungen unterschiedlicher Systeme eine gemeinsame Endstrecke besitzen und somit auch unterschiedliche Ursachen zum Absterben der Motoneurone führen.

Proteinaggregation

Bei vielen neurodegenerativen Erkrankungen, einschließlich der ALS, kommt es zum anormalen Verklumpen und zur Ablagerung von Proteinen in Neuronen. Bei Patienten mit SOD1-Mutationen finden sich SOD1-Proteinaggregate, bei Patienten mit FUS-Mutationen FUS-Proteinaggregate, während bei fast allen anderen ALS-Fällen TDP-43-Proteinaggregate zu beobachten sind. Wie diese Proteinaggregate die Erkrankung auslösen, ist jedoch unklar. Befunde aus der Alzheimer-Forschung lassen vermuten, dass viele kleine Ansammlungen aus anormalem Protein mehr Schaden anrichten als ein einzelnes großes Aggregat (Haass C, Selkoe DJ 2007). Durch die Proteinaggregate kann das zelleigene System zum Abbau von Proteinen in seiner Funktion beeinträchtigt werden. Zudem können in die Aggregate andere für die Zellfunktion notwendige Proteine miteinbezogen und somit funktionsunfähig werden. Ein wichtiger therapeutischer Ansatz, der aktuell verfolgt wird, zielt darauf, Substanzen zu finden, die diese pathologische Proteinaggregation reduzieren können.

Gestörte Regulation der Genexpression

TDP-43 und FUS, zwei Proteine, die mit der Pathogenese der ALS in Verbindung gebracht werden, sind an der Regulation der Genexpression in Nervenzellen beteiligt. Nervenzellen können sich durch Expression bestimmter Gene und der Synthese der durch sie codierten Proteine dynamisch an unterschiedliche Aktivitätsniveaus, Belastung oder Mangelsituationen anpassen. Mutationen in Proteinen,

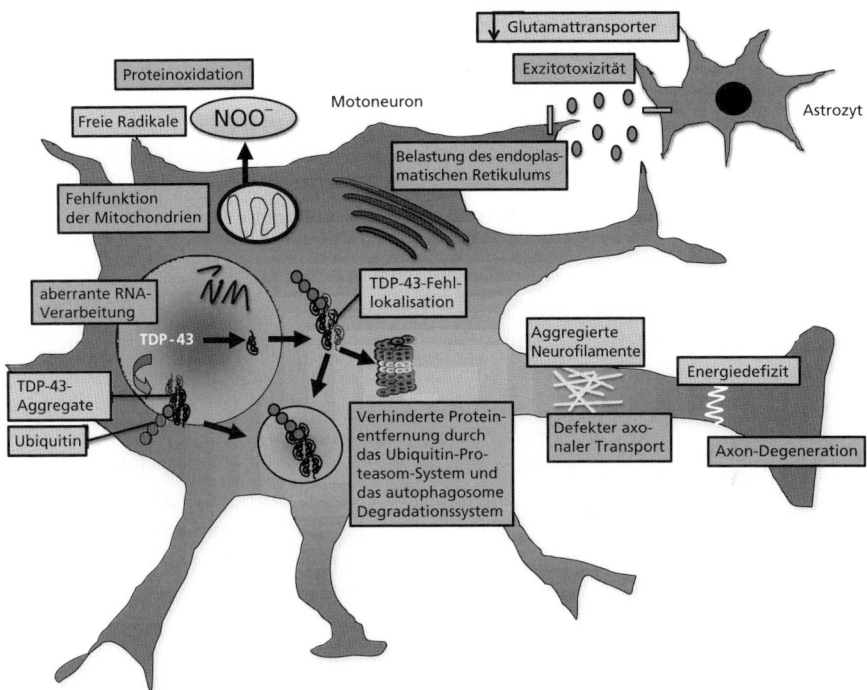

Abb. 1.5: Pathogenese der amyotrophen Lateralsklerose (ALS)
Zusammenfassung der wichtigsten Hypothesen. Durch verschiedene Mechanismen, wie die aberrante RNA-Verarbeitung im Nukleus und die Überproduktion freier Radikale aufgrund einer Fehlfunktion der Mitochondrien, kommt es zur Fehlfaltung des nukleären Proteins TDP-43 mit Aggregatbildung und Übertritt in das Zytoplasma. Das aberrant gefaltete TDP-43 wird mit dem Molekül Ubiquitin zur Degradierung markiert, aber weder das Ubiquitin-Proteasom-System noch das autophagosome Degradationssystem können das Protein entfernen. Dadurch verbleiben die TDP-43-Aggregate in der Zelle. Diese Aggregate führen zur Belastung des endoplasmatischen Retikulums. Astrozyten tragen in vielfacher Weise zur Schädigung der Motoneurone bei, unter Anderem durch die reduzierte Expression von Glutamatrezeptoren, die zur Exzititoxizität führt. Aggregierte Neurofilamente im Axon können den axonalen Transport blockieren, sodass ein distales Energiedefizit, das zur axonalen Degeneration beiträgt, entsteht.

die für die Kontrolle der Genexpression wesentlich sind, beeinflussen daher die Synthese von sehr vielen unterschiedlichen Proteinen, und damit auch die Fähigkeit der Neurone, auf veränderte Bedingungen zu reagieren. Vor Kurzem wurde festgestellt, dass TDP-43 die Expression von mehr als 600 Proteinen steuert (Polymenidou M et al. 2011). Auch C9orf72-Mutationen können sich auf die Genexpression auswirken. Die lange Repeat-RNA-Kette verknäuelt sich, sodass einerseits kein C9orf72Protein produziert werden kann, andererseits in die verknäuelte Kette andere Proteine – die ähnliche regulatorische Funktionen wie TDP-43 und FUS haben – eingebunden und damit funktionsunfähig gemacht werden.

Glutamat und neuronale Exzitotoxizität

Die Feststellung, dass exzitatorische Neurotransmitter und ihre pharmakologischen Analoga, Neurone schädigen können, führte dazu, dass bei vielen neurodegenerativen Erkrankungen die pathogenetische Bedeutung der »Exzitotoxizität« intensiv erforscht wurde. Bei der ALS steht die Regulation der exzitatorischen Aminosäure Glutamat im Vordergrund: Sobald die Erregungsschwelle eines Neurons überschritten ist, wird entlang des Axons ein elektrischer Impuls bis zur Synapse weitergeleitet. Dort veranlasst der Reiz die Freisetzung eines chemischen Botenstoffes (Neurotransmitters) in den synaptischen Spalt (dies ist der winzige Raum zwischen den beiden kommunizierenden Neuronen). Spinale und kortikale Motoneurone verwenden hierfür überwiegend den Neurotransmitter Glutamat. Obwohl Glutamat potenziell toxisch ist, enthält das Gehirn mehr als 1000 Mal mehr Glutamat, als für das Abtöten aller seiner Neurone erforderlich wäre. Eine exakte Kontrolle der Glutamatspiegel ist für das Nervensystem daher überlebenswichtig. Dies wird überwiegend durch die den Neuronen benachbarten Astrozyten gewährleistet. Nur ein kleiner Anteil des in den synaptischen Spalt freigesetzten Glutamats bindet tatsächlich an die Rezeptoren des Zielneurons. Der Rest wird durch exzitatorische Aminosäuretransproter (EAATs) wieder aus dem synaptischen Spalt entfernt (EAATs; ▶ Abb. 1.5).

Welche Evidenz gibt es nun dafür, dass die Regulation des potenziell toxischen Glutamats bei ALS gestört ist? Die Glutamatspiegel im Nervenwasser (Liquor cerebrospinalis) sind bei 80 % der ALS-Patienten im Vergleich zu Kontrollen um das bis zu Dreifache erhöht, wie eine Studie zeigen konnte (Rothstein JD et al. 1992). Einer der Transporter, der für die Wiederaufnahme von Glutamat aus dem synaptischen Spalt verantwortlich ist, EAAT2, war – wie eine andere Studie zeigen konnte – bei 70 % der Patienten mit sporadischer ALS selektiv in Motorkortex und Rückenmark reduziert (Rothstein JD et al. 1995). Somit könnte eine reduzierte Wideraufnahme von Glutamat für die erhöhten Spiegel im Liquor cerebrospinalis verantwortlich sein. Allerdings fanden andere Forschergruppen nur bei wenigen Patienten (30 %) erhöhte Glutamatspiegel im Liquor (Shaw PJ et al. 1995) und eine Reduktion der Spiegel des EAAT2-Proteins ausschließlich im Rückenmark (Fray AE et al. 2001). Somit könnte die glutamatbedingte Toxizität zwar zur Motoneurondegeneration beitragen, jedoch ist es unwahrscheinlich, dass sie alleine hierfür verantwortlich ist.

Freie Radikale, oxidativer Stress und ALS

Auch beim normalen oxidativen Stoffwechsel werden mehrere Spezies freier Radikale, die reduzierte Sauerstoffionen enthalten (O^-, NO^- und OH^-), gebildet. Freie Radikale können Proteine, Fette und Nukleinsäuren schädigen und tragen vermutlich zur normalen Zellalterung bei. Alle Zellen besitzen zum eigenen Schutz zahlreiche antioxidative Moleküle, um die freien Radikale aufzunehmen, und verfügen auch über Mechanismen, die oxidierte Zellbestandteile erkennen und entfernen. Bei ALS-Patienten (Shaw PJ et al. 1995) und transgenen Mäusen, die mutierte SOD1 exprimieren (Andrus PK et al. 1998), wurde im Motorkortex und Rückenmark eine vermehrte Proteinoxidation nachgewiesen.

Ein weiteres potenzielles oxidatives Toxin für Zellen ist Peroxynitrit (NOO^-). Dieses freie Radikal bindet an die Aminosäure Tyrosin, einen häufig vorkommenden Baustein vieler Proteine, und bildet dadurch 3-Nitrotyrosin. Bei Patienten mit sporadischer und familiärer ALS (Beal MF et al. 1997) sowie bei transgenen Mäusen, die mutierte SOD1 exprimieren (Ferrante RJ et al. 1997), fanden sich im Nervengewebe Hinweise auf durch NOO^- und 3-Nitrotyrosin verursachte Schäden. Zudem wurden im Liquor von Patienten mit sporadischer ALS extrem hohe Spiegel von 3-Nitrotyrosin gemessen (Tohgi H et al. 1999). Diese Zunahme ist allerdings unspezifisch und tritt auch bei anderen neurodegenerativen Erkrankungen auf. Dennoch legt diese Beobachtung nahe, dass es bei ALS zu einer verstärkten Nitrosylierung von Proteinen kommt. Dies wiederum ist ein wichtiges Indiz dafür, dass oxidativer Stress bei der Pathogenese der Erkrankung eine Rolle spielt.

Auch die mit ALS assoziierten Proteine TDP-43 und FUS sind möglicherweise Teil des Prozesses, bei dem es durch oxidativen Stress zur Schädigung der Motoneurone kommt. Beide Proteine sind an der Regulation der Genexpression unter Belastungsbedingungen, wie z. B. bei oxidativem Stress, beteiligt. Um solche Stresssituationen zu bewältigen, muss sich die Zelle auf die Synthese von Proteinen, die für ihr Überleben wichtig sind, konzentrieren, während andere, nicht überlebenswichtige Proteine vorübergehend nicht mehr produziert werden. TDP-43 und FUS sind jedoch Teil des Prozesses, der nicht überlebenswichtige RNAs im Zytoplasma zu Granula aggregiert und die Produktion der jeweiligen Proteine unterbricht (Colombrita C et al. 2009; Bosco DA et al. 2010). Es wurde vermutet, dass diese Granula, die große Mengen von TDP-43- und/oder FUS-Protein enthalten, die Bildung der in den Motoneuronen von ALS-Patienten gefundenen Aggregate initiieren.

Veränderungen des Zytoskeletts und Degeneration der Motoneurone

Motoneurone sind die größten Zellen des Körpers und funktionieren bei den meisten Menschen lebenslang perfekt. Eine pathogenetische Bedeutung von Neurofilamenten für die ALS wurde vermutet, nachdem in den Motoneuronen Aggregate von Neurofilamenten (NF) gefunden wurde. Die miteinander verbundenen Neurofilamente bilden das innere Gerüst der Neurone und sind insbesondere auch für die Aufrechterhaltung des Axonkalibers verantwortlich. Sie verlaufen in der gleichen Richtung wie die Mikrotubuli, in denen z. B. Mitochondrien, Vesikel und Proteine transportiert werden.

Mäuse, die eine Punktmutation in der Maus-NF-Leichtkette tragen (Lee MK et al. 1994), sowie transgene Mäuse, die normale humane NF-Schwerketten überexprimieren (Cote F et al. 1993), entwickeln eine Motoneuronerkrankung, die Ähnlichkeiten mit der ALS aufweist. Wenn Mäuse mit einem Mangel von Neurofilamenten und Mäuse gekreuzt werden, die die SOD1-Mutation tragen, tritt die Motoneuronerkrankung später auf und das Überleben ist deutlich länger (Couillard-Despres S et al. 1998). Es wurden bislang bei Patienten mit familiärer ALS keine Mutationen von NF-Genen gefunden, jedoch zeigten sich bei 10 Patienten mit sporadischer ALS Deletionen im NF-Schwerkettengen (Al-Chalabi A et al. 1999; Figlewicz DA et al. 1994). Die Stabilität der NF-Leichtketten- RNA wird von TDP-43 kontrolliert. Dies bedeutet, dass möglicherweise eine Funktionsstörung oder Aggregation von TDP-43 der NF-Störung vorausgeht (Volkening K et al. 2006). Diese Ergebnisse legen nahe, dass die NF-Aggregation zwar zur Schädigung der Motoneurone beitragen kann, aber wohl bei der ALS kein primärer oder essenzieller pathogenetischer Mechanismus ist.

Neurotrophe Faktoren und Neurodegeneration

Nachdem entdeckt worden war, dass bestimmte Neuronengruppen sowohl während der frühen Entwicklung als auch hinsichtlich ihres Langzeitüberlebens von bestimmten neurotrophen Faktoren abhängen, wurde deren Rolle bei der Pathogenese und Behandlung neurodegenerativer Erkrankungen untersucht. Während die Neurone der embryonalen Spinalganglien vollständig von bestimmten neurotrophen Faktoren abhängig sind, trifft dies für die Motoneurone nicht zu. Der Ciliary Neurotrophic Factor (CNTF) und der Insulin-like Growth Factor (IGF) verlängern aber in der Zellkultur das Überleben embryonaler Motoneurone. Außerdem haben CNTF und Brain-derived Neurotrophic Factor (BDNF) nach Axotomie eine protektive Wirkung auf Motoneurone (Giehl KM, Tezlaff W 1996). Darüber hinaus kann CNTF die Degeneration von Motoneuronen bei der progressiven Motoneuronopathie (pmn) der Maus hinauszögern (Sendtner M et al. 1992). Bei ALS-Patienten wurde post mortem eine relative Abnahme der CNTF-Expression im ventralen Rückenmark und von Nerv Growth Factor (NGF) im Motorkortex beschrieben. Es lässt sich allerdings nur schwer unterscheiden, ob dies Ursache oder Folge eines Krankheitsprozesses ist. Die Hypothese, wonach eine unzureichende Bildung von neurotrophen Faktoren oder deren gestörter retrograder Transport in den Axonen krankheitsverursachend sein könnte, scheint naheliegend. Jedoch gibt es bei der ALS keine klare Evidenz für diese Hypothese. Dennoch wurde in mehreren Studien die Wirkung von neurotrophen Faktoren bei ALS-Patienten untersucht (s. unten).

Medikamente, die das Überleben bei ALS beeinflussen

In einer neueren Übersichtsarbeit zu Therapiestudien bei ALS wird zusammengefasst, dass in den vergangenen Jahren mehr als 50 Substanzen in kontrolliert-randomisierten Studien bei ALS-Patienten erprobt wurden (Mitsumoto H et al. 2014). Lediglich der Glutamatantagonist Riluzol, hatte in einer doppelblinden randomisierten multizentrischen Studie mit 957 Patienten einen statistisch signifikanten Effekt auf das Überleben (Lacomblez L et al. 1996). Die Auswertung dieser Studie und drei nachfolgender randomisierter kontrollierter Studien ergab in einem Behandlungszeitraum von 18 Monaten eine Verlängerung der Zeit bis zum Tod oder bis zur Tracheotomie um drei Monate gegenüber der Kontrollgruppe (Miller RG et al. 2012). Weitere, glutamaterge Signalwege beeinflussende Substanzen, die eine signifikante Wirkung auf den Krankheitsverlauf oder das Überleben haben könnten, wurden in klinischen Studien nicht gefunden (Eisen A et al. 1993; Piepers S et al. 2009; Ryberg H et al. 2003). Die mit subkutaner Applikation untersuchten neurotrophen Substanzen IGF, CNTF und BDNF hatten keinen statistisch signifikanten Effekt auf das Überleben (Anonymous 1999; Borasio GD et al. 1998). Ein weiteres wichtiges Instrument beim Screening der Wirkstoffeffizienz sind die transgenen Mausmodelle zur ALS. Das vorherrschende Modell zum Therapie-Screening bei ALS sind transgene Mäuse, die eine SOD1-Mutation tragen. Allerdings ist die SOD1- Mutation eine seltene Ursache der ALS. Seit einiger Zeit werden auch Mäuse mit einer Akkumulation von TDP-43, wie sie bei 95 % der ALS-Patienten vorkommt, zum Screening verwendet und vor kurzem wurden auch Mausmodelle, in denen die C9orf72-Mutation die krankheitsauslösende Ursache ist (Chew J et al. 2015), entwickelt. Dennoch bleibt fraglich, ob transgene Mäuse ein valides Modell der menschlichen ALS sein können. Der offensichtliche Vorteil besteht jedoch darin, dass hunderte von möglicherweise wirksamen Substanzen getestet werden können, ohne dass Patienten gefährdet werden. Hinzu kommt, dass durch dieses Vorgehen erhebliche finanzielle und zeitliche Einsparungen ermöglicht.

Schlussfolgerung

Charcot (1825-1893) war der erste Wissenschaftler, der Motoneuronerkrankungen systematisch erforschte. Seine Beobachtungen trugen dazu bei, die grundsätzlichen histopathologischen und klinischen Charakteristika der Motoneurondegeneration zu beschreiben. Auf molekularer Ebene wurde erkannt, dass ubiquitinierte Neurofilamente und andere neuronale Einschlüsse pathologische Kennzeichen der ALS sind. Heute, 135 Jahre nach Charcot, sind einige der genetischen Ursachen der ALS bekannt (Mutationen von SOD1, TDP-43, FUS, C9orf72, SQSTM1, VCP, UBQLN2 und anderen Genen). Es wurde ein einheitliches pathologisches Muster für alle ALS- Patienten (TDP-43-Akkumulation in cytoplasmatischen Einschlüssen) gefunden und eine erste – wenn auch mäßig wirksame – Therapie (Riluzol) entwickelt. Es besteht die Hoffnung, dass jedes weitere »Puzzleteil«, das von den Forschern enträtselt wird, dazu beiträgt, Erkenntnisse über die Pathogenese der ALS in effektive Behandlungsansätze zu übertragen. Allein schon die Tatsache, dass ein erstes wirksames Präparat zur Behandlung der Erkrankung zur Verfügung steht, gibt den Wissenschaftlern, Ärzten und allen von ALS Betroffenen die Hoffnung, dass in absehbarer Zeit weitere Medikamente, die den Krankheitsverlauf verlangsamen können, entwickelt werden könnten.

Literatur

Abel, O., Powell J. F., Andersen P. M., Al-Chalabi A. (2012) ALSoD: a user-friendly online bioinformatics tool for amyotrophic lateral sclerosis genetics. Human Mutation 33: 1345–51.

Al-Chalabi A., Andersen P. M., Nilsson P., Chioza B., Andersson J. L., Russ C. et al. (1999) Deletions of the heavy neurofilament subunit tail in amyotrophic lateral sclerosis. Human Molecular Genetics 8: 157–64.

Al-Sarraj S., King A., Troakes C., Smith B., Maekawa S., Bodi I. et al. (2011) p62 positive, TDP-43 negative, neuronal cytoplasmic and intranuclear inclusions in the cerebellum and hippocampus define the pathology of C9orf72-linked FTLD and MND/ALS. Acta Neuropathologica 122: 691–702.

Andersen P. M., Sims K. B., Xin W. W., Kiely R., O'Neill G., Ravits J. et al. (2003) Sixteen novel mutations in the Cu/Zn superoxide dismutase gene in amyotrophic lateral sclerosis: a decade of discoveries, defects and disputes. Amyotrophic Lateral Sclerosis and Other Motor Neuron Disorders 4: 62–73.

Andrus P. K., Fleck T. J., Gurney M. E., Hall E. D. (1998) Protein oxidative damage in a transgenic mouse model of familial amyotrophic lateral sclerosis. Journal of Neurochemistry 71: 2041–8.

Anonymous (1999) A controlled trial of recombinant methionyl human BDNF in ALS: the BDNF Study Group (Phase III). Neurology 52: 1427–33.

Beal M. F., Ferrante R. J., Browne S. E., Matthews R. T., Kowall N. W., Brown R. H., Jr (1997) Increased 3-nitrotyrosine in both sporadic and familial amyotrophic lateral sclerosis [see comments]. Annals of Neurology 42: 644–54.

Borasio G. D., Robberecht W., Leigh P. N., Emile J., Guiloff R. J., Jerusalem F. et al. (1998) A placebo-controlled trial of insulin-like growth factor-I in amyotrophic lateral sclerosis. European ALS/IGF-I Study Group. Neurology 51: 583–6.

Bosco D. A., Lemay N., Ko H. K., Zhou H., Burke C., Kwiatkowski T. J., Jr et al. (2010) Mutant FUS proteins that cause amyotrophic lateral sclerosis incorporate into stress granules. Human Molecular Genetics 19: 4160–75.

Brooks B. R., Miller R. G., Swash M., Munsat T. L. (2000) El Escorial revisited: revised criteria for the diagnosis of amyotrophic lateral sclerosis. Amyotrophic Lateral Sclerosis and Other Motor Neuron Disorders 1: 293–9.

Charcot J. M., Joffroy A. (1869) Deux cas d'atrophie musculaire progressive avec lesions de la substance grise et des faisceaux antero-lateraux de la moelle epiniere. Archives of Physiology, Neurology and Pathology 2: 744.

Chew J., Gendron T.F., Prudencio M., Sasaguri H., Zhang YJ., Castanedes-Casey M., Lee CW., Jansen-West K., Kurti A., Murray ME., Bieniek KF., Bauer PO., Whitelaw EC., Rousseau L., Stankowski JN., Stetler C., Daughrity LM., Perkerson E.A., Desaro P., Johnston A., Overstreet K., Edbauer D., Rademakers R., Boylan K.B., Dickson D.W., Fryer J.D., Petrucelli L. (2015) Neurodegeneration. C9ORF72 repeat expansions in mice cause TDP-43 pathology, neuronal loss, and behavioral deficits. Science. 2015 348:1151-4.

Colombrita C., Zennaro E., Fallini C., Weber M., Sommacal A., Buratti E. et al. (2009) TDP-43 is recruited to stress granules in conditions of oxidative insult. Journal of Neurochemistry 111: 1051–61.

Cote F., Collard J. F., Julien J. P. (1993) Progressive neuronopathy in transgenic mice expressing the human neurofilament heavy gene: a mouse model of amyotrophic lateral sclerosis. Cell 73: 35–46.

Couillard-Despres S., Zhu Q., Wong P. C., Price D. L., Cleveland D. W., Julien J. P. (1998) Protective effect of neurofilament heavy gene overexpression in motor neuron disease induced by mutant superoxide dismutase. Proceedings of the National Academy of Sciences of the United States of America 95: 9626–30.

Deapen D. M., Henderson B. E. (1986) A case–control study of amyotrophic lateral sclerosis. American Journal of Epidemiology 123: 790–9.

Dejesus-Hernandez, M., Mackenzie I. R., Boeve B. F., Boxer A. L., Baker M., Rutherford N. J. et al. (2011) Expanded GGGGCC hexanucleotide repeat in noncoding region of C9ORF72 causes chromosome 9p-linked FTD and ALS. Neuron 72: 245–56.
Dubowitz V. (1995) Chaos in the classification of SMA: a possible resolution. Neuromuscular Disorders 5: 3–5.
Eisen A., Stewart H., Schulzer M., Cameron D. (1993) Anti-glutamate therapy in amyotrophic lateral sclerosis: a trial using lamotrigine. Canadian Journal of Neurological Sciences 20: 297–301.
Ferrante R. J., Shinobu L. A., Schulz J. B., Matthews R. T., Thomas C. E., Kowall N. W. et al. (1997) Increased 3-nitrotyrosine and oxidative damage in mice with a human copper/zinc superoxide dismutase mutation. Annals of Neurology 42: 326–34.
Figlewicz D. A., Krizus A., Martinoli M. G., Meininger V., Dib M., Rouleau G. A. et al. (1994) Variants of the heavy neurofilament subunit are associated with the development of amyotrophic lateral sclerosis. Human Molecular Genetics 3: 1757–61.
Fray A. E., Dempster S., Williams R. E., Cookson M. R., Shaw P. J. (2001) Glutamine synthetase activity and expression are not affected by the development of motor neuronopathy in the G93A SOD-1/ALS mouse. Brain Research. Molecular Brain Research 94: 131–6.
Giehl K. M., Tetzlaff W. (1996) BDNF and NT-3, but not NGF, prevent axotomy-induced death of rat corticospinal neurons in vivo. European Journal of Neuroscience 8: 1167–75.
Gurney, M. E., Pu H., Chiu A. Y., Dal Canto M. C., Polchow C. Y., Alexander D. D. et al. (1994) Motor neuron degeneration in mice that express a human Cu, Zn superoxide dismutase mutation. Science 264: 1772–5.
Haass C., Selkoe D. J. (2007) Soluble protein oligomers in neurodegeneration: lessons from the Alzheimer's amyloid beta-peptide. Nature Reviews Molecular Cell Biology 8: 101–12.
Harding A. E., Thomas P. K., Baraitser M., Bradbury P. G., Morgan-Hughes J. A., Ponsford J. R. (1982) X-linked recessive bulbospinal neuronopathy: a report of ten cases. Journal of Neurology Neurosurgery, and Psychiatry 45: 1012–19.
Haverkamp L. J., Appel V., Appel S. H. 1995 (1995) Natural history of amyotrophic lateral sclerosis in a database population. Validation of a scoring system and a model for survival prediction. Brain 118: 707–19.
Kondo K. (1995) Epidemiology of motor neuron disease. In Leigh P. N. and Swash M. (eds) Motor Neuron Disease. Biology and Management, pp. 19–33. London: Springer.
Kondo K., Tsubaki T. (1981) Case–control studies of motor neuron disease: association with mechanical injuries. Archives of Neurology 38: 220–6.
La Spada A. R., Wilson E. M., Lubahn D. B., Harding A. E., Fischbeck K. H. (1991) Androgen receptor gene mutations in X-linked spinal and bulbar muscular atrophy. Nature 352: 77–9.
Lacomblez L., Bensimon G., Leigh P. N., Guillet P., Meininger V. (1996) Dose-ranging study of riluzole in amyotrophic lateral sclerosis. Lancet 347: 1425–31.
Lee M. K., Marszalek J. R., Cleveland D. W. (1994) A mutant neurofilament subunit causes massive, selective motor neuron death: implications for the pathogenesis of human motor neuron disease. Neuron 13: 975–88.
Lefebvre S., Burglen L., Reboullet S., Clermont O., Burlet P., Viollet L. et al. (1995) Identification and characterization of a spinal muscular atrophy-determining gene [see comments]. Cell 80: 155–65.
Mackenzie I. R., Bigio E. H., Ince P. G., Geser F., Neumann M., Cairns N. J. et al. (2007) Pathological TDP-43 distinguishes sporadic amyotrophic lateral sclerosis from amyotrophic lateral sclerosis with SOD1 mutations. Annals of Neurology 61: 427–34.
Maekawa S., Al-Sarraj S., Kibble M., Landau S., Parnavelas J., Cotter D. et al. (2004) Cortical selective vulnerability in motor neuron disease: a morphometric study. Brain 127: 1237–51.
Maekawa, S., Leigh P. N., King A., Jones E., Steele J. C., Bodi I. et al. (2009) TDP-43 is consistently co-localized with ubiquitinated inclusions in sporadic and Guam amyotrophic lateral sclerosis but not in familial amyotrophic lateral sclerosis with and without SOD1 mutations. Neuropathology 29: 672–83.

Miller R. G., Mitchell J.D., Moore D. (2012) Riluzole for amyotrophic lateral sclerosis (ALS)/ motor neuron disease (MND). Cochrane Database Systematic Reviews 3: CD001447.

Mitsumoto H., Brooks BR., Silani V. (2014) Clinical trials in amyotrophic lateral sclerosis: why so many negative trials and how can trials be improved? Lancet Neurol 13:1127-38.

Neumann M., Sampathu D. M., Kwong L. K., Truax A. C., Micsenyi M. C., Chou T. T. et al. (2006) Ubiquitinated TDP-43 in frontotemporal lobar degeneration and amyotrophic lateral sclerosis. Science 314: 130–3.

Pestronk A., Cornblath D. R., Ilyas A. A., Baba H., Quarles R. H., Griffin J. W. et al. (1988) A treatable multifocal motor neuropathy with antibodies to GM1 ganglioside. Annals of Neurology 24: 73–8.

Piepers S., Veldink J. H., de Jong S. W., van der Tweel I., van der Pol W. L., Uijtendaal E. V. et al. (2009) Randomized sequential trial of valproic acid in amyotrophic lateral sclerosis. Annals of Neurology 66: 227–34.

Polymenidou M., Lagier-Tourenne C., Hutt K. R., Huelga S. C., Moran J., Liang T. Y. et al. (2011) Long pre-mRNA depletion and RNA missplicing contribute to neuronal vulnerability from loss of TDP-43. Nature Neuroscience 14: 459–68.

Rademakers R., Neumann M., Mackenzie I. R. (2013) Advances in understanding the molecular basis of frontotemporal dementia. Nature Reviews Neurology 8: 423–34.

Reddy K., Zamiri B., Stanley S. Y., Macgregor R. B., Jr, Pearson C. E. (2013) The disease-associated r(GGGGCC)n repeat from the C9orf72 gene forms tract lengthdependent uni- and multimolecular RNA G-quadruplex structures. Journal of Biological Chemistry 288: 9860–6.

Renton, A. E., Majounie E., Waite A., Simon-Sanchez J., Rollinson S., Gibbs J. R. et al. (2011) A hexanucleotide repeat expansion in C9ORF72 is the cause of chromosome 9p21-linked ALS-FTD. Neuron 72: 257–68.

Rosen D. R., Siddque T., Patterson D., Figlewicz D. A., Sapp P., Hentati A. et al. (1993) Mutations in Cu/Zn superoxide dismutase gene are associated with familial amyotrophic lateral sclerosis. Nature 362: 59–62. [Erratum in Nature 1993 364: 362.]

Rothstein J. D., Martin L. J., Kuncl R. W. (1992) Decreased glutamate transport by the brain and spinal cord in amyotrophic lateral sclerosis [see comments]. New England Journal of Medicine 326: 1464–8.

Rothstein J. D., Van Kammen M., Levey A. I., Martin L. J., Kuncl R. W. (1995) Selective loss of glial glutamate transporter GLT-1 in amyotrophic lateral sclerosis. Annals of Neurology 38: 73–84.

Ryberg H., Askmark H., Persson L. I. (2003) A double-blind randomized clinical trial in amyotrophic lateral sclerosis using lamotrigine: effects on CSF glutamate, aspartate, branched-chain amino acid levels and clinical parameters. Acta Neurologica Scandinavica 108: 1–8.

Sendtner M., Schmalbruch H., Stockli K. A., Carroll P., Kreutzberg G. W., Thoenen H. (1992) Ciliary neurotrophic factor prevents degeneration of motor neurons in mouse mutant progressive motor neuronopathy [see comments]. Nature 358: 502–4.

Shaw C. E., Enayat Z. E., Chioza B. A., Al-Chalabi A., Radunovic A., Powell J. F. et al. (1998) Mutations in all five exons of SOD-1 may cause ALS. Annals of Neurology 43: 390–4.

Shaw P. J., Forrest V., Ince P. G., Richardson J. P., Wastell H. J. (1995) CSF and plasma amino acid levels in motor neuron disease: elevation of CSF glutamate in a subset of patients. Neurodegeneration 4: 209–16.

Shaw P. J., Ince P. G., Falkous G., Mantle D. (1995) Oxidative damage to protein in sporadic motor neuron disease spinal cord. Annals of Neurology 38: 691–5.

Siddique T., Figlewicz D. A., Pericak Vance M. A., Haines J. L., Rouleau G., Jeffers A. J. et al. (1991) Linkage of a gene causing familial amyotrophic lateral sclerosis to chromosome 21 and evidence of genetic-locus heterogeneity. New England Journal of Medicine 324: 1381–4. [Published errata appear in New England Journal of Medicine 1991 325: 71 and 1991 325: 524. See comments.]

Sreedharan J., Blair I. P., Tripathi V. B., Hu X., Vance C., Rogelj B. et al. (2008) TDP-43 mutations in familial and sporadic amyotrophic lateral sclerosis. Science 319: 1668–72.

Tohgi H., Abe T., Yamazaki K., Murata T., Ishizaki E., Isobe C. (1999) Remarkable increase in cerebrospinal fluid 3-nitrotyrosine in patients with sporadic amyotrophic lateral sclerosis. Annals of Neurology 46: 129–31.

Turner M. R., Hardiman O., Benatar M., Brooks B.R., Chio A., de Carvalho M. et al. (2013) Controversies and priorities in amyotrophic lateral sclerosis. Lancet Neurology 12: 310–22.

Vance C., Rogelj B., Hortobagyi T., De Vos K. J., Nishimura A. L., Sreedharan J. et al. (2009) Mutations in FUS, an RNA processing protein, cause familial amyotrophic lateral sclerosis type 6. Science 323: 1208–11.

Volkening K., Leystra-Lantz C., Hammond R., Yang W., Strong W., Shoesmith C. et al. (2006) TDP43 is a novel human low molecular weight neurofilament (NFL) 3' UTR binding protein. Molecular Biology of the Cell 35: 320–27.

Worms P.M. (2001) The epidemiology of motor neuron diseases: a review of recent studies. Journal of the Neurological Sciences 191: 3–9.

2 Palliative Care

David Oliver

Zusammenfassung

Ziel der Palliative Care ist die Verbesserung der Lebensqualität von ALS-Patienten und ihren Angehörigen durch die sorgfältige multidisziplinäre Erkennung der körperlichen, psychosozialen und spirituellen Probleme. Sie sollte durch alle Fachkräfte im Gesundheits- und Sozialwesen erfolgen; bei komplexeren Beschwerden müssen gelegentlich auch Spezialisten hinzugezogen werden.

Fallbeispiel

Der 45-jährige Herr S. wurde von seiner Frau, die aus ihrer vorherigen Ehe zwei Kinder mitgebracht und gemeinsam mit ihm eine vierjährige Tochter hatte, gepflegt. Er war immer sehr aktiv gewesen und hatte als Friseur gearbeitet, bis seine Hände und Beine infolge von ALS dazu zu schwach geworden waren. Mit zunehmender Verschlechterung wurde er rollstuhlpflichtig und die Kommunikation mit ihm sehr eingeschränkt. Da seine Frau durch die pflegerische Belastung und die Versorgung der Kinder zunehmend überlastet war, wurde er zur Einschätzung der Gesamtsituation vorübergehend in ein Hospiz aufgenommen. Während dieser Zeit wurden seitens seiner Frau Bedenken laut, dass sie nicht zurechtkommen würde, wenn er wieder nach Hause käme. Nach eingehenden Diskussionen innerhalb der Familie und mit den Hospiz-Mitarbeitern wurde beschlossen, dass er wieder nach Hause zurückkehrt, sie aber mehr Unterstützung erhält und er zu ihrer Entlastung regelmäßig wieder in das Hospiz aufgenommen wird. Die Kommunikation wurde nach einer Beurteilung durch einen Logopäden mit neuen Hilfsmitteln erleichtert und sein Speichelfluss durch eine regelmäßige anticholinerge Medikation eingeschränkt. Seine Frau und seine Kinder wurden regelmäßig vom Sozialdienst und von Pflegeteams unterstützt. Die Kinder wurden einbezogen und während seiner zunehmenden Verschlechterung begleitet. Nachdem er zuhause verstorben war, wurde die Familie während der Trauerphase und der Bestattung weiter begleitet.

Palliative Care ist definiert als:

> ... ein Ansatz zur Verbesserung der Lebensqualität von Patienten und ihren Familien, die mit einer lebensbedrohlichen Erkrankung konfrontiert sind. Dies geschieht durch Vorbeugen und Lindern von Leiden durch frühzeitige Erkennung, sorgfältige Einschätzung

und Behandlung von Schmerzen sowie anderen Problemen körperlicher, psychosozialer und spiritueller Natur (World Health Organization 2002).

Da die einzige derzeit zur Behandlung von ALS verfügbare Option die Krankheitsprogression allenfalls aufhalten kann und nicht kurativ ist, kann man mit Fug und Recht sagen, dass die Behandlung dieser Patienten vom Zeitpunkt der Diagnose an palliativ erfolgt (Kristjanson LJ et al. 2003).

Das Ziel der Palliative Care ist die »ganzheitliche« Betrachtung der Patienten unter Berücksichtigung ihrer sozialen Unterstützung, die in der Regel durch die Familie erfolgt. Dieser holistische Ansatz ist bei der Pflege von ALS-Patienten essenziell. Er muss beginnen, noch bevor die Diagnose bestätigt wurde, und über den gesamten Krankheitsverlauf hinweg beibehalten werden.

An dieser Stelle sei hervorgehoben, dass Palliative Care

- das Leben bejaht und Sterben als normalen Prozess anerkennt
- den Tod weder beschleunigt noch verzögert
- Schmerzen und andere belastende Symptome lindert
- psychologische und spirituelle Aspekte der Betreuung integriert
- Angehörigen Unterstützung während der Erkrankung des Patienten und in der Trauerzeit bietet
- auf einem Teamansatz beruht, um den Bedürfnissen der Patienten und ihrer Familien zu begegnen, auch durch Beratung in der Trauerzeit, falls notwendig
- die Lebensqualität fördert und möglicherweise auch den Verlauf der Erkrankung positiv beeinflussen kann (World Health Organization 2002).

In der Vergangenheit gab es insbesondere bei der Pflege von onkologischen Patienten viele Diskussionen über die unterschiedlichen Rollen der kurativen und der palliativen Therapie. Dabei wurde vorgeschlagen, die kurative Behandlung so lange fortzuführen, bis kein weiterer Nutzen mehr erzielt werden kann, und erst dann mit der Palliative Care zu beginnen. Der Zeitpunkt für diese plötzliche Umstellung der Behandlung ist sehr variabel und kann erst spät im Krankheitsverlauf liegen, wenn der Tod unmittelbar bevorsteht. Dadurch wird dem Patienten oft Unterstützung, wie die Kontrolle der Symptome oder eine psychosoziale Betreuung, vorenthalten. Heute ist man sich der Bedeutung eines ganzheitlichen Ansatzes bei der Behandlung und Pflege von Patienten mit einer potenziell unheilbaren Krankheit weitaus stärker bewusst, insbesondere wenn ihre Progredienz schwer vorhersagbar ist. Wissenschaftliche Untersuchungen aus den USA haben gezeigt, dass eine frühzeitige Palliative Care nicht nur die Lebensqualität von Patienten mit Lungenkrebs verbessert, sondern auch ihre Prognose (Temel JS et al. 2010).

In der Neurologie wird man sich zunehmend bewusst, dass bei Patienten mit bestimmten neurologischen Erkrankungen eine Palliativbetreuung indiziert ist. Das Ethics and Humanities Subcommittee of the American Academy of Neurology (AAN) hat festgestellt, dass »Neurologen die Prinzipien der Palliative Care verstehen und anwenden« müssen (The American Academy of Neurology, Ethics and Humanities Subcommittee 1996). Die ALS gilt als eine der progredienten und unheilbaren neurologischen Erkrankungen, bei denen dieser Ansatz gerechtfertigt ist und »die optimale medizinische Versorgung davon abhängt, bei jedem Patienten die am besten zum Erreichen dieser Ziele geeigneten Maßnahmen zu ermitteln« (The American Academy of Neurology, Ethics and Humanities Subcommittee 1996). Studien haben gezeigt, dass sich die Pflege und Behandlung von ALS-Patienten verbessert haben und mehr als 90 % friedlich versterben können (Mandler RN et al. 2001; Neudert C et al. 2001).

Oft wollen jedoch die Patienten und ihre Angehörigen nicht akzeptieren, dass die Krankheit progredient verläuft, und schätzen die Art und das Fortschreiten der Krankheit viel zu optimistisch ein. Die Ärzte haben kaum Erfahrung mit dem Überbringen schlechter Nachrichten und empfinden es oft als schwierig, den Patienten diese Informationen zu geben (Fallowfield LJ et al. 1998; Fallowfield LJ et al. 2002). Deswegen erhalten der Patient und seine Angehörigen oft nur eine suboptimale Betreuung, Symptome bleiben ungelindert und die psychosozialen Bedenken werden nicht oder nur halbherzig thematisiert – bis schließlich der Tod unmittelbar bevorsteht und kaum noch Optionen vorhanden sind, um diese Angelegenheiten zu besprechen. Da die ALS mit progredienten Verlusten und zunehmender Behinderung einhergeht, müssen alle Aspekte der Palliativbetreuung unbedingt so früh wie möglich angegangen werden:

- körperliche Aspekte, wie die Symptomkontrolle
- psychische Aspekte, wie Ängste und Sorgen aufgrund der Krankheit
- soziale Aspekte, unter Einschluss der Familie und und dem Patienten nahestehenden Personen
- spirituelle Aspekte, Fragen zum Sinn des Lebens und Zukunftsängsten

Wenn die Kommunikation des Patienten durch den Verlust der Sprache eingeschränkt ist, sind Gespräche über ihn belastende Aspekte nur schwer möglich. Bei einer frühzeitigeren Intervention zu einem Zeitpunkt, an dem der Patient sich leichter verständlich machen kann, keine Kommunikationshilfen benötigt und mit geringerer Wahrscheinlichkeit kognitive Veränderungen aufweist, sind Interaktion und Kommunikation besser möglich.

Oft gibt es Hürden bei der Einleitung der Palliative Care – seitens des Arztes und/ oder des Patienten und seiner Angehörigen (Kristjanson LJ et al. 2003). Viele Ärzte sehen ihre Aufgabe auch weiterhin darin, zu heilen und Krankheiten zu lindern, obwohl ein Großteil der Behandlung tatsächlich auf die Palliation von Symptomen und Behinderungen abzielt. Die Ärzte müssen die Grenzen der verfügbaren Therapien akzeptieren und den Patienten und ihren Angehörigen positiv, aber realistisch gegenübertreten. Dies gilt insbesondere für ALS-Patienten, die mit fortschreitender Krankheit mit zunehmenden Verlusten konfrontiert werden und viel Unterstützung beim Umgang mit diesen Verlusten und den sich anschließenden notwendigen Änderungen in ihrer Lebensführung benötigen.

Die negative Sicht mancher Ärzte kann sich nachhaltig auf die Patienten und ihre Angehörigen übertragen. Diese Einstellungen sind oft nur schwer zu ändern, da sie auf Unbehagen beim Umgang mit sterbenden Patienten, mangelnder Akzeptanz der Unvermeidbarkeit von Symptomen, Distanzierung bei Unmöglichkeit einer »aktiven« Behandlung und Unwissen bezüglich der Palliative Care beruhen (Kristjanson LJ et al. 2003). Hier besteht ein Fortbildungsbedarf für alle Ärzte über die Grundsätze der Palliative Care, damit ihnen bewusst wird, welch breite Palette symptomatischer Behandlungsansätze bei der ALS zur Verfügung steht (Mitsumoto H et al. 2005). In Europa arbeiteten die European Association for Palliative Care (EAPC) und die European Federation of Neurological Societies (EFNS) an einem Konsensuspapier zur Palliative Care von neurologischen Patienten und einem Kerncurriculum für Neurologen und Palliativmediziner, um ein besseres Bewusstsein und Verständnis dieser Möglichkeiten zu erzielen (Oliver D et al. 2016). Viel zu oft wird Palliative Care als eine Option erst in den Endstadien einer Krankheit betrachtet, wo doch frühzeitige Gespräche über das Lebensende und eine frühzeitige Intervention die körperlichen und psychischen Beschwerden über den gesamten Krankheitsverlauf lindern könnten (Kristjanson LJ et al. 2003).

Bei vielen ALS-Patienten ist eine spezialisierte Pflege und Behandlung erforderlich. Dies kann durch ein Team aus spezialisierten Neurologen, ein Rehabilitationsteam oder auf Palliative Care spezialisierte Pflegedienste erfolgen. Unabhängig vom angewandten Modell ist ein multidisziplinärer Ansatz, bei dem viele Fachdisziplinen zusammenarbeiten, unabdingbar, um dem Patienten und seinen Angehörigen die bestmögliche Pflege und Behandlung zukommen zu lassen. Oft gibt es Einschränkungen bei der Erstattung der Pflegekosten, die von Land zu Land variieren können. Hier kann die Beratung durch die Deutsche Gesellschaft für Muskelkranke (▶ Kap. 21) von großer Hilfe sein. In jedem Fall besteht jedoch während des gesamten Krankheitsverlaufs, also möglicherweise jahrelang, die Indikation für eine multidisziplinäre Behandlung. Wichtig ist, dass alle an der Palliativbetreuung eines Patienten Beteiligten die gleichen Prinzipien der Palliative Care befolgen.

Spezialisierte Palliative Care

Im Vereinigten Königreich gibt es viele auf die Palliative Care von ALS spezialisierte Anbieter. Eine Erhebung aus 2003 ergab, dass mindestens 90 % der Palliativstationen an der Behandlung dieser Patientengruppe beteiligt waren (Oliver D et al. 2003). Die Beteiligung unterschied sich dabei und erfolgte in den Einrichtungen

- während der Krankheit vom Zeitpunkt der Diagnose an,
- als Kurzzeitpflege bei fortschreitender Behinderung,
- als Sterbebegleitung in den letzten Wochen oder Tagen des Lebens.

Die Einrichtungen, die geantwortet hatten, schienen jedoch erst später im Krankheitsprozess hinzugezogen worden zu sein. Eine Beteiligung vom Zeitpunkt der Diagnose an war eher ungewöhnlich und wurde nur von 8 % angegeben. Die meisten kamen erst später hinzu: zur Palliation von Symptomen (88 %) oder in der terminalen Phase (32 %) (O'Brien T et al. 1999). Dies schränkt die Möglichkeiten der Palliative Care ein, weil das Team den Patienten so zu einem Zeitpunkt kennenlernt, an dem die Symptome schwerer sind und die Kommunikation nur noch eingeschränkt möglich ist.

Die auf Palliative Care spezialisierten Einrichtungen können auf unterschiedliche Weise bei der Pflege helfen und begleiten:

- zuhause, mit der Unterstützung des multidisziplinären Teams, in Zusammenarbeit mit dem Allgemeinarzt (Hausarzt) und dem Pflegedienst,
- in einer Palliativstation oder einem Hospiz zur Symptomkontrolle, Kurzzeitpflege oder Sterbebegleitung,
- in einem Tageshospiz mit Tagespflege zur Entlastung der Pflegepersonen und zur multidisziplinären Beurteilung, Beteiligung an Rehabilitationsmaßnahmen und komplementären Therapien,
- in einem Krankenhaus, in dem der Patient, seine Angehörigen und die betreuenden Ärzte durch ein Palliative Care-Team beraten und unterstützt werden,
- durch die spezialisierte psychosoziale Betreuung durch Sozialarbeiter und Psychologen,
- nach dem Tod des Patienten als Trauerbegleitung und zur Beratung der Familien.

Diese spezialisierte Palliative Care des Patienten sollte nahtlos erfolgen – wo auch immer der Patient sich gerade aufhält. Die spezialisierte Pflege wird durch die enge Einbeziehung des multidisziplinären Teams gewährleistet. Diese sollte idealerweise aus folgenden Professionen bestehen bzw. darauf zurückgreifen können:

- einem Arzt mit Palliativerfahrung bei ALS
- einer Pflegefachkraft
- einem Sozialarbeiter
- einem klinischen Psychologen
- einem Logopäden
- einem Ergotherapeuten
- einem Physiotherapeuten
- einem Seelsorger
- einem Diätassistenten
- einem Apotheker
- Therapeuten der Komplementärmedizin, z. B. der Aromatherapie oder Massage

Alle Mitglieder des Teams sollten primär in einer auf Palliative Care spezialisierten Einrichtung tätig und entsprechend ausgebildet sein, sich regelmäßig fortbilden und selber regelmäßig Unterstützung erhalten. Bei ALS-Patienten ist die Zusammenarbeit mit Teams anderer Fachdisziplinen, z. B. Rehabilitation, Gastroenterologie oder Pulmologie, erforderlich. Bleibt sie aus, kann es zu Missverständnissen und Verwirrungen kommen. Oft hilft ein Ansatz mit einer Koordinationskraft, wie es sie bei Teams der spezialisierten ambulanten Palliativversorgung (SAPV) gibt, bei denen eine Person das Vorgehen koordiniert (National End of Life-Care Programme 2010). Wichtig ist, dass sich der Patient und seine Angehörigen sowie alle beteiligten Teams darüber im Klaren sind, wer die Führung und die Verantwortung für die Behandlung und Pflege übernommen hat und sicherstellt, damit verbindliche Entscheidungen getroffen und alle Beteiligten darüber informiert werden (Oliver D, Watson S 2012).

Die spezialisierte Palliative Care konzentriert sich auf die positiven Aspekte des Lebens und die Fähigkeiten eines Patienten und ist bemüht, dass die Patienten und ihre Angehörigen möglichst aktiv bleiben. Viele Menschen, darunter auch Ärzte und Pflegekräfte, betrachten Palliativeinrichtungen nur als Orte der Sterbebegleitung und nehmen sie daher oft sehr negativ wahr.

Mehrere Studien haben gezeigt, dass die Bedürfnisse von ALS-Patienten durch Aufenthalte auf Palliativstationen und Hospize erfüllt werden können (Neudert C et al. 2001; O'Brien T et al. 1999; Oliver D 1996; Borasio GD, Voltz R 1997). O'Brien et al. (O'Brien T et al. 1992) stellten fest, dass nur 15 % der Patienten zur Symptomkontrolle überwiesen wurden, obwohl bei vielen unbehandelte Symptome vorlagen, sodass sie von einer multidisziplinären Beurteilung durch das Palliative Care-Team profitiert hätten. Es wurde vorgeschlagen, dass spezialisierte Palliativteams frühzeitig und regelmäßig im Krankheitsverlauf hinzugezogen werden sollten, um den Patienten, seine Angehörigen und andere Ärzte und Pflegekräfte an bestimmten Punkten, an denen eine spezialisierte Behandlung oder Betreuung erforderlich ist (z. B. zum Zeitpunkt der Diagnose, bei der Indikation für eine Gastrostomie, bei der Diskussion der Beatmung, in den Spätstadien der Krankheit und zur Sterbebegleitung), zu unterstützen (Bede P 2009).

Sterbebegleitung

Viele Patienten und ihre Angehörigen und oft sogar Ärzte, Pflegepersonal und Sozialarbeiter haben Angst vor den Endstadien der Krankheit. Gefürchtet werden vor allem Ersticken, Atemnot und Schmerzen. Bei ALS-Patienten können im Laufe der Krankheit viele Symptome auftreten. Diese lassen sich jedoch wirksam behandeln, sodass es am Lebensende nur selten zum Ersticken kommt oder starke Beschwerden bestehen (Neudert C et al. 2001; O'Brien T et al. 1992).

Bei einer progredient verlaufenden neurologischen Krankheit, wie der ALS, sind die letzten Monate oder Wochen des Lebens oft nur schwer als solche zu erkennen, weil es starke interindividuelle Unterschiede gibt. Dadurch ist der Übergang zur Sterbephase fließend und wird oft nicht erkannt. Es ist allerdings von großer Bedeutung zu erkennen, dass der Patient das Ende seines Lebens erreicht hat, damit der Fokus ausschließlich auf sein Wohlbefinden gerichtet werden kann und der Patient, seine Angehörigen und die Pflegepersonen entsprechend unterstützt werden können. Für neurologische Krankheiten wurden Trigger vorgeschlagen, anhand derer die Sterbephase thematisiert werden kann (National End of Life-Care Programme 2010):

- Wunsch des Patienten
- Wunsch der Angehörigen
- Fortschreitende Dysphagie
- Kognitiver Abbau
- Dyspnoe
- wiederholte Infektion, insbesondere Aspirationspneumonie
- deutlicher Gewichtsverlust
- deutliche Abnahme der Kondition
- besonders komplexe Symptome, wie Schmerzen, Spastik, Übelkeit oder psychosoziale sowie spirituelle Probleme

Für die ALS wurden spezifische Trigger vorgeschlagen (National End of Life-Care Programme 2010; Oliver D, Silber E 2012):

- respiratorische Insuffizienz oder vermehrte Luftnot
- deutlich reduzierte Mobilität
- Dysphagie mit häufigem Verschlucken

Durch diese Trigger kann das an der Pflege eines ALS-Patienten beteiligte Team erkennen, dass eine Verschlechterung aufgetreten ist und sich die Betreuung vermehrt der Begleitung in der letzten Lebensphase zuwenden sollte, z. B. der Patientenverfügung, der Beschaffung und Verfügbarkeit von Medikamenten zur Linderung von belastenden Symptomen und der Besprechung der Behandlungs- und Pflegeziele mit dem Patienten, seinen Angehörigen und dem Team. Erste Studien zeigen, dass diese Trigger valide sind und ihre Anzahl mit dem nahenden Tod zunimmt (Hussain J et al. 2013).

Dieser Ansatz ist nicht ganz einfach, weil die Patienten und ihre Angehörigen oft nicht über das Lebensende sprechen wollen. Manchmal wollen sie sich der Realität dieser Verschlechterung nicht stellen, andererseits verfügen die an ihrer Versorgung beteiligten Ärzte und Sozialarbeiter aber oft über zu wenig Erfahrung oder Bereitschaft zum Erkennen der Trigger und zum Ansprechen der Konsequenzen. Ursache dafür können eine enge Beziehung zum Patienten oder seinen Angehörigen sowie ihre eigenen Ansichten über die Pflege und Behandlung sein. Wird das Lebensende erkannt und angesprochen, erhalten Patienten und ihre Angehörigen die Gelegenheit, über ihre Wünsche zu sprechen, Vorbereitungen zu treffen und die Dinge, die sie noch erleben möchten, zu tun.

Ethische Dilemmas

Bei der Pflege und Behandlung von ALS-Patienten treten viele ethische Dilemmas auf, da schwierige Entscheidungen getroffen werden müssen (Oliver DJ, Turner MR 2010). Eine Entscheidung betrifft Behandlungen, die das Leben des Patienten verändern können. Durch die Entwicklung von Substanzen wie Riluzol, welche die Krankheitsprogression geringfügig verlangsamen können, werden ethische Diskussionen über die Effektivität und den Einsatz dieser oft teuren Medikamenten angestoßen. Andere Entscheidungen betreffen therapeutische Interventionen, wie die Ernährung über eine Magensonde (Gastrostomie) und die künstliche Beatmung, welche die Prognose und das Überleben des Patienten beeinflussen. Ob diese Optionen im Einzelfall angemessen sind, muss sorgfältig abgewogen und mit dem Patienten und seinen Angehörigen ausführlich besprochen werden, was nicht immer einfach ist.

Neben dem Nutzen müssen auch die Risiken angesprochen werden. Dazu gehört auch die Möglichkeit des Locked-in-Syndroms mit der Unfähigkeit sich zu bewegen und zu kommunizieren, wenn eine künstliche Beatmung erwogen wird (▶ Kap. 6). In England empfehlen die Leitlinien des National Institute for Health und Care Excellence (NICE) die Diskussion dieses Punktes bei der Besprechung und insbesondere beim Beginn der nicht-invasiven Beatmung (National Institute for Health and Care Excellence 2010). Gleichzeitig muss eine umfassende Beurteilung der bei dem Patienten und seinen Angehörigen erforderlichen Palliativbetreuung durchgeführt werden, damit sie begleitend zur aktiven Behandlung erfolgen kann. Damit dem Patienten möglichst viele Behandlungsoptionen angeboten werden, ist eine enge Zusammenarbeit zwischen den Teams der Neurologie und der Palliative Care erforderlich.

Die spezialisierten Palliativteams sollten an diesen Prozessen beteiligt sein. Die Hilfestellung für eine präzise und verantwortungsvolle Kommunikation ist eine zentrale Rolle der Palliative Care. Eine enge Zusammenarbeit ist hilfreich. Um sie zu fördern, ziehen einige neurologische Zentren die Palliativteams bereits frühzeitig im Krankheitsverlauf hinzu. Andere Zentren schlagen vor, dass alle Patienten, bei denen eine nicht-invasive Beatmung erwogen wird, Kontakt mit einem Palliativteam aufnehmen sollten, damit sie ihre Zukunft und das Vorgehen bei zunehmender Ateminsuffizienz mit einem Team, das sie zu diesem Zeitpunkt vor Ort unterstützen wird, besprechen können. Dadurch soll die Gefahr einer notfallmäßigen invasiven Beatmung durch ein Krankenhausteam, das den Patienten nicht kennt, vermieden werden, wenn sich der Patient und seine Angehörigen bereits im Vorweg dagegen entschieden haben (Parton MJ et al. 1999) (▶ Kap. 6).

ALS-Patienten sehen sich mit vielen dieser Aspekte und mit Ängsten, insbesondere vor dem Ersticken und vor Schmerzen, konfrontiert. In vielen einflussreichen Lehr- und Fachbüchern über diese Krankheit wird der Tod infolge ALS weiterhin als qualvolles Ersticken beschrieben, obwohl es inzwischen klare Belege dafür gibt, dass dies bei guter Symptomkontrolle äußerst unwahrscheinlich ist (Neudert C et al. 2001; O'Brien T et al. 1992). Im Vereinigten Königreich haben sich zwei ALS-Patienten an die Gerichte gewandt, um Sterbehilfe zu bekommen, sobald sie ihr Leben als so qualvoll empfinden, dass sie es beenden wollen. Nach mehreren Gerichtsterminen wurde das Verfahren eingestellt. Die Argumente basierten auf der (klinisch nicht begründeten) Angst vor dem Ersticken. Da die Fälle viel Medienaufmerksamkeit erregten, haben nun auch viele andere ALS-Patienten Angst vor dem Tod. Diese Ängste werden durch die Presse und Diskussionen über die Sterbehilfe teilweise noch weiter geschürt. Nicht immer wird dabei die mögliche unterstützende Rolle der Palliative Care ausreichend hervorgehoben.

Ziel der Palliative Care ist es, den Patienten und ihren Angehörigen zu helfen und sie zu unterstützen. Eine aktive Verkürzung des Lebens gehört nicht dazu. Wenn ihre Beschwerden gut kontrolliert werden, denken viele Patienten wieder positiver und ihr Leben wird oft sogar verlängert. Gelegentlich lehnen Patienten potentiell lebensverlängernde Behandlungen, wie die Ernährung über eine Gastrostomie oder eine maschinelle Beatmung, ab. Solange der Patient entscheidungsfähig ist, sollte das Behandlungsteam ihn und seine Angehörigen bei dieser Entscheidung unterstützen und durch eine gute Palliativbetreuung dafür sorgen, dass möglichst wenig Beschwerden auftreten (Temel JS et al. 2010).

Die Diskussion dieser Aspekte wird wohl schwieriger werden, weil die Prävalenz der kognitiven Veränderungen doch höher zu sein scheint als bislang angenommen. Es gibt Belege dafür, dass bei bis zu 65 % der ALS-Patienten Veränderungen im Frontallappen und bei bis zu 15 % eine Demenz auftreten (▶ Kap. 8). Daher müssen die Entscheidungen über die Behandlungsoptionen früher im Krankheitsverlauf getroffen werden, wenn der Patient noch einwilligungsfähig ist. Durch den Schock über die Diagnose ALS und die Konfrontation mit den durch diese Krankheit zu erwartenden Verlusten ist es für ALS-Patienten zu diesem Zeitpunkt jedoch schwierig, über diese Aspekte nachzudenken und sie zu besprechen. Oft ist jedoch schon kurz nach der Diagnose die allgemeinere Frage nach den Einstellungen des Patienten möglich, wobei auch diese Themen angesprochen werden können. Manche Patienten mögen diese Diskussionen verweigern – in einer Studie waren es bis zu 30 % (Murtagh FEM, Thorns A 2005). Das frühere Ansprechen dieser Themen führt allerdings oft zu einem späteren Zeitpunkt zur Diskussion und zum Aufsetzen einer Patientenverfügung, in der sie ihre Wünsche festhalten (▶ Kap. 5 und 18).

Mit fortschreitender Krankheit wird ein ALS-Patient mit vielen Herausforderungen und Verlusten konfrontiert. Diese betreffen auch die Angehörigen, die Pflegepersonen und die an der Behandlung beteiligten Ärzte. Die Palliativbetreuung durch ein multidisziplinäres Team, das mit allen anderen an der Behandlung beteiligten Professionellen zusammenarbeitet, hilft dem Patienten und seinen Angehörigen dabei, eine möglichst hohe Lebensqualität zu erreichen.

Literatur

Bede P. (2009) An integrated framework of early intervention palliative care in motor neurone disease as a model for progressive neurodegenerative diseases. Poster at European ALS Congress, May 2009, Turin, Italy.
Borasio G. D., Voltz R. (1997) Palliative care in amyotrophic lateral sclerosis. Journal of Neurology 339: 967–73.
Fallowfield L. J., Jenkins V. A., Beveridge H. A. (2002) Truth may hurt but deceit hurts more: communication in palliative care. Palliative Medicine 16: 297–303.

Fallowfield L. J., Lipkin M., Hall A. (1998) Teaching senior oncologists communication skills: results from phase 1 of a comprehensive longitudinal program in the UK. Journal of Clinical Oncology 16: 1961–8.

Hussain J., Adams D., Allgar V., Campbell C. (2013) Triggers in advanced neurological conditions: predictions and management of the terminal phase. BMJ Supportive and Palliative Care 10.1136/bmjspcare-2012-000389.

Kristjanson L. J., Toye C., Dawson S. (2003) New dimensions in palliative care: a palliative approach to neurodegenerative diseases and final illness in older people. Medical Journal of Australia 179: S41–S43.

Mandler R. N., Anderson F. A., Jr, Miller R. G., Clawson L., Cudkowicz M., Del Bene M. (2001) The ALS Patient Care Database: insights into end-of-life care in ALS. Amyotrophic Lateral Sclerosis and Other Motor Neuron Disorders 2: 203–8.

Mitsumoto H., Bromberg M., Johnston W., Tandan R., Byock I., Lyon M. et al. (2005) Promoting excellence in end-of-life care in ALS. Amyotrophic Lateral Sclerosis and Other Motor Neuron Disorders 6: 145–54.

Murtagh F. E. M., Thorns A. (2005) Taking an ›ethics history‹– letter. Journal of the Royal Society of Medicine 98: 442–3.

National End of Life-Care Programme (2010) End of Life-Care in long term neurological conditions: a framework for implementation. <http://www.endoflifecare.nhs.uk/assets/¬downloads/improving_eolc_neurology.pdf>

National Institute for Health and Care Excellence (2010) Motor neurone disease – non-invasive ventilation. NICE Clinical Guideline 105 <http://www.nice.org.uk/guidance/¬CG105>

Neudert C., Oliver D., Wasner M., Borasio G. D. (2001) The course of the terminal phase in patients with amyotrophic lateral sclerosis. Journal of Neurology 248: 612–16.

O'Brien T., Kelly M., Saunders C. (1992) Motor neurone disease: a hospice perspective. British Medical Journal 304: 471–3.

O'Brien T., Welsh J., Dunn F. G. (1999) ABC of palliative care: non-malignant conditions. British Medical Journal 316: 286–9.

Oliver D, Borasio, GD, Caraceni A, de Visser M, Grisold W, Lorenzl S, Veronese S, Voltz R (2016) EFNS / EAPC consensus review on palliative care for patients with progressive neurological disease. European Journal of Neurology 23: 30–38

Oliver D, Watson S. (2012) Multidisciplinary care. In Oliver D (ed.) End of Life-Care in Neurological Disease. London: Springer. pp. 113–132.

Oliver D. (1996) The quality of care and symptom control—the effects on the terminal phase of MND/ALS. Journal of the Neurological Sciences 139 (Suppl.): 134–6.

Oliver D. J., Tumer M. R. (2010) Some difficult decisions in ALS/MND. Amyotrophic Lateral Sclerosis 11: 339–43.

Oliver D., Silber E. (2012) End of Life-Care in neurological disease. In Oliver D. (ed.) End of Life-Care in Neurological Disease. London: Springer. pp. 19–32.

Oliver D., Webb S., Sloan R., Sykes N., Smith J. (2003) Specialist palliative care involvement in the care of people with motor neurone disease. Poster presentation at the 14th International Symposium on ALS/MND, Milan 2003.

Parton M. J., Lyall R., Leigh P. N. (1999) Motor neuron disease and its management. Journal of the Royal College of Physicians of London 33: 212–18.

Temel J. S., Greer J. A., Muzikansky A., Gallagher E. R., Admane S., Jackson V. A. et al. (2010) Early palliative care for patients with metastatic non-small-cell lung cancer. New England Journal of Medicine 19: 733–42.

The American Academy of Neurology, Ethics and Humanities Subcommittee (1996) Palliative care in neurology. Neurology 46: 870–2.

World Health Organization (2002) WHO definition of palliative care. <http://www.who.¬int/cancer/palliative/definition/en> (accessed 19 June 2013).

3 Kommunikation und Aufklärung

Richard Sloan und Gian Domenico Borasio

Zusammenfassung

Einem Patienten mitzuteilen, dass er eine unheilbare Krankheit wie die ALS hat, erfordert viel Fingerspitzengefühl. Durch die Anwendung wissenschaftlich basierter Kommunikationsfertigkeiten lassen sich die Belastung des Überbringers der Botschaft und des Patienten reduzieren.

Fallbeispiel

Während eines Krankenhausaufenthaltes wurde bei Herrn M. die Diagnose ALS gestellt. Ihm fiel auf, dass es sein Neurologe eilig hatte zu verschwinden, nachdem er sie ihm im Patientenzimmer mitgeteilt hatte und dass den Schwestern das peinlich war. Allerdings war ihm das recht egal, weil er froh war, dass er wieder nach Hause gehen konnte.

Da seine Frau und er noch nie etwas von ALS gehört hatten, schauten sie gemeinsam im Internet nach. Der erste Satz, den sie lasen, war immer: »… eine grundsätzlich tödlich verlaufende Krankheit mit einer durchschnittlichen Lebenserwartung von 2–3 Jahren nach der Diagnose«. Es war Freitagabend und Herrn M.s Hausarzt war erst ab Montag wieder für ein Gespräch verfügbar. Für Herrn M. und seine Frau war dies das schlimmste Wochenende ihres Lebens.

Am Montagmorgen vereinbarten sie einen Termin mit ihrem Hausarzt. Dieser hatte noch nichts von der Klinik gehört und konnte die Fragen von Herrn M. und seiner Frau nicht beantworten, weil er seit seinem Studium keinen ALS-Patienten mehr gesehen hatte. Beim nächsten Termin nach mehreren Wochen zeichnete der niedergelassene Neurologe ein bedrückendes Bild aus zunehmender Behinderung sowie Atem- und Schluckstörungen, die zum Tod führen. Ein Satz blieb Herrn M. besonders im Gedächtnis. Der Arzt sagte: »Es gibt zwar ein Medikament, das den Krankheitsverlauf etwas aufhalten kann, aber mehr können wir leider nicht machen.« Herr M. war am Boden zerstört und fühlte sich, als ob er, sich selbst überlassen, langsam auf einen qualvollen Tod mit viel Leid für ihn und seine Angehörigen zutreiben würde.

Einleitung

Einem Patienten mitzuteilen, dass er ALS hat, ist für jeden Neurologen bedrückend. Es gibt kein standardisiertes Vorgehen, wie dies erfolgen sollte, aber es gibt bewährte Techniken, die für den Patienten weniger traumatisierend und für den Arzt weniger belastend sind, und die Gefahr des Burnout sowie die Tendenz, sich vom Patienten abzuwenden, reduzieren. Diese Kommunikationsfähigkeiten sind in der klinischen Praxis extrem wichtig und sollten während der Ausbildung besser vermittelt werden. Inzwischen gilt die Art und Weise, auf die der Patient die Diagnose mitgeteilt bekommt, als erster und einer der wichtigsten Schritte der Palliative Care.

Die Aufgabe, einem Patienten die Diagnose ALS mitzuteilen, fällt in der Regel dem Neurologen, der sie diagnostiziert hat, zu. Obwohl oft der Überbringer die Schuld für die schlechte Nachricht erhält, gibt es Einzelfallberichte und wissenschaftliche Belege dafür, dass sie auch nicht immer optimal überbracht wird (Carus R 1980; Johnston M et al. 1996). In der Vergangenheit wurde aufgrund der schlechten Prognose oft damit gezögert, dem Patienten die ganze Wahrheit zu sagen. Oft wurde der Patient beruhigt und nur die Angehörigen umfassender aufgeklärt, wobei angefügt wurde: »…wir können nichts weiter für ihn tun«. Diese Praxis gibt es leider vereinzelt auch weiterhin, wobei die meisten Ärzte inzwischen das ethische Prinzip der Patientenautonomie respektieren.

Die meisten Patienten möchten über ihre Krankheit aufgeklärt werden, selbst wenn sie lebensbedrohlich ist (Ley P 1998; Silverstein MD et al. 1991). Die Unwissenheit ist oft belastender als die Gewissheit, zu sterben. Einer von fünf an Krebs erkrankten Patienten entwickelt eine psychiatrische Störung (Parle M et al. 1996). Der wichtigste Risikofaktor ist dabei die Art, wie die Diagnose mitgeteilt wurde (Fallowfield LJ et al. 1990). Das auf beiden Seiten bei der Eröffnung der Diagnose ALS vorhandene Gefühl der Hoffnungslosigkeit darf nicht dazu führen, dass Informationen, die für die Lebensplanung des Patienten entscheidend sein können, zurückgehalten werden (Chiò A, Borasio GD 2004). Der Aufklärungsprozess zieht sich über den gesamten Krankheitsverlauf: Es ist nicht auf die Kommunikation der Diagnose (was an sich schon mehrstufig geschehen sollte) begrenzt, sondern umfasst alle Aspekte des Informationsflusses vom Arzt zum Patienten – gute wie schlechte Neuigkeiten. Dieses Kapitel liefert einige Vorschläge, wie dieser Prozess gelingen kann.

Hintergrund

Johnston und seine Mitarbeiter (Johnston M et al. 1996) befragten 50 Patienten nach ihren Erfahrungen bei der Eröffnung der ALS-Diagnose. Die meisten Patienten empfanden es als positiv, dass ihre Krankheit einen Namen bekommen hatte («Jetzt weiß ich wenigstens, womit ich fertig werden muss«). Negative Antworten bezogen sich darauf, dass sie die Diagnose zu spät erfahren hatten («Ich hätte das vergangene Jahr besser genutzt, wenn ich gewusst hätte, dass es mein letztes ist.»), dass ihnen die Diagnose ohne die Unterstützung durch einen Angehörigen mitgeteilt wurde, dass bei der Eröffnung der Diagnose die Privatsphäre nicht gewahrt wurde (z. B. im Patientenzimmer), dass ihnen die Diagnose mit vagen oder verwirrenden Begriffen mitgeteilt wurde und dass sie zu viele Informationen auf einmal erhalten hatten. Zwar gab es keine Hinweise darauf, dass eine schlechte Kommunikation der Diagnose zu einer protrahierten psychischen Störung geführt hätte. Allerdings bestand sehr wohl die Möglichkeit eines unnötigen psychischen Traumas beim Eröffnen der Diagnose. Die Ergebnisse sind in Kasten 3.1 zusammengefasst.

Kasten 3.1: Eröffnen der ALS-Diagnose

Die meisten Menschen empfinden es als positiv, wenn sie die Diagnose erfahren, insbesondere, weil die Krankheit damit einen Namen hat.
Die Patienten möchten die Diagnose gerne direkt und empathisch überbracht bekommen.
Wichtig ist, dass sie Fragen stellen können
Ärzte sollten darauf achten, nicht zu pessimistisch zu klingen
Informationen darüber, an wen sie sich wenden können (z. B. Selbsthilfegruppe), sind zum Zeitpunkt der Diagnose wichtig
Die meisten Patienten möchten nicht gerne alleine sein, wenn sie die Diagnose erfahren.

Quelle: Johnston M. et al. (1996). Mit freundlicher Genehmigung von SAGE Publications.

Unzureichende Kommunikationsfähigkeiten sind auch für die Ärzte belastend (Davis H, Fallowfield L 1991). Ein Burnout ist bei denen, die ihre Kommunikationsfähigkeiten als unzureichend empfinden, häufiger (Ramirez AJ et al. 1996). Wie der Health Service Commissioner for the UK (Health Service Commissioner 1991) feststellte, würde die Häufigkeit von Beschwerden durch eine Verbesserung der Kommunikation zwischen Mitarbeitern des Gesundheitswesens, Patienten und Angehörigen deutlich zurückgehen. Kasten 3.2 fasst die Gründe, aus denen das Überbringen schlechter Nachrichten schwierig ist, zusammen.

Kasten 3.2: Warum das Überbringen schlechter Nachrichten für Ärzte schwierig ist

Angst davor, dass der Überbringer der Botschaft für deren Inhalt verantwortlich gemacht wird
Subjektiver Zeitmangel
Mangelnde Ausbildung
Angst davor, jemandem Kummer zu bereiten
Angst davor, schwierige Fragen beantworten zu müssen

Angst davor, nicht alle Antworten zu haben
Ängste hinsichtlich der eigenen Sterblichkeit

Quelle: Daten aus Buckman R. (1996).

Inhalt der Nachricht

Möglichst wenig Informationen

Nachdem die Diagnose feststeht, sollte der Patient darüber informiert werden, dass er unter einer fortschreitend verlaufenden Erkrankung der motorischen Nerven leidet, für die keine kurative Therapie zur Verfügung steht. Dabei sollte der Name der Krankheit genannt und erklärt werden, um eine Verwechslung zum Beispiel mit der Multiplen Sklerose zu verhindern. Sofern die Familienanamnese negativ ist, können der Patient und seine Angehörigen beruhigt werden, dass für ihre Kinder kaum ein Risiko einer erblichen Form besteht. Positive Aspekte (z. B. keine Schmerzen, keine Sensibilitätsstörungen, Kontinenz usw.) sollten hervorgehoben werden. Außerdem sollte auf die für fast alle ALS-Symptome verfügbaren und effektiven Palliativmaßnahmen eingegangen werden (Miller RG et al. 2009). Um Hoffnung zu erhalten, sollte auf die aktuelle Forschung und, sofern möglich, auf die mögliche Teilnahme an klinischen Studien von neuen Medikamenten hingewiesen werden.

Beginn der Krankheit

Oft vermuten die Patienten einen Zusammenhang zwischen dem Krankheitsbeginn und einem bestimmten Ereignis (z. B. einem Unfall, einer Operation, einer privaten oder beruflichen Krise usw.). Auf diese Frage sollte eingegangen und der Patient darüber aufgeklärt werden, dass der Krankheitsprozess viele Jahre oder sogar Jahrzehnte vor dem Auftreten der ersten Symptome beginnt. Da sich die Krankheit klinisch erst manifestiert, wenn mindestens 50 % der motorischen Neurone des Rückenmarks degeneriert sind, lässt sich unmöglich feststellen, wann die Krankheit im jeweiligen Fall tatsächlich begonnen hat.

Prognose

Viele ALS-Patienten fragen direkt nach der ihnen verbleibenden Lebenszeit, da sie bis zum Diagnosezeitpunkt in der Regel schon seit mehreren Monaten oder Jahren eine Progression beobachtet haben. Bei der Antwort auf diese Frage sollte darauf eingegangen werden, dass es keine plötzlichen Verschlechterungen gibt, dass es

Phasen relativer Stabilität gibt und dass in seltenen Fällen auch Remissionen beobachtet wurden. Die Patienten sollten darüber aufgeklärt werden, dass die Krankheit über viele Jahre oder auch Jahrzehnte (z. B. Stephen Hawking) verlaufen kann, weswegen im Einzelfall keine verbindliche Aussage über die Prognose getroffen werden kann.

Unserer Erfahrung nach schätzen die meisten Patienten eine ungefähre Angabe, wie:»Ich denke, dass Ihnen eher noch mehrere Monate als mehrere Jahre bleiben.« Auf diese Weise können die Patienten den Rest ihres Lebens planen und es ist ihnen besser geholfen, als wenn prognostische Aussagen komplett verweigert werden. Sollte ein Patient ausdrücklich nach den verfügbaren Statistiken fragen, hat er ein Recht darauf, sie zu erfahren. Sensible Fragen nach Suizidgedanken sind bei gefährdet wirkenden Patienten immer gerechtfertigt. Dadurch werden Suizidversuche seltener und nicht häufiger.

Verfügbare Therapien

Seit 1996 ist als erste Substanz mit einer mäßigen lebensverlängernden Wirkung bei ALS Riluzol auf dem Markt (Lacomblez L et al. 1996). Vor der Verschreibung sollte eine offene Diskussion über die Vor- und Nachteile durchgeführt werden. Die Patienten müssen darüber aufgeklärt werden, dass Riluzol nur das Fortschreiten der Krankheit verzögert, aber nicht zu spürbaren funktionellen Verbesserungen führt. Auch auf die möglichen unerwünschten Wirkungen (Übelkeit, Asthenie, Schwindelgefühl) sollte eingegangen werden. Durch diese Diskussion werden falsche Hoffnungen, die schlussendlich zur Desillusion und Frustration führen würden, vermieden.

Alternative Behandlungsmethoden

Es ist nur allzu verständlich, dass ALS-Patienten jenseits der Grenzen der Schulmedizin nach Hilfe suchen. Daher sollte dieses Thema bereits beim Eröffnen der Diagnose angesprochen werden. Dabei sollte den Patienten versichert werden, dass ihre Ärzte nichts dagegen haben, wenn sie Homöopathie, Akupunktur usw. ausprobieren möchten. Allerdings sollten die Patienten und ihre Angehörigen darauf hingewiesen werden, dass manche der alternativmedizinischen Methoden (z. B. die so genannte Stammzelltherapie außerhalb strenger klinischer Studien, Schlangengifte usw.) mit Gesundheitsgefahren und manche mit starken finanziellen Belastungen zugunsten von Scharlatanen und Kriminellen (darunter leider auch manche Ärzte) einhergehen können. Eine seriöse Website für Patienten und Ärzte mit Beschreibungen der Ergebnisse bereits durchgeführter klinischer Studien ist: www.alsuntangled.com.

Selbsthilfegruppen

Sehr wertvolle Hilfe (tatsächlich manchmal mehr Unterstützung als ihre Ärzte ihnen normalerweise anbieten können) erhalten die Patienten von ALS-Selbsthilfegruppen, die es weltweit in fast allen größeren Ländern gibt und die in der International Alliance of ALS/MND Associations zusammengeschlossen sind (eine Liste mit Adressen und Kontaktdetails findet sich auf: www.alsmndalliance.org). In Deutschland kümmert sich die Deutsche Gesellschaft für Muskelkranke um die ALS-Patienten (www.dgm.org; ▶ Kap. 21). Daher ist es sehr wichtig, die Patienten und ihre Angehörigen gleich zu Beginn auf die Existenz dieser Organisationen hinzuweisen, ihnen die entsprechenden Adressen und Telefonnummern zu geben und sie ausdrücklich zu ermutigen, den Kontakt zu suchen.

Zweite Meinung

Viele Patienten möchten eine zweite Meinung einholen, nachdem sie mit einer Diagnose wie ALS konfrontiert wurden. Auch dies ist mehr als verständlich und sollte von dem Arzt, der die Diagnose eröffnet hat, unterstützt werden. In diesem Zusammenhang können auch spezialisierte ALS-Zentren angesprochen werden. Dies stärkt die Arzt-Patient-Beziehung und trägt dazu bei, zu verhindern, dass der Patient in seiner verzweifelten Situation ein für ihn letztlich frustrierendes »doctor-hopping« betreibt.

Sofern nur der Verdacht besteht

Das bislang Gesagte setzt die zweifelsfreie klinische Diagnose der ALS, d. h. eine gemäß der El-Escorial-Kriterien der World Federation of Neurology »wahrscheinliche« oder »gesicherte« ALS, voraus (Brooks BR 1994). Wenn diese Kriterien nicht erfüllt sind, muss der Arzt natürlich abhängig von der klinischen Sicherheit vorsichtiger vorgehen. Damit der Patient nicht den Eindruck bekommt, dass ihm Informationen vorenthalten werden, sollte er über mögliche Differenzialdiagnosen und das geplante weitere diagnostische Vorgehen aufgeklärt werden. Sobald jedoch die El-Escorial-Kriterien für eine »wahrscheinliche« ALS erfüllt sind, sollten die Patienten über die geeigneten Palliativmaßnahmen, die verfügbaren Medikamente und Therapiestudien informiert werden, weil damit die Diagnose ALS mit hoher klinischer Wahrscheinlichkeit vorliegt.

Besprechen der maschinellen Beatmung und der Terminalphase

Für viele ALS-Patienten ist das Auftreten von Atemnot ein Wendepunkt im Verlauf ihrer Krankheit. Oft kommt es erstmals beim Verschlucken von Speisen, bei körperlicher Anstrengung oder im Schlaf zur Dyspnoe. Zu Beginn der klinischen Beteiligung der Atemmuskulatur steht während der Atemnotanfälle in der Regel

Angst im Vordergrund (weswegen die Patienten gut auf kurz wirksame Benzodiazepine, wie Lorazepam 0,5–1 mg sublingual, ansprechen).

Wenn dieses Thema bislang noch nicht angesprochen wurde, sollten folgende Faktoren der Anlass dazu sein, mit dem Patienten über die Endphase der Krankheit zu sprechen: (1) wenn erstmals Dyspnoe auftritt, (2) wenn die Symptome einer chronischen nächtlichen Hypoventilation auftreten und (3) wenn es zum raschen Abfall der forcierten Vitalkapazität (FVC) unter 50 % kommt (Mitsumoto H et al. 2005). Diese Empfehlung basiert darauf, dass fast alle Patienten, wenn sie in diesem Stadium danach gefragt werden, angeben, Angst vor dem »Erstickungstod« zu haben. Nach unserer Erfahrung lassen sich diese Ängste in den meisten Fällen beheben, wenn der physiologische Mechanismus, der zum terminalen hyperkapnischen Koma und anschließend zum friedlichen Tod im Schlaf führt, mit den Patienten erörtert wird. Zu diesem Zeitpunkt sollte die Option der nicht-invasiven Heimbeatmung erläutert werden, auch wenn sie nicht von jedem gewünscht oder toleriert wird (▶ Kap. 6). Zudem sollten die Patienten und ihre Angehörigen darüber aufgeklärt werden, dass zur Behandlung der Atemnot zahlreiche Medikamente zur Verfügung stehen, die bei korrekter Anwendung ein Leiden verhindern (O'Brien T et al. 1992). Diese Information muss bei Nachfolgebesuchen immer wieder wiederholt werden.

In diesem Stadium sollten die Patienten gefragt werden, ob sie bei terminaler Ateminsuffizienz intubiert und beatmet werden wollen. In der Regel lehnen die Patienten, die über den dann möglichen klinischen Verlauf mit einer intensivmedizinischen Behandlung und einem Locked-in-Syndrom (Hayashi H et al. 1991) aufgeklärt werden, diese Intervention ab. Diese Ablehnung muss vom Arzt dokumentiert und sollte am besten in eine Patientenverfügung aufgenommen werden (▶ Kap. 5). Die Folgen einer derartigen Entscheidung müssen mit den Patienten, ihren Angehörigen und dem Hausarzt (z. B. bezüglich des Einsatzes von Medikamenten in der präfinalen Phase zur Linderung körperlicher und psychischer Symptome) besprochen werden (Voltz R, Borasio GD 1997).

Wie die Nachricht überbracht wird

Die Faktoren, die beim Überbringen schlechter Nachrichten beachtet werden müssen, wurden von Maguire et al. (Maguire P, Falkner A 1988) zusammengestellt (▶ Kasten 3.3) und werden nachfolgend ausführlich besprochen. Sie legten drei Prinzipien fest:

1. Halten Sie keine Informationen, die der Patient haben möchte, zurück.
2. Zwingen Sie dem Patienten keine Informationen, die er nicht haben möchte, auf.
3. Beurteilen Sie die Reaktion des Patienten auf die Nachricht und gehen Sie entsprechend auf ihn ein.

Kasten 3.3: Die Stadien beim Überbringen schlechter Nachrichten

Umgebung
Herausfinden, was der Patient schon weiß oder vermutet
Herausfinden, was der Patient noch wissen möchte
Abfeuern eines »Warnschusses«
Informationen in Etappen weitergeben (Hierarchie der Euphemismen)
Die Reaktion des Patienten auf die Nachricht wahrnehmen und darauf eingehen
Abmachung für die Zukunft
Wiederholen von Informationen

Quelle: Daten aus Maguire P., Falkner A. (1988).

Umgebung

In manchen Ländern, wie den USA, erfolgt die Diagnostik der ALS in der Regel ambulant, in anderen (z. B. Deutschland) werden die Patienten hingegen beim Verdacht auf eine ALS zur diagnostischen Abklärung in eine neurologische Klinik eingewiesen. Im letztgenannten Fall hat der Arzt die Möglichkeit, dem Patienten die Informationen schrittweise über mehrere Tage anzubieten. Dadurch kann der Patient darüber schlafen und nachdenken und weitere Fragen stellen. Wenn die Diagnose ambulant gestellt und mitgeteilt wird, sollte kurzfristig ein Folgetermin vereinbart werden.

Sehr wichtig ist die nötige Privatsphäre, damit Arzt und Patient frei über schwierige Themen sprechen können, ohne das Gefühl zu haben, dass Dritte zuhören. Die Mitteilung persönlicher medizinischer Details in einem Mehrbettzimmer ist ein potenzieller Bruch der Schweigepflicht und inakzeptabel. Selbst bei einem bewegungsunfähigen Patienten sollte es bei ausreichender Planung möglich sein, ihn in einen ruhigen Raum zu bringen. Unterbrechungen sollten vermieden werden. Das Telefon sollte stumm geschaltet sein und der Piepser an einen Kollegen abgegeben werden. Die Art und Weise, wie die Nachricht überbracht wird, ist fast genauso wichtig wie die Wortwahl (Brewin TB 1992). Für die Patienten sind Gefühlswärme, Augenkontakt, Empathie, kein medizinischer Fachjargon und vor allem ausreichende Zeit, damit sie ihre eigenen Gedanken, Ängste und Fragen äußern können, besonders wichtig.

Oft sagen Patienten, dass sie lieber nicht alleine gewesen wären, als ihnen die Nachricht überbracht wurde, sondern gerne einen engen Angehörigen oder eine Pflegekraft dabeigehabt hätten. Dies hilft oft dabei, die Situation anschließend wieder zu normalisieren. Außerdem hat der Patient dann jemanden, mit dem er über Details, die er beim ersten Mal nicht ganz verstanden hat, sprechen kann. Sofern bekannt ist, dass die Untersuchungsergebnisse bis zu einem bestimmten Tag vorliegen werden, sollte der Patient im Vorwege gefragt werden, ob er noch jemanden dabeihaben will, und dazu ermuntert werden.

Roger Carus, der in der Mitte der 1970er Jahre ein Buch über seine Erfahrungen mit der Diagnose ALS geschrieben hat, fand seine Diagnose unbeabsichtigt während eines Krankenhausaufenthaltes zur Durchführung von Untersuchungen heraus. Er war sich nicht sicher, ob der Neurologe seiner Frau die Diagnose mitgeteilt hatte und erinnert sich: »Ich verbrachte zwei der schlimmsten Wochen meines Lebens damit herauszufinden, ob sie es wusste oder nicht« (Carus R 1980).

Beim Eröffnen der Diagnose sollten auch interkulturelle Unterschiede erkannt und berücksichtigt werden (Silani V, Borasio GD 1999). In manchen Ländern, wie Japan, ist es üblich, dass der Patient alle Entscheidungen z. B. über die Terminalphase, seinen Angehörigen und dem Arzt überträgt, wobei seit einigen Jahren ein Trend hin zu einer offeneren Diskussion besteht (Borasio GD et al. 1998).

Herausfinden, was der Patient schon weiß oder vermutet

Sich sofort auf die Erklärung der Diagnose zu stürzen, kann verheerende Folgen haben. Zunächst sollte ermittelt werden, was der Patient bislang verstanden hat, damit das Gesprächstempo entsprechend angepasst werden kann und der Patienten dort abgeholt wird, wo er steht. Manche Patienten haben wirklich keine Ahnung, dass sie ernsthaft krank sind. Andere haben panische Angst davor, dass sie in der nächsten Woche sterben werden. Eine gute Eröffnungsfrage lautet: »Was vermuten Sie selbst über Ihre Krankheit?«

Herausfinden, was der Patient noch wissen will

Die meisten Patienten wünschen mehr Informationen, einige wenige sind jedoch am Boden zerstört, sobald sie schlechte Neuigkeiten erfahren. Tasten Sie sich heran, indem Sie z. B. sagen: »Manche Menschen möchten genau über ihren Gesundheitszustand informiert sein und manche möchten nur wissen, welche Behandlung der Arzt geplant hat. Zu welcher Gruppe gehören Sie?« Diejenigen, deren Bewältigungsstrategie im Verleugnen besteht, werden sich für die zweite Option entscheiden, sodass ihnen unnötige Belastungen erspart bleiben.

Abfeuern eines Warnschusses

Selbst wenn ein Patient nach mehr Informationen verlangt, sollten schwierige Informationen vor dem Offenlegen angekündigt werden. Dadurch sind diejenigen, die noch relativ ahnungslos sind, besser gewappnet: »Ich fürchte, dass die Ergebnisse ihrer Untersuchungen nicht so ausgefallen sind, wie wir uns das gewünscht hätten.« Anschließend folgt eine Pause, damit der Arzt die Reaktion des Patienten einschätzen kann. Wenn der Patient geschockt ist, fragen Sie ihn, woran er jetzt denkt. Wenn Sie unsicher sind, ob Sie fortfahren sollen, fragen Sie den Patienten, ob er mehr Informationen oder lieber mehr Zeit haben möchte, um darüber nachzudenken. Wenn der Patient sagt »Was meinen Sie damit – nicht so, wie wir uns gewünscht hatten?«, fragt er eindeutig nach mehr Informationen und es sollte mit der Aufklärung fortgefahren werden.

Informationen in Etappen weitergeben

Es ist besser, dem Patienten immer nur kleine Informationsmengen zu geben und zu überprüfen, ob er sie verstanden hat (»Ergibt das für Sie einen Sinn?« oder »Soll ich Ihnen das noch einmal erläutern?«), bevor weitere Informationen folgen. Das Abhalten eines Monologes, bei dem der Patient schon nach dem ersten Satz abschaltet, bedeutet Zeitverschwendung auf beiden Seiten. Wenn der Patient geschockt wirkt, fragen Sie ihn, woran er gerade denkt und klären Sie, ob er bereit ist weiterzumachen oder nicht.

Eine gute Technik zur schrittweisen Informationsweitergabe wird als »Hierarchie der Euphemismen« bezeichnet: Dabei erhalten die Patienten kleine Stücke von Informationen mit zunehmender Schwere. In den Pausen können die Patienten sie verdauen und die Ärzte anhand der verbalen oder nonverbalen Reaktion des Patienten einschätzen, ob sie fortfahren oder es erst einmal auf sich beruhen lassen wollen. Dadurch werden Extrembelastungen und ein »Abschalten« des Patienten mitten im Gespräch aufgrund eines Schocks vermieden. Ein Beispiel: »Die Untersuchung, die wir durchgeführt haben, zeigt uns, dass Sie ein Problem mit den Nerven haben, die Informationen an die Muskeln weiterleiten.« »Die Nerven werden allmählich zerstört, sodass Ihre Muskeln nicht mehr richtig arbeiten können.« »Die Krankheit, unter der Sie leiden, heißt amyotrophe Lateralsklerose.« »Leider gibt es dafür im Moment noch keine Heilung, nur ein Medikament (Riluzol), das die Verschlechterung etwas verlangsamen kann.« »Ja, diese Krankheit verläuft tödlich.«

Die Reaktion des Patienten auf die Nachricht wahrnehmen und auf ihn eingehen

Damit dem Patienten keine Informationen aufgezwungen werden, für die er noch nicht bereit ist, macht der Arzt nach jedem Schritt eine Pause und schätzt ein, ob der Patient bereit für weitere Informationen ist. Wenn der Patient schockiert wirkt oder weint, ist die Reaktion des Überbringers entscheidend. Wenn aus Verlegenheit einfach weitergemacht wird, wirkt der Arzt auf den Patienten, der sowieso nicht mehr aufnahmefähig ist, als gefühllos. »Diese Nachricht muss ein Schock für Sie sein«, erkennt an, dass es sich unter den gegebenen Umständen um eine verständliche Reaktion handelt.

Versuchen Sie herauszufinden, was den Patienten bedrückt: »Wäre es Ihnen möglich, mir zu sagen, was Sie gerade beschäftigt?« Dadurch hat der Patient die Möglichkeit, eine Fortsetzung des Gesprächs abzulehnen, wenn es für ihn zu schwierig ist. Hier besteht auch die Möglichkeit, Missverständnisse anzusprechen.

Sofern der Patient übermäßig pessimistisch erscheint, weil er z. B. denkt, dass er nächste Woche sterben wird, kann er entsprechend beruhigt werden.

Vertrag für die Zukunft

Am Ende des Gesprächs muss ein weiterer Termin vereinbart werden, damit die Gelegenheit für Klarstellungen besteht und der Patient weitere Fragen stellen kann. Da es keine kurative Behandlung gibt, gibt es Ärzte, die dem Patienten sagen, dass er nicht wiederkommen braucht. Dies ist jedoch für ihn oft sehr beängstigend. Indem Sie dem Patienten anbieten, ihn wiederzusehen, übermitteln Sie ihm das Gefühl, dass Sie ihn unterstützen und nicht aufgeben. Eine Pilotstudie kam zu dem Ergebnis, dass erfahrene Ärzte Patienten, die mit der ALS-Diagnose überfordert sind, frühzeitig durch ein Patienten-zentriertes Gespräch erkennen können (Hugel H et al. 2010).

Aussagen wie »Es tut mir leid, aber wir können nichts mehr für Sie tun« sind für die Patienten niederschmetternd, da sie dann fälschlicherweise davon ausgehen, dass sie zu einem nicht behandelbaren Leiden verdammt sind. Es ist nach unserer Erfahrung hilfreich, unsere Sorge für den Patienten zu zeigen, indem wir ihm, wie bereits erwähnt, Informationen über Selbsthilfegruppen und andere unterstützende Anlaufstellen geben und kurzfristig einen weiteren Gesprächstermin vereinbaren. Die emotionalen Auswirkungen der Diagnose können unmittelbar nach dem Erstgespräch oder ein paar Tage später beim Patienten zuhause von einem Spezialisten, z. B. einem Sozialarbeiter, ermittelt werden (Ackerman G, Oliver DJ 1997). Oft vergessen die Patienten Informationen, auch wenn sie scheinbar alles verstanden haben, was sie bei der Diagnosemitteilung gehört haben. Daher muss bei jedem Arztbesuch überprüft werden, wo der Patient mit seinem Wissen und seinem Wissensbedarf steht, damit er dort abgeholt werden kann.

Wiederholen von Informationen

Evidenz aus der onkologischen Literatur legt nahe, dass die Patienten von einem Mitschnitt des Gesprächs oder einem Brief, der die Fakten für Laien verständlich zusammenfasst, profitieren, wobei der Mitschnitt besser ist (Tattersall MH et al. 1994). Dieses Vorgehen wurde bislang bei ALS-Patienten noch nicht untersucht. Die Daten von einer kleinen Studie (Borasio GD et al. 1998) zeigen, dass die meisten Patienten und ihre Angehörigen das Gefühl hatten, dass sie bei der Mitteilung der Diagnose keine oder nur unzureichende Informationen von ihrem Arzt erhalten hatten. Fast alle Patienten und ihre Angehörigen stuften eine Broschüre mit allgemeinen Informationen über die ALS in Laiensprache als informativ ein. Daher ist das Aushändigen schriftlicher Informationen am Gesprächsende meist hilfreich (die DGM stellt dafür kostenlos die Broschüre »ALS: Eine Information für Patienten und Angehörige« zur Verfügung). Allerdings sollte man die Patienten und ihre Angehörigen fragen, ob sie bereit dafür sind oder das Material lieber erst später bekommen möchten.

Kollusion

Als Kollusion werden Absprachen zwischen Menschen bezeichnet, die der Verfolgung einer gemeinsamen Absicht dienen. Im medizinischen Bereich handelt es sich meist um einen Angehörigen, der den Arzt oder die Pflegekräfte bittet, dem Patienten nichts von seiner schweren Krankheit oder der schlechten Prognose zu sagen. Auch wenn der Arzt ebenfalls meint, damit den Patienten zu schonen, ist dies ethisch nicht tragbar, da jeder Patient ein Recht darauf hat, selber zu entscheiden, ob er über sich selbst Informationen erhalten will. Alternativ sind es die Patienten, die den Arzt oder die Pflegekräfte bitten, den Angehörigen oder Kindern nichts von der Krankheit zu erzählen. Auch dies ist problematisch, aber legal, weil nur der Patient zu der Entscheidung darüber berechtigt ist, wer Zugang zu vertraulichen Informationen über ihn hat (Benson J, Britten N 1996).

Das Motiv hinter der Absprache ist meistens der Schutz geliebter Menschen vor schlechten Nachrichten. Diese instinktive Handlung ist zwar gut gemeint, führt aber auf lange Sicht zu einer weitaus stärkeren Belastung sowohl des Patienten, der mit zunehmender Verschlechterung immer isolierter und ängstlicher wird, als auch der Kolludenten, da sich das Geheimnis angesichts der Verschlechterung kaum noch wahren lässt (Borasio GD et al. 1998). Wenn die Kollusion nicht rechtzeitig erkannt und behoben wird, wird die Situation auch für Ärzte und Pflegepersonal immer belastender. Sie sind hin und her gerissen zwischen der Verpflichtung, dem Patienten gegenüber ehrlich zu sein, und dem drohenden Zorn des Angehörigen. Nur allzu leicht können ein ahnungsloser Arzt oder eine Pflegekraft, die nichts von der Absprache wissen, versehentlich Informationen weitergeben und werden dann als Schuldige angeprangert.

Oft sprechen die Ärzte wegen mangelnder Ausbildung die Kollusion nicht an, sodass schließlich alle Beteiligten darunter leiden. Allerdings gibt es Richtlinien, wie sich eine Eskalation der Situation vermeiden lässt (Maguire P, Falkner A 1988). Sie basieren auf zwei grundlegenden ethischen Prämissen:

- Patienten haben das Recht auf medizinische Informationen über sich selbst, sofern sie sie wünschen und
- Patienten haben das Recht, medizinische Informationen über sich selbst abzulehnen, wenn sie sie nicht wünschen.

Diese Richtlinien helfen dabei, zum einen herauszufinden, zu welcher Kategorie der Patient gehört und zum anderen mit dem Angehörigen zu verhandeln. Da die Schutzinstinkte des Angehörigen sehr ausgeprägt sind, muss zunächst grundsätzlich verstanden und offen anerkannt werden, warum er das tut. Dies verhindert eine Konfrontation und erlaubt den Ärzten, mit ihm zu verhandeln und den Patienten zu fragen, was er noch wissen will. Dadurch werden kolludenten Angehörigen die Schattenseiten ihrer gut gemeinten Handlungen vor Augen geführt.

Richtlinien zum Umgang mit Kollusionen

1. Ermitteln Sie die Beweggründe des Angehörigen und erkennen Sie sie an. Wenn er befürchtet, dass der Patient daran zerbricht, fragen Sie nach Belegen aus der Vergangenheit, die diese Vermutung stützen. Bei berechtigten Bedenken sollte der Arzt im anschließenden Patientengespräch vorsichtiger vorgehen.
2. Ermitteln Sie den Preis der Kollusion für den Angehörigen. Oft erkennen Kolludenten ihre eigene Belastung durch die Kollusion oder die dadurch entstehende Belastung der Beziehung zum Patienten nicht an: »Was hat sich zwischen Ihnen geändert, seit er krank geworden ist?« »Können Sie gut schlafen?«
3. Besprechen Sie die Nachteile solcher Absprachen für den Patienten und den Kolludenten. Eine Kollusion ist am Anfang recht einfach durchzuhalten, wird aber im Laufe der Zeit immer anstrengender.
4. Verhandeln Sie mit dem Angehörigen, damit Sie den Patienten selber sehen und herausfinden können, wie er mit seiner Situation umgeht und ob er noch irgendetwas wissen möchte. Versprechen Sie, dass Sie ihm keine Informationen, nach denen er nicht gefragt hat, aufzwingen werden. Weisen Sie aber darauf hin, dass die meisten Patienten frühzeitig informiert werden wollen und Sie auf Fragen ehrlich antworten werden.
5. Sprechen Sie in solchen Fällen erst einmal alleine mit dem Patienten. Wenn er sich im Stadium der Verleugnung befindet und keine weiteren Informationen wünscht, müssen Sie diese Bewältigungsstrategie zulassen und ihm versichern, dass er jederzeit fragen kann, wenn er Sorgen hat. Die meisten Patienten ergreifen aber die Gelegenheit, mehr zu erfahren und haben sich bislang nur wegen der auferlegten Kommunikationsblockade ruhig verhalten – eine unausgesprochene Kollusion mit dem Kolludenten. Viele Patienten haben aus dem ausweichenden Verhalten von Angehörigen, Pflegepersonal und Ärzten bereits abgeleitet, dass sie unter einer schweren Krankheit leiden und sind oft erleichtert, wenn endlich offen darüber gesprochen wird. Bieten Sie ein Gespräch mit dem Patienten und seinen Angehörigen über das gerade Besprochene an.
6. Sprechen Sie anschließend mit dem Patienten und seinen Angehörigen gemeinsam. Dies stößt die Kommunikation zwischen den Angehörigen an und hilft dabei, das Eis zu brechen.

Das Prinzip Hoffnung

Im Unglück klammern sich Menschen oft an die Hoffnung auf bessere Tage. Bei jeder schweren Krankheit besteht die Hoffnung auf Heilung, auch wenn sie sehr unwahrscheinlich ist. Ärzte und Pflegepersonal sollten immer darauf achten, dass sie diese Hoffnung nicht ersticken, weil dadurch die Bewältigungsstrategie des Patienten zerstört wird und die Gefahr besteht, dass er das Gespräch verweigert. Zu viel Optimismus sollte allerdings auch nicht vermittelt werden, weil Vertrauen verspielt wird, wenn sich Beschwichtigungen als falsch herausstellen.

Die Aufgabe des Arztes besteht darin, dem Patienten bei der realistischen Anpassung seiner Ziele an seine Situation in einer für ihn akzeptablen Geschwindigkeit zu helfen. Das kann bedeuten, jemanden zu trösten, der begriffen hat, dass er nie wieder seine volle Funktionsfähigkeit zurückerhalten wird, und ihm gleichzeitig realistische Hoffnung zu machen, weil zum Beispiel Mobilität, wenn auch eingeschränkt durch einen Rollstuhl, weiterhin möglich ist.

Für all jene, die begriffen haben, dass sie an einer neurologischen Krankheit sterben werden, ist die Zusage weiterer Unterstützung bei allem, was passieren mag, wichtig, damit sie nicht die Hoffnung auf einen friedlichen Tod verlieren.

Schlussbemerkung

Es ist niemals einfach, einem Patienten die Diagnose ALS mitzuteilen. Es gibt aber bewährte Techniken, um das Trauma des Patienten und die Belastung des Arztes zu reduzieren. Derartige Kommunikationsfähigkeiten sind für die klinische Praxis essenziell und sollten während und nach dem Studium genauso intensiv vermittelt werden wie andere klinische Fähigkeiten (Kidd J et al. 2005). Inzwischen gilt die Art und Weise, auf die der Patient von einer Diagnose erfährt, als erster und einer der wichtigsten Schritte der Palliative Care (Doyle D, O'Connell S 1996). Es gibt immer mehr Evidenz über optimale Kommunikationsfähigkeiten, darüber, wie sie erlernt und beibehalten werden, sowie über die positiven Effekte, die sie auf das psychische Wohlbefinden der Patienten haben (Maguire P, Pitceathly C 2002; National Clinical Guideline Centre 2012; McCluskey L et al. 2004). Um es mit Caplan zu sagen (Caplan LR 1990).

> Durch die vielen diagnostischen und therapeutischen Optionen werden das Management der Krankheit durch den Arzt und die Kunst der Kommunikation mit dem Patienten und seinen Angehörigen immer wichtiger. Das ist auch für uns selbst wichtig, weil wir alle und unsere Angehörigen Patienten sind oder es irgendwann sein werden.

Danksagung

Diese Kapitel enthält Material aus dem Journal of the Neurological Sciences, Volume 160, Suppl. 1, Borasio G. D., Sloan R., and Pongratz, D. E., Breaking the news in amyotrophic lateral sclerosis, pp. S127–S133, 1998. Elsevier Science B.V. (Mit freundlicher Genehmigung von Elsevier) http://www.sciencedirect.com/science/journal/0022510X.

Literatur

Ackerman G. and Oliver D. J. (1997) Psychosocial support in an outpatient clinic. Palliative Medicine 11: 167–8.
Benson J., Britten N. (1996) Respecting the autonomy of cancer patients when talking with their families: qualitative analysis of semistructured interviews with patients. British Medical Journal 313: 729–31.
Borasio G. D., Gelinas D. F., Yanagisawa N. (1998) Mechanical ventilation in ALS: a cross-cultural perspective. Journal of Neurology 245 (Suppl. 2): S7–S12.
Borasio G. D., Sloan R., Pongratz, D. E. (1998) Breaking the news in amyotrophic lateral sclerosis. Journal of the Neurological Sciences 160 (Suppl. 1): S127–S133.
Brewin T. B. (1992) Three ways of giving bad news. Lancet 337: 1207–9.
Brooks B. R. (1994) El Escorial World Federation of Neurology criteria for the diagnosis of amyotrophic lateral sclerosis. Journal of Neurological Sciences 124 (Suppl.): 96–107.
Buckman R. (1996) How to Break Bad News. London: Papermac.
Caplan L. R. (1990) The Effective Clinical Neurologist. Blackwell Scientific, Oxford.
Carus R. (1980) Motor neurone disease: a demeaning illness. British Medical Journal 80: 455–6.
Chiò A. and Borasio G. D. (2004) Breaking the news in amyotrophic lateral sclerosis. Amyotrophic Lateral Sclerosis 5: 195–201.
Davis H., Fallowfield L. (1991) Counselling and Communication in Health Care, Chichester: Wiley.
Doyle D., O'Connell, S. (1996) Breaking bad news: starting palliative care. Journal of the Royal Society of Medicine 89: 590–1.
Fallowfield L. J., Hall A., Maguire G. P., Baum M. (1990) Psychological outcomes of different treatment policies in women with early breast cancer outside a clinical trial. British Medical Journal 301: 575–80.
Hayashi H., Shuuichi K., Kawada A. (1991) Amyotrophic lateral sclerosis patients living beyond respiratory failure. Journal of the Neurological Sciences 105: 73–8.
Health Service Commissioner (1991) Third Report for Session 1990–91. London: HMSO.
Hugel H., Pih N., Dougan C. P., Rigby S., Young C. A. (2010) Identifying poor adaptation to a new diagnosis of motor neuron disease: A pilot study into the value of an early patient-led interview. Amyotrophic Lateral Sclerosis 11: 104–9.
Johnston M., Earll L., Mitchell E., Morrison V., Wright S. (1996) Communicating the diagnosis of motor neurone disease. Palliative Medicine 10: 23–34.
Kidd J., Patel V., Peile E., Carter Y. (2005) Clinical and communication skills: need to be learnt side by side. British Medical Journal 330: 374–5.
Lacomblez L., Bensimon G., Leigh P. N., Guillet P., Meininger V. (1996) Dose-ranging study of riluzole in amyotrophic lateral sclerosis. Lancet 347: 1425–31.
Ley P. (1998) Communication with Patients: Improving Communication, Satisfaction and Compliance. London: Croom Helm.
Maguire P., Falkner A. (1988) Communicating with cancer patients: 2 – handling uncertainty, collusion and denial. British Medical Journal 297: 907–9.
Maguire P., Pitceathly C. (2002) Key communication skills and how to acquire them. British Medical Journal 325: 697–700.
McCluskey L., Casarett D., Siderowf A. (2004) Breaking the news: a survey of ALS patients and their caregivers. Amyotrophic Lateral Sclerosis 5: 131–5. 33 Caplan L. R. (1990) The Effective Clinical Neurologist. Oxford: Blackwell Scientific.
Miller R. G., Jackson C. E., Kasarskis E. J., England J. D., Forshew D., Johnston W. et al. (2009) Practice parameter update: the care of the patient with amyotrophic lateral sclerosis: multidisciplinary care, symptom management, and cognitive/behavioral impairment (an evidence-based review): report of the Quality Standards Subcommittee of the American Academy of Neurology. Neurology 73: 1227–33.

Mitsumoto H., Bromberg M., Johnston W., Tandan R., Byock I., Lyon M. et al. (2005) Promoting excellence in end-of-life care in ALS. Amyotrophic Lateral Sclerosis and Other Motor Neuron Disorders 6: 145–54.

National Clinical Guideline Centre (2012) Patient experience in adult NHS services: improving the experience of care for people using adult NHS services. Online: <http://www.nice.org.uk/cg138> (last accessed 18 July 2013).

O'Brien T., Kelly M., Saunders C. (1992) Motor neurone disease: a hospice perspective. British Medical Journal 304: 459–60.

Parle M., Jones B., Maguire G. P. (1996) Maladaptive coping and affective disorders in cancer patients. Psychological Medicine 26: 735–44.

Ramirez A. J., Graham J., Richards M. A., Cull A., Gregory W. M. (1996) Mental health of hospital consultants: the effects of stress and satisfaction at work. Lancet 347: 724–8.

Silani V., Borasio G. D. (1999) Honesty and hope: announcement of diagnosis in ALS. Neurology 53 (Suppl. 4): S37–S9.

Silverstein M. D., Stocking C. B., Antel J. P., Beckwith J., Roos R. P., Siegler M. (1991) Amyotrophic lateral sclerosis and life-sustaining therapy: patients' desire for information, participation in decision making, and life-sustaining therapy. Mayo Clinic Proceedings 66: 906–13.

Tattersall M. H., Butow P. N., Griffin A. M., Dunn S. M. (1994) The take-home message: patients prefer consultation audiotapes to summary letters. Journal of Clinical Oncology 12: 1305–11.

Voltz R., Borasio G. D. (1997) Palliative therapy in the terminal stage of neurologic disease. Journal of Neurology 244 (Suppl. 4): S2–S10.

4　Entscheidungen treffen

Wendy Johnston

Einleitung

Die Prognose und die Lebensqualität von ALS-Patienten haben sich ständig verbessert. Trotzdem bedeuten das Fehlen einer kurativen Therapie und die vorhersehbare Progredienz der Krankheit, dass während des gesamten Krankheitsverlaufs Entscheidungen über Pflege und Behandlung, einschließlich deren Ausmaß und Lokalisation, und über das Annehmen oder Ablehnen lebenserhaltender Maßnahmen erforderlich sind (Oliver DJ, Turner MR 2010). Für das ALS-Management müssen individuelle Patientenverfügungen, die sich insbesondere mit Entscheidungen über Beatmung und künstliche Ernährung befassen, aufgesetzt werden (▶ Kap. 5). Oft bitten Patienten zudem darum, den Eintritt des Todes zu beschleunigen. Sowohl diese Entscheidungen als auch deren Umsetzung werden für jeden Patienten und seine Angehörigen vom medizinischen, psychosozialen und spirituellen Kontext beeinflusst sowie von den medizinischen, öffentlichen und finanziellen Ressourcen.

Fallbeispiel

Bei Frau M., einer 86-jährigen Witwe, wurde nach dem raschen Verlust des Sprachvermögens und des Schluckens eine ALS diagnostiziert. Sie stimmte einer perkutanen Ernährungssonde zu, damit sie weiter in ihrem Haus leben konnte. Keiner ihrer Angehörigen wohnte in derselben Stadt. Vor die Wahl gestellt, frühzeitig umzuziehen oder mit Unterstützung in ihrem Haus zu bleiben, hatte sich Frau M. entschieden, zu bleiben. Sie konnte sich mit minimaler häuslicher Pflege ein Jahr lang selber versorgen und hatte eine nächtliche nicht-invasive Heimbeatmung (NIH) akzeptiert. Dann wurde ihre Unabhängigkeit von einer fortschreitenden Schwäche ihrer Extremitäten eingeschränkt. Mit Unterstützung durch ihre Familie und einen Pflegedienst blieb sie so lange zuhause, bis sie ihre Körperpflege nicht mehr selber verrichten konnte. Sie setzte die NIH ab und nahm stattdessen Opioide und Benzodiazepine zur Behandlung der Dyspnoe. Nachdem sie bettlägerig geworden war und kaum noch Appetit hatte, verlangte sie das Absetzen der Ernährung und der Flüssigkeitszufuhr. Sie fühlte sich wohl und war mit sich selbst im Reinen und wartete ungeduldig auf den Tod. Auf die Frage, ob sie mithilfe eines Arztes sterben wolle, antwortete sie, sie wolle natürlich sterben und würde »nur ihrem Frust Luft machen«. Als ihre Pflege für die Familie und den Pflegedienst zu viel wurde, stimmte sie der Überweisung in ein Hospiz zu, wo sie eine Woche später friedlich verstarb.

Was sind »End of life-Entscheidungen«?

Jede Entscheidung über die Begrenzung oder Verweigerung einer lebenserhaltenden Maßnahme, über die Bevorzugung einer symptomatischen gegenüber einer lebensverlängernden Therapie oder zur Beschleunigung des Todes ist eine End of Life-Entscheidung. Ziele können insbesondere das Beenden von wichtigen Lebensaufgaben, das Klären von Konflikten und das Aufsetzen eines Testaments sein. Wichtige Überlegungen betreffen den Ort des Sterbens und die Anwesenheit von Angehörigen. Die Planung des Lebensendes setzt ein Verständnis des Todes voraus, der zwar noch nicht unmittelbar bevorsteht, aber das wahrscheinliche Ergebnis der Erkrankung ist. Die Entscheidungen können auch krankheitsspezifisch sein und z. B. die Verweigerung einer maschinellen Beatmung über ein Tracheostoma bei ALS betreffen, oder werteabhängig, z. B. der Wunsch, zuhause zu sterben. Jede Entscheidung hängt von Variablen ab, die nur für den Betroffenen und seine Umgebung zutreffen (Oliver DJ, Turner MR 2010). Eine aktuelle strukturierte Übersicht der Literatur über die Entscheidungsfindung bei chronischen neurologischen Erkrankungen fand Belege dafür, dass sich die Beteiligung der Patienten an den Behandlungsentscheidungen im Krankheitsverlauf positiv auf den Verlauf der Terminalphase auswirkt (Seeber AA et al. 2012).

Auch die Ärzte, die ALS-Patienten behandeln, müssen Entscheidungen treffen. Sie müssen anerkennen, dass ihre eigenen Werte und Traditionen beeinflussen, wie sie Informationen zur Entscheidungsfindung weitergeben. Zudem unterliegen die in den veröffentlichten Leitlinien empfohlenen Interventionen lokalen Einschränkungen und Zwängen. Zu Konflikten kommt es bei der Kollision von Werten. Die Ärzte wollen niemandem Schaden zufügen und fürchten Kritik und rechtliche Schwierigkeiten, wenn sie sterbebegleitend tätig werden. Obwohl der Tod und das Sterben an sich keine ethischen Probleme darstellen, sind sich die meisten Ärzte der ethischen und rechtlichen Rahmenbedingungen beim Beenden oder Nicht-Einleiten von lebenserhaltenden Maßnahmen sowie beim Einsatz von Medikamenten, die den Todeseintritt vermeintlich beschleunigen können, nicht ausreichend bewusst.

Was sind Patientenverfügungen und wann sollten sie aufgesetzt werden?

In einer Patientenverfügung legt der Patient die Art und den Zeitpunkt medizinischer Interventionen fest (ausführliche Besprechung in ▶ Kap. 5). Allgemein gehaltene Patientenverfügungen sind von nur begrenztem Nutzen; in vielen Studien wurde belegt, dass sie oft überstimmt oder ignoriert werden. Krankheitsspezifische, ausführliche Patientenverfügungen helfen dem Arzt hingegen, insbesondere, wenn sie Ergebnis einer laufenden Diskussion mit dem Patienten oder seinem gesetzlichen Vertreter sind (Mower WR, Baraff LJ 1993).

Der Zeitpunkt für die Diskussion der Aspekte des Lebensendes und der Patientenverfügung mit dem Patienten und seinen Angehörigen sollte so gewählt werden, dass sie dafür aufnahmebereit sind, aber noch genügend Zeit für die Entscheidungen über lebenserhaltende Therapien zur Verfügung steht. Der Zeitpunkt und die Art der Eröffnung der Diagnose können den Patienten und seine Familie nachhaltig beeinflussen (McCluskey L et al. 2004). Manche Studien zeigen, dass eine frühzeitige Besprechung der maschinellen Beatmung die Zufriedenheit erhöht und spätere Gewissensbisse reduziert (Seeber AA et al. 2012).

Eine Studie an deutschen Neurologen und ALS-Patienten ermittelte in beiden Gruppen einen »abwartende« Haltung gegenüber dem Abfassen von Patientenverfügungen. Erst bei Beginn der Symptome einer Ateminsuffizienz wurde eine allgemein gehaltene und nicht ALS-spezifische Patientenverfügung aufgesetzt (Burchardi N et al. 2005). Die Neurologen und die Patienten in dieser Studie nahmen die Patientenverfügung als einen Vorboten des unmittelbar bevorstehenden Todes wahr. Die Autoren kamen zu dem Ergebnis, dass das Ziel – die Anfertigung einer Patientenverfügung – in dieser Kohorte nicht erfüllt wurde. Sowohl die amerikanischen (Miller RG et al. 1999) als auch die europäischen (Andersen PM et al. 2012) Praxisleitlinien empfehlen jedoch das Aufsetzen einer Patientenverfügung und das Benennen eines Vorsorgebevollmächtigten.

Der Inhalt der Patientenverfügung sollte gemeinsam mit dem Patienten und dem Vorsorgebevollmächtigten mindestens alle sechs Monate vom Hausarzt überdacht werden. Aus der ALS-CARE-Datenbank, die überwiegend große multidisziplinäre Kliniken in den USA und Kanada erfasst, geht hervor, dass in der Praxis die meisten von ihnen Patientenverfügungen einsetzten und respektierten (Mandler RN et al. 2001). Im Gegensatz dazu stellte eine aktuelle Studie aus Frankreich fest, dass zwar die meisten Patienten nach spezifischen Gesundheitsinformationen fragen, aber nur 20 % der ALS-Patienten einer multidisziplinären Klinik tatsächlich eine Patientenverfügung aufsetzten (Danel-Brunaud V et al. 2009).

Die ALS Peer Workgroup ermittelte sechs Trigger für die Diskussion der Aspekte des Lebensendes (Mitsumoto H et al. 2005):

1. Wunsch des Patienten oder seiner Angehörigen
2. Ausgeprägte psychische, soziale oder spirituelle Beschwerden
3. Schmerzen, die mit hoch dosierten Analgetika behandelt werden müssen
4. Eine Dysphagie, wegen der eine Ernährungssonde gelegt werden muss
5. Eine Dyspnoe oder Symptome der Hypoventilation oder ein FVC von ≤ 50 %
6. Der Verlust der Funktion in zwei Körperregionen

Die End of Life-Care sollte routinemäßig bei Diskussionen über die Prognose oder beim Erwägen von Interventionen mit geringer Erfolgswahrscheinlichkeit angesprochen werden. Noch dringlicher ist die Besprechung, wenn befürchtet wird (von Arzt, Patient oder Angehörigen), dass der Tod unmittelbar bevorsteht oder dass die Krankheit stark fortgeschritten ist. Auf den geäußerten Wunsch zu sterben, Fragen zum assistierten Suizid sowie das Interesse an Hospizen und Palliativpflege muss unbedingt eingegangen werden. Starke Beschwerden sind ein Notfall, der medizinisch behandelt werden muss (Borasio GD, Miller RG 2001).

Wenn keine Patientenverfügung aufgesetzt wurde, kommt es zu nicht geplanten Interventionen, insbesondere der maschinellen Beatmung (Kaub-Wittemer D et al. 2003; Moss AH et al. 1993). In den USA liegt die Rate der Tracheostomie mit maschineller Beatmung bei ≤ 4 % (Moss AH et al. 1993; Bradley WG et al. 2004; Albert SM et al. 1999). Die zur symptomatischen Behandlung der Ateminsuffizienz empfohlene NIH wird nur selten eingesetzt (Bradley WG et al. 2004) (▶ Kap. 6). Dies könnte mit unzureichendem Wissen zusammenhängen oder die Werte und Einstellungen der behandelnden Ärzte widerspiegeln. Die abweichenden Raten der maschinellen Beatmung von ALS-Patienten in Illinois, USA, hingen mit der Einstellung der Ärzte in dem medizinischen Zentrum, in dem die Patienten behandelt wurden, zusammen (Moss AH et al. 1993). Ärzte stellen die maschinelle Beatmung bei chronischen Lungenerkrankungen abhängig von ihrer Wahrnehmung der Lebensqualität des Patienten und der möglichen Reversibilität der respiratorischen Insuffizienz positiv oder negativ dar (Sullivan KE et al. 1996). Dies wurde zwar für ALS-Patienten nicht untersucht, trotzdem dürfte aber vor allem die Einstellung eines Arztes zu NIH und Langzeitbeatmung darüber entscheiden, ob er sie einsetzt oder nicht. Die Unterschiede beim Einsatz von Riluzol in verschiedenen Zentren, die aus der ALS-CARE-Datenbank hervorgehen, spiegeln vermutlich die unterschiedliche Darstellung der Informationen für eine angeblich patientenzentrierte Entscheidungsfindung wider (Bradley WG et al. 2004).

Die Autonomie der Patienten bei der Entscheidungsfindung ist nur sichergestellt, wenn sie auf neutrale Weise alle verfügbaren Informationen erhalten. Die Finanzierung und die medizinische Unterstützung sowie die Unterstützung durch die Familie und die Gemeinde müssen bekannt sein. Die Patientenverfügung sollte fest im Wertesystem des Betroffenen verankert sein, der sich wiederum der Konsequenzen seiner Entscheidungen für sich selbst und für seine Familie bewusst sein muss. Die Werte des Patienten entsprechen nicht unbedingt dem Mainstream; das Ergründen der spirituellen und kulturellen Werte eines ALS-Patienten und seiner Familie sollte in den Entscheidungsfindungsprozess einbezogen werden und erfolgen, bevor es zur Krise kommt. Wenn eine patientenzentrierte Entscheidungsfindung aus kulturellen Gründen als unmöglich erscheint oder im Gegensatz zu den Werten des Arztes steht, sollten die Ethikkommission der Klinik, und ggfs. Seelsorger der Religionsgemeinschaft des Patienten hinzugezogen werden, um den Konflikt zu lösen.

Wie beeinflussen die kognitive Dysfunktion und die Depression die Entscheidungsfähigkeit von ALS-Patienten?

Die Kompetenz oder Entscheidungsfähigkeit ist die Fähigkeit, eigenständig Entscheidungen zu treffen. Dafür müssen beim Patienten die folgenden zentralen Voraussetzungen erfüllt sein:

- Er muss die relevanten Informationen verstehen
- Er muss die Situation und ihre Konsequenzen verstehen
- Er muss die Information rational verarbeiten können
- Er muss seine Entscheidung kommunizieren können

Bei ALS ist schon die Kommunikation an sich eine Herausforderung. Die erforderlichen Alternativen und die technischen Kommunikationsverfahren sind oft zeitaufwändig. Außerdem ist das Gespräch über Präferenzen hinsichtlich der Behandlung kein Ereignis, sondern ein Prozess. Die Präferenzen können sich ändern, wenn der Patient das Fortschreiten der Krankheit erlebt (Silverstein MD et al. 1991). Der Patient muss die relevanten Informationen, also die Vor- und Nachteile und die Belastungen durch alternative Behandlungen, einschließlich des Risikos zu versterben, verstehen. Patienten »verstehen« ihre Situation, wenn sie die Informationen auf ihre persönlichen Umstände anwenden können. So kann ein depressiver Patient den Nutzen einer Behandlung oft nicht erkennen, weil er sich vor lauter Hoffnungslosigkeit nicht vorstellen kann, dass eine Intervention wie eine Gastrostomie seine Lebensqualität verbessern könnte (Ganzini L et al. 1994). Die Entscheidung muss logisch und verständlich begründbar sein, auch wenn der Arzt anderer Meinung ist. Störungen der Krankheitseinsicht und des Denkens finden sich meistens bei Patienten mit schweren psychischen Erkrankungen, wie Psychosen oder einer bipolaren Störung (Appelbaum PS, Grisso T 1995).

Im Gegensatz zu Patienten mit anderen terminalen Krankheiten bleiben ALS-Patienten oft bis zu den letzten Stunden ihres Lebens entscheidungsfähig. Allerdings kann davon nicht verbindlich ausgegangen werden. Ein Delir, eine Depression und kognitive Störungen sind die häufigsten Gründe für eine fehlende Entscheidungsfähigkeit. Bei bis zu 90 % der in Hospizen liegenden Krebspatienten besteht in den letzten Lebenswochen ein Delir, dass die Entscheidungsfähigkeit grundsätzlich stört. Die familiären Pflegepersonen von 50 verstorbenen ALS-Patienten gaben an, dass 26 % der Patienten im letzten Lebensmonat verwirrt waren (Ganzini L et al. 2002). Bei ALS-Patienten tragen Dehydrierung, Hyperkapnie, Infektionen und andere Funktionsstörungen der Organe zum Delir bei. Zu den oft am Lebensende eingesetzten Medikamenten, die ein Delir auslösen können, gehören Anticholinergika, Benzodiazepine und Opioide. Paradoxerweise müssen Patienten, deren Wünsche nicht bekannt sind, manchmal erst beatmet oder hydriert werden, damit sie sich wieder so weit erholen, dass sie die Entscheidung zur Ablehnung dieser Maßnahmen treffen können.

Bei ALS sind kognitive Einschränkungen bis hin zu einer Demenz möglich (▶ Kap. 8). Einige Studien ermittelten bei der Hälfte der Studienteilnehmer Störungen der Exekutivfunktionen und anderer vom Frontallappen vermittelten Fähigkeiten (Ringholz GM et al. 2005). Besonders wichtig ist der Frontallappen dafür, Alternativen flexibel zu überprüfen und abzuwägen, die eigenen Werte und Ziele umzusetzen und relevante Informationen zu erkennen. Wegen der bei der ALS auftretenden, progredienten Dysfunktion des Frontallappens ist es besonders wichtig, dass die Besprechung über Werte und Ziele bereits früh im Krankheitsverlauf erfolgen sollte.

Die Prävalenz der Depression bei ALS wird unterschiedlich angegeben (Ganzini L et al. 1998; Rabkin JG et al. 2005; Wicks P et al. 2007) und nahm in einer prospektiv beobachteten Hospizgruppe in den letzten Lebensmonaten nicht zu (Rabkin JG et al. 2005). Zu den Symptomen der Depression, die sich auf die Entscheidungsfähigkeit auswirken, gehören Hoffnungslosigkeit, Pessimismus, geringes Selbstwertgefühl und Suizidgedanken. Während eine leichte bis mittelschwere Depression keinen Einfluss auf die Entscheidungen hatte, bevorzugten ältere, stark depressive Patienten nach effektiver Behandlung mit höherer Wahrscheinlichkeit lebenserhaltende Maßnahmen, wenn sie mit den möglichen Krankheitsszenarios konfrontiert wurden. Patienten mit schwerer Depression, die eine lebenserhaltende Behandlung ablehnen, hatten weniger Hoffnung, überschätzten die Risiken und Belastungen durch die Behandlung und unterschätzten ihren Nutzen (Ganzini L et al. 1994).

Die Patienten akzeptieren eine Behandlung durch Unterzeichnen einer Einwilligungserklärung nach Aufklärung oder lehnen sie ab. Die Entscheidung muss freiwillig und ohne Beeinflussung durch andere erfolgen. Die Ärzte müssen sicherstellen, dass den Patienten dazu ausreichende und ausgewogene Informationen zur Verfügung stehen. Nicht erforderlich ist eine Einwilligungserklärung, wenn der Patient auf sein Recht darauf verzichtet und die Entscheidungsgewalt auf die Angehörigen oder sogar den Arzt überträgt. Auch in Notfällen ist keine Einwilligungserklärung erforderlich (Ganzini L et al. 2004). Ohne eine Patientenverfügung kommt es leider oft zu unnötigen Notfallinterventionen. Selbst wenn eine Patientenverfügung vorhanden ist, wird sie im Notfall oft außer Kraft gesetzt, ignoriert oder nicht kommuniziert.

Was ist die beste Antwort auf die Frage nach ärztlich assistiertem Suizid oder Euthanasie?

Das Wiederauftauchen der sozialen Freitod-Bewegung in der Mitte des 20. Jahrhunderts und ihre zunehmende Bekanntheit verliefen parallel zur Entwicklung erfolgreicher medizinischer Interventionen zur Lebensverlängerung und legaler Meilensteine zum Recht des Einzelnen (oder seines gesetzlichen Vertreters) auf die Nicht-Einleitung oder die Beendigung lebenserhaltender Maßnahmen (McInerney F 2000). ALS-Patienten sind in Rechtsfällen prominent für ihren Anspruch auf einen ärztlich assistierten Tod eingetreten.

ALS-Patienten scheinen häufiger nach einem ärztlich assistierten Suizid oder einer Euthanasie zu fragen und diese auch durchzuführen, als Patienten mit anderen terminalen Krankheiten, wie Krebs (Oliver DJ, Turner MR 2010). Das Interesse am assistierten Suizid ist gleichbleibend hoch (Ganzini L et al. 1998; Ganzini L et al. 2002; Albert SM et al. 2005). Selbst bei den in ein Hospiz aufgenommenen Patienten und denen, die von Palliativmedizinern behandelt werden, besteht weiterhin starkes Interesse daran, den Tod schneller herbeizuführen (Neudert C et al. 2003; Loyal L 2000).

Die Diskussion um die Ethik des ärztlich assistierten Suizids und der Euthanasie dreht sich um die Interpretation der Prinzipien der ärztlichen Praxis, die oberflächlich betrachtet nicht dazu im Konflikt stehen: die Gebote Leiden zu lindern, die Autonomie des Patienten zu respektieren und keinen Schaden zuzufügen. Medizinethiker haben sich sowohl für den ärztlich assistierten Suizid und die Euthanasie bei ALS-Patienten ausgesprochen (Loyal L 2000), als auch dagegen (Bernat J 2001). Daher überrascht es nicht weiter, dass eine Erhebung unter Neurologen eine weite Bandbreite von Einstellungen ermittelte. Außerdem wurden anhaltende Bedenken über die moralischen und legalen Aspekte beim Beenden lebenserhaltender Maßnahmen und beim Einsatz von Medikamenten, welche die Atemfunktion drosseln oder unterdrücken können, festgestellt (Carver AC et al. 1999).

Die American Academy of Neurology (AAN) und andere berufsständische Vereinigungen sprechen sich vehement gegen den ärztlich assistierten Suizid und die Euthanasie aus (American Academy of Neurology Ethics and Humanities Subcommittee 1998). Trotzdem signalisierten 44 % der befragten Neurologen eine grundsätzliche Bereitschaft zum ärztlich assistierten Suizid, sofern dieser legalisiert werden würde, und 13 % auch unter den derzeit gegebenen Umständen (Ganzini L et al. 2000). Die aktuellen Leitlinien der European Federation of Neurological Socieities (EFNS) enthalten keine Empfehlungen für die Reaktion auf die Frage nach einem assistierten Tod, obwohl er in mehreren Ländern Europas möglich ist. Immerhin wurden aber Studien zur Prävalenz der verschiedenen Formen der Sterbehilfe und zu den dazu beitragenden Faktoren empfohlen (Andersen PM et al. 2012).

Studien aus Oregon, USA über die Beweggründe derer, die nach einem ärztlichen Suizid fragen oder ihn durchführen, zeigen, dass der Verlust der Eigenständigkeit, der Kontrolle und der Unabhängigkeit sowie die Unfähigkeit zur Teilnahme an Freizeit-Aktivitäten eine stärkere Rolle spielen als körperliche Symptome (Ganzini L et al. 2000; Sullivan AD et al. 2001). Außerdem waren die Angst vor zukünftigem Leiden und eine ausgeprägtere Hoffnungslosigkeit (aber keine Depression), soziodemographische Merkmale wie männliches Geschlecht, höhere Ausbildung und sozioökonomischer Standard, sowie potenziell beeinflussbare Faktoren wie die Religiösität, signifikant mit dem Interesse am ärztlich assistierten Suizid assoziiert (Ganzini L et al. 1998). Im Gegensatz dazu korrelierte der Wunsch nach einem ärztlich assistierten Suizid in den letzten Lebensmonaten mit höheren Schmerzscores und Schlaflosigkeit (Ganzini L et al. 2002).

Fast 20 % der ALS-Patienten in einem Hospiz (Neudert C et al. 2003) äußerten ein signifikantes Interesse an einem beschleunigten Tod. Dieser Wunsch wurde grundsätzlich kurz vor dem Lebensende geäußert. Diejenigen, die ihren Tod schneller herbeiführten, gaben eine schlechtere Stimmung an und waren weniger religiös; sie wiesen häufiger klinisch signifikante, depressive Symptome auf, empfanden den Kontrollverlust als stärker und hatten weniger Hoffnung.

Studien aus den Niederlanden von 1994–1999 und 2000–2005 an Patienten, die an ALS verstarben, gaben die Häufigkeit des ärztlich assistierten Tods (Kombination aus ärztlich assistiertem Suizid und Euthanasie) konstant mit 20 % an (Veldink

JH et al. 2002; Maessen M et al. 2009). Die Entscheidung für einen ärztlich assistierten Tod korrelierte positiv mit dem Tod zuhause, einer höheren Ausbildung, Angst und Hoffnungslosigkeit sowie einer geringeren Bedeutung der Religion, nicht aber mit demografischen Faktoren oder körperlichen Symptomen. Von den Pflegepersonen wurden als Gründe für den ärztlich assistierten Tod häufiger die Angst vor dem Ersticken, die fehlende Aussicht auf Besserung, die Abhängigkeit von anderen und Erschöpfung angegeben. Im Vergleich zu Patienten mit Krebs oder Herzinsuffizienz gaben die ALS-Patienten, die ihr Leiden nicht mehr ertragen konnten und einen ärztlich assistierten Tod wünschten, als Gründe die Angst vor dem Ersticken, den Verlust der Würde, Dyspnoe und Kommunikationsprobleme sowie die Angst vor Abhängigkeit an, nicht aber somatische Symptome oder eine Depression (Messen M et al. 2010).

Weitere Studien erbrachten interessante Informationen über den Tod und ALS. Bei 27 % der Patienten wurden keine End of Life-Entscheidungen getroffen und bei 18 % waren sie nicht mehr möglich, weil »der Patient plötzlich verstarb«. Somit verstarben 45 % der in den Studien untersuchten Patienten, ohne eine Entscheidung über respiratorische Interventionen getroffen zu haben. Bei 3 % der Patienten bestand eine Tracheotomie und 16 % setzten die NIH ein; es gab aber keine Kommentare darüber, ob die respiratorische Unterstützung beendet wurde, und wenn ja, wie derartige Fälle eingestuft wurden (rechtlich handelt es sich dabei um einen erlaubten Behandlungsabbruch, früher auch als »passive Sterbehilfe« bezeichnet) (Borasio GD 2014). Die Leitlinien für das Beenden der maschinellen Beatmung bei beatmungspflichtigen Patienten enthalten spezielle Empfehlungen über die Sedierung und Analgesie (Miller RG et al. 1999; Andersen PM et al. 2012; Borasio GD, Voltz R 1998). Allerdings ist es möglich, dass stattdessen eine Euthanasie erfolgte.

Fragen nach einem beschleunigten Tod sind für Ärzte schwierig, selbst wenn er im betreffenden Staat legal ist. Die Befragung von Ärzten in Oregon, an die diese Wünsche gerichtet wurden, zeigen, dass sie für die Ärzte emotional schwierig sind – unabhängig davon, ob sie sich zur ärztlichen Suizidassistenz bereit erklären oder nicht (Ganzini L et al. 2003; Dobscha SK et al. 2004). Der Arzt sollte bereit sein, dem Patienten zuzuhören und ihm versichern, dass er ihn unabhängig von der abschließenden Entscheidung weiter begleiten wird, selbst wenn er keine tödlichen Medikamente verordnen kann oder will (Dobscha SK et al. 2004; Bascom PB, Tolle SW 2002; Werth JL Jr et al. 2002). Manche Ärzte reagierten auf diese Anfrage mit einem Gefühl der Hoffnungslosigkeit und des Versagens. In anderen Fällen führt eine zu große Empathie oder Identifikation mit dem Patienten dazu, dass gar nicht erst nach anderen Alternativen gesucht wird.

Unserer Erfahrung nach haben Patienten, die sich von ihrem Wunsch nach ärztlich assistiertem Suizid nicht abbringen lassen, ein starkes Kontrollbedürfnis, sehen die Zukunft negativ und wollen auf keinen Fall von anderen abhängig sein – dies alles sind Problemfelder, die bei der ALS besonders im Vordergrund stehen. Es besteht die Gefahr, dass sich ein Patient durch zu viele medizinische Interventionen abhängiger fühlt. Daher sollte immer versucht werden, die Unabhängigkeit der Patienten zu verbessern und stationäre Aufenthalte zu vermeiden, selbst wenn die Sicherheit zu Hause nicht optimal gewährleistet zu sein scheint (Ganzini L et al. 2003).

Zusammenfassung und Schlussfolgerungen

Im Verlauf der ALS müssen häufig wichtige Entscheidungen getroffen werden, insbesondere solche über lebenserhaltende Therapien und der Behandlung am Lebensende. Das frühe Einbeziehen der Patienten und ihrer Angehörigen in die Entscheidungsfindung nach Aufklärung kann sich positiv auf ihre Lebensqualität auswirken und sicherstellen, dass die medizinischen Interventionen mit den Werten und Zielen der ALS-Patienten übereinstimmen.

Literatur

Albert S. M., Murphy P. L., Del Bene M. L., Rowland L. P. (1999) Prospective study of palliative care in ALS: choice, timing, outcomes. Journal of Neurological Science 169: 108–13.

Albert S. M., Rabkin J. G., Del Bene M. L., Tider T., O'SullivanI., Rowland L. P., Mitsumoto H. (2005) Wish to die in end-stage ALS. Neurology 65: 68–74.

American Academy of Neurology Ethics and Humanities Subcommittee (1998) Assisted suicide, euthanasia, and the neurologist. Neurology 50: 596–8.

Andersen P. M., Abrahams S, Borasio G. D., de Carvalho M., Chio A., Van Damme P. et al. (2012) EFNS guidelines on the clinical management of amyotrophic lateral sclerosis (MALS) – revised report of an EFNS task force. European Journal of Neurology 19: 360–75.

Appelbaum P. S., Grisso T. (1995) The MacArthur Treatment Competence Study. I: Mental illness and competence to consent to treatment. Law and Human Behavior 19: 105–26.

Bascom P. B., Tolle S. W. (2002) Responding to requests for physician-assisted suicide: ›these are uncharted waters for both of us . . . ‹ . Journal of the American Medical Association 288: 91–8.

Bernat J. (2001) Ethical and legal issues in palliative care. Neurologic Clinics 19: 969–87.

Borasio G. D. (2014) Selbst bestimmt sterben. Was es bedeutet – was uns daran hindert – wie wir es erreichen können. Verlag C.H. Beck, München. Kap. 2.

Borasio G. D., Miller R. G. (2001) Clinical characteristics and management of ALS. Seminars in Neurology 21: 155–66.

Borasio G. D., Voltz R. (1998) Discontinuation of mechanical ventilation in patients with amyotrophic lateral sclerosis. Journal of Neurology 245: 717–22.

Bradley W. G., Anderson F., Gowda N., Miller R. G. (2004). Changes in the management of ALS since the publication of the AAN ALS practice parameter in 1999. Amyotrophic Lateral Sclerosis and Other Motor Neuron Disorders 5: 240–4.

Burchardi N., Rauprich O., Hecht M., Beck M., Vollmann J. (2005) Discussing living wills. A qualitative study of a German sample of neurologists and ALS patients. Journal of Neurological Science 237: 67–74.

Carver A. C., Vickrey B. G., Bernat J. L., Keran C., Ringel S. P., Foley K. M. (1999) End-of-life care: a survey of US neurologists' attitudes, behaviour, and knowledge. Neurology 53: 284–93.

Danel-Brunaud V., Laurier L., Parent K., Moreau C., Defebrve L., Jacquemin D. et al. (2009) Issues of France's ›Leonetti Act‹: involvement of amyotrophic lateral sclerosis patients in prior discussions concerning respiratory support and end-of-life care. Revue Neurologique 165: 170–7 [in French].

Dobscha S. K., Heintz R. T., Press N., Ganzini L. (2004) Oregon physicians' responses to requests for assisted suicide: a qualitative study. Journal of Palliative Medicine 7: 450–60.
Ganzini L., Dobscha S. K., Heintz R. T., Press N. (2003) Oregon physicians' perceptions of patients who request assisted suicide and their families. Journal of Palliative Medicine 6: 381–90.
Ganzini L., Johnston W. S., McFarland B. H., TolleS. W., Lee M. A. (1998) Attitudes of patients with amyotrophic lateral sclerosis and their caregivers toward physician-assisted suicide. New England Journal of Medicine 339: 967–73.
Ganzini L., Johnston W. S., Silveira M. J. (2002) The final month of life in patients with ALS. Neurology 59: 428–31.
Ganzini L., Lee M. A., Heintz R. T., Bloom J. D., Fenn D. S. (1994) The effect of depression treatment on elderly patients' preferences for life-sustaining medical therapy. American Journal of Psychiatry 151: 1631–6.
Ganzini L., Nelson H. D., Schmidt T. A., Kraemer D. F., Delorit Mam Lee M. A. (2000) Physicians' experience with the Oregon Death with Dignity Act. New England Journal of Medicine 342: 557–63.
Ganzini L., Silveira M. J., Johnston W. S. (2002) Predictors and correlates of interest in assisted suicide in the final month of life among ALS patients in Oregon and Washington. Journal of Pain and Symptom Management 24: 312–17.
Ganzini L., Volicer L., Nelson W. A., Fox E., Derse A. R. (2004) Ten myths about decision-making capacity. Journal of the American Medical Directors Association 5: 1–5.
Kaub-Wittemer D., von Steinbuchel N., Wasner M., Laier-Groeneveld G., Borasio G. D. (2003) Quality of life and psychosocial issues in ventilated patients with amyotrophic lateral sclerosis and their caregivers. Journal of Pain and Symptom Management 26: 890–6.
Loyal L. (2000) The case for physician-assisted suicide and active euthanasia in amyotrophic lateral sclerosis. In Brown R. H., MeiningerV., Swash M. (eds) Amyotrophic Lateral Sclerosis, pp. 423–39. London: Martin Dunitz.
Maessen M., Veldink J. H., Onwuteaka-Philipsen B. D., de Vries J. M., Wokke J. H., van der Wal G. et al. (2009) Trends and determinants of end-of-life practices in ALS in the Netherlands. Neurology 73: 954–61.
Maessen M., Veldink J. H., Van den Berg L., Schouten H. J., van der Wal G., Onwuteaka-Philipsen B. D. (2010) Requests for euthanasia: origin of suffering in ALS, heart failure, and cancer patients. Journal of Neurology 257: 1192–8.
Mandler R. N., Anderson F. A. Jr, Miller R. G., Clawson L., Cudkowicz M., Del Bene M. (2001) The ALS Patient Care Database: insights into end-of-life care in ALS. Amyotrophic Lateral Sclerosis and Other Motor Neuron Disorders 2: 203–8.
McCluskey L., Casarett D., Siderowf A. (2004) Breaking the news: a survey of ALS patients and their caregivers. Amyotrophic Lateral Sclerosis and Other Motor Neuron Disorders 5: 131–5.
McInerney F. (2000) ›Requested death‹: a new social movement. Social Science and Medicine 50: 137–54.
Miller R. G., Rosenberg J. A., Gelinas D. F., Mitsumoto H., Newman D., Sufit R. et al. (1999) Practice parameter: the care of the patient with amyotrophic lateral sclerosis (an evidence-based review). Report of the quality standards subcommittee of the American Academy of Neurology. Neurology 52: 1311–23.
Mitsumoto H., Bromberg M., Johnston W., Tandan R., Byock I., Lyon M. et al. (2005) Promoting excellence in end-of-life care in ALS. Amyotrophic Lateral Sclerosis and Other Motor Neuron Disorders 6: 145–54.
Moss A. H., Casey P., Stocking C. B., Roos R. P., Brooks B. R., Siegler M. (1993) Home ventilation for amyotrophic lateral sclerosis: outcomes, costs and patient, family and physician attitudes. Neurology 43: 438–43.
Mower W. R., Baraff L. J. (1993) Advance directives—effect of type of directive on physicians' therapeutic decisions. Archives of Internal Medicine 153: 375–81.
Neudert C., Wasner M., Borasio G. D. (2003) Attitudes towards life-prolonging treatments and active euthanasia in German patients with amyotrophic lateral sclerosis. Amyotrophic Lateral Sclerosis and other Motor Neuron Disorders 4 (Suppl.): 41.

Oliver DJ, Turner MR (2010). Some difficult decisions in ALS/MND. Amyotrophic Lateral Sclerosis 11: 339–43.

Rabkin J. G., Albert S. M., Del Bene M. L., O'Sullivan I., Tider T., Rowland L. P., Mitsumoto H. (2005) Prevalence of depressive disorders and change over time in latestage ALS. Neurology 65: 62–7.

Ringholz G. M., Appel S. H., Bradshaw M., Cooke N. A., Mosnik D. M., Schulz, P. E. (2005) Prevalence and patterns of cognitive impairment in sporadic ALS. Neurology 65: 586–90.

Seeber A. A., Hijdra A., Vermeulen M., Willems D. L. (2012) Discussions about treatment restrictions in chronic neurologic diseases: a structured review Neurology 78: 590–7.

Silverstein M. D., Stocking C. B., Antel J. P. (1991) Amyotrophic lateral sclerosis and life–sustaining therapy: patients' desires for information, participation in decision-making and life-sustaining therapy. Mayo Clinic Proceedings 66: 906–13.

Sullivan A. D., Hedberg K., Hopkins D. (2001) Legalized physician-assisted suicide in Oregon 1998–2000. New England Journal of Medicine 344: 605–7.

Sullivan K. E., Hebert P. C., Logan J., O'Connor A. M., McNeely P. D. (1996) What do physicians tell patients with end-stage COPD about intubation and mechanical ventilation? Chest 109: 258–64.

Veldink J. H., Wokke J. H. J., van der Wal G., de Jong J. M. B. V., van den Berg L. H. (2002) Euthanasia and physician-assisted suicide among patients with amyotrophic lateral sclerosis in the Netherlands. New England Journal of Medicine 346: 1638–44.

Werth J. L. Jr, Benjamin G. A. H., Fenn D. S., Gordon E. D., Stutsman J. R., Bates A. et al. (2002) A patient requesting physician-assisted suicide. Journal of the American Medical Association 288: 1984.

Wicks P., Abrahams S., Masi D., Hejda-Forde S., Leigh P. N., Goldstein L. H. (2007) Prevalence of depression in a 12-month consecutive sample of patients with ALS. European Journal of Neurology 14: 993–1001.

5 Patientenverfügung und Advance Care Planning

Gian Domenico Borasio und Raymond Voltz

Zusammenfassung

Patientenverfügungen werden weltweit immer häufiger aufgesetzt, weil sie die Wünsche der Patienten wiedergeben, wenn diese selbst aufgrund des Fortschritts ihrer Krankheit dazu nicht mehr in der Lage sind. Bei der ALS kann die Besprechung und Formulierung der Patientenverfügung schwierig und zeitaufwändig sein. Oft fühlen sich Ärzte und andere im Gesundheitswesen Tätige mit dieser Aufgabe überfordert. Dieses Kapitel enthält eine Checkliste, die dazu beitragen soll, dass sich die medizinischen Bezugspersonen der Patienten dieser Aufgabe besser gewachsen fühlen.

Patientenverfügungen bei ALS

Patientenverfügungen werden in Situationen, in denen die Patienten nicht direkt nach ihren Wünschen gefragt werden können, wie es in der finalen Phase vieler Krankheiten und auch der ALS der Fall ist, zunehmend als wichtiges Werkzeug zum Schutz der Patientenautonomie anerkannt. Allerdings gibt es keine klaren Belege dafür, dass Patientenverfügungen die Lebensqualität bei ALS verbessern (Miller RG et al. 2009). Insbesondere verbesserten sie in zwei Studien an onkologischen Patienten weder die Kommunikation zwischen Arzt und Patient noch die Entscheidungsfindung (Teno JM et al. 1997; Schneiderman LJ et al. 1992). Andererseits werden Patientenverfügungen bei entsprechender Schulung der Ärzte deutlich häufiger umgesetzt, auch kann dies die Haltung der Ärzte gegenüber den Patientenverfügungen verbessern (Reilly BM et al. 1995). Ärzte neigen eher dazu, ausführlichen therapie- und krankheitsspezifischen Patientenverfügungen zu befolgen, die mit dem Patienten besprochen und mit einer Vorsorgevollmacht gekoppelt wurden (Mower WR, Baraff LJ 1993).

Aus zahlreichen Studien ist bekannt, dass Ärzte und Patienten Patientenverfügungen einsetzen wollen (Davidson KW et al. 1989). Obwohl die Patienten das Gespräch über eine Patientenverfügung früher suchen als ihre Ärzte, gehen doch beide davon aus, dass der Arzt das Gespräch beginnen sollte (Johnston SC et al. 1995). Leider finden derartige Gespräche oft nicht statt (McDonald ER et al. 1996). Außerdem ermittelte eine kulturübergreifende Studie trotz einer generell positiven

Einstellung gegenüber Patientenverfügungen bei den Ärzten starke Unterschiede im Einsatz von Patientenverfügungen zwischen den USA, Europa und Japan (Voltz R et al. 1998; Voltz R et al. 1999). Eine qualitative Studie bestätigte die Bedeutung eines frühen Gesprächs zwischen Patient und Arzt über Patientenverfügungen (Burchardi N et al. 2005).

In einer Population von ALS-Patienten unter maschineller Beatmung hatten 96 % eine Patientenverfügung aufgesetzt oder wollten dies noch tun (Moss AH et al. 1996). In der gleichen Studie äußerten die ALS-Patienten, die eine Patientenverfügung besaßen, signifikant häufiger gegenüber ihren Angehörigen und Ärzten den Wunsch, die Beatmung zu beenden, als Patienten ohne eine Patientenverfügung. Eine andere Studie an der allgemeinen ALS-Population zeigte, dass die große Mehrheit (81 %) der ALS-Patienten »so viele Informationen wie möglich« haben möchte. Wichtig dabei ist, dass im Laufe von 6 Monaten ein signifikanter Anteil der befragten Patienten (8 von 26) ihre Ansichten hinsichtlich des Einsatzes lebenserhaltender Maßnahmen (z. B. maschineller Beatmung) änderte (Silverstein MD et al. 1991). In einer Studie über den letzten Lebensmonat von ALS-Patienten hatten nach Auskunft der Pflegepersonen 86 % der Patienten eine Patientenverfügung (Ganzini L et al. 2002). Außerdem hatten 76 % einen Vorsorgebevollmächtigten benannt und 88 % mindestens eines dieser Dokumente. Jeweils die Hälfte der Pflegepersonen empfand die Patientenverfügung als hilfreich oder gab an, dass sie »keine Auswirkungen auf die Pflege« hatte. Bei insgesamt vier Patienten erfolgte eine kardiopulmonale Reanimation; zwei dieser Patienten hatten festgelegt, dass die Linderung von Schmerzen im Vordergrund stehen sollte, selbst wenn dadurch das Leben verkürzt werden würde.

Anhand der verfügbaren Evidenz und unserer klinischen Erfahrung schlagen wir folgende Richtlinien beim Aufsetzen von Patientenverfügungen bei ALS vor:

1. Der Arzt sollte bei ALS das Thema Patientenverfügung proaktiv ins Gespräch bringen. Eine derartige Diskussion sollte mit allen Patienten versucht werden.
2. Die Diskussion sollte im Idealfall das Ergebnis einer intensiven und langjährigen Kommunikation zwischen den an der Betreuung des Patienten Beteiligten, dem Patienten und den Angehörigen sein.
3. Die Diskussion sollte weit vor Beginn der Terminalphase gesucht werden (spätestens beim erstmaligen Auftreten von Dyspnoe, ▶ Kap. 3).
4. Die Patientenverfügung sollte so ausführlich und therapiespezifisch wie möglich sein. Sie sollte präzise Angaben über lebenserhaltende und invasive Interventionen (z. B. perkutane endoskopische Gastrostomie, Tracheostomie etc.) enthalten.
5. Die Familie und insbesondere die Hauptpflegeperson sollten eng in diesen Prozess eingebunden werden.
6. Beim Besprechen und Aufsetzen der Patientenverfügung müssen kulturelle Unterschiede erkannt und berücksichtigt werden.
7. Gemäß den geltenden Bestimmungen sollte ein Vorsorgebevollmächtigter benannt werden, der auch die Patientenverfügung mitunterzeichnen sollte.
8. Kopien der Patientenverfügung sollten beim Hausarzt sowie auf der Notaufnahme und der Intensivstation des lokalen Krankenhauses hinterlegt werden.

9. Alle an der Pflege und Behandlung des Patienten Beteiligten, also Pflegepersonal, Psychologen, Hospizhelfer usw., sollten über die Patientenverfügung informiert werden.
10. Die Patientenverfügung sollte regelmäßig alle 6 Monate vom Patienten und dem Vorsorgebevollmächtigten überprüft und erneut unterzeichnet werden.

Durch die Entwicklung neuer Therapien und neuer Verfahren zu Lebensverlängerung wird die Bedeutung von Patientenverfügungen zweifelsfrei zunehmen. Wichtig ist die Einhaltung der lokalen Gesetze und Vorgaben, die ländersspezifisch oft sehr unterschiedlich sind. In manchen Kulturkreisen sollte zunächst die Diskussion mit den Angehörigen gesucht werden (Blackhall LJ et al. 1995), wobei die endgültige Entscheidung beim Patienten liegt, er diese aber auch weiter delegieren kann.

Das Besprechen und Aufsetzen einer Patientenverfügung ist bei ALS oft schwierig und zeitaufwändig. Die Ärzte fühlen sich häufig nur unzureichend auf diese Aufgabe vorbereitet und fürchten insbesondere bei Entscheidungen über das Verweigern oder Beenden lebenserhaltender Maßnahmen rechtliche Konsequenzen. Hier kann die Zusammenarbeit mit Hospizen sehr hilfreich sein (Voltz R et al. 1998). Wichtig ist es, Patientenverfügung und Vorsorgevollmacht als Bausteine in einem fortlaufenden Prozess der gesundheitlichen Vorausplanung (Advance Care Planning) zu sehen. Dieser Prozess bedarf einer regelmäßigen Begleitung und Erfragung der aktuellen Prioritäten und Wünsche des Patienten, die sich im Krankheitsverlauf zum Teil erheblich verändern können.

Nachfolgend findet sich eine Checkliste, die das Planen von Entscheidungen für die letzte Lebensphase erleichtert. Es gibt Veröffentlichungen mit Vorschlägen von ALS-spezifischen Patientenverfügungen (Benditt JO et al. 2001), die aber weiterhin kontrovers beurteilt werden (Bradley WG 2002). In einer Pilotstudie hat sich eine interaktive, computergestützte Entscheidungshilfe für Patientenverfügungen bei ALS bewährt (Hossler C et al. 2011). In diesem Bereich sind noch mehr Schulungen und Forschungen erforderlich, um akzeptierte Leitlinien zu erarbeiten und um das Bewusstsein der Patienten und Ärzte für die Bedeutung von Patientenverfügungen zum Erhalt der Patientenautonomie am Lebensende zu schärfen (Andersen P et al. 2012).

Checkliste zur Planung von Entscheidungen für das Lebensende und Patientenverfügungen bei ALS

Inhalte

1. Entscheidungen über die medizinische Therapie:
   - Krankheitsmodifizierende Behandlungen (z. B. Riluzol): Wann sollen sie beendet werden?

- Nicht-invasive Beatmung – wann soll sie beendet werden?
- Perkutane Enterogastrostomie
- Kardiopulmonale Reanimation
- Invasive Beatmung
- Antibiotika
- Ernährung/Hydrierung
- Spezifische Notfallbehandlungen: Dyspnoe, Schmerzen
2. Ort der Pflege:
    - Zuhause bleiben?
    - Einweisung in ein Krankenhaus? Welches?
    - Hospizpflege?
3. Netzwerk für Pflege und Unterstützung:
    - z. B. Familie, Freunde, Notfallrufnummern, Ärzte, Pflegepersonal, Sozialarbeiter, andere Mitarbeiter des Gesundheitssystems, technische Unterstützung, Hospizgruppe, Vorsorgebevollmächtigter.
4. Persönliche Angelegenheiten:
    - Finanzielle Situation/Einschränkungen?
    - Testament?
    - Wird ein bestimmter spiritueller Beistand gewünscht?
    - Angaben zur Bestattung?
5. Patientenverfügung:
    - Am besten eine krankheitsspezifische Patientenverfügung
    - Gibt es eine mündliche Patientenverfügung?
    - Wünscht der Patient Informationen über eine schriftliche Patientenverfügung?
6. Vorsorgevollmacht:
    - Bereiche, für welche die Vollmacht gelten soll (Gesundheit, Finanzen etc.)?
    - Wünscht der Patient eine Beratung über die Vorsorgevollmacht?

Vorgehen

1. Patientenverfügung:
    - Sie sollte das Ergebnis einer intensiven und langjährigen Kommunikation zwischen den an der Pflege des Patienten Beteiligten, dem Patienten und seinen Angehörigen sein.
    - Mündliche Patientenverfügungen sind in der Patientenakte mit Datum und Unterschrift des aufnehmenden Arztes zu vermerken.
    - Unterstützung bei einer schriftlichen Patientenverfügung: Die Patienten müssen vollständig über die Diagnose, die Prognose und die Behandlungsoptionen aufgeklärt werden. Die Patienten müssen entscheidungsfähig sein (Bestätigung durch den behandelnden Arzt; im Zweifelsfall neuropsychologische Testung). Die Patientenverfügung sollte so spezifisch und individualisiert wie möglich sein und regelmäßig überprüft werden. Der aufklärende und beratende Arzt sollte die Patientenverfügung mitunterschreiben.
    - Die Patientenverfügung wird vom Patienten in Anwesenheit eines Zeugen unterzeichnet. Sofern dies nicht möglich ist, wird das Hinzuziehen eines

Rechtsanwalts/Notars oder eine Videodokumentation der Zustimmung durch den Patienten empfohlen.
- Empfohlene Patientenverfügungs-Formulare:
  - Bayerisches Justizministerium (Bayerisches Justizministerium)
  - Bundesjustizministerium (Bundesministerium der Justiz)
2. Vorsorgevollmacht:
   - Sie sollte das Ergebnis eines langjährigen Vertrauensverhältnisses zwischen dem Bevollmächtigten und dem Patienten sein.
   - Hat der Patient bereits einen Vorsorgebevollmächtigten benannt?
   - Unterstützung bei der formalen Benennung eines gesetzlichen Vertreters gemäß den nationalen Gesetzen: der Vorsorgebevollmächtige sollte vertrauenswürdig, vollständig aufgeklärt und anwesend sein. Er sollte die Vollmacht mitunterschreiben. Es dürfen keine Interessenkonflikte vorliegen.
3. Begleitende Maßnahmen:
   - Die Übereinstimmung mit den nationalen Gesetzen überprüfen.
   - Dokumentierte und unterschriebene Aussage des behandelnden Arztes: Der Patient hat die Patientenverfügung in meinem Beisein unterzeichnet. Der Patient wurde vollständig über seine Krankheit und die Bedeutung einer Patientenverfügung aufgeklärt. Der Patient hat die Patientenverfügung mit anderen an seiner Pflege Beteiligten und seinen Angehörigen durchgesprochen. Der Patient weist keine kognitiven Einschränkungen, depressiven Symptome oder andere geistige Einschränkungen auf. Der Patient wurde darüber aufgeklärt, dass er die Patientenverfügung jederzeit widerrufen kann.
   - Aussagen des Patienten: er wurde vollständig über die Krankheit und die Bedeutung einer Patientenverfügung aufgeklärt. Er hat die Patientenverfügung mit anderen an seiner Pflege Beteiligten und seinen Angehörigen durchgesprochen. Er wurde darüber aufgeklärt, dass er die Patientenverfügung jederzeit widerrufen kann.
   - Optionaler Zusatz: »Ich möchte meinem Arzt/meinem Vorsorgebevollmächtigten keinen/geringen/mäßigen/vollen Spielraum bei aktuellen Entscheidungen einräumen«. Ansonsten sind Patientenverfügungen nach deutschem Recht verbindlich.
   - Aussagen des Angehörigen/Vorsorgebevollmächtigten: Er wurde vollständig über den Inhalt der Patientenverfügung aufgeklärt und ist bereit, sich daran zu halten.

Checkliste adaptiert nach: Voltz R. et al (1998). Mit freundlicher Genehmigung des Elsevier Verlags. http://www.sciencedirect.com/science/journal/08853924

Literatur

Andersen P., Abrahams S., Borasio G. D., de Carvalho M., Chio A., Van Damme P et al. (2012) EFNS guidelines on the clinical management of amyotrophic lateral sclerosis (MALS)—revised report of an EFNS task force. European Journal of Neurology 19: 360–75.

Bayerisches Justizministerium: Broschüre »Vorsorge für Unfall, Krankheit und Alter«. Online unter: www.bestellen.bayern.de (suchen nach »Patientenverfügung«). Die Broschüre ist auch im Buchhandel erhältlich (Verlag C.H.Beck)

Benditt J. O., Smith T. S., Tonelli M. R. (2001) Empowering the individual with ALS at the end-of-life: disease-specific advance care planning. Muscle Nerve 24: 1706–9.

Blackhall L. J., Murphy S. T., Frank G., Michel V., Azen S. (1995) Ethnicity and attitudes toward patient autonomy. Journal of the American Medical Association 274: 820–5.

Bradley W. G. (2002) Advanced care planning in ALS. Muscle Nerve 25: 923.

Bundesjustizministerium der Justiz: Broschüre zur Patientenverfügung. Online unter www.bmj.de (suchen nach »Patientenverfügung

Burchardi N., Rauprich O., Hecht M., Beck M., Vollmann J. (2005) Discussing living wills. A qualitative study of a German sample of neurologists and ALS patients. Journal of Neurological Science 237: 67–74.

Davidson K. W., Hackler C., Caradine D. R., McCord R. S. (1989) Physicians' attitudes on advance directives. Journal of the American Medical Association 262: 2415–19.

Ganzini L., Johnston W. S., Silveira M. J. (2002) The final month of life in patients with ALS. Neurology 59: 428–31.

Hossler C., Levi B. H., Simmons Z., Green M. J. (2011) Advance care planning for patients with ALS: feasibility of an interactive computer program. Amyotrophic Lateral Sclerosis 12: 172–7.

Johnston S. C., Pfeifer M. P., McNutt R. (1995) The discussion about advance directives. Patient and physician opinions regarding when and how it should be conducted. End of Life Study Group. Archives of Internal Medicine 155: 1025–30.

McDonald E. R., Hillel A., Wiedenfeld S. A. (1996) Evaluation of the psychological status of ventilatory-supported patients with ALS/MND. Palliative Medicine 10: 35–41.

Miller R. G., Jackson C. E., Kasarskis E. J., England J. D., Forshew D., Johnston W. et al. (2009) Practice parameter update: the care of the patient with amyotrophic lateral sclerosis: multidisciplinary care, symptom management, and cognitive/behavioral impairment (an evidence-based review): report of the Quality Standards Subcommittee of the American Academy of Neurology. Neurology 73: 1227–33.

Moss A. H., Oppenheimer E. A., Casey P., Cazzolli P. A., Roos R. P., Stocking C. B. et al. (1996) Patients with amyotrophic lateral sclerosis receiving long-term mechanical ventilation: advance care planning and outcomes. Chest 110: 249–55.

Mower W. R., Baraff L. J. (1993) Advance directives—effect of type of directive on physicians' therapeutic decisions. Archives of Internal Medicine 153: 375–81.

Reilly B. M., Wagner M., Magnussen C. R., Ross J. H., Papa L., Ash J. (1995) Promoting inpatient directives about life-sustaining treatments in a community hospital. Results of a 3-year time-series intervention trial. Archives of Internal Medicine 155: 2317–23.

Schneiderman L. J., Pearlman R. A., Kaplan R. M., Anderson J. P., Rosenberg E. M. (1992). Relationship of general advance directives instructions to specific life-sustaining treatment preferences in patients with serious illness. Archives of Internal Medicine 152: 2114–22.

Silverstein M. D., Stocking C. B., Antel J. P. (1991) Amyotrophic lateral sclerosis and life-sustaining therapy: patients' desires for information, participation in decision making and life-sustaining therapy. Mayo Clinic Proceedings 66: 906–13.

Teno J. M., Lynn J., Connors A. F., Jr, Wenger N., Phillips R. S., Alzola C. et al. (1997) The illusion of end-of-life resource savings with advance directives. SUPPORT Investigators. Study to Understand Prognoses and Preferences for Outcomes and Risks of Treatment. Journal of the American Geriatrics Society 45: 513–18.

Voltz R., Akabayashi A., Reese C., Ohi G., Sass H. M. (1998). End-of-life decisions and advance directives in palliative care: a crosscultural survey of patients and health care professionals. Journal of Pain and Symptom Management 16: 153–62.

Voltz R., Akabayashi A., Reese C., Ohi G., Sass H.-M. (1999) Attitudes of health care professionals towards clinical decisions in palliative care: A cross-cultural comparison. Journal of Clinical Ethics 10: 309–15.

Voltz R., Raischl J., Borasio G. D. (1998). A disease-specific advance directive for ALS patients. Presentation at the 9th International Symposium on ALS/MND, Munich, Germany.

6 Respiratorische Komplikationen

Deborah Gelinas

Zusammenfassung

Der fortschreitende Funktionsverlust der Atemmuskeln führt schlussendlich zur respiratorischen Insuffizienz, die häufigste Todesursache bei ALS. Bevor die Kraft der Atemmuskeln auf ein kritisches Niveau sinkt, treten meist schleichend zahlreiche Symptome auf. Es wurden ausführliche Empfehlungen zum respiratorischen Management, die auf der besten Evidenz und Expertenmeinungen beruhen, veröffentlicht (Miller RG et al. 2009; Andersen PM et al. 2012; Hardiman O 2011; Gruis KL, Lechtzin N 2012). Darauf basierend werden in diesem Kapitel die klinischen Symptome und Zeichen, die durch eine progrediente Schwäche der Atemmuskeln auftreten können, beschrieben und auf die verfügbaren Behandlungsoptionen eingegangen.

Fallbeispiel

Herr D.S., ein 64-jähriger Anbieter von Autoersatzteilen, entwickelte zunächst im Juni 1998 einen Spitzfuß und bemerkte in den folgenden 5 Monaten einen Schwund der Muskeln seiner linken Hand. Zu diesem Zeitpunkt wurde die Diagnose einer ALS gestellt. Ein Jahr nach dem erstmaligen Auftreten von Symptomen gab er an, dass er sich morgens wie benebelt fühle. Außerdem war er tagsüber sehr müde und schlief oft in der Arbeit an seinem Schreibtisch ein. Seine Frau war wegen seiner Appetitlosigkeit und dem damit einhergehenden Gewichtsverlust besorgt. Zum gleichen Zeitpunkt war sein linkes Bein so schwach geworden, dass er nicht mehr gehen konnte, sondern mithilfe eines Rollstuhls mobil war. Der inspiratorische Druck im Sniff-Test war reduziert (31 cmH$_2$O; Normalwert 100 cmH$_2$O). Die Blutgasanalyse aus dem Ohrläppchen ergab einen pCO$_2$ von 45 mmHg, einen pO$_2$ von 70 mmHg und ein Bikarbonat von 30 mmol/l. In der Polysomnografie fand sich ein wiederholtes Erwachen durch Hypoventilation. Herr D.S. begann mit der nächtlichen nicht-invasiven Heimbeatmung (NIV – Non-invasive Ventilation). Dadurch hatte er tagsüber mehr Energie und konnte wieder ganztags arbeiten. Sein Appetit wurde besser und er nahm wieder an Gewicht zu. Im Januar 2000 kam es zur Belastungsdyspnoe und zur Atemnot nach dem Essen, weswegen er die NIV nach dem Essen und nach Anstrengungen, z. B. dem Duschen, einsetzte. In den 3 Monaten vor seinem Tod wandte er die NIV fast ununterbrochen an. In dieser Phase genoss er es, weiterhin zu duschen und nahm gegen die Dyspnoe sublingual Lorazepam ein. Er starb friedlich zuhause unter NIV. Obwohl er in den Wochen vor seinem Tod Probleme mit dem Abhusten von Sekreten hatte, lehnte er eine invasive Beatmung ab. Seine Sputumproduktion wurde mit Scopolamin-Pflastern und dem zusätzlichen Absaugen mittels eines Handabsaugers durch seine Frau kontrolliert. In den letzten paar Monaten seines Lebens konnte er nicht mehr zum Krankenhaus kommen, wurde aber zuhause vom zuständigen Palliativteam aufgesucht.

Kinische Symptome und Zeichen der Atemmuskelschwäche

Respiratorische Symptome werden hauptsächlich durch eine Schwäche der inspiratorischen Atemmuskeln verursacht, während eine Schwäche der expiratorischen Atemmuskeln hier eher zu vernachlässigen ist. Deutliche Atemnot oder Kurzatmigkeit gehört bei der ALS in der Regel nicht zu den ersten Symptomen der Atemmuskelschwäche. Der schleichende Beginn einer Belastungsdyspnoe kann leicht übersehen werden, insbesondere, wenn körperliche Aktivitäten durch die motorische Verschlechterung eingeschränkt werden. Daher manifestiert sich eine signifikante Atemmuskelschwäche oft nicht als Dyspnoe (=subjektiv empfundene Atemnot bzw. erschwerte Atmung), sondern mit den Symptomen einer schlafbezogenen Atmungsstörung, die sich anfangs vor allem während des Rapid Eye Movement-Schlafs (REM-Schlafs) manifestiert. Auch wenn die Kraft der Atemmuskulatur tagsüber für die Atmung ausreicht, kann es nachts schon zur Hypoventilation kommen (Gay PC et al. 1991; Ferguson K et al. 1996). Die nächtliche Hypoventilation führt u.a. zu einem nicht erholsamen Schlaf, Tagesmüdigkeit, vermehrten nächtlichen Erwachen, sehr lebhaften Albträumen, Konzentrationsstörungen, cognitive Einschränkungen, Stimmungsschwankungen und Appetitverlust. Manche Patienten geben an, dass sie von Mundtrockenheit wach werden, weil die erhöhte Atemarbeit zum Öffnen des Mundes und zum Austrocknen der Schleimhäute führt. Irgendwann kommt es durch die Hypoventilation zu einer signifikanten nächtlichen Hyperkapnie, die wiederum morgendliche Kopfschmerzen hervorruft. Mögliche weitere Folgen sind übermäßige Tagesmüdigkeit, Appetitmangel mit Gewichtsabnahme, Angstzustände, depressive Verstimmung und Persönlichkeitsveränderungen.

Die Orthopnoe (Atemnot beim flachen Liegen) tritt bei einer Schwäche des Zwerchfells auf, wenn sich die normalerweise vom Zwerchfell zurückgehaltenen Organe in Rückenlage in den Thorax verschieben und das Lungenvolumen reduzieren. Allerdings ist die Orthopnoe nicht immer vorhanden und kann bei einer generalisierten schweren Atemmuskelschwäche, bei der die Schwäche der Bauchwand ein Hochschieben des Zwerchfells in Rückenlage verhindert, fehlen. Mit zunehmender Generalisierung der Atemmuskelschwäche kommt es jedoch zur Belastungsdyspnoe; sie wird bei der durch eine Extremitätenschwäche eingeschränkten Mobilität oft übersehen. Die Patienten sind beim Sprechen kurzatmig und reden leiser, gleichzeitig werden Husten und Niesen hörbar schwächer. Eine

Ruhedyspnoe tritt bei einer ausgeprägten generalisierten Schwäche der Atemmuskeln auf; in diesem Stadium stehen die Patienten kurz vor einer hyperkapnischen respiratorischen Insuffizienz.

Die Zeichen der inspiratorischen Muskelschwäche sind subtil. Sie beginnt mit erhöhter Atemfrequenz (Tachypnoe), Orthopnoe, erschwertem Abhusten von Sekreten, schwachem Husten, schwacher Stimme und Gewichtsverlust. Später nehmen die Brustwandbewegungen durch den Einsatz der Atemhilfsmuskulatur ab und es kommt zu paradoxen Bauchwandbewegungen (durch die Zwerchfellschwäche). In den Spätstadien finden sich oft nur noch eine Anspannung der Halsmuskeln und fehlende Brustwandbewegungen.

Beurteilung der Atemfunktion

Die Atemmuskeln werden traditionell abhängig von ihrer überwiegenden Funktion in Gruppen eingeteilt.

Inspiratorische Muskeln

Das Zwerchfell ist der wichtigste inspiratorische Muskel und trägt in Ruhe zu mehr als 70 % des Atemminutenvolumens bei. Bei erhöhter Atemarbeit, z. B. beim Sport, werden die Atemhilfsmuskeln (die Mm. intercostales, scaleni, trapezii und sternocleidomastoidei) aktiviert. Werden diese Muskeln in Ruhe eingesetzt, besteht eine respiratorische Insuffizienz.

Initial tritt die nächtliche Hypoventilation im REM-Schlaf oder Traumschlaf auf, weil die Atemhilfsmuskeln und insbesondere die Interkostalmuskeln in diesem Schlafstadium weniger aktiv sind (Bye PTP et al. 1990). Dadurch hängt die Atmung nur noch vom Zwerchfell ab. Mit fortschreitender muskulärer Schwäche treten in allen Schlafphasen Episoden von Hypoventilation auf und es kommt zum wiederholten Erwachen und zur Schlaffragmentierung. Andere Patienten geben als Ursache des Erwachens Miktionsprobleme an; allerdings verschwindet die Nykturie oft nach der Behandlung der Hypoventilation und ist somit eher eine Folge und nicht die Ursache der Schlafstörung. Bei wieder anderen Patienten fällt der unruhige und gestörte Schlaf zunächst nur dem Bettpartner auf, der oft Apnoephasen oder ungewöhnliche Atemgeräusche beobachtet und nicht allzu oft durch diese beunruhigt ist.

Exspiratorische Muskeln

Die wichtigsten exspiratorischen Muskeln sind die Bauchmuskeln. Sie sind mit den Muskeln der oberen Atemwege koordiniert und vor allem für einen effizienten Hustenstoß zuständig. ALS-Patienten mit signifikanter Bauchmuskelschwäche klagen oft darüber, dass sie Sekrete nicht abhusten können, oder weisen einen rezidivierenden Husten auf.

Die exspiratorische Muskelschwäche ist oft kaum mit Symptomen verbunden; typisch ist ein schwacher, willkürlicher Husten mit hörbarer Veränderung der Hustenakkustik. Da für einen effektiven Hustenstoß die inspiratorischen und exspiratorischen Muskeln sowie die Muskeln der oberen Atemwege koordiniert werden müssen, kann ein ineffektiver Hustenstoß auf verschiedene Weise und an verschiedenen Stellen des muskulären Atemapparats entstehen (siehe Messungen der Atemmuskelkraft).

Muskeln der oberen Atemwege

Die zahlreichen Muskeln der oberen Atemwege und Stimmbänder sind bei Fortschreiten der Erkrankung (bei einem der Teil der Patienten auch schon im Initialstadium) betroffen, sodass es insbesondere beim Schlucken von Flüssigkeiten zum Verschlucken (=Dysphagie) und zu einer schweren Dyspnoe kommen kann.

Aufgrund einer Verengung der Luftwege durch eine generelle muskuläre Schwäche und/oder einer Schwäche der Stimmbänder verändert sich die Fluss-Volumen-Kurve der Lungenfunktionstestung. Zeitgleich treten häufig bulbäre Symptome/Zeichen (z. B. Dysphagie und Dysarthrie) auf (Garcia-Pachon E et al. 1994). Zudem wird bei der ALS der M. cricopharyngeus hyperreflektorisch und hyperton und es geht die normale Koordination des Kehlkopfschlusses beim willkürlichen Schlucken verloren (Ertekin C et al. 2000).

Patienten mit bulbären Symptomen/Zeichen eines 1. Motoneurons klagen vermutlich aufgrund der erniedrigten Reizschwelle für den Kehlkopfschluss über häufiges Würgen (Hadjikoutis S et al. 2000; Hadjikoutis S et al. 2000), welches das Risiko einer Obstruktion der oberen Atemwege erhöht.

Untersuchungen der Atemfunktion bei ALS-Patienten

Messungen der Atemmuskelkraft

Respiratorische Symptome/Zeichen und klinische nicht-apparative Untersuchungsbefunde sind unzuverlässige Marker für eine Atemmuskelschwäche. Zudem gibt es keinen zuverlässigen Test zum Nachweis einer frühen respiratorischen Insuffizienz (Miller RG et al. 2009). Der Nachweis der Atemmuskelschwäche ist jedoch prognostisch relevant (Hardiman O 2011) und der frühzeitige Einsatz von Atemhilfen, wie der nächtlichen nicht-invasiven Heimbeatmung (NIV), kann die Lebensqualität verbessern und das Überleben verlängern. Daher gilt die präsymptomatische Testung der respiratorischen Funktion allgemein als Standard (Miller RG et al. 2009; Andersen PM et al. 2012; Hardiman O 2011; Gruis KL und Lechtzin N 2012). Meistens wird die Vitalkapazität anhand von forciertem Ausatmen (engl. Forced Vital Capacity (FVC)) oder langsamen Ausatmen (schlechthin als engl. Vital Capacity (VC) bezeichnet) gemessen. Die Messung erfolgt am Patienten im Sitzen und in Rückenlage, wobei die letztgenannte Position sensitiver für eine Zwerchfellschwäche ist, d. h. in diesem Fall ist die im Liegen gemessene Vitalkapazität niedriger (> 20 %) als die im Sitzen gemessene (Arnulf I et al. 2000; Varrato J et al. 2001; Lechtzin N et al. 2002; Lyall RA et al. 2001). Das Ergebnis wird in Litern und in Prozent des anhand der alters-, größen- und gewichtsabhängigen Normalwerte zu erwartenden Wertes angegeben. Der maximale inspiratorische Druck (MIP) und der maximale exspiratorische Druck (MEP) werden beim Ein- und Ausatmen durch ein Mundstück, das mit einem Druckaufnehmer verbunden ist, ermittelt und gelten als Surrogate der inspiratorischen und exspiratorischen Muskelkraft. Bei Patienten mit bulbärer Muskelschwäche sind diese Tests wegen des häufigen insuffizienten Mundschlusses nur schwer durchführbar und fallen weniger präzise aus.

Der Sniff-Test ist ein nützlicher Screeningtest für eine inspiratorische Atemmuskelschwäche (engl. Sniff Nasal Inspiratory Pressure (SNIP)) bei dem ein Nasenstopfen eingesetzt und der beim wiederholten »Schnüffeln« erzeugte Druck gemessen wird. Dieser Test ist bei bulbärer Muskelschwäche oft präziser als oben genannte Tests (Heritier F et al. 1994; Fitting J et al. 1999). Ein Ergebnis im Normbereich legt nahe, dass vermutlich keine signifikante Schwäche vorliegt.

Um einen Hustenstoß zu erzeugen, wird zunächst der intrathorakale Druck erhöht, indem ein Luftvolumen eingeatmet wird, die Stimmbänder geschlossen und die exspiratorischen Muskeln kontrahiert werden. Dann werden die Stimmbänder plötzlich geöffnet, sodass eine explosionsartige Exspiration möglich ist. Die Kraft des Hustenstoßes kann durch eine Schwäche von jedem der beteiligten Muskeln reduziert werden. Um sie zu beurteilen, wird der Hustenspitzenfluss (engl. Peak Cough Flow (PCF)) gemessen. Dazu husten die Patienten in einen Peak Flow Meter, das sonst zur Messung des Spitzenflusses (engl. Peak Flow) bei Asthma eingesetzt wird. Anhand der PCF-Werte hat Bach (Bach J 2002) einen Plan zum Hustenmanagement bei ALS-Patienten vorgeschlagen. Bei einem adäquaten Hustenstoß entsteht ein PCF > 160 l/min.

Alle der vorgenannten Tests erfordern die Zusammenarbeit und Koordination mit dem Patienten, die durch Erschöpfung, Sekretverlegung, Husten oder kognitive Störungen eingeschränkt sein können.

Blutgasanalyse

Die Lunge ist bei den meisten ALS-Patienten nicht pathologisch verändert. Wenn die arterielle Blutgasanalyse (der diagnostische Goldstandard bei respiratorischer Insuffizienz) außer der Hyperkapnie eine Hypoxie anzeigt, ist die Atemmuskelschwäche bereits so ausgeprägt, dass die Prognose ohne assistierte Beatmung voraussichtlich auf Monate oder Wochen reduziert ist. Die progressive Atemmuskelschwäche führt zu einer hyperkapnischen respiratorischen Insuffizienz und einer chronischen respiratorischen Azidose. Zur Kompensation scheidet die Niere Wasserstoffionen im Austausch für Bikarbonat aus, sodass der Bikarbonatspiegel im Blut steigt; gleichzeitig steigt auch die Chloridausscheidung. Daher sinkt bei chronischer Hyperkapnie der venöse Chloridspiegel und der venöse Bikarbonatspiegel steigt. Zwei Studien zur ALS

(Stambler N et al. 1998; Hadjikoutis S, Wiles C 2001) haben gezeigt, dass anormale venöse Chloridspiegel und Bikarbonatspiegel präfinal auftreten. In der letztgenannten Studie betrug der Abstand zwischen dem Nachweis der anormalen Werte und dem Tod durchschnittlich 2,2 Monate (0,5–6 Monate), was belegt, dass die Entwicklung einer schweren Hyperkapnie ein präfinales Geschehen ist.

Bei der ALS ist es unwahrscheinlich, dass die inspiratorische Muskelschwäche bei fehlender Hyperkapnie zu einer schweren Hypoxie führt. In diesem Fall sollte nach einer Ursache seitens des Lungenparenchyms, z. B. einer Pneumonie oder einer Lungenembolie, gesucht werden.

Nächtliche Oximetrie und Polysomnografie

Die Messung der nächtlichen Sauerstoffsättigung zuhause (wo verfügbar) sowie die Polysomnografie im Labor liefern zusätzliche Informationen über die nächtliche Atemfunktion. Nachts ist der Atemantrieb oft reduziert, wird die Zwerchfellschwäche durch die Lage verstärkt und können andere nächtliche Symptome einen erholsamen Schlaf unterbrechen. Während der Polysomnografie werden die Konzentration von Sauerstoff und Kohlendioxid gemessen, die Bewegungen von Bauchdecke und Thorax beobachtet und eine Elektroenzephalografie (EEG) zur Stadieneinteilung des Schlafes abgeleitet. Zu den Indikationen für eine Polysomnografie gehören die Symptome einer Schlafstörung ohne Belege für eine respiratorische Insuffizienz am Tage, um ein Erwachen durch Hypoventilation aufzudecken und unabhängig von den Atemmuskeln auftretende Schlafstörungen zu identifizieren. Sofern ein Erwachen durch Hypoventilation vorliegt, muss die Schlafstörung effektiv mit nächtlicher Beatmung behandelt werden, andernfalls muss nach anderen Ursachen der Schlafstörung gesucht werden. Allerdings ist eine Polysomnografie nicht immer durchführbar. Die nächtliche Hypoventilation lässt sich auch durch das Aufzeichnen der nächtlichen Sauerstoffsättigung mittels Pulsoximetrie nachweisen. Viele Oximeter können die Daten von mindestens 8 Stunden speichern und die Patienten können die Geräte zuhause einsetzen. Mehrere Studien (Velasco R et al. 2002; Bach JR et al. 2004; Elman LB et al. 2003) haben gezeigt, dass sie für das Management von ALS-Patienten von Nutzen sind und eine Hypoventilation durch schlafbedingte Atemstörungen aufdecken können. Allerdings sind für den Beginn mit der NIV nicht zwingend nächtliche Untersuchungen erforderlich (Gruis KL, Lechtzin N 2012).

Symptomatische Behandlung der Atemmuskelschwäche (außer nicht-invasiver und invasiver Heimbeatmung)

Zur Behandlung der respiratorischen Symptome gehören das Offenhalten der Luftwege durch effektives Management entsprechender Sekrete, wie das übermäßige Vorhandensein von Schleim und/oder Speichel, der Einsatz symptomatischer (überwiegend pharmakologischer) Maßnahmen gegen die Dyspnoe und die Unterstützung der Atemfunktion mit NIV oder invasiver Beatmung.

Für die Kontrolle der Atemnot und den Erfolg der NIV ist es wichtig, dass die Auswirkungen des unkoordinierten Schluckens, der Fehlfunktion der Stimmbänder und der Ansammlung von Sekreten auf das Gefühl des Erstickens und der Atemnot erkannt werden (die Kapitel 7 und 9 geben Empfehlungen zur Behandlung der Symptome verursacht durch Dysphagie und Sekreten).

Wenn der effektive Hustenstoß durch eine Schwäche der Bauchmuskeln, des Zwerchfells und/oder der oberen Atemwege soweit eingeschränkt ist, dass ein Offenhalten der Luftwege nicht mehr gewährleistet werden kann, muss eine effektive Hustenstrategie entwickelt werden. Der Hustenspitzenfluss wird mit einem Peak Flow Meter oder bei der Spirometrie (standardisierte Messung der Atemfunktion) gemessen. Zum Freihalten der Atemwege von Nahrungsmitteln oder Sekreten sind Werte > 160 l/min erforderlich. Werte < 225 l/min führen zu einer schlechteren Prognose nach Atemwegsinfektionen (Miller RG et al. 2009). Verfügbare Techniken sind der assistierte Husten mit Bauchkompressionen (in der Regel durch eine Pflegeperson) sowie die Rekrutierung von Lungenvolumen (»Luftstapeln«) mit anschließendem assistiertem Husten. Zudem gibt es auch mechanische Abhustenhilfen.

Beim »Luftstapeln« (engl. Air Stacking, eine Art Blähmanöver) wird die Glottis willkürlich zwischen den Atemzügen geschlossen, damit das eingeatmete Luftvolumen nicht verloren geht. Bei einer schwachen Glottis, wie bei ALS, kann die Exspiration mit einem Rückschlagventil, wie in einem Ambu-Beutel vorhanden, verhindert werden. Zur Rekrutierung von Lungenvolumen werden die eingeatmeten Volumina mit einem Ambu-Beutel bereitgestellt, der über ein kurzes Schlauchstück mit dem Rückschlagventil und dieses mit einem Mundstück oder einer Maske verbunden ist. Bei bulbärer Schwäche muss die Nase verschlossen und eine Maske verwendet werden. Durch mehrfaches Pumpen mit dem Ambu-Beutel in diesem geschlossenen Kreislauf bleibt die Luft in der Lunge. Auf diese Weise können Atelektasen verhindert oder behandelt werden und die eingeatmete Luft kann zum assistierten Husten verwendet werden (Gruis KL, Lechtzin N 2012).

Durch den mechanischen Insufflator-Exsufflator (MI-E oder auch Cough Assist®), eine mechanische Abhustenhilfe, werden über eine Gesichtsmaske im raschen Wechsel positive und negative Drücke angelegt. In Studien zur Verbesserung des Hustenspitzenstoßes mit verschiedene Techniken (Sivasothy P et al. 2001; Chatwin M et al. 2003) ermittelte die letztgenannte Studie die stärkste Verbesserung durch den Einsatz des MI-E. Allerdings beschrieben Sancho et al. (Sancho J et al. 2004) einen Kollaps der oberen Atemwege, wenn das Gerät bei ALS-Patienten mit einer signifikanten bulbären Schwäche verwendet wurde. Bach (Bach J 2002) schlug einen Plan zum Hustenmanagement vor, der unter den Verfahren, die den Hustenstoß verstärken, auch den MI-E vorschlägt. Beim einem Vergleich der Techniken zum assistierten Husten bei 28 Patienten mit fortgeschrittener ALS waren alle instrumentellen Verfahren (einschließlich der manuell assistierten Air-Stacking-Technik) den rein manuellen Verfahren signifikant überlegen. Die Patienten bevorzugten zwar den Einsatz ihrer NIV-Geräte, stuften aber den MI-E als sehr effektiv ein. Während initial verschiedene instrumentelle Verfahren eingesetzt wurden, wandten alle überlebenden Patienten schließlich den MI-E an (Senent C et al. 2011). Der MI-E ist nicht in allen Ländern breit verfügbar. Die Patienten und ihre Pflegepersonen sollten zumindest die Technik zum assistierten Husten und die Air-Stacking-Methode erlernen, sowie bei entsprechender Indikation und Verfügbarkeit den MI-E erhalten. Obwohl mehrere Studien in den USA (Bach J, Chaudhry S 2000) und dem Vereinigten Königreich (Bourke S et al. 2002) feststellten, dass der MI-E in nur 5 % der neuromuskulären Kliniken eingesetzt wurde, empfielt die Amerikanische Gesellschaft für Neurologie (AAN) den Einsatz von Abhustenhilfen bei Patienten, die ihre Sekrete selber nicht abhusten können (Miller RG et al. 2009). In Deutschland gibt die Deutsche Gesellschaft für Muskelkranke (DGM) Empfehlungen zum Sekretmanagement bei ALS und erwähnt u. a. auch die Anwendung des MI-E (Cough Assist®) (Geiseler J »Amyotrophe Lateralsklerose. Atemtherapie«). Zudem wird der MI-E (Cough Assist®) bei der »Kontrolle der Bronchialsekretion zur Pneumonieprophylaxe« im Rahmen der Leitlinien der Deutschen Gesellschaft für Neurologie (DGN) zur Behandlung von ALS aufgelistet (DGN Leitlinien 2015).

Zusätzlich zur Verbesserung des Hustenstoßes muss eine dicke, zähe Sekretion bei Vorhandensein konsequent behandelt werden. Verschleimung kann durch Dehydrierung verstärkt werden. Somit ist auf ausreichend Flüssigkeitszufuhr zu achten. Gemeinsam mit einer suffizienten Hydrierung erleichtern Mukolytika, wie Acetylcystein 3 × 200–400 mg/d, die Mobilisierung von Sekreten. Außerdem können Betablocker (z. B. Metoprolol oder Propranolol) in einem Kochsalzvernebler zusammen mit Ipratropium oder Theophyllin zu einer Lockerung der Sekrete beitragen. Bei Verabreichung dieser Medikamente ist stringent auf einen ausreichenden Hustenstoß zu achten. Ist dies nicht der Fall, muss das mobilisierte Sekret mit den bereits erwähnten verschiedenen Verfahren des assistierten Hustens nach oben befördert werden (Andersen PM et al. 2012). Außerdem kommen häufig Absauggeräte und Geräte zur Luftbefeuchtung, beide in tragbarer Form, zum Einsatz.

Können respiratorische Symptome durch effektives Sekretmanagement nicht behoben werden, gibt es auch Möglichkeiten die Dyspnoe direkt zu behandeln. Dyspnoe kann durch eine ruhige Umgebung, aufrechte Haltung, Zufächern von Luft und andere Manöver gelindert werden. Das pharmakologische Management der Atemnot umfasst Opioide, von denen Morphin am besten etabliert ist, und Benzodiazepine als Anxiolytika. Das Risiko, dass Morphin die respiratorische Insuffizienz fördert oder verschlechtert, wird überbewertet. In einer kleinen Studie erhielten sechs ALS-Patienten mit symptomatischer Dyspnoe Morphin in einer Dosis von 2,0–20 mg; dadurch besserte sich die Tachypnoe und stieg der Sauerstoffgehalt des Blutes an, ohne dass sich die Kohlendioxidkonzentration veränderte. Morphin erreichte eine signifikante Reduktion der Dyspnoe-Scores, die Gabe von Sauerstoff hingegen nicht (Clemens KE, Klaschik E 2008). Daher ist der umsichtige Einsatz von Morphin nach etablierten Palliativprotokollen für Atemnot gerechtfertigt und wird empfohlen, da es keine Studien über ALS-spezifische Protokolle gibt.

Dyspnoe kann auch durch den Einsatz der NIV gelindert werden. Sie wird allerdings nicht von allen Patienten toleriert und ist in der terminalen Phase der ALS oft nicht indiziert. Bei der Gewöhnung an die NIV sowie bei der Abnahme des

Nutzens der NIV mit fortschreitender respiratorischer Insuffizienz ist häufig eine Behandlung von Angst und Dyspnoe erforderlich.

Behandlung der Atemmuskelschwäche mit nicht-invasiver Überdruckbeatmung

Bei der nicht-invasiven Überdruckbeatmung (engl. Non-Invasive Positive Pressure Ventilation (NIPPV)), einer Unterform der NIV, erfolgt die Beatmung über eine Nasen-, eine Mundnasen- oder eine Vollgesichtsmaske (Howard RS et al. 1989). Die NIPPV kann die durch schlafbedingte Atemstörungen erzeugten Veränderungen der Polysomnografie und der Blutgasanalyse verbessern (Gaig C, Iranzo A 2012), die Symptome der Schlafstörung und der Atemnot lindern, die kognitive Funktion verbessern (Newsom-Davis I et al. 2001) und die Morbidität bei der Durchführung einer Gastrostomie reduzieren (Boitano L et al. 2001; Gregory S et al. 2002; Thornton F et al. 2002).

Die NIPPV sollte so früh wie möglich eingesetzt werden (zur Indikationstellung siehe Abschnitt »Kontrovers beurteilte Aspekte der NIPPV bei ALS«) und kommt auch noch bei ausgeprägter Atemmuskelschwäche zur Anwendung (Bach J (2002) berichtete über Patienten, die 24 Stunden lang die NIV einsetzten). Das Überleben nimmt unter der NIPPV zu (Radunovic A et al. 2013). In den meisten Studien zum Vergleich des Überlebens von Patienten unter Beatmung mit dem Überleben derer, die eine NIPPV nicht akzeptierten oder tolerierten, wurde bei der Anwendung der NIPPV ein verlängertes Überleben nachgewiesen. Eine einzige gut angelegte randomisierte Studie an 41 Patienten, die mit NIPPV behandelt wurden oder die Standardtherapie ohne NIPPV erhielten, wies bei den Patienten, welche die Beatmung tolerierten, sowohl ein verlängertes Überleben als auch eine bessere Lebensqualität nach (Bourke S et al. 2006).

Es hat lange gedauert, bis die NIPPV in die symptomatische Therapie von ALS-Patienten aufgenommen wurde und trotz der Empfehlungen wird die NIPPV auch weiterhin vielen Patienten vorenthalten (Gruis KL, Lechtzin N 2012; Bradley WG et al. 2004). Während im allgemeinen die Verwendung der NIV zunimmt, erhielten in einer italienischen Provinz (Chio A et al. 2012) sowie bei einer Erhebung in tertiären ALS-Zentren in Kanada (Ritsma BR et al. 2010) nur 20 % der Patienten mit einer respiratorischen Funktionsstörung eine maschinelle Beatmung. In der letztgenannten Studie wurden als Gründe dafür die Intoleranz der Patienten gegenüber der NIV und die fehlende Verfügbarkeit einer entsprechenden pulmologischen Versorgung angeführt. Diese Abweichungen in der Behandlung könnten auch mit den Kosten der NIV sowie der schlechten Compliance von ALS-Patienten mit bulbären und kognitiven Einschränkungen zusammenhängen (Ritsma BR et al. 2010). Am meisten scheinen ALS-Patienten mit normaler bis mittelschwer gestörter Bulbärfunktion im Sinne eines verlängerten Überlebens und einer höheren

Lebensqualität (engl. Quality of Life (QOL)) von der NIV zu profitieren (Radunovic A et al. 2013).
Erste Daten über die QOL von ALS-Patienten zeigen eine Besserung der QOL-Scores nach Beginn der NIPPV (Olney RK et al. 2005; Aboussouan LS et al. 2001). Bourke et al. (Bourke S et al. 2006) wiesen bei den zur Behandlung mittels NIPPV randomisierten Patienten im Vergleich zu denen unter Standardtherapie ohne NIPPV eine signifikante Verbesserung der QOL nach.

Kontrovers beurteilte Aspekte der nicht invasiven Überdruckbeatmung bei ALS

Der optimale Zeitpunkt für den Beginn der Beatmung ist nicht genau bekannt (Miller RG et al. 2009; Andersen PM et al. 2012; Hardiman O 2011; Gruis KL, Lechtzin N 2012). Das Ansprechen von Krankheitsprogression und Atemmuskelschwäche kann bei den Patienten und ihren Pflegepersonen Ängste auslösen. Wird jedoch eine drohende respiratorische Insuffizienz übersehen, werden die Patienten womöglich intubiert und beatmet, bevor sie ihre Einstellung dieser Behandlung gegenüber äußern konnten. Die akute Beatmung führt zu schlechten Ergebnissen. In einer Studie verstarben 29 % auf der Intensivstation und war bei 54 % ein permanentes Tracheostoma erforderlich (Bradley M et al. 2002). Derzeit wird empfohlen, die respiratorische Unterstützung mit den Patienten und ihren Angehörigen zu besprechen, bevor die ersten Symptome auftreten, unter anderem auch, um sie für subtile Symptome, z. B. durch eine schlafbedingte Atemstörung, zu sensibilisieren. Die NIPPV sollte angeboten werden, sobald Symptome, insbesondere eine Orthopnoe, auftreten oder sobald die respiratorischen Tests die empfohlenen Schwellenwerte für den Beginn einer NIPPV ohne das Vorliegen von Symptomen erreicht haben. Bei einer Hyperkapnie (pCO_2 > 45 mmHg), einer FVC < 50 % oder einem MIP < 60 cmH_2O sollte eine NIPPV erwogen werden.

Der Nutzen einer NIPPV wird bei Patienten mit bulbären Symptomen, insbesondere bei sehr ausgeprägter Symptomatik, kontrovers beurteilt. Theoretisch besteht bei der NIPPV ein erhöhtes Aspirationsrisiko, da der positive Druck die Sekrete der oberen Atemwege in die unzureichend geschützten tieferen Atemwege pressen kann. Studien ermittelten unterschiedliche Effekte der bulbären Schwäche auf das Ansprechen auf die NIPPV. Manche belegten bei ausgeprägter bulbärer Schwäche eine schlechte Toleranz gegenüber der NIPPV (Aboussouan LS et al. 2001; Farrero E et al. 2005), andere wiederum konnten keine Auswirkungen der bulbären Schwäche auf die Akzeptanz feststellen (Kleopa K et al. 1999; Carratù P et al. 2009). Bei Patienten mit ausgeprägter bulbärer Schwäche ist das Sekretmanagement für den Erfolg der NIPPV extrem wichtig (Gruis KL et al. 2005). Bourke et al. (Bourke S et al. 2006) stellten bei Patienten mit bulbärer Schwäche unter NIPPV einen besseren Schlaf und eine reduzierte Atemnot fest, während sich die QOL nicht im gleichen Ausmaß besserte wie bei Pateinten ohne bulbäre Schwäche. Das Überleben von Patienten mit bulbärer Schwäche wurde unter NIPPV nicht signifikant verlängert. In einer Studie von Volanti et al. (Volanti P et al. 2011) konnten die meisten Patienten, denen die NIPPV angeboten worden war, diese nach sorgfältiger Vorbereitung und Schulung und selbst bei schwerer bulbärer Beteiligung tolerieren und über einen langen Zeitraum anwenden.

Eine mögliche Erklärung für die Intoleranz bei manchen Patienten mit episodischen Erstickungsanfällen liefern anormale Bewegungen der Stimmbänder in der Bronchoskopie und polysomnografische Befunde einer Obstruktion der oberen Atemwege, vermutlich durch die adduzierten Stimmbänder. Diese Obstruktion kann mit Beatmungsgeräten, die einen exspiratorischen Druck erzeugen, überwunden werden. Eine NIPPV besserte die Symptome bei diesen Patienten jedoch nicht und löste in einigen Fällen einen Stridor aus. Andere Patienten mit bulbärer Beteiligung und ausgeprägter Hyperkapnie wiesen nur minimale Symptome auf. Obwohl sich die nächtliche Hyperkapnie durch die NIPPV besserte, fühlten sich die Patienten nicht besser. Möglicherweise war der Atemantrieb dieser Patienten durch eine Beteiligung des Hirnstamms, der dadurch nicht auf die Hyperkapnie reagierte, reduziert, sodass keine Symptome auftraten. Da selbst bei Patienten mit leichter bulbärer Funktionsstörung eine nächtliche Asynchronizität zwischen dem Patienten und dem Beatmungsgerät möglich ist (Atkeson AD et al. 2011), sollte die NIPPV regelmäßig mittels Polysomnografie oder nächtlicher Oximetrie überwacht werden, um eine optimale Atemunterstützung zu gewährleisten. Manche Zentren bieten allen Patienten mit bulbärer Funktionsstörung und Symptomen einer schlafbedingten Atemstörung oder respiratorischen Insuffizienz eine NIPPV an und behandeln die Sekretionen energisch, um die Akzeptanz zu erhöhen. Diese Patienten werden darauf hingewiesen, dass das Aspirationsrisiko unter NIPPV erhöht ist und dass eine frühzeitige Gastrostomie möglich ist. Die Patienten und ihre Pflegepersonen müssen verstehen, dass diese Behandlung nicht grundsätzlich hilft und dass der Patient selber über den Einsatz der NIPPV entscheiden muss. Da sich die Patienten und ihre Pflegepersonen inzwischen zunehmend der möglichen Verlängerung des Überlebens durch eine NIPPV bewusst sind, fühlen sich Patienten, die keine signifikante Verbesserung ihrer Symptome oder ihrer QOL bemerken, gelegentlich dazu gedrängt, die NIPPV zur Verlängerung ihres Lebens anzuwenden.

Bach und Kollegen haben die Bedeutung eines angemessenen Hustenstoßes bei der Wahl der Beatmungsform und hinsichtlich des Effekts der NIPPV auf das Überleben unterstrichen (Bach J und Chaudhry S 2000; Bach J 2002; Bach JR et al. 2004). Sie weisen darauf hin, dass die NIPPV zwar die inspiratorische Muskelschwäche kompensiert, dass aber für ein verlängertes Überleben auch die Schwäche der exspiratorischen und der bulbären Muskeln Beachtung bedarf.

Praktische Aspekte der nicht invasiven Überdruckbeatmung bei ALS

Wenn die NIPPV mit den Patienten und ihren Pflegepersonen besprochen wird, müssen mehrere Punkte berücksichtigt werden. Zunächst muss sichergestellt sein, dass die Schlafstörung auf einer Atemmuskelschwäche beruht und daher mit einer NIPPV gelindert werden kann. Dann muss die häusliche Situation des Patienten evaluiert werden. Für eine effiziente Beatmung muss die Maske richtig aufgesetzt werden, was Patienten mit einer ausgeprägten Schwäche von Armen und/oder Händen alleine nicht erreichen können. Bislang alleine lebende ALS-Patienten müssen sich mit dem Gedanken vertraut machen, für die Nächte die Anwesenheit einer Pflegeperson zu akzeptieren. Da die NIPPV das Überleben üblicherweise verlängert, erleben die Patienten wahrscheinlich eine Zunahme ihrer Behinderung unter der Beatmung. Außerdem wird durch die Beatmung die progrediente Schwäche der Atemmuskulatur nicht aufgehalten. Daher setzen Patienten, die eine nächtliche Beatmung akzeptieren, das Gerät mit nachlassender Kraft der Atemmuskeln auch immer häufiger tagsüber zur Linderung der Dyspnoe ein. Dadurch verwenden die meisten Patienten das Beatmungsgerät irgendwann 24 Stunden am Tag. Natürlich wirkt sich das auf die Behandlung und Pflege der Patienten aus. Eine langfristige 24-Stunden-Anwendung der NIPPV wurde zwar beschrieben (Bach J 2002), ist aber weniger effizient als die Beatmung über ein Tracheostoma (=invasive Beatmung im Vergleich zur nicht-invasiven Beatmung (NIV)), weswegen letzteres zu diesem Zeitpunkt erwogen werden sollte. Allerdings bevorzugen Patienten und Pflegepersonen die NIPPV gegenüber der Beatmung über ein Tracheostoma (Bach J 1993). Ein Tracheostoma ist durch das erforderliche Hinzuziehen von Pflegepersonal im häuslichen Umfeld teuer, für die Familien oft belastend (Moss AH et al. 1993) und wird in manchen Gesundheitssystemen kaum durchgeführt. Cazzolli und Oppenheimer (Cazzolli PA, Oppenheimer EA 1996) stellten fest, dass bei keinem der zuhause gepflegten ALS-Patienten unter NIPPV zusätzlicher Pflegeaufwand erforderlich war, wohl aber bei 80 % der Patienten mit einer Beatmung über ein Tracheostoma. Allerdings sollte die bei allen Formen der maschinellen Beatmung erhöhte pflegerische Belastung nicht unterschätzt werden (Mustafa N et al. 2006).

Durch die Behandlung der Dyspnoe mit dem Beatmungsgerät auch am Tage werden Medikamente zur Symptomkontrolle nicht überflüssig. Außerdem muss betont werden, dass die Patienten die Beatmung jederzeit unterbrechen oder beenden können, wenn sie das wollen, und dass die medikamentöse Behandlung die dann auftretenden Beschwerden lindern kann. Die vereinbarten Endpunkte sollten zu Beginn der NIPPV oder kurz danach besprochen werden.

Wahl des Beatmungsgeräts

Die für die häusliche NIPPV geeigneten Beatmungsgeräte sind so programmiert, dass sie über eine Nasen-, eine Mundnasen-, eine Gesichtsmaske oder ein Mundstück einen positiven inspiratorischen Druck (Volumen) erzeugen, der bei In- und Exspiration unterschiedlich hoch ist. Wichtig ist die Programmierung einer Back-up-Frequenz, damit bei Apnoe oder Hypoventilation eine ausreichende Beatmung gewährleistet ist. Bei den meisten Geräten kann der Patient über einen Trigger bei Bedarf zusätzliche Atemzüge abrufen. Manche Beatmungsgeräte besitzen eine integrierte Batterie, sodass vom Gerät abhängige Patienten sich für kurze Zeit auch außerhalb des Hauses aufhalten können.

Eine neuere Option zur maschinellen Beatmung, die Vorteile von Druck- und Volumengeräten kombiniert, ist die druckkontrollierte Beatmung mit garantiertem

Volumen (Pressure Control Ventilation-Volume Guaranteed (PCV-VG)), bei der das für den Patienten adäquate Atemzugvolumen gewählt wird und das Gerät dieses Volumen mit abnehmendem Fluss und konstantem Druck appliziert. Der für das Erreichen des Atemzugvolumens erforderliche inspiratorische Druck wird bei jedem Atemzug angepasst, damit er möglichst niedrig gewählt werden kann. Die PCV-VG gleicht Veränderungen der Lungencompliance und der Lage des Patienten sowie ein Maskenleck aus. Mögliche Vorteile sind der geringere inspiratorische Druck und die reduzierte Lungenschädigung durch übermäßige Dehnung (Wheeler K et al. 2010; Boules NS, Ghobrial HZ 2011).

Eine umfassende Besprechung würde den Rahmen dieses Kapitels sprengen. Eine ausführliche Darstellung der PCV-VG findet sich bei Gruis und Lechtzin (Gruis KL, Lechtzin N 2012).

Wahl der Maske

Es gibt Masken jeweils in vielen verschiedenen Formen und Größen. Sie muss bequem und leicht anzuwenden sein, wobei das jeweilige Ausmaß der Schwäche der oberen Extremitäten berücksichtigt werden muss. Häufig sind für eine ausreichende Passung maßgefertigte Masken erforderlich. Die Nasenmaske ist in der Regel am leichtesten anzupassen, kann aber zu Druckgeschwüren auf dem Nasenrücken führen, insbesondere wenn die Maske zu eng ist oder über einen längeren Zeitraum getragen wird. Da derartige Ulzera schlecht abheilen, müssen sie unbedingt vermieden werden. Dazu ist zunächst eine gut sitzende Maske erforderlich, weil die Patienten und ihre Pflegepersonen die Riemen bei Lecks, die vor allem bei Luftzug in die Augen unangenehm sein können, oft zu fest anziehen. Außerdem können die Patienten einen Schutzverband auf dem Nasenrücken tragen. Um das Risiko eines Luftlecks aus dem Mund zu reduzieren, durch das die Effizienz der Beatmung sinkt, können die Patienten einen Kinnriemen oder eine Vollgesichtsmaske verwenden.

Abhängigkeit vom Beatmungsgerät und End-of-life-Aspekte

Die Angst vor einer Abhängigkeit vom Beatmungsgerät und einem Locked-in-Stadium mit Unfähigkeit zur Kommunikation hat den breitflächigen Einsatz der maschinellen Beatmung in der Vergangenheit eingeschränkt. Es wurde davon ausgegangen, dass die Anwendung der NIPPV (im Gegensatz zur Beatmung über ein Tracheostoma) diese Situation umgehen würde, da angenommen wurde, dass diese Technik die Beatmung nicht würde aufrechterhalten können, sobald die Atemmuskelschwäche eine 24-Stunden-Beatmung erforderlich macht. Inzwischen gibt es jedoch hinreichend Belege dafür, dass die Patienten jahrelang mit einer 24-

stündigen NIPPV überleben können. Dies gilt insbesonders, wenn gleichzeitig ein effizientes Sekretmanagement angewandt wird. Bach (Bach J 2002) beschrieb eine Reihe von Patienten, die mit einer 24-Stunden-NIV für durchschnittlich 3,9 Jahre (Bereich: 2 Monate bis 26 Jahre) überlebten. Einige Patienten setzten die NIV kontinuierlich ein. Dazu sollten verschiedene »Masken« verwendet werden und die Pflegepersonen müssen wissen, wie Hautabschürfungen am besten zu verhindern sind. Andere Patienten bevorzugen einen Wechsel zwischen der NIPPV und einer medikamentösen Behandlung der Dyspnoe. Nicht alle Patienten erreichen das Stadium der durchgehenden Beatmung mit der NIPPV, sondern sterben an einer Pneumonie oder anderen respiratorischen Komplikationen, bevor sie eine 24-Stunden-Beatmung benötigen.

Obwohl die Patienten und ihre Pflegepersonen bereits vor dem Beginn der NIPPV über alle verfügbaren Optionen aufgeklärt werden sollten, müssen die Gespräche insbesondere bei zunehmender Einsatzhäufigkeit des Beatmungsgeräts fortgesetzt werden. Eine gute Beziehung zum pulmologischen Team und Palliativteam erleichtert es, mit Veränderungen der Atemsituation umzugehen. Mit fortschreitender Krankheit setzen die Patienten das Beatmungsgerät tagsüber gegen die Kurzatmigkeit und nachts zur Verbesserung des Schlafes ein. Zur Behandlung der Kurzatmigkeit gibt es auch medikamentöse Behandlungsoptionen, wie Opioide, Benzodiazepine (z. B. Lorazepam) oder Buspironhydrochlorid, mit denen eine Unterbrechung der Beatmung möglich ist. Bei Patienten, die abhängig vom Beatmungsgerät sind und bei denen eine Unterbrechung der NIPPV zu starker Dyspnoe oder sogar zum Atemstillstand führen würde, gibt es zahlreiche praktische Schwierigkeiten. Für den Fall von Funktionsstörungen muss ein Reservegerät bereitstehen und Stromausfälle sollten eingeplant werden. Die Patienten und ihre Pflegepersonen sollten darüber aufgeklärt werden, dass bei Atemmuskeln, die für eine Spontanatmung zu schwach sind, eine plötzliche Verschlechterung der Atemsituation möglich ist und der Tod durch respiratorische Insuffizienz eintreten kann. In diesem Stadium ist vermutlich eine symptomatische Behandlung der zunehmenden Atemnot mit Medikamenten als Ergänzung zur NIPPV der beste Weg. Diese Möglichkeit sollte mit den Patienten und ihren Pflegepersonen besprochen und ein von allen akzeptierter Managementplan aufgestellt werden. Möglicherweise ist es angebrachter, den Patienten in einem Pflegeheim oder einem Hospiz unterzubringen.

Ein wichtiger Punkt ist, dass Patienten wissen müssen, dass sie die die Beatmung jederzeit abbrechen können. Die dann möglicherweise auftretende Luftnot oder Angst lassen sich durch eine Prämedikation mit Opioiden und Anxiolytika verhindern (Borasio GD, Voltz R 1998). Es handelt sich hier um den Verzicht des Patienten auf eine bislang durchgeführte Behandlung. Da es jedem einwilligungsfähigen Patienten freisteht, die Fortführung einer Behandlung nicht zu wünschen, ist dies weder als unethisch zu betrachen noch ist es strafbar. Es handelt sich um erlaubten Behandlungsabbruch, nicht um assistierten Suizid oder Euthanasie.

Häufige Beschwerden von ALS-Patienten unter NIPPV

Nasenbeschwerden

Betroffene Patienten klagen insbesondere in den ersten Wochen unter NIPPV über Nasenbeschwerden. Übermäßige Nasensekretionen (Rhinorrhö) werden durch den kurzzeitigen Einsatz eines anticholinergen Nasensprays behandelt; bei längerer Gabe besteht die Gefahr einer übermäßig trockenen Nasenschleimhaut. Das Aufwärmen der eingeatmeten Luft, indem die Schläuche des Beatmungsgeräts mit unter die Bettdecke gelegt werden, behebt insbesondere bei Patienten, die in kühlen Räumen schlafen, gelegentlich die Rhinorrhö. Eine Verstopfung der Nase spricht auf kortisonhaltiges Nasenspray an, erfordert jedoch oft ein zusätzliches Anfeuchten der Luft. Es gibt Luftanfeuchter, die direkt in den Kreislauf des Beatmungsgeräts gesetzt werden können, aber auch Raumluftanfeuchter sind hilfreich. Alternativ kann Kochsalzlösung vernebelt werden.

Aufgeblähtes Abdomen

Manche Patienten schlucken unter der Beatmung sehr viel Luft. Dies gilt insbesondere beim Verwenden einer Vollgesichtsmaske und kann durch das Umsteigen auf eine Nasenmaske behoben werden. Medikamente zur Beschleunigung der Magenentleerung, wie Metoclopramid, sind ebenso hilfreich wie eine Behandlung der Obstipation. Bei liegendem Gastrostoma kann die Luft im Magen durch Öffnen des Schlauchs und Kompression der Luftblase aus dem Magen entfernt werden.

Lecks

Luftlecks können zu Beschwerden führen und die Effizienz der Beatmung reduzieren. Besonders lästig ist zu den Augen austretende Luft, die eine Konjunktivitis verursachen kann. Die Maske muss unbedingt gut sitzen und regelmäßig ausgetauscht werden, da sie sich dehnen und dann schlechter passen kann.

Zunehmende Dyspnoe

Oft fällt den Patienten auf, dass sie unmittelbar nach dem Beenden der Beatmung besonders kurzatmig sind. Die Ursache ist vermutlich die plötzliche Zunahme der Atemarbeit für die Atemmuskeln. Die Patienten sollten lernen, darauf vorbereitet zu sein und die Muskelbelastung zu reduzieren, indem sie sich aufsetzen, bevor sie die Maske abnehmen. Das Gefühl klingt dann langsam ab. Außerdem kann unter der Beatmung selbst eine Dyspnoe auftreten. Manchmal muss das Beatmungsgerät neu eingestellt werden, um die zunehmende Atemmuskelschwäche auszugleichen. Möglich ist aber auch eine Überbeatmung des Patienten. Sie führt zur Hypokapnie und diese zum Gefühl der Dyspnoe. Wenn die Dyspnoe durch eine stärkere Beatmung nicht behoben werden kann, sollten weitere Steigerungen vermieden werden, bis durch eine Blutgasanalyse eine beatmungsbedingte Hypokapnie ausgeschlossen wurde.

Weitere Aspekte der respiratorischen Behandlung

Sauerstofftherapie

Bei Patienten mit Hypoxie lindert die Sauerstoffgabe die Symptome der Luftnot. Sie kann jedoch auch den Atemantrieb reduzieren und die Symptome der Hypoventilation, wie Kopfschmerzen, verstärken. Außerdem kann sie eine schwere und unangenehme Mundtrockenheit verursachen. In seltenen Fällen kann die unkontrollierte Sauerstoffabgabe bei Patienten mit ALS zum Atemstillstand führen. Bei der ALS sollte die Sauerstoffgabe daher Patienten mit einer begleitenden Lungenerkrankung, wie der chronisch-obstruktiven Lungenerkrankung, oder Patienten, die eine NIV nicht tolerieren und unter terminaler Dyspnoe leiden, vorbehalten bleiben.

Infektionsprävention

Empfohlen wird die Impfung der Patienten gegen Influenza und Pneumokokken.

Zwerchfellschrittmacher für Patienten mit chronischer respiratorischer Insuffizienz

In den USA ist der Zwerchfellschrittmacher als individueller Heilversuch bei ALS-Patienten mit respiratorischer Insuffizienz zugelassen. In Deutschland haben bisher die ALS-Zentren in Berlin, Hannover und Ulm die Zwerchfellschrittmacherimplantation als individuellen Heilversuch bei wenigen ausgewählten Patienten durchgeführt. In einer propektiven Multicenter-Studie wurden bei 88 Patienten (von denen 38 unter ALS litten) laparoskopisch Elektroden intramuskulär in das Zwerchfell implantiert, um geeignete Punkte zur Stimulation zu orten, und anschließend durch die Stimulation dieser Elektroden das Zwerchfell zu trainieren und zu kräftigen. Bei den ALS-Patienten war die perioperative Mortalität 0 und die Indikation für eine maschinelle Beatmung konnte im Vergleich zu historischen Kontrollen hinausgezögert werden. Nach der Konditionierung des Zwerchfells sank die FVC monatlich um durchschnittlich 0,9 % im Vergleich zu 2,4 % vor der

Implantation, was insgesamt weitere 24 Monate Überleben ohne Beatmungsgerät erbrachte. Im Vergleich zu historischen Kontrollen mit demselben Grad respiratorischer Einschränkung (FVC < 50 % oder MIP < 60 cmH$_2$O oder Hyperkapnie oder nächtliche Hypoxie von < 88 % für 5 aufeinanderfolgende Minuten) wurde das Überleben von ALS-Patienten mit Zwerchfellschrittmacher um 16 Monate gegenüber ALS-Patienten ohne NIV verlängert und um 9 Monate gegenüber ALS-Patienten mit NIV (Onders RP et al. 2009). Die Möglichkeit für einen Zwerchfellschrittmacher besteht bei Patienten, deren Zwerchfelle stimulierbar sind (Voraussetzung: intakter Nervus Phrenicus), was mittels Phrenikusstimulation und Thoraxdurchleuchtung ermittelt wird. Obwohl Zwerchfellschrittmacher recht sicher zu sein scheinen und bei sorgfältig ausgewählten ALS-Patienten potenziell das Überleben sowie die QOL verbessern können, sollten die beschriebenen Ergebnisse aufgrund der fehlenden Randomisierung mit Skepsis betrachtet werden (Scherer K, Bedlack RS 2012). In der Tat zeigte eine vor Kurzem im Lancet Neurology veröffentlichte Multicenter-Studie, die ALS-Patienten in Gruppen mit NIV und Zwerchfellstimulation und NIV ohne Zwerchfellstimulation randomsierte, ein geringeres Überleben der Patienten, die zusätzlich zur NIV eine Zwerchfellstimulation erhielten. Die Autoren empfehlen basierend auf den Ergebnissen, dass die Zwerchfellstimulation bei ALS-Patienten nicht als Routinebehandlung verwendet werden soll. Angesichts dieser Daten wurde die Rekrutierung neuer Patienten in eine in den USA laufende unverblindetete randomisierte Multicenter-Studie (DiPALS Writing Committee, DiPALS Study Group Collaborators 2015), bei der auch die Beteiligung deutscher Zentren geplant war, vorerst gestoppt.

Maschinelle Beatmung über ein Tracheostoma

Fallbeispiel

K.L. war ein 55-jähriger Sergeant Major der Armee im Ruhestand und lebte seit 7 Jahren mit ALS. Er war einer der Wortführer in der ALS-Gemeinschaft und erfüllte seine Rolle als Patientenanwalt, Ratgeber und Anführer charismatisch und optimistisch. Nach 5 Jahren setzte er die NIV täglich 24 Stunden ein und hatte Probleme mit seiner oralen Sekretmobilisierung. Er hatte sich bereits für eine Beatmung über ein Tracheostoma entschieden, sobald die NIV nicht mehr ausreichen würde. Nach einem langen Winter mit Gewichtsverlust, zunehmender Erschöpfung und schließlich einer Aspirationspneumonie wurde ein Tracheostoma gelegt und darüber mit der Beatmung begonnen. Er blieb mehre Wochen im Krankenhaus. In dieser Zeit lernte seine Frau, wie man endotracheal absaugt und wie man die Sprechkanüle einsetzt, und eignete sich weitere pflegerische Fähigkeiten an, damit er wieder sicher zuhause leben konnte. Da er bereits an den Rollstuhl gebunden war, musste seine häusliche Situation nur in wenigen Punkten angepasst werden. Seine Frau arbeitete nicht außerhalb des

Hauses und konnte ihn somit mithilfe seiner beiden Töchter ganztägig pflegen. Drei Monate nachdem mit der Beatmung über das Tracheostoma begonnen worden war, war K.L. wieder ein Hauptteilnehmer der »ALS Association Fundraisers«. Auch während seiner Genesungsphase beantwortete er weiterhin mehr als 50 E-Mails täglich von ALS-Patienten im ganzen Land. Seine Botschaft war immer die Gleiche: »Das Leben kann so schön sein. Mach was draus.« Er hielt auch weiterhin Familientreffen ab, wobei seine Frau scherzhaft sagte, dass sie seine Sprechkanüle entfernen würde, wenn niemand mehr Lust hätte, ihn dozieren zu hören. Zwei Jahre später war er als Mentor jugendlicher Straftäter im lokalen Gefängnis tätig und engagierte sich zunehmend im Gemeinderat.

Behandlung der respiratorischen Insuffizienz mit invasiver Beatmung (Indikationen, Zeitpunkt und Ergebnisse)

Die Entscheidung für die maschinelle Langzeitbeatmung über ein Tracheostoma (=invasive Beatmung) kann im Rahmen einer Notfallbehandlung wegen akuter respiratorischer Insuffizienz (meist nach vorausgegangener endotrachealer Intubation) getroffen werden, oder wenn die NIV nicht mehr ausreicht oder toleriert wird. Wenn die Sauerstoffsättigung trotz NIV und effizienter Behandlung von Atemwegsverlegungen für mehr als 24 Stunden < 95 % liegt, ist eine sich in Kürze entwickelnde akute respiratorische Insuffizienz wahrscheinlich und es besteht zur Lebenserhaltung die Indikation für eine Beatmung über ein Tracheostoma (Bach JR et al. 2004). Bei einer Stimmbandlähmung oder starker Verlegung der Atemwege ist eine Atmung über ein Tracheostoma ohne Beatmungsgerät möglich.

Die Angaben zu den Auswirkungen der invasiven Beatmung über ein Tracheostoma auf die Langzeitprognose unterscheiden sich studienabhängig signifikant. In einer Studie an 101 ALS-Patienten mit Beatmung über ein Tracheostoma, die zuhause versorgt wurden, waren nach einem Jahr noch 87 % am Leben, nach zwei Jahren noch 69 %, nach drei Jahren noch 58 %, nach vier Jahren noch 50 % und nach fünf Jahren noch 33 % (Oppenheimer EA 1994). In einer populationsbasierten Studie an 1260 ALS-Patienten wurde im Laufe von zehn Jahren bei 10,6 % eine Tracheostomie durchgeführt (Chiò A et al. 2010). Insgesamt 20,6 % dieser Patienten verstarben im Krankenhaus, etwa die Hälfte wurde wieder nach Hause entlassen und 30 % wurden in die Langzeitpflege überwiesen. Das mediane Überleben nach der Tracheostomie betrug < 1 Jahr. In einem tertiären ALS-Zentrum in Italien wurden 87 von 279 ALS-Patienten (31,1 %) über ein Tracheostoma beatmet (Spataro R et al. 2012) und lebten im Median zwölf Monate länger als die Patienten unter NIPPV. Nach der Tracheotomie lebten 36 % länger als ein Jahr, nur 4 % länger als vier Jahre und keiner länger als fünf Jahre. Die Überlebensberechnungen beziehen sich nur auf 52 Patienten. 13 dieser 52 Patienten verstarben im ersten Monat. Eine niedrige FVC und ein Alter über 60 Jahre korrelierten mit einer schlechteren Prognose. Bei 85 % der Patienten, die im ersten Monat verstarben, erfolgte ursprünglich eine Notfallbeatmung über ein Tracheostoma.

Obwohl die Beatmung über ein Tracheostoma eine Verlängerung des Überlebens von ALS-Patienten ermöglicht, ist die Prävalenz dieser Beatmungsform variabel und reicht von ≥ 30 % in Japan (Gruis KL, Lechtzin N 2012), Italien (Spataro R et al. 2012) und Dänemark (Dreyer PS et al. 2012) bis zu 1,5 % in einer Erhebung an kanadischen ALS-Zentren, obwohl sich die öffentlich finanzierten Gesundheitssysteme ähneln (Ritsma BR et al. 2010). In den USA, in denen es viele verschiedene Modelle zur Kostenerstattung im Gesundheitswesen gibt und die Beatmung über ein Tracheostoma machbar oder nicht machbar sein kann, variiert der Einsatz dieser Beatmungsform stark. Die Gesamtkosten der Beatmung über ein Tracheostoma einschließlich häuslicher Pflege sind so hoch, dass sie normalerweise die Deckung der Versicherungspolicen übersteigen und eine oft erhebliche finanzielle Belastung der Betroffenen besteht (Moss AH et al. 1996). In Deutschland geht der Trend eher zu einer Ablehnung einer invasiven Beatmung durch ALS-Patienten und ihre Angehörigen. Empirische Daten belegen, dass sich derzeit weniger als 5 % der ALS-Patienten bei gegebener Indikation für eine invasive Beatmung entscheiden (Geiseler J, »Amyotrophe Lateralsklerose. Tracheostomie«). Finanzielle Gründe spielen hier weniger eine Rolle, da die meisten Krankenkassen beatmungsspezifische Leistungen übernehmen, bzw. alle ärztlich angeordneten Pflegeleistungen, die nicht der Grundpflege zuzuordnen sind und die den Einsatz von qualifizierten Pflegepersonal erfordern, soweit nicht pflegende Angehörige in diese Tätigkeiten eingearbeitet werden können. Besondere Bedingungen gelten bei den privaten Krankenkassen, die die Leistung »Beatmungspflege« in ihren Versicherungsbedingungen nicht vorsehen und unter Umständen die Kosten dann nicht übernehmen.

Auch die Einstellung des Arztes kann eine Rolle spielen. Die Beatmung über ein Tracheostoma bei ALS variierte in mehreren Zentren der amerikanischen »Muscular Dystrophy Association« zwischen 1,6 % und 14,3 % und korrelierte am stärksten mit den persönlichen Einstellungen der behandelnden Ärzte. Am häufigsten erfolgte die Beatmung über ein Tracheostoma, wenn die Ärzte diese Beatmungsform im Falle einer ALS auch bei sich selber anwenden würden. Im Gegensatz dazu setzten Ärzte, die sich niemals selber über ein Tracheostoma beatmen lassen würden, diese Beatmungsform nur selten ein und rieten ihren ALS-Patienten dringend davon ab. Die Ärzte mit einer dazwischen liegenden Einstellung gegenüber dieser Beatmungsform klärten die Patienten neutral darüber auf (Moss AH et al. 1996). In den USA und Japan gaben 70 % der Ärzte an, dass sie die Beatmung über ein Tracheostoma im Falle einer Erkrankung an ALS für sich selbst ablehnen würden (Rabkin J et al. 2013).

Zusammenfassend sei gesagt, dass das Einbeziehen eines Palliativteams bei Patienten, die eine Beatmung über ein Tracheostoma wünschen, genauso gerechtfertigt scheint wie in jeder anderen Situation im Krankheitsverlauf. Auch bei Patienten unter dieser Beatmungsform besteht eine signifikante Lebensgefahr. Außerdem haben sie und ihre Pflegepersonen einen hohen Bedarf an sozialer und spiritueller Unterstützung. Zu den zahlreichen Aufgabenbereichen des Palliativteams in diesem Zusammenhang gehören die ständige Evaluation der QOL, die fachkundige Symptomkontrolle und die Unterstützung bei der Entscheidungsfindung.

Patientenautonomie und -kompetenz

Idealerweise sollten Patienten und deren Angehörige, die eine invasive Beatmung über ein Tracheostoma erwägen, zusätzliche Informationen und Unterstützung durch andere ALS-Patienten, die invasiv beatmet werden, und ihre Pflegepersonen erhalten, damit sie mehrere Meinungen hören, bevor sie in die Intervention einwilligen (Oppenheimer EA 1993).

Gemäß ALS-Patienten sollte die Entscheidung für oder gegen eine invasive Beatmung alleine bei ihnen liegen. Bei der Befragung von 16 ALS-Patienten, die über eine maschinelle Beatmung nachdachten, besprachen neun die Entscheidung zuvor mit ihren Angehörigen und Freunden, fünf mit ihrem Arzt und zwei mit niemandem (Young JM et al. 1994). Als wichtigste Argumente bei der Entscheidung für oder gegen eine invasive Beatmung wurden folgende Faktoren angegeben: Lebensqualität, Schwere der Behinderung, die Möglichkeit nach Hause zurückzukehren, die Möglichkeit, die Beatmung bei entsprechendem Wunsch beenden zu können und Bedenken hinsichtlich des Wohlbefindens der Familie. Oft entschieden sich die Patienten trotz der damit verbundenen emotionalen, finanziellen und körperlichen Belastung ihrer Familien für die invasive Beatmung.

Noch komplexer wird die Entscheidung für oder gegen eine invase Beatmung durch die bei ALS-Patienten möglichen kognitiven Einschränkungen. Durch die bei bis zu 60 % der ALS-Patienten beschriebene frontotemporale Dysfunktion (Lomen-Hearth C et al. 2003) (▶ Kap. 8) können diese Patienten nur noch eingeschränkt Pläne für die Zukunft machen, nach Aufklärung in Behandlungen einwilligen und die Konsequenzen dieser Entscheidungen erfassen (insbesondere die Auswirkungen dieser Entscheidungen auf Andere) (Neary D et al. 1998). Die frontotemporale Demenz ist bei ALS-Patienten mit initialer bulbärer Beteiligung häufiger und geht mit einer reduzierten Therapietreue und einer erhöhten Sterblichkeitsrate einher (Olney RK et al. 2005). Eine bulbär beginnende ALS kann sich theoretisch mit einer respiratorischen Krise manifestieren, wie es bei den meisten ALS-Patienten in einer Studie zur maschinellen Beatmung in sechs Bundesstaaten der USA der Fall war. Obwohl 79 % der Patienten angaben, dass sie bereits vor der respiratorischen Insuffizienz von ihrem Arzt über die Möglichkeit einer Beatmung über ein Tracheostoma aufgeklärt worden waren, entschieden sich nur 21 % im Voraus dafür. Von den Patienten, die notfallmäßig intubiert und beatmet wurden, gingen weitere 21 % irrtümlich davon aus, dass diese Maßnahme nur vorübergehend erforderlich sei (Moss AH et al. 1996). Trotzdem scheint die Entscheidung für eine invasive Beatmung vom Wissen über diese Möglichkeit und von der Bereitschaft, sie zu erwägen, abzuhängen. In einer prospektiven Studie wurden die angegebenen Einstellungen gegenüber einer invasiven Beatmung und die aktuelle Entscheidung für diese Beatmungsform untersucht. Insgesamt 20 % der ALS-Patienten, die sich für die Beatmung über ein Tracheostoma aussprachen, hatten in den folgenden 12 Monaten ein Tracheostoma im Vergleich zu 3,4 % der ALS-Patienten, die diese Beatmungsform nicht eindeutig bevorzugten (Albert SM et al. 1999). Praxisorientierte Sitzungen können ebenfalls einen Effekt haben; nach dem Abschluss eines derartigen Workshops sagten 76 % ihre Entscheidung über die Wahl der Beatmung korrekt voraus (McKim DA et al. 2012). Diejenigen, die sich nicht eindeutig festlegen konnten/wollten, entschieden sich später alle für eine Palliativversorgung und gegen respiratorische Interventionen.

Zufriedenheit der Patienten und Angehörigen

Unabhängig davon, ob die Entscheidung für eine invasive Beatmung im Voraus getroffen wurde oder nicht, waren 90 % der zuhause beatmeten ALS-Patienten glücklich mit ihrer Entscheidung und würden sich wieder so entscheiden (Moss AH et al. 1993); unter den in Pflegeeinrichtungen betreuten ALS-Patienten waren 72 % zufrieden (Cazzolli PA, Oppenheimer EA 1996). Interessanterweise antworteten die Ehepartner auf die Frage nach ihrer Zufriedenheit mit der Beatmung über ein Tracheostoma enigmatisch, sie seien froh, dass sich der ALS-Patient für diese Beatmungsform entschieden habe, würden dies aber aufgrund der hohen Belastung für die Familie bei sich selbst immer ablehnen. Eine Studie zum Vergleich der QOL von ALS-Patienten mit Beatmung über ein Tracheostoma oder NIPPV und ihren Pflegepersonen ermittelte in den beiden Patientengruppen eine vergleichbare QOL aber in der Gruppe der über ein Tracheostoma Beatmeten eine weitaus höhere Belastung der Pflegepersonen (Kaub-Wittemer D et al. 2003).

Obwohl die meisten invasiv beatmeten ALS-Patienten ihre QOL als gut einstuften, ergab eine Evaluation ihrer Alltagsaktivitäten starke Einschränkungen. Die Tage wurden mit einfachen Aktivitäten gefüllt: 21 % verließen nie das Haus und 95 % verbrachten ihre Tage vor dem Fernseher oder in Gesprächen mit ihrer Familie und Freunden (Moss AH et al. 1993). Einen positiven Einfluss hatten die immer ausgefeilteren Kommunikationsstrategien über Hilfsgeräte, wie z. B. Computer, und der Zugang zum Internet, einschließlich der aufkeimenden »Online-Communities«. Mit zunehmender Einschränkung des Patienten wird jedoch auch die Möglichkeit zur Kommunikation überhaupt gefährdet und verändert sich von der verbalen Kommunikation über die funktionelle Kommunikation, über elektronische Kommunikationshilfen, Geräte mit Augensteuerung und Kommunikationstafeln, bis hin zum Locked-in-Stadium (Bach J 1993). In diesem Stadium wird die QOL, obwohl sie nur schwer erfassbar ist (Bradley M et al. 2002), von fast allen betroffenen Patienten als nicht wünschenswert eingestuft. In derart fortgeschrittenen Fällen ist es nicht mehr möglich, die Wünsche oder selbst die Wahrnehmung des invasiv Beatmeten zu ermitteln (Bromberg MB et al. 1996).

Patienten, die invasiv beatmet werden und sich in einem Locked-in-Stadium befinden, können weder Schmerzen, noch eine Depression oder den Wunsch zum Beenden der Beatmung äußern. Daher sollte darüber Einigung erzielt werden, bevor keine Kommunikation mehr möglich ist, und es sollten die Grenzen der invasiven Beatmung in einer Patientenverfügung festgelegt werden. Der Arzt und andere an der Behandlung des ALS-Patienten Beteiligte müssen an diesem Scheidepunkt an der Entscheidungsfindung mitwirken, da die meisten invasiv beatmeten Patienten, die Grenzen dieser Art der Behandlung erst festlegen, wenn sie durch ihre Ärzte dringend dazu aufgefordert werden (Oppenheimer EA 1994).

Die invasive Beatmung ist für die Angehörigen eine starke Herausforderung: 58 % der Pflegepersonen empfanden diese Beatmungsform in einer Befragung als starke Belastung und 47 % gaben an, dass ihre Gesundheit unter der Pflege von Familienangehörigen mit ALS gelitten habe (Moss AH et al. 1993). Außerdem beschrieben die Pflegepersonen zuhause einen Verlust der Privatsphäre und gaben an, weniger Zeit für Freundschaften außer Haus zu haben; zudem klagten sie über vermehrte Anspannung, Depression und Angst (Gelinas D et al. 1998).

Oft ändert sich die medizinische Betreuung von ALS-Patienten, sobald mit der invasiven Beatmung begonnen wird, da der Zugang zu ALS-Zentren, insbesondere bei fehlenden zuverlässigen Transportmöglichkeiten und Pflegepersonen, zunehmend eingeschränkt wird. Die ALS-Patienten fühlen sich von den Zentren, die ihnen initial zu einer invasiven Beatmung geraten und sie dazu ermutigt hatten, verlassen. Oft erfolgt in Deutschland die weitere Betreuung der Patienten durch ambulante Pflegeteams bzw. Pflegedienste mit dem Schwerpunkt »außerklinische Intensivpflege und Heimbeatmung« oder auch in intensiv-ambulant betreuten Wohngemeinschaften. In den USA kommen Beatmungsteams, die von einem Pulmologen mit Ausbildung im invasiven »Beatmungsmanagement« geleitet werden, zum Einsatz. Im Stadium der invasiven Beatmung wird sowohl bei dem einen wie auch dem anderen Szenario der Zugang zum klinischen multidisziplinären ALS-Team erschwert. Dieser reduzierte Zugang zu ALS-Spezialisten sollte im Vorfeld der invasiven Beatmung angesprochen werden, damit der Patient darauf vorbereitet ist und nicht den Eindruck hat, dass die Ärzte ihn aufgegeben haben. Zusätzlich sieht in Deutschland die palliativmedizinische Versorgung bzw. der entsprechende Leistungsträger keine Indikation für eine Leistungserbringung, da die invasive Beatmung eine lebenserhaltende Maßnahme darstellt.

Die invasive Beatmung über ein Tracheostoma führt oft zu medizinischen Komplikationen, die häufig schwer sind. In einer prospektiven Studie an 354 konsekutiven Patienten mit Beatmung über ein Tracheostoma traten insgesamt 400 Komplikationen auf (Sandur S, Stoller JK 1999). Dazu gehörten Probleme seitens des Tracheostomas, wie ein Pneumothorax, Blutungen aus dem Stoma, subkutane Emphyseme, nosokomiale Infektionen, eine Tracheomalazie, tracheoarterielle und tracheoösophageale Fisteln, sowie Komplikationen seitens der maschinellen Beatmung, wie Lungenemphyseme, Pneumomediastinum, Pneumoperikard, akutes Atemnotsyndrom, venöse Luftembolien, Sauerstofftoxizität und hämodynamische Instabilität (Shimizu T et al. 1994).

Trotzdem ist die invasive Beatmung für manche der ALS-Patienten, die gerne weiterleben möchten, eine praktikable und erstrebenswerte Option. Die meisten dieser Patienten sind zufrieden und glücklich mit ihrer Entscheidung (Bradley M et al. 2002).

Vorhersagefaktoren des Erfolgs

Bei der Evaluation von Patienten im Vorfeld einer häuslichen invasiven Beatmung deuten folgende Faktoren auf ein positives »Outcome« hin:

1. Ein hochmotivierter Patient, der sich der Bedürfnisse seiner Familie bewusst ist und aktiv am familiären und allgemeinen Leben teilnimmt.

2. Eine zuverlässige Kommunikationsmöglichkeit zwischen dem Patienten, seinen Angehörigen und dem Pflegepersonal.
3. Eine langsam progredient verlaufende Muskelschwäche.
4. Ein umfassendes Verständnis der Alternativen zur Beatmung über ein Tracheostoma.
5. Ein umfassendes Verständnis der ALS-Progression und der möglichen kognitiven Beteiligung.
6. Eine gut aufgeklärte Familie, die bereit und dazu in der Lage ist, die Belastung durch die invasive Beatmung zu tragen.
7. Finanzielle Ressourcen für die Geräte, Pflegebedürfnisse und multidisziplinäre Unterstützung.
8. Eine Patientenverfügung mit Anweisungen zum Beenden der invasiven Beatmung (Oppenheimer EA 1993).
9. Die Fähigkeit des Patienten und seiner Angehörigen, flexibel auf die sich ständig ändernden Pflegekräfte, Gerätschaften und körperlichen Einschränkungen zu reagieren und sich anzupassen (Make BJ, Gilmartin ME 1990).

Die Länge des Krankenhausaufenthaltes nach der Tracheostomie ist unterschiedlich. Sofern jedoch keine anderen schweren Krankheiten vorliegen, werden die meisten Patienten innerhalb von 21 Tagen nach der Tracheostomie von der Intensivstation auf eine Normalstation verlegt (Scheinhorn DJ, Stearn-Hassenpflug M 1998). Der Krankenhausaufenthalt kann recht lang sein und erreichte in einer Studie durchschnittlich 52 Tage (Chiò A et al. 2010). An einem multidisziplinären Ansatz sind Pulmologen, Neurologen, Palliativmediziner Gastroenterologen, Pflegepersonal, Atemtherapeuten, Ergotherapeuten, physikalische Therapeuten, Logopäden, Diätassistenten, Sozialarbeiter und Seelsorger beteiligt. Für die Entlassung nach Hause ist eine Abstimmung zwischen der Klinik und dem ambulanten Pflegedienst, einschließlich des Beatmungteams, erforderlich. Auch ambulante Zentren, die den Patienten weiter betreuen, müssen informiert werden. Zudem ist die häusliche Umgebung sowie die finanzielle, technische, pflegerische und gemeinschaftliche Unterstützung bzw. Ressourcen für die erfolgreiche Umsetzung der häuslichen invasiven Beatmung von Wichtigkeit (O'Donohue WJ Jr et al. 1986). Außerdem bieten die klinischen Praxisleitlinien der »American Association for Respiratory Care« (AARC Respiratory Home Care Focus Group 1995) eine ausgezeichnete Checkliste und Anleitung zum häuslichen Management von Patienten, die über ein Tracheostoma beatmet werden. In Deutschland wurde hierzu der »Koordinationskreis außerklinische Beatmung« etabliert, der in Zusammenarbeit mit verschiedenen Dachorganisationen und Verbänden, wie z. B. der Deutschen Gesellschaft für Pneumologie, 2011 Durchführungsempfehlungen zur invasiven außerklinischen Beatmung herausgab (Randerath et al. 2011).

Terminalphase

Bei der invasiven Beatmung erfolgt der Tod meistens aufgrund von respiratorischen Erkrankungen, wie einer Pneumonie, oder anderen medizinischen Komplikationen, wie der ALS-bedingten kardio-pulmonalen Insuffizienz und dem sogenannten »plötzlichen Tod« (Gruis KL, Lechtzin N 2012; Shimizu T et al. 1994). Manche der invasiv Beatmeten entscheiden sich jedoch bereits vorher dafür, die Beatmung zu beenden (Borasio GD, Voltz R 1998; Dreyer PS et al. 2012). In den meisten Ländern wird dies für ethisch vertretbar erachtet. Es wird rechtlich genauso betrachtet, also ob die Einleitung einer invasiven Beatmung von vorne herein abgelehnt worden wäre. Auf Wunsch des Patienten ist die Beendigung des Patienten daher zulässig. In den USA wurden in diesem Zusammenhang Leitlinien zum Beenden der invasiven Beatmung mit einem schrittweisen Algorithmus und einer medikamentösen Behandlung zur Linderung der Symptome veröffentlicht (Miller R et al. 1999). Während die ethischen Aspekte beim Beenden der invasiven Beatmung klar sind, gilt dies nicht für den praktischen Ablauf. Die Angehörigen sind zwar mit dieser Entscheidung grundsätzlich einverstanden, oft aber auch ambivalent hinsichtlich ihrer Rolle und mit Sicherheit nicht in der Lage oder nicht dazu bereit, einfach »den Stecker raus zu ziehen«. Der Patient wiederum kann es nicht selber machen und der Arzt ist nicht gewohnt, auf Wunsch des Patienten dessen Leben zu beenden. Das Beenden der invasiven Beatmung kann sowohl stationär auf Palliativstationen und in Hospizen erfolgen, als auch beim Patienten zu Hause durch ein Palliativteam. Hierbei ist das primäre Ziel sicherzustellen, dass der Patient nicht leidet. Bei Patienten, die dies nicht kommunizieren können, weisen eine Tachykardie, eine Tachypnoe und Ruhelosigkeit auf Beschwerden hin. Vor, während und nach dem Abschalten des Beatmungsgeräts sollten eine Analgesie und eine Sedierung angeboten werden (Borasio GD, Voltz R 1998; Campbell ML 1993). Die Medikamente werden am besten intravenös gegeben, um die unzuverlässige gastrointestinale Resorption durch die schlechte Gewebeperfusion zu umgehen. Wegen seines breiten therapeutischen Fensters, der Förderung einer euphorischen Stimmung, der Austrocknung der Atemwegssekrete und der Weitstellung der Lungengefäße wird Morphin bevorzugt. Nach einem initialen intravenösen Bolus von 5–10 mg erfolgt eine Dauerinfusion mit 50 % der Bolusdosis pro Stunde. Sofern eine erneute Bolusgabe erforderlich ist, muss die Infusion entsprechend angepasst werden (Borasio GD, Voltz R 1998). Die Agitiertheit kann zudem mit der Zugabe von Benzodiazepinen behandelt werden. Nach einem initialen Bolus von 2–10 mg Midazolam, 2–4 mg Lorazepam oder 5–10 mg Diazepam erfolgt eine Dauerinfusion, bei der die Bolusdosis über eine Stunde gegeben wird. Auf diese Weise werden Schmerzen, Angst und Beklemmung effektiv gelindert werden (Campbell ML 1993). Nach Beendigung der invasiven Beatmung und einer etwaigen Sauerstoffgabe wird auf ein T-Stück und Spontanatmung umgestellt (Wilson WC et al. 1992). Sehr hilfreich sind insbesondere für die Angehörigen in diesem Zusammenhang pflegerische Maßnahmen, wie das Unterlassen unnötiger Prozeduren, das Entfernen unnötiger Schläuche, das Entfernen von Sekreten und die Gabe von Antipyretika bei entsprechender Indikation.

Oft benötigt das am Beenden der Beatmung beteiligte medizinische Team eine zusätzliche Unterstützung. Das kann im Vorfelde erfolgen, indem die Entscheidung für das Beenden der invasiven Beatmung mit einer Ethikkommission, Seelsorgern oder medizinischen Laien besprochen wird.

Schlussfolgerung

Das respiratorische Management ist ein zentraler Bestandteil der Versorgung von ALS-Patienten. Unabhängig davon, ob sich ein ALS-Patient für die maschinelle Unterstützung der Atrmung oder die Symptomkontrolle der respiratorischen Komplikationen ohne Beatmung entscheidet, sollte die weitere Betreuung multidisziplinär erfolgen. Neben einer fachkundigen symptomatischen Behandlung können die in der Palliativversorgung Tätigen bei der Entscheidungsfindung sowie bei spirituellen und psychosozialen Aspekten helfen. Selbst Patienten, die sich für eine offensichtlich lebenserhaltende Therapie mit maschineller Beatmung entscheiden, benötigen zur Gewährleistung einer allumfassenden Kontinuität die Dienste eines Palliativteams.

Literatur

AARC Respiratory Home Care Focus Group (1995) AARC Clinical Practice Guideline. Long-term invasive mechanical ventilation in the home. Respiratory Care 40: 1313–20.

Aboussouan L. S., Khan S. U., Banerjee M., Arroliga A. C., Mitsumoto H. (2001) Objective measures of the efficacy of non-invasive positive pressure ventilation in amyotrophic lateral sclerosis. Muscle and Nerve 24: 403–9.

Albert S. M., Murphy P. L., DelBene M. L., Rowland L. P. (1999) A prospective study of preferences and actual treatment choices in ALS. Neurology 53: 278–83.

Andersen P. M., Abrahams S., Borasio G. D., de Carvalho M., Chio A., Van Damme P. et al. (2012) EFNS task force on the clinical management of amyotrophic lateral sclerosis (MALS): revised report of an EFNS task force. European Journal of Neurology 19: 360–75.

Arnulf I., Similowski T., Salachas F., Garma L., Mehiri S., Attali V. et al. (2000) Sleep disorders and diaphragmatic function in patients with amyotrophic lateral sclerosis. American Journal of Respiratory and Critical Care Medicine 161: 849–56.

Atkeson A. D., Roy Choudhury A., Harrington-Moroney G., Shah B., Mitsumoto H., Basner R. C. (2011) Patient–ventilator asynchrony with nocturnal noninvasive ventilation in ALS. Neurology 77: 549–55.

Bach J. (1993) A comparison of long-term ventilatory support alternatives from the perspective of the patient and caregiver. Chest 104: 1702–6.

Bach J. (1993) A comparison of long-term ventilatory support alternatives from the perspective of the patient and caregiver. Chest 104: 1702–6.

Bach J. (1993) Amyotrophic lateral sclerosis: communication status and survival with ventilatory support. American Journal of Physical Medicine and Rehabilitation 72: 343–9.

Bach J. (2002) Amyotrophic lateral sclerosis. Prolongation of life by non-invasive respiratory aids. Chest 122: 92–8.

Bach J. R., Bianchi C., Aufiero E. (2004) Oximetry and indications for tracheotomy for amyotrophic lateral sclerosis. Chest 126: 1502–7.

Bach J., Chaudhry S. (2000) Standards of care in MDA clinics. American Journal of Physical Medicine and Rehabilitation 79: 193–6.

Boitano L., Jordan T., Benditt J. (2001) Non-invasive ventilation allows gastrostomy tube placement in patients with advanced ALS. Neurology 56: 413–14.

Borasio G. D., Voltz R. (1998) Discontinuation of life support in patients with amyotrophic lateral sclerosis. Journal of Neurology 245: 717–22.
Borasio G. D., Voltz R. (1998) Discontinuation of life support in patients with amyotrophic lateral sclerosis. Journal of Neurology 245: 717–22.
Boules N. S., Ghobrial H. Z. (2011) Efficiency of the newly introduced ventilator mode ›pressure controlled ventilation–volume guaranteed‹ in thoracic surgery with one lung ventilation. Egyptian Journal of Anaesthesia 27: 113–19.
Bourke S., Tomlinson T., Williams T., Bullock R., Shaw P., Gibson G. (2006) Effects of non-invasive ventilation on survival and quality of life in patients with amyotrophic lateral sclerosis, a randomised controlled trial. Lancet Neurology 5: 140–7.
Bourke S., Williams T., Bullock R., Gibson G., Shaw P. (2002) Non-invasive ventilation in motor neurone disease: current UK practice. Amyotrophic Lateral Sclerosis and Other Motor Neuron Disorders 3: 145–9.
Bradley M., Orrell R., Clarke J., Davidson A., Williams A., Kullmann D. et al. (2002) Outcome of ventilatory support for acute respiratory failure in motor neurone disease. Journal of Neurology, Neurosurgery, and Psychiatry 72: 752–6.
Bradley W. G., Anderson F., Gowda N., Miller R. G. (2004) Changes in the management of ALS since the publication of the AAN ALS practice parameter 1999. Amyotrophic Lateral Sclerosis and Other Motor Neuron Disorders 5: 240–4.
Bromberg M. B., Forshew D. A., Iaderosa S., McDonald E. R. (1996) Ventilator dependency in ALS: Management, disease progression, and issues of coping. Journal of Neurological Rehabilitation 10: 195–216.
Bye P. T. P., Ellis E. R., Issa F. G., Donnelly P. M., Sullivan C. E. (1990) Respiratory failure and sleep in neuromuscular disease. Thorax 45: 241–7.
Campbell M. L. (1993) Case studies in terminal weaning form mechanical ventilation. American Journal of Critical Care 2: 354–7.
Carratù P., Spicuzza L., Cassano A., Maniscalco M., Gadaleta F., Lacedonia D. et al. (2009) Early treatment with noninvasive positive pressure ventilation prolongs survival in amyotrophic lateral sclerosis patients with nocturnal respiratory insufficiency. Orphanet Journal of Rare Diseases 10: 4–10.
Cazzolli P. A., Oppenheimer E. A. (1996) Home mechanical ventilation for amyotrophic lateral sclerosis: nasal compared to tracheostomy-intermittent positive pressure ventilation. Journal of the Neurological Sciences 139 (Suppl.): 123–8.
Chatwin M., Ross E., Hart N., Nickol A., Polkey M., Simonds A. (2003) Cough augmentation with mechanical insufflation/exsufflation in patients with neuromuscular weakness. European Respiratory Journal 21: 502–8.
Chio A., Calva A., Moglia C., Gamna F., Mattei A., Mora G. et al. (2012) Non-invasive ventilation in amyotrophic lateral sclerosis: a 10 year population based study. Journal of Neurology, Neurosurgery, and Psychiatry 83: 377–81.
Chiò A., Calvo A., Ghiglione P., Mazzini L., Mutani R., Mora G. et al. (2010) Tracheostomy in amyotrophic lateral sclerosis: a 10-year population-based study in Italy. Journal of Neurology, Neurosurgery, and Psychiatry 81: 1141–3.
Clemens K. E., Klaschik E. (2008) Morphine in the management of dyspnoea in ALS. A pilot study. European Journal of Neurology 15: 445–50.
DGN Leitlinien. Kapitel neurodegenerative Erkrankungen. Amyotrophe Lateralsklerose (Motoneuronerkrankungen). http://www.dgn.org/leitlinien/3012-ll-18-ll-amyotrophe-¬lateralsklerose-motoneuronerkrankungen
DiPALS Writing Committee; DiPALS Study Group Collaborators (2015) Article I. Safety and efficacy of diaphragm pacing in patients with respiratory insufficiency due to amyotrophic lateral sclerosis (DiPALS): a multicentre, open-label, randomised controlled trial. Lancet Neurol. 2015 Sep;14(9):883-92.
Dreyer P. S., Felding M., Klitnæs C. S., Lorenzen C. K. (2012) Withdrawal of invasive home mechanical ventilation in patients with advanced amyotrophic lateral sclerosis: ten years of Danish experience. Journal of Palliative Medicine 15: 205–9.

Elman L. B., Siderowf A. D., McCluskey L. F. (2003) Nocturnal oximetry: utility in the respiratory management of amyotrophic lateral sclerosis American Journal of Physical Medicine and Rehabilitation 82: 866–70.

Ertekin C., Aydogdu I., Yuceyar N., Kiylioglu N., Tarluci S., Uludag B. (2000) Pathophysiological mechanisms of oropharyngeal dysphagia in amyotrophic lateral sclerosis. Brain 123: 125–40.

Farrero E., Prats E., Povedano M., Martinez-Matos J. A., Manresa F., Escarrabill J. (2005) Survival in amyotrophic lateral sclerosis with home mechanical ventilation: the impact of systematic respiratory assessment and bulbar involvement. Chest 127: 2132–8.

Ferguson K., Strong M., Ahmad D., George C. (1996) Sleep-disordered breathing in amyotrophic lateral sclerosis. Chest 110: 664–9.

Fitting J., Paillex R., Hirt L., Aebischer P., Schluep M. (1999) Sniff nasal pressure, a sensitive respiratory test to assess progression of ALS. Annals of Neurology 46: 887–93.

Gaig C., Iranzo A. (2012) Sleep-disordered breathing in neurodegenerative diseases. Current Neurology and Neuroscience Reports 12: 205–17.

Garcia-Pachon E., Marti J., Mayos M., Casan P., Sanchis J. (1994) Clinical significance of upper airway dysfunction in motor neurone disease. Thorax 49: 896–900.

Gay P. C., Westbrook P. R., Daube J. R., Litchy W. J., Windebank A. J., Iverson R. (1991) Effects of alterations in pulmonary function and sleep variables on survival in patients with amyotrophic lateral sclerosis. Mayo Clinic Proceedings 66: 686–94.

Geiseler J. Amyotrophe Lateralsklerose. Atemtherapie. https://www.dgm.org/muskelerkrankungen/amyotrophe-lateralsklerose-als/behandlungsmoeglichkeiten/atemtherapie

Geiseler J. Amyotrophe Lateralsklerose. Tracheostomie. https://www.dgm.org/muskelerkrankungen/amyotrophe-lateralsklerose-als/behandlungsmoeglichkeiten/tracheotomie

Gelinas D., O'Connor P., Miller R. (1998) Quality of life for ventilator-dependent ALS patients and their caregivers Journal of the Neurological Sciences 160 : S134–S136.

Gregory S., Siderowf A., Golaszewski A., McCluskey L. (2002) Gastrostomy insertion in ALS patients with low vital capacity: respiratory support and survival. Neurology 58:485–7.

Gruis K. L., Brown D. L., Schoennemann A., Zebarah V. A., Feldman E. L. (2005) Predictors of non-invasive ventilation tolerance in patients with amyotrophic lateral sclerosis. Muscle and Nerve 32: 808–11.

Gruis K. L., Lechtzin N. (2012) Respiratory therapies for amyotrophic lateral sclerosis: a primer. Muscle and Nerve 46: 313–31.

Hadjikoutis S., Eccles R., Wiles C. (2000) Coughing and choking in motor neurone disease. Journal of Neurology, Neurosurgery and Psychiatry 68: 601–4.

Hadjikoutis S., Pickersgill T., Dawson K., Wiles C. (2000) Abnormal patterns of breathing during swallowing in neurological disorders. Brain 123: 1863–73.

Hadjikoutis S., Wiles C. (2001b) Venous serum chloride and bicarbonate measurements in the evaluation of respiratory function in motor neuron disease. Quarterly Journal of Medicine 94: 491–5.

Hardiman, O. (2011) Management of respiratory symptoms in amyotrophic lateral sclerosis. Journal of Neurology 258: 359–65.

Heritier F., Rahm F., Pasche P., Fitting J.-W. (1994) Sniff nasal pressure. A non-invasive assessment of inspiratory muscle strength. American Journal of Respiratory and Critical Care Medicine 150: 1678–83.

Howard R. S., Wiles C. M., Loh L. (1989) Respiratory complications and their management in motor neuron disease. Brain 112: 1155–70.

Jackson C., Rosenfeld J., Moore D., Bryan W., Barohn R., Wrench M. et al. (2001) A preliminary evaluation of a prospective study of pulmonary function studies and symptoms of hypoventilation in ALS/MND patients. Journal of the Neurological Sciences 191: 75–8.

Kaub-Wittemer D., von Steinbüchel N., Wasner M., Laier-Groeneveld G., Borasio G. D. (2003) Quality of life and psychosocial issues in ventilated patients with amyotrophic lateral sclerosis and their caregivers. Journal of Pain and Symptom Managememt 26: 890–6.

Kleopa K., Sherman M., Neal B., Romano G., Heiman-Patterson T. (1999) Bipap improves survival and rate of pulmonary function decline in patients with ALS. Journal of the Neurological Sciences 164: 82–8.

Lechtzin N., Wiener C., Shade D., Clawson L., Diette G. (2002) Spirometry in the supine position improves the detection of diaphragmatic weakness in patients with amyotrophic lateral sclerosis. Chest 121: 436–42.

Lomen-Hearth C. et al. (2003) Are ALS patients cognitively normal? Neurology 60: 1094–7.

Lyall R. A., Donaldson N., Fleming T., Wood C., Newsom-Davis I., Polkey M. I. et al. (2001) A prospective study of quality of life in ALS patients treated with non-invasive ventilation. Neurology 57: 153–6.

Lyall R. A., Donaldson N., Polkey M. I., Leigh P. N., Moxham J. (2001) Respiratory muscle strength and ventilatory failure in amyotrophic lateral sclerosis. Brain 124: 2000–13.

Make B. J., Gilmartin M. E. (1990) Mechanical ventilation in the home. Critical Care Clinics 6: 785–96.

McKim D. A., King J., Walker K., LeBlanc C., Timpson D., Wilson K. G. et al. (2012) Formal ventilation patient education for ALS predicts real-life choices. Amyotrophic Lateral Sclerosis 13: 59–65.

Miller R. G., Jackson C. E., Kasarskis E. J., England J. D., Forshew D., Johnston W. et al. (2009) Practice parameter update: the care of the patient with amyotrophic lateral sclerosis: the care of the patient with amyotrophic lateral sclerosis: drug, nutritional, and respiratory therapies (an evidence-based review): report of the Quality Standards Subcommittee of the American Academy of Neurology. Neurology 73: 1218–26.

Miller R., Rosenberg J., Gelinas D., Mitsumoto H., Newman D., Sufit R. et al (1999) Practice parameter: the care of the patient with amyotrophic lateral sclerosis (an evidence-based review): report of the Quality Standards Subcommittee of the American Academy of Neurology: ALS Practice Parameters Task Force. Neurology 52: 1311–23.

Moss A. H., Casey P., Stocking C. B., Roos R. P., Brooks B. R., Seigler M. (1993) Home ventilation for amyotrophic lateral sclerosis patients: outcomes, costs and patient, family and physician attitudes. Neurology 43: 438–43.

Moss A. H., Oppenheimer E. A., Casey P., Cazzolli P. A., Roos R. P., Stocking C. B. et al. (1996) Patients with amyotrophic lateral sclerosis receiving long-term mechanical ventilation. Advance care planning and outcomes. Chest 110: 249–56.

Mustafa N., Walsh E., Bryant V., Lyall R.A., Addington-Hall J., Goldstein L.H.et al. (2006) The effect of non-invasive ventilation on ALS patients and their caregivers. Neurology 66: 1211–17.

Neary D.Snowden J. S., Gustafson L., Passant U., Stuss D., Black S. et al. (1998) Frontotemporal lobar degeneration: a consensus on clinical diagnostic criteria. Neurology 51: 1546–54.

Newsom-Davis I., Lyall R., Leigh P., Moxham J., Goldstein L. (2001) The effect of noninvasive positive pressure ventilation (NIPPV) on cognitive function in amyotrophic lateral sclerosis. Journal of Neurology, Neurosurgery, and Psychiatry 71: 482–7.

O'Donohue W. J. Jr, Giovannoni R. M., Goldberg A. I., Keens T. G., Make B. J., Plummer A. L. et al. (1986) Long-term mechanical ventilation. Guidelines for management in the home and at alternate community sites. Report of the Ad Hoc Committee, Respiratory Care Section, American College of Chest Physicians. Chest 90 (Suppl.): S1–S37.

Olney R. K., Murphy J., Forshew D., Garwood E., Miller B. L., Langmore S. et al. (2005) The effects of executive and behavioral dysfunction on the course of ALS. Neurology 65: 1774–7.

Olney R. K., Murphy J., Forshew D., Garwood E., Miller B.L., Langmore S. et al. (2005) The effect of executive and behavioral dysfunction the course of ALS. Neurology 65: 1774–7.

Onders R. P., Elmo M. J., Khansarinia S., Bowman B., Yee J., Road J. et al. (2009) Complete worldwide operative experience in laparoscopic diaphragm pacing: results and differences in spinal cord injured patients and amyotrophic lateral sclerosis patients. Surgical Endoscopy 23: 1433–40.

Oppenheimer E. A. (1993) Decision-making in the respiratory care of amyotrophic lateral sclerosis: should home mechanical ventilation be used? Palliative Medicine 7 (Suppl.): 49–64.

Oppenheimer E. A. (1994). Respiratory management and home mechanical ventilation in amyotrophic lateral sclerosis. In Mitsumoto H. and Norris F. H. (eds) Amyotrophic Lateral Sclerosis, pp. 139–62. New York: Demos Publications.

Rabkin J., Ogino M., Goetz R., McElhiney M., Marziliano A., Imai T. et al. (2013) Tracheostomy with invasive ventilation for ALS patients: Neurologists' roles in the US and Japan. Amyotrophic Lateral Sclerosis and Frontotemporal Degeneration 14: 116–23.

Radunovic A., Annane D., Rafiq M. K., Mustfa N. (2013) Mechanical ventilation for amyotrophic lateral sclerosis/motor neuron disease. The Cochrane Database of Systematic Reviews Mar 28;3:CD004427. doi: 10.1002/14651858.CD004427.pub3.

Randerath WJ, Kamps N, Brambring J, Gerhard F, Lorenz J, Rudolf F, Rosseau S, Scheumann A, Vollmer V, Windisch W (2011). Durchführungsempfehlungen zur invasiven außerklinischen Beatmung. Gemeinsame Empfehlung der Deutschen Gesellschaft für Pneumologie (DGP), der Deutschen Interdisziplinären Gesellschaft für Außerklinische Beatmung (DI-GAB), des Medizinischen Dienstes des Spitzenverbandes Bund der Krankenkassen e. V. (MDS) und des AOK-Bundesverbandes (AOK-BV). Recommendations for Invasive Home Mechanical Ventilation. Pneumologie; 65: 72–88.

Ritsma B. R., Berger M. J., Charland D. A., Khoury M. A., Phillips J. T., Quon M. J., et al. (2010) NIPPV: prevalence, approach and barriers to use at Canadian ALS centres. Canadian Journal of Neurological Sciences 37: 54–60.

Sancho J., Servera E., Diaz J., Marin J. (2004) Efficacy of mechanical insufflation- exsufflation in medically stable patients with amyotrophic lateral sclerosis. Chest 125: 1400–5.

Sandur S., Stoller J. K. (1999) Pulmonary complications of mechanical ventilation. Clinical Chest Medicine 20: 223–47.

Scheinhorn D. J., Stearn-Hassenpflug M. (1998) Provision of long-term mechanical ventilation. Critical Care Clinics 14: 819–32.

Scherer K., Bedlack R. S. (2012) Diaphragm pacing in amyotrophic lateral sclerosis: a literature review. Muscle and Nerve 46: 1–8.

Senent C., Golmard J. L., Salachas F., Chiner E., Morelot-Panzini C., Meninger V. et al (2011) A comparison of assisted cough techniques in stable patients with severe respiratory insufficiency due to amyotrophic lateral sclerosis. Amyotrophic Lateral Sclerisis 12: 26–32.

Shimizu T., Hayashi H., Koto S., Hayashi M., Tanabe H., Oda M. (1994). Circulatory collapse and sudden death in respirator-dependent amyotrophic lateral sclerosis. Journal of the Neurological Sciences 124: 45–55.

Shimizu T., Hayashi H., Koto S., Hayashi M., Tanabe H., Oda M. (1994). Circulatory collapse and sudden death in respirator-dependent amyotrophic lateral sclerosis. Journal of the Neurological Sciences 124: 45–55.

Sivasothy P., Brown L., Smith I., Shneerson J. (2001) Effect of manually assisted cough and mechanical insufflation on cough flow of normal subjects, patients with chronic obstructive pulmonary disease (COPD), and patients with respiratory muscle weakness Thorax 56: 438–44.

Spataro R., Bono V., Marchese S., La Bella V. (2012) Tracheostomy mechanical ventilation in patients with amyotrophic lateral sclerosis: clinical features and survival analysis. Journal of the Neurological Sciences 323: 66–70.

Stambler N., Charatan M., Cedarbaum J. (1998) Prognostic indicators of survival in ALS Neurology 50: 66–72.

Thornton F., Fotheringham T., Alexander M., Hardiman O., McGrath F., Lee M. (2002) Amyotrophic lateral sclerosis: enteral nutrition provision – endoscopic or radiologic gastrostomy? Radiology 224: 713–17.

Varrato J., Siderowf A., Damiano P., Gregory S., Feinberg D., McCluskey L. (2001) Postural change of forced vital capacity predicts some respiratory symptoms in ALS. Neurology 57: 357–9.

Velasco R., Salachas F., Munerati E., Le Forestier N., Pradat P.-F., Lacomblez L. et al. (2002) Oxymetrie nocturne chez les patients atteints de sclerose laterale amyotrophique: analyse de son role predictif sur le survie. Revue Neurologique (Paris) 158: 575–8.

Volanti P., Cibella F., Sarva M., De Cicco D., Spanevello A., Mora G. et al. (2011) Predictors of non-invasive ventilation tolerance in amyotrophic lateral sclerosis Journal of the Neurological Sciences 303: 114–18.

Wheeler K., Klingenberg C., McCallion N., Morley C. J., Davis P. G. (2010) Volumetargeted versus pressure-limited ventilation in the neonate. The Cochrane Database of Systematic Reviews Nov 10;(11):CD003666. doi: 10.1002/14651858.CD003666.pub3

Wilson W. C., Smedira N. G., Fink C., McDowell J. A., Luce J. M. (1992) Ordering and administration of sedatives and analgesics during the withholding and withdrawal of life support from critically ill patients. Journal of the American Medical Association 276: 949–53.

Young J. M., Marshall C. L., Anderson E. J. (1994) Amyotrophic lateral sclerosis patients' perspectives on use of mechanical ventilation. Health and Social Work 19: 253–60.

7 Dysphagie

Edith Wagner-Sonntag

Zusammenfassung

Die Dysphagie ist bei ALS-Patienten sehr häufig. Die Beurteilung erfolgt mittels körperlicher Untersuchung sowie bei speziellen Fragen mit instrumentengestützten Verfahren, wie der Videofluoroskopie und/oder einer endoskopischen Evaluation des Schluckakts. Die Behandlung der Dysphagie bei ALS-Patienten umfasst zahlreiche Maßnahmen, wie die Lagerung, Kompensationstechniken, Änderungen der Ernährung und Sicherheitsmaßnahmen. Bei manchen Patienten mit starker Dysphagie ist eine künstliche Ernährung über eine nasogastrale Sonde, eine perkutane endoskopische Gastrostomie (PEG) oder eine Jejunostomie erforderlich. Viele mit der Dysphagie zusammenhängende Symptome, wie Sialorrhö, zäher Schleim und gastroösophagealer Reflux lassen sich erfolgreich medikamentös behandeln. Palliative Operationen, z. B. die krikopharyngeale Myotomie, sind selten indiziert. Die Effizienz der Palliativtherapie wird mithilfe des Ernährungsstatus in Form des »Body Mass Index (BMI)« sowie bestimmter Dysphagie-Skalen und »Quality of Life« (Lebensqualität)-Skalen (QOL) überprüft. Das Management der Dysphagie muss bei der ALS multidisziplinär erfolgen und ständig überprüft werden: Ärzte, Pflegepersonal, Logopäden, Diätassistenten sowie die Patienten und ihre Angehörigen sollten daher eng zusammenarbeiten.

Fallbeispiel

Herr L., ein 62-jähriger, aktiver Bauer, wurde wegen Sprech- und Schluckstörungen unbekannter Ätiologie in das Krankenhaus eingewiesen. Klinisch war seine Sprache kaum verständlich und seine Stimme monoton und leise. Er beschrieb Schwierigkeiten beim Essen von Fleisch und Brot, während das Trinken recht normal möglich war. In den letzten beiden Monaten hatte er 5 kg abgenommen. Die Untersuchung erbrachte eine reduzierte Mobilität und Kraft der Zunge mit bilateraler Atrophie und Fibrillationen. Gelegentlich verschluckte er sich an seinem Speichel mit deutlich reduziertem reflektorischem Husten. Die Mahlzeiten dauerten sehr lange und Herr L. musste sie wegen Erschöpfung und Appetitverlust oft abbrechen. Die ALS-Diagnose wurde bestätigt. Die Videofluoroskopie und die fiberoptische Endoskopie ergaben ein deutlich erhöhtes Aspirationsrisiko mit reduziertem und ineffektivem Husten beim Verzehr von festen Mahlzeiten und wässrigen Flüssigkeiten. Daher wurde eine Ernährung mit weichen Speisen mit kalorischer Anreicherung und das schlückchenweise

Trinken von eingedickten Flüssigkeiten empfohlen. Der Patient wurde über die Vorteile einer frühzeitigen PEG-Anlage und die zur oralen Nahrungsaufnahme zusätzliche Ernährung über die PEG, insbesondere bei der Arbeit, aufgeklärt. Er entschied sich zunächst für die Ernährungsumstellung. Nach 3 Monaten hatte er weitere 7 kg abgenommen und bat um die Anlage einer PEG. Da seine forcierte Vitalkapazität (FVC) zu diesem Zeitpunkt bereits < 50 % des Referenzwertes betrug, wurde eine perkutane radiologische Gastrostomie (PRG) durchgeführt. Ein paar Wochen später berichtete er über gute Erfahrungen mit dieser neuen zusätzlichen Ernährungsmöglichkeit.

Einleitung

Da Essen und Trinken zwei der grundlegendsten Funktionen des Lebens sind, hat ihr progressiver Verlust starke Auswirkungen auf die Lebensqualität der Patienten und ihrer Angehörigen. Daher sind die Evaluation und die Behandlung der Schluckstörung, die multidisziplinär erfolgen sollten, ein zentraler Aspekt der Patientenversorgung.

Eine schlechte Ernährung und Gewichtsverluste sind bei ALS-Patienten häufig und haben funktionelle Folgen. Sie verstärken die Behinderung durch die Grundkrankheit und führen zur mentalen und körperlichen Verschlechterung, vermehrten Komplikationen und einer eingeschränkten Lebensqualität. Mangelernährte Patienten haben ein sieben Mal höheres Sterblichkeitsrisiko (Desport JC et al. 1999). Die Prävalenz der Mangelernährung liegt bei 16–55 % der ALS-Patienten. Insgesamt 21 % sind mittelschwer bis schwer mangelernährt, darunter auch Patienten ohne offensichtliche Schluckstörungen (Genton L et al. 2011; Worwood AM, Leigh PN 1998).

Häufigkeit der Dysphagie bei ALS

Die Entwicklung einer Dysphagie hängt vom Ort des signifikanten Neuronenuntergangs und der Erkrankungsdauer ab. Die für die ALS angegebene Prävalenz ist mit 48–100 % sehr variabel (Kuhlemeier KV 1994).

Bezogen auf die Erkrankungsdauer tritt die Dysphagie im Mittel vier Monate nach Krankheitsbeginn auf (McGuirt WF, Blalock D 1980). Im Krankheitsverlauf entwickeln fast 100 % der ALS-Patienten Beschwerden durch eine orale oder pharyngeale Beteiligung (Roller NW et al. 1974). In den Spätstadien der ALS ist die Dysphagie sehr häufig und führt oft durch eine Aspirationspneumonie – alleine oder in Verbindung mit einer respiratorischen Insuffizienz – zum Tod (O'Brien T et al. 1992).

In einer Studie des St Christopher's Hospice an 124 ALS-Patienten konnten nur 21 % der Patienten alle Speisen schlucken, 42 % nur halbfeste Speisen und 27 % nur flüssige oder pürierte Speisen. In dieser Studienpopulation mussten nur 8 % über eine Sonde ernährt werden. Außerdem gab es Probleme hinsichtlich des Essens an sich. Nur 19 % der Patienten konnten alleine essen und weitere 24 % konnten bei speziell zubereiteten Speisen mit veränderter Konsistenz ohne Hilfe essen. Die übrigen Patienten brauchten Unterstützung beim Essen (O'Brien T et al. 1992). Eine andere Hospizstudie gab bei 90 % der untersuchten ALS-Patienten eine Dysphagie an (Oliver D 1996).

Pathophysiologie

Alle drei anatomischen Ebenen, die bei der ALS betroffen sind, können zur Entwicklung einer Dysphagie führen:

1. Bei UMN (oberes Motoneuron)-Beteiligung treten supranukleäre Symptome/Zeichen auf (sog. Pseudobulbärparalyse).
2. Bei LMN (unteres Motoneuron)-Beteiligung der Hirnnervenkerne in der Medulla oblongata und der Pons, welche die Muskeln von Kiefer, Gesicht, Zunge, Pharynx und Larynx innervieren, werden das Kauen, Schlucken, Sprechen und die Stimme betroffen mit der Entwicklung der entsprechenden bulbären Symptome/Zeichen.
3. Auch die motorischen Neurone des Rückenmarks können betroffen sein. In diesem Fall führt die progrediente Atemfunktionsstörung zur Dysphagie. Unabhängig davon, ob der Beginn bulbär oder nichtbulbär war, schreitet die Dysphagie mit zunehmender respiratorischer Funktionsstörung fort (Hillel AD, Miller R 1989; Strand EA et al. 1996).

Die Symptome der Dysphagie entwickeln sich infolge des neuronalen Untergangs auf drei Ebenen – supranukleär, bulbär oder spinal. Oft besteht eine Kombination dieser Schädigungen.

Da neben der Nahrung auch der Speichel geschluckt wird, müssen die Patienten mit beiden Situationen fertig werden, um Komplikationen zu vermeiden. Anfangs bestehen oft nur Probleme beim Schlucken von Flüssigkeiten oder Speichel. Viele Patienten klagen über eine vermehrte Speichelproduktion, wobei sich keine messbare Zunahme der Sekretion, sondern nur Schwierigkeiten beim Schlucken des Speichels nachweisen lassen. Letztere erzeugen den Eindruck einer vermehrten Speichelproduktion (Newall AR et al. 1996). Daher sollte nicht von einer Hypersalivation sondern besser von einer Sialorrhö gesprochen werden. Mit zunehmendem Verlust des Muskeltonus und der Muskelkraft beim Lippenschluss beginnt der Patient zu speicheln. Da die Lippen nicht geschlossen gehalten werden können, wird zunehmend durch den Mund geatmet. Dadurch dicken die oralen Sekrete ein und sind schwerer zu schlucken.

Mit fortschreitender Krankheit kommt es während des Essens oft zur Erschöpfung, weil die Beweglichkeit und Kraft der Gesichtsmuskeln sowie der oralen und lingualen Muskeln abnimmt. Die Folgen sind Probleme bei der oralen Vorbereitung, dem Kauvorgang und dem oralen Nahrungstransport. Durch die schwachen Muskeln lassen sich wässrige Flüssigkeiten sowie trockene, krümelnde Speisen nur noch schwer verarbeiten. Durch den eingeschränkten Schluckreflex besteht die Gefahr der Aspiration (Robbins J 1987) und die Speisen rutschen nach unten, bevor der Kehldeckel geschlossen werden kann. Mit zunehmender Schwäche der Kehlkopfadduktion kann die späte Auslösung des Schluckreflexes nicht mehr kompensiert werden, sodass es zur Dekompensation des Larynx mit der Gefahr der Aspiration kommt. Als Aspiration wird der Eintritt von Material in den Larynx unterhalb der Stimmbänder bezeichnet, als Penetration der Eintritt von Material in den Larynx oberhalb der Glottis (=Stimmlippe mit Stimmritze und den zugehörigen Stellknorpeln). In diesem Stadium ist es entscheidend, dass der Patient über einen kräftigen Hustenreflex verfügt. Je weniger effektiv der Hustenstoß ist, umso gefährlicher wird die orale Nahrungsaufnahme. Durch die reduzierte Zungenkraft, die verzögerte Auslösung des Schluckreflexes und das schwache Anheben von Os hyoideum und Larynx wird der obere Ösophagussphinkter nur unzureichend geöffnet. Die Folge ist eine Retention von Speichel, Speisen und Flüssigkeiten in den Valleculae epiglotticae und den Sinus piriformes, wodurch das Aspirationsrisiko noch weiter ansteigt. Eine aktuelle Studie zeigte, dass die Druckprofile des Ösophagussphinkters bei ALS-Patienten nicht verändert sind (MacDougall G et al. 1995).

Auch die Abduktion und/oder Adduktion des Larynx können betroffen sein und die Dyspnoe verschlechtern. Gelegentlich muss dann besprochen werden, ob der Patient nicht von einem Tracheostoma profitieren würde (siehe Abschnitt »Operation«).

Beurteilung der Dysphagie

Für die Beurteilung der Dysphagie ist ein multidisziplinäres Vorgehen mit Zusammenarbeit von Neurologen, Hals-Nasen-Ohrenärzten, Logopäden, Diätassistenten, Physiotherapeuten und Ergotherapeuten erforderlich. Die klinische Evaluation umfasst das Erheben einer Anamnese, die Untersuchung des Schluckakts sowie die Evaluation der Kalorienaufnahme, des BMI und der respiratorischen Funktion (z. B. Vitalkapazität – VC). Der Logopäde untersucht die am Schlucken beteiligten Strukturen, beobachtet, ob der Patient Speisen und Flüssigkeiten schlucken kann, stuft das Aspirationsrisiko ein, plant therapeutische Maßnahmen zur Gewährleistung einer ausreichenden oralen Zufuhr und legt eine für den Patienten geeignete Diät fest. Eine derartige Evaluation sollte in bestimmten Abständen während des gesamten Krankheitsverlaufes durchgeführt werden.

Folgende Aspekte der oralen Phase des Schluckakts lassen sich direkt beobachten:

- Lippenfunktion: Die Fähigkeit, den Lippenschluss zu halten, ist wichtig, damit Speisen und Flüssigkeiten im Mund bleiben. Außerdem ermöglicht er einen positiven Druck in der Mundhöhle, die Einleitung des Schluckakts und das Anheben des Larynx. Beurteilt werden sollte auch, ob Nahrung von einem Besteck in den Mund genommen werden kann und der Gebrauch eines Strohhalms möglich ist.
- Zungenfunktion: Kraft, Häufigkeit, Koordination und Umfang der Zungenbewegungen erlauben Rückschlüsse auf die Fähigkeit, einen Bolus in den Mund aufzunehmen und zu kontrollieren und ihn effektiv in den Rachen zu schieben. Die Effizienz der Zungenfunktion lässt sich von Speiseresten im Mund nach dem Schlucken ableiten. Auch die Artikulation hängt von den Zungenbewegungen ab. Daher ist eine Dysarthrie ein Hinweis auf zu langsame oder eingeschränkte Zungenbewegungen.
- Pharynxfunktion: Die pharyngeale Phase kann zwar nicht direkt beobachtet werden, es lassen sich aber durch das Verfolgen des Schluckakts Rückschlüsse darauf gewinnen. Husten vor, während oder nach dem Schluckakt kann auf eine Penetration oder Aspiration hinweisen. Dabei muss aber bedacht werden, dass einige Menschen wegen eines zu schwachen Larynxschlusses und geschwächter Atemmuskeln nicht ausreichend oder gar nicht husten. Bei fehlendem Hustenreiz spricht man von einer stillen Penetration oder Aspiration. Da bei ALS-Patienten in der Regel keine sensiblen Ausfälle bestehen, entsteht die stille Penetration oder Aspiration, wie im Abschnitt Pathophysiologie beschrieben, durch eine Schwäche der Kehlkopf- oder Atemmuskeln. Am effektivsten lässt sich mittels Videofluoroskopie oder fiberoptischer Endoskopie klären, ob das aspirierte Material effektiv durch den Husten beseitigt wurde. Der Zeitpunkt und das Ausmaß der Larynxanhebung beim Schluckakt lässt sich grob abschätzen, indem man den Finger auf die suprahyoidalen Muskeln, das Os hyoideum und den Larynx legt und die Annäherung dieser Strukturen beim Schlucken beobachtet.

Videofluoroskopie und endoskopische Evaluation des Schluckens

Die Videofluoroskopie des Schluckens (VFSS) ist ein für die Evaluation von Schluckstörungen wichtiges Verfahren, da sie Informationen über orale, pharyngeale, laryngeale und ösophageale Veränderungen liefert. Untersucht werden die Koordination des Schluckakts, das Vorhandensein einer Penetration oder Aspiration sowie die Effizienz des Hustenreflexes. Anhand der Befunde wird ein Behandlungsplan aufgestellt und entschieden, ob die Ernährung umgestellt oder über alternative Ernährungsverfahren nachgedacht werden muss (Logemann JA et al. 1998; Wright RER, Jordan C 1997).

Wegen der häufigen respiratorischen Funktionsstörung und des hohen Aspirationsrisikos bei ALS-Patienten mit Dysphagie besteht bei einem modifizierten Bariumbreischluck (MBS) die Gefahr einer Aspirationspneumonie (Tsokos M et al.

1998), sodass er allenfalls bei geringer Dysphagie durchgeführt werden sollte. Da hyperosmolare Kontrastmittel, wie Gastrografin, bei Aspiration ein lebensgefährliches Lungenödem auslösen können (Trulzsch DV et al. 1992), sollte ein wasserlösliches, isoosmolares Kontrastmittel, das bei einer Aspiration keine signifikanten unerwünschten Wirkungen hat, gewählt werden (Miyazawa T et al. 1990).

Die transnasale fiberoptische endoskopische Evaluation des Schluckens (FEES) (Langmore SE 2001) stellt Pharynx und Larynx direkt dar und hilft bei der Beurteilung des Schluckens. Bei empfindlichen Patienten kann sie gelegentlich nur mit Schwierigkeiten durchgeführt werden und kann z. B. zu Hypersalivation oder zum ständigen Niesen führen.

VFSS und FEES sind einander ergänzende Verfahren und haben jeweils Vor- und Nachteile; bei beiden Untersuchungen können echte Speisen verwendet werden (Doggett DL 2002). Die FEES wird normalerweise gut von den Patienten toleriert, ist leichter zu transportieren als die VFSS und kann sogar bei bettlägerigen Patienten durchgeführt werden. Die VFSS liefert ein Bild des gesamten Schluckakts und stellt den gesamten Mund-Rachen-Raum mit dem oberen Ösophagussphinkter dar. VFSS und FEES erleichtern die Aufklärung der Patienten und ihrer Pflegepersonen, da sie das Schlucken und die mit einer oralen Nahrungsaufnahme verbundenen Risiken sehr plastisch darstellen. Außerdem können kompensatorische Strategien sowie der Nutzen von Modifikationen der Nahrungsaufnahme ausprobiert und vorgeführt werden (Leder SB et al. 2004).

Behandlung der Dysphagie

Lagerung

Der Patient sollte beim Essen und Trinken eine für ihn bequeme, meist aufrechte Position einnehmen. ALS-Patienten benötigen oft Unterstützung, weil die Anstrengung zu einem unerwünschten Tonusanstieg oder zur Erschöpfung führen kann. Hier ist oft das Hinzuziehen eines Physiotherapeuten sehr hilfreich.

Kompensationstechniken

Es gibt mehrere Kompensationstechniken, die den Patienten beim Schlucken helfen und das Aspirationsrisiko reduzieren können:

- Das supraglottische Schlucken erleichtert den Schluss der Stimmbänder beim Schlucken. Dazu hält der Patient beim Schlucken die Luft an und atmet unmittelbar danach kraftvoll aus (Ohmae Y et al. 1996). Dadurch werden penetrierte Speisereste oder Sekrete aus dem Vestibulum laryngis (=Supraglottis) befördert, um eine Aspiration zu verhindern. Diese Technik wird bei einem schwachen

Kehlkopfschluss und dem verzögerten Auslösen des Schluckreflexes empfohlen und ist für Patienten mit einer geringfügigen oralen, laryngealen und respiratorischen Funktionsstörung geeignet.
- Das Mendelsohn-Manöver hilft beim Öffnen des oberen Ösophagussphinkters und verlängert sein Offenstehen. Dazu muss der Patient die Aufwärtsbewegung des Larynx beim Schlucken für etwa 2 Sekunden halten. Diese Technik ist vor allem für Patienten mit einer gestörten Öffnung des oberen Ösophagussphinkters geeignet. Bei ALS-Patienten, bei denen kraftvolle Bewegungen nicht mehr möglich sind, kann das Mendelsohn-Manöver in abgeschwächter Form durchgeführt werden, da es keine zusätzlichen Beschwerden verursachen sollte.
- Haltungsänderungen sind oft für Patienten mit pseudobulbären Symptomen oder gestörten Zungenbewegungen (mit Problemen beim Einleiten des Schluckakts), aber mit intakter pharyngealer Phase des Schluckens hilfreich; sie können den Kopf in den Nacken legen, um den Speisebolus in den Hals zu leiten. Patienten mit bulbären Symptomen, Schwierigkeiten beim Auslösen des Reflexes und vorzeitigem Austritt von Flüssigkeiten können den Kopf nach vorne neigen (engl. Chin Tuck). Damit weder Speisen noch Flüssigkeiten austreten können, sollten die Patienten ihre Lippen dabei mit der Hand verschließen.

Die bei ALS möglichen neuropsychologischen Störungen sind meistens subtil und bleiben ohne umfassende neuropsychologische Testung unerkannt (Abrahams S et al. 1997) (▶ Kap. 8). Daher sind die kognitiven Voraussetzungen zur Umsetzung dieser Kompensationsmechanismen bei den meisten ALS-Patienten selbst in den Spätstadien der Krankheit gut.

Übungen

Eine Verbesserung der Schluckfunktion durch Übungen ließ sich bei ALS-Patienten nicht bestätigen. Vermutlich erschöpfen die Übungen die geschwächten Muskeln nur. In Einzelfallberichten verbesserten leichte bis mittelschwere Übungen den Bewegungsumfang für eine gewisse Zeit. Für einen kleinen Teil der Patienten mit langsam progredient verlaufender Krankheit können Übungen zum Erhalt der Funktion von begrenztem Nutzen sein. Sie helfen beim Lippenschluss und bei Zungenbewegungen.

Eine nützliche Übung besteht darin, die Patienten aufzufordern, ihre Schluckrate zu erhöhen, indem sie sich angewöhnen zu schlucken, bevor sie versuchen den Mund zu öffnen oder zu sprechen. Durch einen einfachen Wecker werden sie daran erinnert, in individuell festgelegten Abständen (z. B. einmal in der Minute) nach einem Piepen zu schlucken.

Da es bei Übungen häufig zur Erschöpfung kommt (Dal Bello-Haas V et al. 2008), sollten täglich nur kurze Therapiesitzungen mit Ruhepausen durchgeführt werden.

Veränderungen der Ernährung

Mit zunehmenden Schwierigkeiten beim Essen sollten die Patienten einem Diätassistenten/einer Diätassistentin vorgestellt werden, der/die Eßgewohnheiten ermittelt und berät, wie Patienten ihre Mahlzeiten mit Kalorien, Proteinen und Vitaminen anreichern können. Die Energiezufuhr sollte dem sich im Krankheitsverlauf ändernden Bedarf angepasst werden (Heffernan C et al. 2004). Sofern ein Patient sehr langsam isst, sollten längere Mahlzeiten eingeplant werden. Vermutlich wird dies in der Praxis meist nicht eingehalten, weil langsameres Essen eher sättigt und weil es den Patienten peinlich ist, dass sie länger als die anderen brauchen und sie ihre Mahlzeiten entsprechend einschränken. Außerdem ist den Patienten ihre Unbeholfenheit beim Essen oft unangenehm, weswegen sie lieber alleine essen oder nur das vom Teller essen, mit dem sie problemlos umgehen können.

Wenn das Kauen immer schwieriger wird und sich Aspirationen oder Würgen häufen, sind oft Umstellungen der Ernährung erforderlich, um die Nahrungszufuhr zu gewährleisten. Außerdem verkürzen sich dadurch extrem lange Mahlzeiten und die Erschöpfung und das Grauen vor den Mahlzeiten werden reduziert. Eine schlechte orale Vorbereitungsphase wird durch weiche oder pürierte Speisen kompensiert, die auch den oralen und pharyngealen Transport erleichtern. Die Aufnahme von Flüssigkeit ist wichtig, allerdings kommt es ab einem bestimmten Stadium häufig zum Verschlucken insbesondere von wässrigen Flüssigkeiten, sodass die Patienten mit eingedickten Getränken besser zurechtkommen. Die Speisen können mit handelsüblichen Pürierstäben und Mixern püriert oder verflüssigt werden. Dadurch werden sie halbfest und sind leichter zu schlucken. Pürierte Speisen werden ansprechender, wenn sie mit Dickungsmitteln und Gussformen wieder in ihre ursprüngliche Form gebracht werden. So können Fleisch, Gemüse und Kartoffeln wieder fast normal aussehen, wenn die verschiedenen Komponenten verflüssigt, mit einem Dickungsmittel vermengt und dann in ihrer ursprünglichen Form auf dem Teller angeordnet werden, sodass die Speise optisch wieder ansprechend wirkt. Die Erfahrung zeigt, dass halbfeste Speisen, die auf diese Weise angeboten werden, eher gegessen werden, als wenn sie in Form eines einförmig gefärbten Pürees ähnlich einem Babybrei serviert werden.

Zudem müssen Patienten und ihre Angehörigen lernen, wie adäquate Mahlzeiten zubereitet werden, die hochkalorisch oder aufgrund ihrer Konsistenz leichter zu kauen und zu schlucken sind (einschließlich dem Eindicken von Flüssigkeiten, um eine Dehydrierung zu vermeiden). Durch die Bauchwandschwäche und den fehlenden Glottisschluss (beides führt zu einem verminderten abdominellen Druck) kommt es zu einem weiteren Problem, der Obstipation. In diesem Fall müssen Ballaststoffe zugegeben werden. Das Auslösen des Schluckreflexes wird durch Geschmacksverstärkung und durch veränderte Temperatur gefördert. Gekühlte Getränke lassen sich oft leichter schlucken.

Eine aktuelle Studie zeigte, dass Veränderungen der Ernährung bei mehr als 90 % der Patienten mit leichter bis mittelschwerer Dysphagie von Nutzen sind (Kuhlemeier KV et al. 2001).

Essgeschwindigkeit

Die geschwächten Muskeln brauchen während der Mahlzeiten ausreichend Zeit, um ihre Bewegungen für den Schluckakt zu koordinieren und sich entsprechend zu erholen. Oft tolerieren die Patienten nur einen Speisebolus bestimmter Größe. Das Füttern der Patienten ist oft mühsam oder führt zu Unbehagen, weswegen der Logopäde den Pflegepersonen, und zwar sowohl den Angehörigen als auch dem Pflegepersonal, beibringen muss, wie jemand mit Dysphagie ohne Komplikationen gefüttert werden muss. Außerdem muss sichergestellt sein, dass die Speisen während der gesamten Mahlzeit warm und schmackhaft bleiben und ihre korrekte Konsistenz beibehalten.

Sicherheitsmaßnahmen

Während der Mahlzeiten sollten die Patienten Ablenkungen, wie Unterhaltungen, Fernsehen, Radio sowie andere laute oder belastende Situationen vermeiden. Wenn die Patienten sehr erschöpft sind, sollten sie mehrere kleine Mahlzeiten am Tag zu sich nehmen. Bei wiederholtem Verschlucken können die Pflegepersonen das Heimlich-Manöver durchführen.

Arten der künstlichen Ernährung

Mit zunehmender Dysphagie müssen auch andere Ernährungstechniken in Erwägung gezogen werden. Solange der Patient noch selber essen und trinken kann, können sie ergänzend durchgeführt werden (Oliver DJ, Turner MR 2010). Sie erhöhen die Lebensqualität, indem sie lange Mahlzeiten verhindern, sodass Zeit für andere Dinge zur Verfügung steht (siehe Fallbeispiel). Diese Entscheidungen müssen ausführlich mit dem Patienten und seinen Angehörigen besprochen werden und jeder Patient muss evaluiert und ein Behandlungsplan für ihn aufgestellt werden.

Ernährung über eine nasogastrale Sonde

Kleinlumige nasogastrale Sonden können zumindest kurzfristig zur Ernährung verwendet werden. Probleme entstehen, wenn die Sonde verrutscht, außerdem ist sie sehr offensichtlich und für den Patienten und seine Angehörigen unangenehm. Darüber hinaus scheint diese Form der Ernährung vermehrt zu Ulzera und zur Aspirationspneumonie zu führen (Norton B et al. 1996). Zusätzlich erhöht sie die oropharyngeale Sekretion.

Gastrostomie und Jejunostomie

Die feinlumige PEG sollte ALS-Patienten bereits frühzeitig im Krankheitsverlauf angeboten werden, da die Risiken der PEG-Anlage in diesem Stadium geringer sind und die Nahrungszufuhr über die Gastrostomie die orale Nahrungsaufnahme ergänzen kann. Bei einer Atemmuskelschwäche ist der Eingriff weitaus gefährlicher, da eine leichte Sedierung erforderlich ist (Mathus-Vliegen LMH et al. 1994). Hochrisikopatienten sollten möglichst keinen unnötigen Gefahren ausgesetzt werden. Außerdem muss klar sein, dass die Patienten und ihre Angehörigen den Eingriff wirklich wünschen und seine Konsequenzen verstanden haben. Die Entscheidung für eine PEG sollte erst nach einer ausführlichen Besprechung mit dem Patienten und seinen Angehörigen getroffen werden. Dieses Gespräch sollte möglichst rasch nach dem Beginn der Dysphagie und wenn die FVC noch > 50 % des Referenzwertes ist stattfinden, um die Risiken des Eingriffs zu reduzieren (Miller RG et al. 1999).

Auch früher im Krankheitsverlauf ist das Verfahren nicht ohne Risiken. Die Mortalität liegt bei 1:100 und beruht überwiegend auf Problemen wie einer Pneumonie. Klinische Kontraindikationen sind Gerinnungsstörungen, eine portale Hypertonie oder ein Aszites, eine Magenausgangsstenose, vorausgegangene Eingriffe am Magen, schwere kardiopulmonale Krankheiten und eine Clostridium-difficile-assoziierte Diarrhö.

Es wurden zwar schwere Komplikationen wie Peritonitis und Phlegmone beschrieben, meist treten aber nur geringe Komplikationen wie lokale Hautinfektionen, ein Reflux oder mechanische Probleme seitens des Schlauches auf. Die Techniken zum Legen einer PEG sind hinlänglich anderenorts beschrieben.

Jejunostomien wurden erfolgreich bei Patienten mit neurologischer Dysphagie eingesetzt. Ihr Vorteil besteht darin, dass die Nahrung direkt in das Jejunum gelangt, sodass es nicht zu Beschwerden durch einen Reflux in den Pharynx kommen kann. Leider ist zum Legen einer Feinnadel-Katheter-Jejunostomie eine Allgemeinanästhesie mit Minilaparoskopie erforderlich. Alternativ kann bei Reflux eine PEG gelegt werden, durch die unter endoskopischer Sicht ein feinlumiger Jejunalschlauch in das Jejunum vorgeschoben wird.

Für das Legen einer PRG muss keine Sedierung erfolgen (Chiò A et al. 2004). Sie kommt infrage, wenn die respiratorische Reserve eines Patienten so sehr eingeschränkt ist, dass eine PEG als zu schwierig eingestuft wird und mit einer erhöhten Morbidität und Mortalität einhergehen würde. Bei einer FVC < 50 % ist während des Legens der PEG oder PRG eine nicht-invasive Überdruckbeatmung (NIPPV) mit Sauerstoffgabe möglich (Park JH, Kang SW 2009).

Die Ernährung über eine PEG verbessert nachweislich den Ernährungszustand und das Überleben der Patienten (Miller RG et al. 2009). In einer Studie an 35 ALS-Patienten besserte sich der BMI der Patienten mit einer PEG, während er sich bei den Kontrollen verschlechterte. Nach sechs Monaten war die Mortalität der PEG-Patienten niedriger als in der Kontrollgruppe (Mazzini L et al. 1995). Andere Studien belegten eine mögliche Verbesserung der Lebensqualität und wiesen bei den meisten Patienten ein konstantes Gewicht oder eine Gewichtszunahme nach (Miller RG et al. 2009).

Hinsichtlich der künstlichen Ernährung werden immer wieder ethische Bedenken laut, da die Gefahr besteht, dass das Leben trotz sinkender Lebensqualität weiter verlängert wird, obwohl der Patient es beenden möchte (Lennard-Jones JE 1999). Daher müssen der Patient und seine Angehörigen umfassend an der Entscheidung über das Legen einer PEG beteiligt und ausführlich darüber aufgeklärt werden, welche Auswirkungen die PEG bzw. ihr Fehlen jeweils auf die Lebensqualität und das Überleben haben. Außerdem muss sichergestellt sein, dass der Patient und seine Angehörigen mit der Applikation der Sondennahrung nicht überfordert sind und dass es in ihrem Umfeld entsprechende Dienstleister und Unterstützung für sie gibt (Oliver DJ, Turner MR 2010).

Behandlung von Sialorrhö und Verschleimung

Oft treten bei den Patienten Probleme mit den oropharyngealen Sekretionen auf. Obwohl sich die Speichelproduktion nicht erhöht, entwickelt sich durch den gestörten Schluckakt eine Sialorrhö. Die Patienten sollten versuchen, häufig zu schlucken (z. B. bevor sie den Mund öffnen oder sprechen wollen), damit ihr Mund speichelfrei ist.

Möglicherweise klagen die Patienten auch besonders beim Aufwachen über Mundtrockenheit, mit zunehmender Erschöpfung oder nach Mahlzeiten kommt es dann aber wieder zum Speichelfluss. Abhängig von der Art des Problems gibt es verschiedene Herangehensweisen. Wenn die Schleimsekretionen zu dick und klebrig sind, kann das schlückchenweise Trinken von Fruchtsäften, insbesondere von dunklem Traubensaft, von Nutzen sein. Das Schlürfen von Wasser reicht bei Mundtrockenheit, später ist aber oft künstlicher Speichel erforderlich. Spezielle enzymhaltige Zahnpflegeprodukte, wie Mundspülungen und Zahnpasta ohne Alkohol und Pfefferminze, sowie orales Feuchtigkeitsgel sind gelegentlich hilfreich.

Medikamentöse Maßnahmen

Die Reduktion des Speichelflusses bei speichelnden ALS-Patienten ist mit transdermalen Scopolamin-Pflastern für 24–72 h (Talmi YP et al. 1989) sowie mit anderen Anticholinergika, wie Atropin, oder Antidepressiva, wie Amitriptylin, möglich. Die Injektion von Botulinumtoxin in die Glandulae parotides und die Glandulae submandibulares ist ebenfalls gut verträglich und kann bei Sialorrhö zur Reduktion dieses sozial behindernden Symptoms beitragen (Stone CA, O'Leary N 2009) (▶ Kap. 9).

Bei einer Schluckstörung durch zähen Schleim hilft oft N-Acetylcystein (Kelly GS 1998), das aber für viele ALS-Patienten mit schwachem Hustenstoß von nur begrenztem Nutzen ist. In diesen Fällen kann zur Unterstützung des Hustenstoßes ein mechanischer Insufflator-Exsufflator (MI-E), wie z. B. Cough Assist®, benutzt werden.

Ein gastroösophagealer Reflux ist häufig und kann die Schluckstörungen und respiratorischen Beschwerden verstärken oder sogar auslösen (Cote DN, Miller RH 1995). Daher sollten ALS-Patienten mit Reflux Protonenpumpenhemmer, wie Omeprazol, erhalten.

Operation

Eine Palliativoperation sollte nur bei ausgewählten ALS-Patienten mit Dysphagie und sehr zurückhaltend erwogen werden, da das chirurgische Trauma zum neuronalen Untergang und einem progredienten ALS-Verlauf beitragen kann (Sostarko M et al. 1998). Außerdem wurde unter Allgemeinanästhesie eine hohe perioperative Mortalität beschrieben (Short SO, Hillel AD 1989). Unter den operativen Verfahren wird die Effizienz der krikopharyngealen Myotomie auch weiterhin kontrovers beurteilt. Die Indikation für diesen Eingriff wäre bei einem hypertonen oberen Ösophagusspinkter gegeben, es müssen jedoch mehrere Voraussetzungen erfüllt sein (Kelly JH 2000):

- Krikopharyngeale Dysfunktion.
- Normale Anhebung von Os hyoideum und Larynx.
- Durch die Schlucktherapie (z. B. Einsatz des Mendelsohn-Manövers) konnte keine Öffnung des oberen Ösophagussphinkters erzielt werden.
- Der pharyngeale Druck reicht aus, um einen Bolus durch den offenen Sphinkter zu schieben.
- Es sollte kein gastroösophagealer Reflux vorliegen.

Diese Voraussetzungen sind selten alle bei einem ALS-Patienten erfüllt. Eine aktuelle Studie zeigte, dass die Druckprofile im oberen Ösophagussphinkter bei ALS nicht verändert sind (MacDougall G et al. 1995). Daher ist die Behandlung der Dysphagie mittels krikopharyngealer Myotomie für die meisten ALS-Patienten ungeeignet.

Um eine irreversible Myotomie zu vermeiden, sind Injektionen von Botulinumtoxin in den oberen Ösophagussphinkter eine Alternative (Schneider I et al. 1994). Für diese Intervention gelten jedoch die gleichen Voraussetzungen wie für die krikopharyngeale Myotomie. Da bei ALS-Patienten nach der fokalen Injektion von Botulinumtoxin eine allgemeine Schwäche beschrieben wurde (Mezaki T et al. 1996), kann dieser Eingriff nicht allgemein empfohlen werden.

Bei ALS-Patienten, die ihre eigenen Sekretionen nicht ohne Gefahr der Aspiration schlucken können, sollte mit dem Patienten und seinen Angehörigen die Möglichkeit eines Tracheostomas besprochen werden (Borasio GD et al. 1998) (▶Kap. 6).

Beurteilung der Effizienz

Die Beurteilung des Ernährungsstatus spielt eine zentrale Rolle. Dazu wird eine Ernährungsanamnese erhoben und der BMI bestimmt, um eine Mangelernährung, d. h. einen BMI $< 18,5 \text{ kg/m}^2$, zu verhindern. Auch Dysphagie-spezifische Skalen, wie der bulbäre Abschnitt der Norris Scale, die bulbären Abschnitte der ALS Functional Rating Scale-R (ALS FRS-R) und die Dysphagia Outcome Severity Scale (DOSS), können zum Einsatz kommen (Kidney D et al. 2004). Für die Beurteilung der Dysphagie-spezifischen Lebensqualität sind die SWAL-QOL und die SWAL-CARE geeignete Instrumente (McHorney CA et al. 2002).

Schlussfolgerung

Zur optimalen Versorgung von ALS-Patienten gehört die Beachtung von Problemen der Flüssigkeits- und Nahrungsaufnahme. Wenn die normalen Mechanismen zu versagen beginnen, sollte ein multidisziplinäres Team hinzugezogen werden, damit der Patient eine leicht bis mittelschwere Einschränkung des Schluckaktes überwinden kann. Durch die Anwendung bestimmter Techniken kann das Schlucken erleichtert werden, ebenso durch das Anbieten von attraktiven Speisen mit halbfester Konsistenz. Auch andere Anpassungen, wie die Körperhaltung und der Einsatz von Hilfsmitteln, die vom Patienten leicht angewendet werden können, erleichtern die orale Aufnahme. Mit fortschreitender Dysphagie sollten Verfahren der künstlichen Ernährung über eine Gastrostomie, Jejunostomie oder eine nasogastrale Sonde erwogen werden, sofern der Patient dem vollständig zustimmt und die Kooperation der Angehörigen und Pflegepersonen sichergestellt ist.

Literatur

Abrahams S., Goldstein L. H., Al-Chalabi A., Pickering A., Morris R. G., Passingham R. E. et al. (1997) Relation between cognitive dysfunction and pseudobulbar palsy in amyotrophic lateral sclerosis. Journal of Neurology, Neurosurgery, and Psychiatry 62: 464–72.
Borasio G. D., Sloan R., Pongratz D. E. (1998) Breaking the news in amyotrophic lateral sclerosis. Journal of Neurological Science 160 (Suppl. 1): 127–33.
Chiò A., Galletti R., Finocchiaro C., Righi D., Ruffino M. A., Calvo A. et al. (2004) Percutaneous radiological gastrostomy: a safe and effective method of nutritional tube placement in advanced ALS. Journal of Neurology, Neurosurgery, and Psychiatry 75: 645–7.
Cote D. N., Miller R. H. (1995) The association of gastroesophageal reflux and otolaryngologic disorders. Comprehensive Therapy 21: 80–4.
Dal Bello-Haas V., Florence J. M., Krivickas L. S. (2008) Therapeutic exercise for people with amyotrophic lateral sclerosis or motor neuron disease. Cochrane Database of Systematic Reviews 16: CD005229.
Desport J. C., Preux P. M., Truong T. C., Vallat J. M., Sautereau D., Couratier P. (1999) Nutritional status is a prognostic factor for survival in ALS patients. Neurology 53: 1059–63.
Doggett D. L., Turkelson C. M., Coates V. (2002) Recent developments in diagnosis and intervention for aspiration and dysphagia in stroke and other neuromuscular disorders. Current Atherosclerosis Reports 4: 311–18.

Genton L., Viatte V., Janssens J. P., Héritier A. C., Pichard C. (2011) Nutritional state, energy intakes and energy expenditure of amyotrophic lateral sclerosis (ALS) patients. Clinical Nutrition 30: 553–9.
Heffernan C., Jenkinson C., Holmes T., Feder G., Kupfer R., Leigh P. N. et al. (2004) Nutritional management in MND/ALS patients: an evidence based review. Amyotrophic Lateral Sclerosis and Other Motor Neuron Disorders 5: 72–83.
Hillel A. D., Miller R. (1989) Bulbar amyotrophic lateral sclerosis: patterns of progression and clinical management. Head and Neck 11: 51–5.
Kelly G. S. (1998) Clinical applications of N-acetylcysteine. Alternative Medicine Review 3: 114–27.
Kelly J. H. (2000) Management of upper esophageal sphincter disorders: indications and complications of myotomy. American Journal of Medicine 108 (Suppl. 4a): 43S–46S.
Kidney D., Alexander M., Corr B., O'Toole O., Hardiman O. (2004) Oropharyngeal dysphagia in amyotrophic lateral sclerosis: neurological and dysphagia specific rating scales. Amyotrophic Lateral Sclerosis and Other Motor Neuron Disorders 5: 150–3.
Kuhlemeier K. V. (1994) Epidemiology and dysphagia. Dysphagia 9: 209–17.
Kuhlemeier K. V., Palmer J. B., Rosenberg D. (2001) Effect of liquid bolus consistency and delivery method on aspiration and pharyngeal retention in dysphagia patients. Dysphagia 16: 119–22.
Langmore S. E. (ed.) (2001) Endoscopic evaluation and treatment of swallowing disorders. New York: Thieme.
Leder S. B., Novella S., Patwa H. (2004) Use of fiberoptic endoscopic evaluation of swallowing (FEES) in patients with amyotrophic lateral sclerosis. Dysphagia 19: 177–81.
Lennard-Jones J. E. (1999) Giving or withholding fluid and nutrients: ethical and legal aspects. Journal of the Royal College of Physicians London 33: 39–45.
Logemann J. A., Rademaker A. W., Pauloski B. R., Ohmae Y., Kahrilas P. J. (1998) Normal swallowing physiology as viewed by videofluoroscopy and videoendoscopy. Folia Phoniatrica et Logopaedica 50: 311–19.
MacDougall G., Wilson J. A., Pryde A., Grant R. (1995) Analysis of the pharyngoesophageal pressure profile in amyotrophic lateral sclerosis. Otolaryngology – Head and Neck Surgery 112: 258–61.
Mathus-Vliegen L. M. H., Louwerse L. S., Merkus M. P., Tytgat G. N. J., Vienney de Jong J. M. B. (1994). Percutaneous endoscopic gastrostomy in patients with amyotrophic lateral sclerosis and impaired pulmonary function. Gastrointestinal Endoscopy 40: 463–9.
Mazzini L., Corra T., Zaccala M., Mora G., Del Piano M., Galante M. (1995) Percutaneous endoscopic gastrostomy and enteral nutrition in amyotrophic lateral sclerosis. Journal of Neurology 242: 695–8.
McGuirt W. F., Blalock D. (1980) The otolaryngologist's role in the diagnosis and treatment of amyotrophic lateral sclerosis. Laryngoscope 90: 1496–501.
McHorney C. A., Robbins J., Lomax K., Rosenbek J. C., Chignell K., Kramer A. E. et al. (2002) The SWAL-QOL and SWAL-CARE outcomes tool for oropharyngeal dysphagia in adults: III. Documentation of reliability and validity. Dysphagia 17: 97–114.
Mezaki T., Kaji R., Kohara N., Kimura J. (1996) Development of general weakness in a patient with amyotrophic lateral sclerosis after focal botulinum toxin injection. Neurology 46: 845–6.
Miller R. G., Jackson C. E., Kasarskis E. J., England J. D., Forshew D., Johnston W. et al. (2009) Practice parameter update: the care of the patient with amyotrophic lateral sclerosis: drug, nutritional, and respiratory therapies (an evidence-based review): report of the Quality Standards Subcommittee of the American Academy of Neurology. Neurology 73: 1218–26.
Miller R. G., Rosenberg J. A., Gelinas D. F., Mitsumoto H., Newman D., Surit R. (1999) Practice parameter: the care of the patient with amyotrophic lateral sclerosis (an evidence-based review). Neurology 52: 1311–23.
Miyazawa T., Sho C., Nakagawa H., Oshino N. (1990) Effect of water-soluble contrast medium on the lung in rats. Comparison of iotrolan, iopamidol, and diatrizoate. Investigative Radiology 25: 999–1003.

Newall A. R., Orser R., Hunt M. (1996) The control of oral secretions in bulbar ALS/MND. Journal of Neurological Science 139: 43–4.
Norton B., Holmer-Ward M., Donnelly M. T., Long R. G., Holmes G. K. T. (1996) A randomised prospective comparison of percutaneous endoscopic gastrostomy and nasogastric tube feeding after acute dysphagic stroke. British Medical Journal 312: 13–16.
O'Brien T., Kelly M., Saunders C. (1992) Motor neurone disease: a hospice perspective. British Medical Journal 304: 471–3.
Ohmae Y., Logemann J. A., Hanson D. G., Kahrilas P. J. (1996) Effects of two breathholding maneuvers on oropharyngeal swallow. Annals of Otology, Rhinology, and Laryngology 105: 123–31.
Oliver D. (1996) The quality of care and symptom control—the effects on the terminal phase of ALS/MND. Journal of Neurological Science 139 (Suppl.): 134–6.
Oliver D. J., Turner M. R. (2010). Some difficult decisions in ALS/MND. Amytrophic Lateral Sclerosis 11: 339–43.
Park J. H., Kang S. W. (2009) Percutaneous radiologic gastrostomy in patients with amyotrophic lateral sclerosis on noninvasive ventilation. Archives of Physical Medicine and Rehabilitation 90: 1026–9.
Robbins J. (1987) Swallowing in ALS and motor neuron disorders. Neurologic Clinics 5: 213–29.
Roller N. W., Garfunkel A., Nichols C., Ship I. I. (1974) Amyotrophic lateral sclerosis. Oral Surgery, Oral Medicine, and Oral Pathology 37: 46–52.
Schneider I., Thumfart W. F., Pototschnig C., Eckel H. E. (1994) Treatment of dysfunction of the cricopharyngeal muscle with botulinum A toxin: introduction of a new, noninvasive method. Annals of Otology, Rhinology, and Laryngology 103: 31–5.
Short S. O., Hillel A. D. (1989) Palliative surgery in patients with bulbar amyotrophic lateral sclerosis. Head and Neck 11: 364–9.
Sostarko M., Vranjes D., Brinar V., Brzovic Z. (1998) Severe progression of ALS/MND after intervertebral discectomy. Journal of Neurological Science 160 (Suppl. 1): 42–6.
Stone C. A., O'Leary N. (2009) Systematic review of the effectiveness of botulinum toxin or radiotherapy for sialorrhea in patients with amyotrophic lateral sclerosis. Journal of Pain and Symptom Management 37: 246–58.
Strand E. A., Miller R. M., Yorkston K. M., Hillel A. D. (1996) Management of oralpharyngeal dysphagia symptoms in amyotrophic lateral sclerosis. Dysphagia 11: 129–39.
Talmi Y. P., Finkelstein Y., Zohar Y. (1989) Reduction of salivary flow in amyotrophic lateral sclerosis with Scopoderm TTS. Head and Neck 11: 565.
Trulzsch D. V., Penmetsa A., Karim A., Evans D. A. (1992) Gastrografin-induced aspiration pneumonia: a lethal complication of computed tomography. Southern Medical Journal 85: 1255–6.
Tsokos M., Schulz F., Vogel H. (1998) Barium aspiration with fatal outcome. Aktuelle Radiologie 8: 201–3.
Worwood A. M., Leigh P. N. (1998) Indicators and prevalence of malnutrition in motor neuron disease. European Neurology 40: 159–63.
Wright R. E. R., Jordan C. (1997) Videofluoroscopic evaluation of dysphagia in motor neurone disease with modified barium swallow. Palliative Medicine 11: 44–8.

8 Kognitive Dysfunktion

Laura H. Goldstein

Zusammenfassung

Neben dem relativ kleinen Anteil von ALS-Patienten, bei dem eine frontotemporale Demenz auftritt, bestehen bei einem nicht unerheblichen Anteil von Patienten ohne manifeste Demenz leichte bis mittelschwere kognitive Einschränkungen. Diese betreffen hauptsächlich die exekutiven Funktionen. Oft kommt es zu Gedächtnisstörungen und einer zunehmenden Beteiligung der Sprache. Krankheitsbedingte Faktoren, bipolare Störungen und Medikamente tragen zur kognitiven Beeinträchtigung bei und müssen bei der Beurteilung der kognitiven Fähigkeiten berücksichtigt werden. Es gibt zwar keine Studien über die Effektivität psychologischer Interventionen bei ALS-Patienten mit kognitiver Dysfunktion, es ist jedoch davon auszugehen, dass sich kognitive neuropsychologische Rehabilitationstechniken anwenden lassen. Die Entwicklung von Interventionen zur Behandlung der bei ALS-Demenz möglichen Verhaltensstörungen orientiert sich an den Ansätzen bei anderen neurodegenerativen Krankheiten, insbesondere der frontotemporalen Demenzen (FTDs). ALS-Patienten sollten Zugang zu klinischen Neuropsychologen haben, die eine kognitive Dysfunktion erfassen, das Verhalten beurteilen und mit anderen Mitgliedern des klinischen Teams zusammenarbeiten können, sodass der ALS-Patient und seine Pflegepersonen eine optimale Unterstützung erhalten.

Fallbeispiel

Bei dem 55-jährigen Herrn M.K. wurde vor zwei Jahren eine ALS diagnostiziert. Er ist verheiratet und hat drei Kinder. Vor Kurzem hatte er eine schwere Dysarthrie entwickelt und benutzte nun, wenn auch nicht besonders effizient, einen Lightwriter. Seine Sprachproduktion mit diesem Hilfsmittel, einschließlich dem Schreiben, war immer stärker eingeschränkt, obwohl er körperlich durchaus in der Lage gewesen wäre, lesbar zu schreiben. Seine Angehörigen berichteten, dass er sich nicht merken könne, was sie ihm über aktuelle Ereignisse erzählen würden; außerdem sei er recht impulsiv bei seinen Schluckversuchen und nicht in der Lage, die Ratschläge seines Logopäden zum sicheren Schlucken umzusetzen. Eine klinisch-neuropsychologische Testung ergab bei Herrn M.K. Einschränkungen in mehreren kognitiven Domänen mit Auswirkungen auf seine Alltagsaktivitäten. Der Verdacht auf eine Gedächtnisstörung erhärtete sich bei der Testung, wobei allerdings auch festgestellt wurde, dass er komplexere Grammatik nicht mehr verstand, weswegen der Eindruck entstanden sein könnte, dass er sich nicht an das Gesagte erinnerte, obwohl er es einfach nur nicht verstanden hatte. Außerdem hatte er wohl auch Schwierigkeiten damit, seine Aufmerksamkeit auf mehrere Personen zu verteilen, die ihm verschiedene Dinge erzählten, an die er sich ihrer Ansicht nach erinnern sollte. Die bei der Testung beobachtete Perseveration könnte zu seinen Problemen beim Umgang mit dem Lightwriter und, noch wichtiger, den Schwierigkeiten beim sicheren Essen beigetragen haben. Auch seine Probleme beim Benennen und bei der Wortbildung in der Testung unterstrichen den Eindruck einer im Alltag reduzierten Sprachproduktion beim Schreiben bzw. beim Gebrauch des Lightwriters. Herr M.K. wurde über die bei der Testung ermittelten kognitiven Defizite aufgeklärt, ebenso seine Angehörigen, damit sie die Kommunikation mit ihm verbessern konnten. Mitglieder des Behandlungsteams wurden ebenfalls von den Ergebnissen unterrichtet, mit dem Ziel der Anpassung ihrer Anweisungen an die kognitiven Einschränkungen des Patienten. Dies betraf insbesondere die Richtlinien, die er beim Essen befolgen sollte.

Einleitung

Früher wurde die ALS als eine neurodegenerative Erkrankung ohne Beeinträchtigung der kognitiven Funktionen betrachtet. Inzwischen gibt es aber immer mehr Belege dafür, dass zumindest bei manchen der Betroffenen objektivierbare kognitive Einschränkungen auftreten (Goldstein LH, Abrahams S 2013). Sie sind unterschiedlich stark ausgeprägt und reichen schlimmstenfalls bis zur Demenz. Dieses Kapitel befasst sich mit der Art dieser kognitiven Störungen und ihren praktischen Auswirkungen auf den Alltag.

Außerdem muss darauf hingewiesen werden, dass sich viele ALS-Patienten und ihre Pflegepersonen der Möglichkeit einer kognitiven Beeinträchtigung nicht bewusst sind. Hier ist es sehr wichtig, wie derartige ALS-Folgen kommuniziert werden, da Patienten, die für sich eine kognitive Störung erwarten, oft andere Behandlungsentscheidungen treffen (Silverstein MD et al. 1991).

ALS und Demenz

Früher wurde davon ausgegangen, dass etwa 3 % der sporadischen und 15 % der familiären ALS-Fälle mit einer FTD einhergehen können (Neary D et al. 1990; Neary D et al. 2000). Aktuellere Schätzungen gehen bei der sporadischen ALS aufgrund der inzwischen verbesserten diagnostischen FTD-Kriterien von einer höheren Prävalenz der Demenz aus (Lomen-Hoerth C et al. 2003; Ringholz GM et al. 2005). In derartigen Fällen kommt es zu deutlichen Störungen von Verhalten, Persönlichkeit und Kognition im Sinne einer frontalen Dysfunktion. Oft gehen diese Veränderungen den körperlichen ALS-Symptomen voraus und etwa 10 % der FTD-Patienten entwickeln eine ALS.

In der neuropsychologischen Testung wurden eingeschränktes abstraktes Denken, rigides Denken, eine reduzierte Eloquenz, eine schlechte Reaktionshemmung, Störungen der Aufmerksamkeit und des Benennens sowie eine nichtflüssige Dysphasie beschrieben. Das Gedächtnis ist unterschiedlich stark betroffen, wobei die eher posterioren Funktionen vermutlich ausgespart bleiben (siehe dazu z. B. die Arbeiten von Neary et al. (Neary D et al. 1990), Peavy et al. (Peavy GM et al. 1992) und Vercelletto et al. (Vercelletto M et al. 1999)).

Die praktischen Auswirkungen der Demenz bei ALS-Patienten wurden bislang kaum untersucht. Durch sozial unangemessenes Verhalten und andere Verhaltensauffälligkeiten, die sich gelegentlich mit Enthemmung, Witzeln, Ungeduld, Esslust sowie mit stereotypen Gesten äußern (Vercelletto M et al. 1999), werden jedoch der Alltag und die Versorgung der Patienten beinträchtigt. Schulz et al. (Schulz PE et al. 2005) beschrieben bei ihren Patienten mit sporadischer ALS verschiedene Unterformen der FTD. Bei den meisten bestand ein dysexekutives Verhalten, wie es für eine frontolaterale Beteiligung typisch ist, und bei einem kleinen Teil ein enthemmtes Verhalten, eine primär progressive Aphasie oder eine semantische Demenz.

ALS-Aphasie

Bak et al. (Bak TH et al. 2001) beschrieben sechs Patienten mit ALS, bei denen bereits frühzeitig Kommunikationsstörungen auftraten. Alle ihre Patienten entwickelten eine progressive nichtflüssige Aphasie und fünf Patienten zeigten zusätzlich Störungen der Syntax. Interessant ist dabei, dass das Verständnis und die Produktion von Verben stärker betroffen waren als von Substantiven und dass dieses relative Defizit persistierte. In den folgenden 6–12 Monaten traten allmählich die klassischen körperlichen ALS-Befunde hinzu. Die Verhaltensstörungen reichten von einer leichten Anosognosie (= Nichterkennen bestimmter neurologischer Defizite) bis zu Persönlichkeitsveränderungen im Sinne einer FTD, die in drei Fällen post mortem bestätigt wurde. Basierend auf ihren Ergebnissen unterstützen Bak et al. die allgemeingültige wissenschaftliche Meinung (Doran M et al. 1995), wonach zwar die Existenz einer ALS-Demenz allgemein anerkannt ist, die Inzidenz einer ALS-Aphasie aber vermutlich unterschätzt wird. Letztere kann auch ohne die für die ALS-Demenz typischen »frontalen« Symptome/Zeichen auftreten.

Verhaltensstörungen ohne Demenz

Mehrere Studien legen nahe, dass ein signifikanter Anteil der ALS-Patienten Verhaltensveränderungen im Sinne einer subklinischen Form der Verhaltensvariante der FTD aufweist. Sie wurden als ALS-Verhaltensstörungen (ALS-bi) (Murphy JM et al. 2007) bezeichnet. Vor Kurzem wurde festgelegt (Strong MJ et al. 2009), dass mindestens zwei nicht überlappende unterstützende Merkmale, die von den etablierten Kriterien für die Verhaltensvariante der FTD abgeleitet wurden, vorhanden sein müssen, um eine ALS-bi zu diagnostizieren (Neary D et al. 1998; Rascovsky K et al. 2007). Eine Befragung von Pflegepersonen zum Umfang der Verhaltensänderungen bei ALS (Gibbons ZC et al. 2008) ermittelte folgende Beschwerden der Pflegepersonen über die ALS-Patienten:

- Egozentrik/Egoismus (69 %)
- Reizbarkeit (63 %)
- Verändertes sensibles Verhalten (vermehrte Empfindlichkeit gegenüber sensiblen Reizen, Wärme und Kälte und/oder reduziertes Schmerzempfinden) (50 %)
- Apathie/reduziertes Interesse an Aktivitäten (38 %)
- Emotionales Abstumpfen (25 %)
- Verlust des Schamgefühls (19 %)
- Vernachlässigung der Körperhygiene (19 %)
- Repetitives Verhalten, Zwänge, Rituale (19 %)
- Sozial enthemmtes Verhalten (13 %)
- Fehlende Krankheitseinsicht (13 %)
- Vermehrte Aggressivität (13 %)

Außerdem wurde oft eine Veränderung der Essgewohnheiten bemerkt. Manche Veränderungen passten eher zum semantischen Subtyp der FTD, im Vordergrund standen aber die für die Verhaltensvariante der FTD typischen Merkmale.

Wenn bei einem Patienten eine ALS-bi diagnostiziert wird, muss sichergestellt sein, dass die Verhaltensänderung neu aufgetreten und behindernd ist und sich nicht alleine durch die krankheitsbedingten körperlichen Einschränkungen erklären lässt. Dazu müssen Informationen von mindestens zwei Quellen, einschließlich Pflegepersonen, eingeholt werden, muss der ALS-Patient beobachtet werden und/oder müssen standardisierte Fragebögen (die an anderer Stelle besprochen werden (Goldstein LH, Abrahams S 2013; Goldstein LH 2012)) ausgefüllt werden.

Kognitive Dysfunktion ohne Demenz

In den letzten etwa 25 Jahren bestand aufgrund von neuropsychologischen Studien ein großes Interesse an den bei ALS möglichen kognitiven Funktionsstörungen, wodurch noch mehr derartige Studien durchgeführt wurden (Goldstein LH, Abrahams S 2013; Phukan J et al. 2007). Wegen Bedenken hinsichtlich der Übertragbarkeit der Ergebnisse von Studien an sehr stark selektierten klinisch-stationären Patienten auf alle ALS-Patienten, wurden populationsbasierte Studien gefordert, die Daten zur Prävalenz und Art der Behinderung liefern sollen (Goldstein LH, Abrahams S 2013). Allerdings scheinen die beiden Ansätze zu ähnlichen Ergebnissen zu führen.

Bei vielen Menschen sind die kognitiven Defizite so schwach ausgeprägt, dass sie nur bei einer formalen neuropsychologischen Testung offensichtlich werden. In anderen Fällen weist ein verändertes Alltagsverhalten auf eine gestörte Kognition hin. Ob derartige Defizite entdeckt werden, hängt auch davon ab, ob eine Klinik routinemäßig alle ALS-Patienten (weil die Ressourcen es ermöglichen) zur neuropsychologischen Testung überweist oder ob dies nur ALS-Patienten mit kognitiven Defiziten vorbehalten ist. Aus praktischer Sicht lenkt die erforderliche körperliche Pflege von ALS-Patienten oft von subtilen kognitiven Veränderungen ab, die dann auf Stimmungsschwankungen oder andere psychische Reaktionen auf die Krankheit zurückgeführt werden.

Exekutivfunktionen

Die am häufigsten bei ALS-Patienten beobachteten kognitiven Probleme betreffen die exekutiven Funktionen. Diese Funktionen sind an der Organisation und Planung von Verhalten, geistiger Flexibilität, der Fähigkeit, zwischen Tätigkeiten zu wechseln und die Aufmerksamkeit zu teilen sowie dem Befolgen von Regeln beteiligt. Zudem hemmen sie gegebenenfalls Reaktionen, fördern ein abstraktes statt nur konkretes Denken und sorgen dafür, dass flüssige Antworten gegeben werden.

Es gibt zahlreiche neuropsychologische Tests, mit denen diese Fähigkeiten überprüft werden können. Dabei ermittelten die verschiedenen Studien ein konsistentes Muster, wonach bei der Gruppe der ALS-Patienten die Sprechgeschwindigkeit reduziert ist, d. h. dass sie weder schnell sprechen noch schnell schreiben können. Die beste Herangehensweise zieht somit die Schreib- und Sprechgeschwindigkeit während der Testung selbst in Betracht (Goldstein LH, Abrahams S 2013), um deren Beteiligung an der gemessenen Einschränkung von der, die auf körperliche Symptome zurückzuführen ist, zu unterscheiden (Abrahams S et al. 1997; Abrahams S et al. 2000). Am konsistentesten waren die Ergebnisse für die Produktion von Wörtern, die mit einem festgelegten Buchstaben begannen (Abrahams S et al. 1997; Abrahams S et al. 2000; Abrahams S et al. 2005; Kew JJ et al. 1993), während sie in den semantischen Kategorien variabler waren (Abrahams S et al. 2000; Abe K et al. 1997; Hanagasi HA et al. 2002). Schwierigkeiten beim flüssigen Antworten betreffen wahrscheinlich nicht nur die Wortbildung, sondern werden auch durch potenzielle Störungen in anderen Bereichen des Gehirns wie dem Aufmerksamkeitszentrum und dem Arbeitsgedächtnis verursacht (Abrahams S et al. 2000). Zusammengenommen weisen diese Befunde auf eine Verzögerung von raschen Antworten hin sowie darauf, dass diese Schwierigkeiten mit der Denkzeit für das Entwerfen der Antwort zusammenhängen und sich nicht einfach auf ein verlangsamtes Sprechen oder Ungeschicklichkeit beim Schreiben zurückführen lassen.

Auch bei zahlreichen anderen Tests der Exekutivfunktionen fanden sich Defizite. Derartige Einschränkungen betrafen das Nachdenken über die logische Abfolge von Bildern, um eine Geschichte zu erzählen (Talbot PR et al. 1995), die Fähigkeit, beim Erfüllen einer Aufgabe eine Regel aufzustellen und zu befolgen und flexibel andere Regeln aufzustellen, wenn sich die Aufgabe ändert (Abrahams S et al. 1997; David AS, Gillham RA 1986; Massman PJ et al. 1996; Evdokimidis I et al. 2002; Frank B et al. 1997), und auch das ausreichend flexible Denken zur Schaffung von Zufallssequenzen (Abrahams S et al. 1997; Frank B et al. 1997). Außerdem gibt es Hinweise auf eine Störung des planenden Handelns und impulsive Reaktionen (Abrahams S et al. 1997).

Tests der verbalen und visuellen Aufmerksamkeit zeigten ebenfalls oft Defizite. Außerdem sind bei ALS-Patienten Probleme mit dem Fokussieren und/oder Teilen ihrer Aufmerksamkeit möglich (Ringholz GM et al. 2005; Massman PJ et al. 1996; Frank B et al. 1997; Gallassi R et al. 1989; Chari G et al. 1996). Die Störungen des Nachdenkens, der geistigen Flexibilität und der Aufmerksamkeit beeinflussen gemeinsam mit den möglichen Gedächtnisstörungen (siehe Abschnitt »Gedächtnis«) die Fähigkeit der Patienten, sich auf Änderungen ihrer Lebensführung einzustellen und neue Behandlungsoptionen zu befolgen. Hieraus können Probleme beim Beginn und der Durchführung der Versorgung resultieren.

Gedächtnis

Es sind zwar Gedächtnisstörungen bei ALS-Patienten beschrieben, diese sind jedoch im allgemeinen seltener als Störungen der Exekutivfunktionen. Außerdem sind Vergleiche zwischen den Studien aufgrund des Einsatzes zahlreicher verschiedener Gedächtnistests nur eingeschränkt möglich. Die beschriebenen Störungen spiegeln eher eine schwache Kodierung von Gedächtnisinhalten wider als eine schlechte anschließende Speicherung (Munte TF et al. 1998). Außerdem weisen experimentelle Studien auf Störungen des Arbeitsgedächtnisses hin (Hanagasi HA et al. 2002; Munte TF et al. 1998; Volpato C et al. 2010; Paulus KS et al. 2002; Hammer A et al. 2011). Beim Erinnern von verbalem Material in einer Situation mit großer Ähnlichkeit zum Alltag wurden gelegentlich Defizite beim Erinnern von kurzen Geschichten beschrieben (z. B. Ringholz et al. (Ringholz GM et al. 2005)).

Da die Gedächtnisstörungen von ALS-Patienten vermutlich mit einer schwachen Kodierung des zu erinnernden Materials zusammenhängen, sollte vor allem sichergestellt werden, dass das Material vom Betroffenen ausreichend gut kodiert wurde, z. B. durch Fokussierung der Aufmerksamkeit, damit er es später abrufen kann (siehe Abschnitt »Interventionen bei kognitiven Störungen und Verhaltensauffälligkeiten«). Dies spielt natürlich auch eine Rolle, wenn das Verständnis der Behandlungsoptionen durch den Patienten und schlussendlich seine Einwilligungsfähigkeit beurteilt werden soll.

Sprache

Obwohl sich eine sprachliche Einschränkung bei ALS-Patienten mit deutlich bulbärer Beteiligung natürlich schwerer erfassen lässt, wird bei ihnen trotzdem eine routinemäßige umfassende Beurteilung der Sprache empfohlen (Strong MJ et al. 1996). Dies gilt insbesondere, wenn Zweifel daran bestehen, ob der Betroffene versteht, was man ihm sagt. Es gibt immer mehr Belege für eine sprachliche Einschränkung bei ALS-Patienten, obwohl frühere Studien diese nur bei einer relativ kleinen Zahl der Patienten feststellten (Talbot PR et al. 1995; Cobble M 1998; Rakowicz WP, Hodges JR 1998; Strong MJ et al. 1999). In Studien mit begrenzter Erfassung der Sprache fanden sich Hinweise auf Defizite beim Benennen (von gezeichneten Objekten) (Hanagasi HA et al. 2002; Talbot PR et al. 1995; Massman PJ et al. 1996; Cobble M 1998; Rakowicz WP, Hodges JR 1998). In der von uns vor Kurzem durchgeführten Studie waren die Punkte beim Benennen zwar niedriger als bei gesunden Kontrollen, aber klinisch nicht eingeschränkt (Abrahams S et al. 2005; Abrahams S et al. 2004), und somit konnten wir nicht grundsätzlich Defizite beim Benennen ermitteln (Abrahams S et al. 2000; Kew JJ et al. 1993).

Eine aktuelle Studie von uns an 51 ALS-Patienten ergab jedoch, dass Sprachstörungen in zahlreichen Bereichen und nicht nur beim Benennen nachgewiesen werden können (Taylor LJ et al. 2013). Während sich im Pyramids and Palm Trees-Test keine Unterschiede zwischen den ALS-Patienten und den gesunden Kontrollen fanden, machten die ALS-Patienten im Kissing and Dancing-Test mehr Fehler. Dies weist auf eine gestörte Verarbeitung von Verben aber nicht von Substantiven hin, wie es bereits für Patienten mit ALS-Aphasie beschrieben wurde (Bak TH et al. 2001). Außerdem wies die ALS-Gruppe im Vergleich zur Kontrollgruppe Störungen bei der Beurteilung von Synonymen, dem Einzelwort- und Satzverständnis, dem lexikalischen Zugriff (d. h. das Unterscheiden echter Wörter von Nicht-Wörtern) und beim Buchstabieren auf. Bei 49 % der untersuchten ALS-Patienten war das Einzelwortverständnis beeinträchtigt und bei 35 % das Satzverständnis.

Visuoperzeption und visuospatiale Funktionen

Die Visuoperzeption wurde bislang zwar kaum genauer untersucht, wobei jedoch bei zahlreichen Testungen eine normale Funktion nachgewiesen wurde (Kew JJ et al. 1993; Hanagasi HA et al. 2002; Talbot PR et al. 1995). Widersprüchliche Ergebnisse finden sich für den Judgement of Line Orientation-Test (Abrahams S et al. 2005; Hanagasi HA et al. 2002; Massman PJ et al. 1996), klare Defizite wurden jedoch im Motor Free Visual Perception-Test nachgewiesen (Strong MJ et al. 1999). Bei der Beschreibung der gestörten Visuokonstruktion wurde eine mögliche Beeinträchtigung durch motorischen Ausfälle nicht berücksichtigt (Hanagasi HA et al. 2002).

Emotionale Verarbeitung, Theory of Mind und soziale Kognition

Ein relativ neuer Untersuchungsansatz, der für den Nachweis von Gedächtnisstörungen bei ALS-Patienten relevant ist, ermittelt, ob ALS-Patienten emotionales Material besser erinnern können als neutral bewertetes Material. Papps et al. (Papps B et al. 2005) ermittelten bei einer Gruppe von ALS-Patienten, die sich an zuvor gezeigte Wörter mit emotionaler oder neutraler Bedeutung erinnern sollten, kein derartiges Muster. Die Patienten erkannten eine ähnliche Anzahl emotionaler Wörter und mehr neutrale Wörter als die Kontrollprobanden. Eine aktuellere Studie kam zu davon abweichenden Ergebnissen (Cuddy M et al. 2012). Außerdem schnitten ALS-Patienten bei einem Test der affektiven Entscheidungsfindung schlechter ab, da sie ihre Auswahl im Iowa Gambling Task-Test nicht anhand eines Belohnungsschemas anpassen konnten (Girardi A et al. 2011). Es sollte daher berücksichtigt werden, wie sich eine veränderte Verarbeitung emotional belastender Informationen auf den Umgang mit der Krankheit auswirkt und was von den Gesprächsinhalten letztendlich behalten wird. Studienergebnisse legen nahe, dass ALS-Patienten anders (positiver) als gesunde Kontrollen auf sozioemotionale Reize reagieren (Cuddy M et al. 2012; Lule D et al. 2005).

Außerdem wurde festgestellt, dass ALS-Patienten nur eingeschränkt in der Lage sind, die Befindlichkeit anderer Menschen zu beurteilen (Theory of Mind). Dazu wurden zahlreiche Methoden eingesetzt, wie Cartoons, Geschichten, Erzählungen über einen möglichen Faux Pas, der beurteilt werden sollte (Gibbons ZC et al. 2007), sowie die Beurteilung sozialer Zusammenhänge (Cavallo M et al. 2011) und Vorlieben anhand von Blickkontakt (Girardi A et al. 2011).

Im sozialen Zusammenhang können ALS-Patienten zudem nur schwer Emotionen aus Gesichtsausdrücken ableiten (Girardi A et al. 2011), die »Ansprechbarkeit« anhand des Gesichtsausdrucks erkennen (Schmolck H et al. 2007), die Befindlichkeit aus dem Augenausdruck (Girardi A et al. 2011) oder Emotionen aus Hörproben (Tests der Prosodik) ableiten (Zimmerman EK et al. 2007). Daraus folgt auch, dass ALS-Patienten nur reduziert Empathie für andere aufbringen können, was eine signifikante Belastung für die familiären und professionellen Pflegepersonen bedeuten kann.

Zusammenfassung der kognitiven Defizite bei ALS

Kognitive Störungen im Alltag von ALS-Patienten können folgende Aspekte umfassen:

- Schwierigkeiten beim Generieren von Gedanken/Wörtern, die sich mit reduzierter Kommunikation und Wortfindungsstörungen manifestieren und nicht mit einer Dysarthrie verwechselt werden dürfen

- Schwierigkeiten beim Planen von Aktivitäten
- Schwierigkeiten beim Wechseln von einer Idee zu anderen und Perseveration (d. h. die Fortführung einer Handlung, obwohl diese nicht mehr situationsangemessen ist)
- Aufmerksamkeits- und Konzentrationsstörungen, die zu vermehrter Ablenkbarkeit führen können
- Impulsivität
- Vergesslichkeit und Probleme beim Erlernen neuer Inhalte
- Sprachstörungen, insbesondere beim Einzelwort- und Satzverständnis sowie beim Benennen und der Wortfindung
- Schwierigkeiten beim Einschätzen von Emotionen und Befindlichkeiten von anderen Menschen, die zu Missverständnissen und Fehlinterpretationen von sozialen Situationen führen können.

Diese Veränderungen sind nicht alle zwangsläufig bei jedem Patienten vorhanden und können durch Sprachstörungen und motorische Einschränkungen maskiert werden. Außerdem muss bedacht werden, dass es auch infolge des normalen Alterungsprozesses sowie aufgrund von Sorgen und Depressionen zu bestimmten kognitiven Veränderungen kommen kann. Daher ist eine sorgfältige klinische Evaluation erforderlich, um die Bedeutung von beobachteten Veränderungen zu klären. Oft stehen zudem Veränderungen durch Verhaltensauffälligkeiten mehr im Vordergrund als das Abschneiden bei bestimmten kognitiven Tests. Welche Bedeutung die Identifikation und Charakterisierung einer kognitiven Dysfunktion bei einem ALS-Patienten auf das Alltagsleben haben kann, zeigt das Fallbeispiel am Beginn des Kapitels.

Wie häufig sind kognitive Dysfunktionen bei ALS?

Ringholz et al. (Ringholz GM et al. 2005) ermittelten Angaben zur Prävalenz von kognitiven Einschränkungen bei ALS-Patienten im Bereich von 1–75 %. Allerdings waren die untersuchten Populationen in den betrachteten Studien unterschiedlich groß und es wurden verschiedene kognitive Tests durchgeführt. Eine Studie an 146 Patienten stellte bei 35,6 % der Patienten kognitive Einschränkungen fest (eine Einschränkung wurde dabei als ein Abschneiden in mindestens zwei von acht neuropsychologischen Tests auf oder unterhalb der 5. Perzentile definiert) (Massman PJ et al. 1996).

Da unterschiedliche Klassifikationen von kognitiven Einschränkungen zu verschiedenen Prävalenzen führen können, wurde versucht, die kognitive Einschränkung von ALS-Patienten anhand von Konsensuskriterien (Strong MJ et al. 2009) zu definieren. Dazu müssen die Patienten bei mindestens zwei verschiedenen Messungen der Exekutivfunktion ein Defizit (auf oder unter der 5. Perzentile von nach Alter und Bildung gematchten Kontrollen) aufweisen. Probleme mit dieser Definition ergeben sich aus der oft unterschiedlichen Sensitivität der Tests für Exekutivfunktionstörungen bei ALS (Goldstein LH, Abrahams S 2013). Vor Kurzem wurden sie besonders deutlich, weil Studien häufiger als erwartet Sprachdefizite, die bislang noch nicht ausführlich untersucht wurden, ermittelten (Taylor LJ et al. 2013; Phukan J et al. 2012). So wiesen Taylor et al. (Taylor LJ et al. 2013) unter Anwendung dieser Konsensuskriterien (Strong MJ et al. 2009) bei 25 % der von ihnen untersuchten Patienten kognitive Störungen aufgrund einer exekutiven Dysfunktion auf. Wurden diese Kriterien hingegen auf die Sprachtestungen angelegt, waren 39 % der Patienten kognitiv eingeschränkt. Wichtig ist, dass nicht nur die Tests der exekutiven Dysfunktion, sondern auch die Sprachtests unterschiedlich sensitiv für eine Störung waren.

Vermutlich müssen die Konsensuskriterien (Strong MJ et al. 2009) modifiziert werden, um derartige Befunde hinsichtlich der Sprachstörungen zu berücksichtigen. Die Bestätigung des Vorhandenseins kognitiver Störungen in Abwesenheit einer Demenz hat deutliche Auswirkungen auf die Ressourcen und legt nahe, dass ALS-Patienten eine stärkere neuropsychologische Versorgung benötigen.

Welche Faktoren hängen mit der kognitiven Dysfunktion bei ALS zusammen?

Es gibt mehrere Faktoren, die mit den kognitiven Einschränkungen bei ALS zusammenhängen können und berücksichtigt werden müssen, da einige von ihnen behandelbar sind.

Bulbäre Funktion

Eine frühe Studie (David AS, Gillham RA 1986) ließ vermuten, dass die kognitiven Störungen bei Patienten mit bulbären Symptomen und fortgeschrittener Krankheit ausgeprägter waren; da jedoch die meisten der in dieser Studie untersuchten Patienten eine bulbäre Beteiligung aufwiesen, waren zur Klärung dieses Aspekts weitere Studien erforderlich. Massman et al. (Massman PJ et al. 1996) ermittelten bei 48,5 % ihrer Patienten mit Dysarthrie (vermutlich infolge einer bulbären Dysfunktion) sowie bei 27,4 % ihrer nicht dysarthrischen Patienten eine kognitive Störung. Zudem wurde gezeigt (Abrahams S et al. 1997), dass Patienten mit Hinweisen auf eine Pseudobulbärparalyse (d. h. einer UMN-Beteiligung im Bulbärbereich) in mehreren neuropsychologischen Tests der Exekutivfunktionen stärker eingeschränkt waren als Patienten ohne eine Pseudobulbärparalyse.

Über den Zusammenhang zwischen dem Beginn der ALS an den Extremitäten bzw. im Bulbärbereich und dem Ausmaß der kognitiven Störung liegen unterschiedliche Studienergebnisse vor. Fest steht, dass eine bulbär beginnende ALS ebenso wenig grundsätzlich mit kognitiven Einschränkungen einhergeht (Portet F et al. 2001), wie die ALS mit Beginn an den Extremitäten.

Respiratorische Schwäche und nächtliche Hypoventilation

Bei bis zu 44 % der ALS-Patienten mit bulbären Symptomen kommt es zur Atemmuskelschwäche mit Schlafstörungen (infolge einer Sauerstoffentsättigung), die u. a. zu Tagesmüdigkeit, Kopfschmerzen und Appetitstörungen führen kann (Aboussouan LS, Lewis RA 1999). ALS-Patienten mit Zeichen einer Hypoventilation, Schlafstörung und Atemmuskelschwäche schnitten bei Gedächtnistests und Tests der Sprechgeschwindigkeit deutlich schlechter ab als ALS-Patienten ohne respiratorische Einschränkung oder Schlafstörungen. Nach sechswöchiger nächtlicher NIPPV besserte sich die erste Gruppe in zwei der Gedächtnistests und es fand sich ein Trend zur Besserung der Sprechgeschwindigkeit (Newsom-Davis IC et al. 2001). Es ist unwahrscheinlich, dass die bulbär bedingte Atemschwäche für alle bei der bulbären Beteiligung beschriebenen kognitiven Veränderungen verantwortlich ist. Allerdings sollte die Rolle der Atemmuskelschwäche bei der Interpretation kognitiver Tests berücksichtigt und überlegt werden, ob ein Teil der kognitiven Einschränkungen möglicherweise reversibel sein könnte.

Stimmung und Medikamente

In vielen kognitiven Studien bei ALS-Patienten wurde die Möglichkeit ausgeschlossen, dass erhöhte Depressions-Scores die Ursache für die kognitiven Defizite sein könnten. Die Stimmungstests können jedoch im Laufe der Zeit unabhängig von der kognitiven Funktion variieren (Abrahams S et al. 2005) und die Schwere der ermittelten Depression kann vom angewandten Test abhängen (Taylor L et al. 2010).

Die meisten Studien gehen nicht auf die medikamentöse Behandlung der Patienten ein. Mehrere Psychotropika und andere Substanzen beeinflussen jedoch auf unterschiedliche Weise die kognitiven Funktionen (Powell JE 2013). So wirken sich Benzodiazepine auf das Erlernen neuer Inhalte aus und trizyklische Antidepressiva können sedieren und die Merkfähigkeit stören (Powell JE 2013). Auch Medikamente gegen die ALS, wie Riluzol, können psychotrope Effekte haben und eine an sich objektivierbare Depression verschleiern (Ginsberg DL 2004).

Verlaufen kognitive Defizite bei ALS progredient?

Longitudinale ALS-Studien zeigen unweigerlich ein Fortschreiten der Erkrankung. Die Literatur vermittelt allgemein den Eindruck, dass sich Patienten mit der bulbär beginnenden Form im Laufe der Zeit stärker verschlechtern als Patienten mit der an den Extremitäten beginnenden Form (Strong MJ et al. 1999; Kilani M et al. 2004; Robinson KM et al. 2006; Gordon PH et al. 2010; Schreiber H et al. 2005). Die kognitive Einschränkung hingegen kann bereits recht früh im Krankheitsverlauf vorliegen und sich nicht wesentlich verschlechtern, was nahe legt, dass die kognitive Verschlechterung nicht zwingend mit der motorischen Verschlechterung einhergeht (Abrahams S et al. 2005; Schreiber H et al. 2005). Abrahams et al. (Abrahams S et al. 2005) zeigten, dass früh im Krankheitsverlauf eine exekutive Dysfunktion (Defizite der Sprechgeschwindigkeit) auftreten kann, aus der sich mit fortschreitender Krankheit eine Sprachstörung entwickelt. Allerdings wurde in dieser Studie nicht zwischen der ALS mit Beginn an den Extremitäten und derjenigen mit Beginn im bulbären Bereich unterschieden.

Mögliche Interventionen

Es gibt nur sehr wenige Veröffentlichungen über Optionen zur Linderung der bei ALS-Patienten möglichen kognitiven Störungen und Verhaltensänderungen und insbesondere der voll ausgeprägten Demenz (Goldstein LH 2012). Die Literatur über das Management von kognitiven Störungen und Verhaltensänderungen bei neurodegenerativen Krankheiten hat sich vornehmlich auf Patienten mit Alzheimer-Krankheit konzentriert. ALS-Patienten und insbesondere jene, welche die Kriterien der FTD erfüllen, sind sich der Veränderungen ihrer Kognition und ihres Verhaltens nur eingeschränkt bewusst (Woolley SC et al. 2010). Sofern die Pflegepersonen dem Arzt von Veränderungen berichten, sollten sie grundlegende Informationen über die bei ALS möglichen Veränderungen erhalten und es sollte eine umfassende Testung arrangiert werden (Lomen-Hoerth C, Murphy J 2005). Bislang stehen den Patienten, den Pflegepersonen und den Ärzten nur relativ wenige gut zugängliche Informationen zur Verfügung, entsprechende Materialien finden sich aber bei Selbsthilfegruppen (Deutsche Gesellschaft für Muskelkranke; The American ALS Association 2005; ALS Society of Canada 2012).

Lough und Garfoot (Lough S, Garfoot V 2007) empfahlen bei FTD-Patienten, was jedoch auch für die ALS relevant ist, eine Aufklärung der Pflegepersonen über die biologischen Grundlagen der Verhaltensänderungen, da es für die Pflegepersonen einfacher ist, z. B. Änderungen des interpersonellen Verhaltens auf Hirnschäden als auf Änderungen ihrer Beziehung zurückzuführen. Daher hilft oft die Erklärung, dass ein Zusammenhang zwischen der Schädigung des Frontallappens und Symptomen, wie Aggressivität, Impulsivität und Reizbarkeit, besteht und dass auch die für die Pflegeperson belastende emotionale Labilität eine biologische Ursache hat (Goldstein LH et al. 2006). Auch Lomen-Hoerth und Murphy (Lomen-Hoerth C, Murphy J 2005) sprachen sich dafür aus, die Pflegepersonen darüber aufzuklären, dass die Reduktion bestimmter Verhaltensweisen (z. B. Zuneigung) sich wohl nicht mehr ändern lassen, während das Auftreten störender Verhaltensweisen (z. B. Aggression, inadäquate Sprache) oft mit der von ihnen vorgeschlagenen Kombination aus psychotropen Medikamenten und Verhaltenstherapie (siehe dazu auch Anneser et al. (Anneser JMH et al. 2007)) behandelbar ist. Für die Behandlung der emotionalen Labilität wurden selektive Serotonin-

Wiederaufnahmehemmer (SSRIs) (Leigh PN et al. 2003) oder Dextromethorphan/ Chinidin vorgeschlagen (Brooks BR et al. 2004).

Interventionen bei kognitiven Störungen und Verhaltensauffälligkeiten

Gedächtnis

Evans (Evans JJ 2013) hat mehrere kompensatorische Ansätze zusammengetragen, die bei nachlassender Merkfähigkeit eingesetzt werden können. Da bei der ALS-assoziierten Gedächtnisschwäche oft Probleme mit der Kodierung im Vordergrund stehen, sind vor allem Ansätze zum besseren Lernen von Nutzen. Dazu wird der Betroffene beispielsweise ermuntert und es ihm ermöglicht, dem zu erinnernden Sachverhalt mehr Aufmerksamkeit zu schenken, während mögliche Ablenkungen reduziert werden. Durch Wiederholungen des Materials, die sowohl initial als auch nach einiger Zeit erfolgen sollte, kann das Material auch oft besser erinnert werden.

Bei leichten bis mittelschweren Gedächtnisstörungen sind ausgefeiltere Techniken hilfreich, besonders wenn Patienten den Inhalt von Artikeln/Dokumenten erinnern wollen, da diese Techniken die Bedeutung und Einprägsamkeit der Information verstärkt (Evans JJ 2013). Wenn sich also jemand an einen Brief mit ausführlicher Darstellung von Veränderungen z. B. von finanziellen Arrangements/ staatlichen Zuschüssen erinnern möchte, wird er angewiesen

- den Brief zunächst zu überfliegen (d. h. rasch einmal durchzulesen) und sich dann einige
- Fragen zum Inhalt des Briefes zu stellen (z. B. welches sind die wichtigsten Veränderungen meiner Zuschüsse? Ab wann treten sie in Kraft?) und dann
- den Brief noch einmal zu lesen und danach
- sich selbst die wichtigen Informationen mitzuteilen.

Abschließend würde er

- sich selbst testen, indem er sich relevante Fragen stellt, und diese Testung nach immer größeren Zeiträumen wiederholt.

Laut Evans (Evans JJ 2013) ist der Einsatz von Eselsbrücken für viele Menschen mit Gedächtnisstörungen zu schwierig, während viele das »geistige Zurückverfolgen« (seinen Weg im Geiste zurückgehen, um herauszufinden, wo man etwas liegen gelassen hat) als hilfreich empfinden. Seiner Ansicht nach ist daher bei Impulsivität (im Sinne einer exekutiven Dysfunktion) der Ansatz aus »Stoppen – Nachdenken – auf den Schritten zurückgehen« vorzuziehen. Allerdings merkt er an, dass am häufigsten externe Gedächtnisstützen, wie Notizbücher, Tagebücher, Wandkalender, Memoboards, Alarme, Erinnerungshilfen an die Tabletteneinnahme/ Dosierkassetten sowie Schilder und Etiketten auf Schranktüren usw., verwendet werden (Abrahams S et al. 2005).

Störungen der Exekutivfunktionen

Der Ansatz aus Anhalten und Nachdenken kann bei Impulsivität zum Einsatz kommen, z. B. bei schlechter Mitarbeit beim Schlucken von Speisen. So könnte ein Patient mit bulbärer Dysfunktion, der seine Speisen zu schnell und ohne sie ausreichend gekaut zu haben schluckt, aufgefordert werden, zu zählen wie oft er gekaut hat. Zudem sollte er vor dem Schlucken kurz innezuhalten, um sicherzustellen, dass er ausreichend gekaut hat, bevor er sich auf die Ratschläge zur Kopfhaltung usw. seines Logopäden konzentriert, damit er sich nicht verschluckt. Anhand der von Lough und Garfoot (Lough S, Garfoot V 2007) beschriebenen Ansätze können in derartige Programme sinnvoll Lernkarten integriert werden, die den Betroffenen daran erinnern, wie oft er kauen oder dass er vor dem Schlucken mit Kauen aufhören soll.

Durch eine Störung der Exekutivfunktionen hat der Betroffene Schwierigkeiten dabei, mehrere Dinge gleichzeitig zu tun (Multi-Tasking) oder sich gleichzeitig mit vielen Informationen auseinanderzusetzen. Hier hilft es, die »kognitive Last« zu reduzieren. Statt komplizierte Fragen zu stellen, für deren Beantwortung mehrere Informationsquellen berücksichtigt werden müssen, sollten die Inhalte einfach gehalten werden, damit sich der Betroffene auf ein Problem konzentrieren kann. Auch bei Schwierigkeiten des Sprachverständnis ist eine einfache Formulierung der Fragen hilfreich. Da oft auch die Fähigkeiten zur spontanen Problemlösung bei einer Störung der Exekutivfunktionen eingeschränkt sind, hilft es den Betroffenen beim Überwinden ihrer Einschränkungen, wenn man das Problem mit ihnen bespricht und ihnen einen Rahmen liefert, in dem sie ihre Optionen abwägen können. Von besonderer Bedeutung ist dies bei Entscheidungen über die Lebensführung und die weitere Behandlung.

Bei Perseverationen ist es für eine Verhaltensänderung meist hilfreicher, wenn der Betroffene dabei unterstützt wird, selber zu überwachen, wie oft er dasselbe tut oder sagt, als ihn nur darauf hinzuweisen. Bei leichter Ablenkbarkeit sollten insbesondere beim Essen, sofern das Verhalten beim Schlucken Ziel der Intervention ist, Ablenkungsquellen entfernt werden.

Verhaltensänderungen

Gregory und Lough (Gregory CA, Lough S 2001) liefern einige hilfreiche Darstellungen, wie störende Verhaltensauffälligkeiten bei FTD durch psychologische Interventionen behandelt werden können. Außerdem zeigen sie, dass Interventionen, die für Menschen mit traumatischen Hirnschäden entwickelt wurden, auch bei der Arbeit mit FTD-Patienten wertvoll sind. Lough und Garfoot (Lough S, Garfoot V 2007) sprachen sich für die Kombination aus Ansätzen der Lerntheorie, der kognitiven Verhaltenstherapie und der neuropsychologischen Rehabilitation aus. Dazu gehören Veränderungen der Umgebung (z. B. das Entfernen von Gegenständen, die Perseverationen auslösen), die sorgfältige Strukturierung des Tagesablaufs, um eine Apathie zu überwinden, und der Einsatz der Selbstüberwachung zum Überwinden von Perseverationen. Gregory und Lough (Gregory CA, Lough S

2001) haben gezeigt, wie Anweisungen zur Selbstkontrolle enthemmtes Verhalten reduzieren können. Aufgrund einer Störung der Exekutivfunktion müssen oft externe Auslöser, z. B. Lernkarten mit Anweisungen, eingesetzt werden, damit der Betroffene in Anwesenheit bestimmter Personen z. B. nicht verbal aggressiv oder beleidigend wird, da das spontane Formulieren von Anweisungen zur Selbstkontrolle in diesem Fall und insbesondere bei Erregtheit schwieriger ist.

Schlussfolgerungen

Die kognitive Beteiligung bei ALS-Patienten reicht von einer leichten Einschränkung bis zur Demenz und kann nicht ignoriert werden, selbst wenn nicht alle Patienten betroffen sind. Alle ALS-Patienten sollten unabhängig davon, ob bei ihnen eine voll ausgeprägte Demenz vorliegt oder nicht, Zugang zu einer neuropsychologischen Evaluation erhalten. Eine Zusammenarbeit des klinischen Neuropsychologenmit den anderen Mitgliedern des Behandlungsteams ist wünschenswert, damit der ALS-Patient und seine Angehörigen die bestmögliche Unterstützung erhalten. Da eine kognitive Beteiligung bereits sehr früh im Krankheitsverlauf möglich ist, sollten klinische Neuropsychologen Teil eines jeden ALS-Teams sein, damit neuropsychologische Testungen und entsprechende Interventionen bei Bedarf ALS-Patienten und ihren Angehörigen angeboten werden können.

Literatur

Abe K., Fujimura H., Toyooka K., Sakoda S., Yorifuji S., Yanagihara T. (1997) Cognitive function in amyotrophic lateral sclerosis. Journal of the Neurological Sciences 148: 95–100.
Aboussouan L. S., Lewis R. A. (1999) Sleep, respiration and ALS [letter; comment]. Journal of the Neurological Sciences 164: 1–2.
Abrahams S., Goldstein L. H., Al Chalabi A., Pickering A., Morris R. G., Passingham R. E. et al. (1997) Relation between cognitive dysfunction and pseudobulbar palsy in amyotrophic lateral sclerosis. Journal of Neurology, Neurosurgery, and Psychiatry 62: 464–72.
Abrahams S., Goldstein L. H., Simmons A., Brammer M., Williams S. C., Giampietro V. et al. (2004) Word retrieval in amyotrophic lateral sclerosis: a functional magnetic resonance imaging study. Brain 127: 1507–17.
Abrahams S., Goldstein L. H., Suckling J., Ng V., Simmons A., Chitnis X. et al. (2005) Frontotemporal white matter changes in amyotrophic lateral sclerosis. Journal of Neurology 253: 321–31.
Abrahams S., Leigh P. N., Goldstein L. H.(2005) Cognitive change in ALS: a prospective study. Neurology 64: 1222–6.

Abrahams S., Leigh P. N., Harvey A., Vythelingum G. N., Grise D., Goldstein L. H. (2000) Verbal fluency and executive dysfunction in amyotrophic lateral sclerosis (ALS). Neuropsychologia 38: 734–47.

ALS Society of Canada (2012) A Manual for People Living with ALS [7th edn, online]. Available from: http://www.als.ca/sites/default/files/files/ALS%20Manual/2012%20Manual¬%20People%20Living%20With%20ALS%20-%20ENGLISH%20Final.pdf (accessed 17 September 2013).

Anneser J. M. H., Jox R. J., Borasio G. D. (2007) Inappropriate sexual behaviour in a case of ALS and FTD: successful treatment with sertraline. Amyotrophic Lateral Sclerosis 8: 189–90.

Bak T. H., O'Donovan D. G., Xuereb J. H., Boniface S., Hodges J. R. (2001) Selective impairment of verb processing associated with pathological changes in Brodmann areas 44 and 45 in the motor neurone disease-dementia-aphasia syndrome. Brain 124: 1–20.

Brooks B. R., Thisted R. A., Appel S. H., Bradley W. G., Olney R. K., Berg J. E. et al. (2004) Treatment of pseudobulbar affect in ALS with dextromethorphan/quinidine: a randomized trial. Neurology 63: 1364–70.

Cavallo M., Adenzato M., MacPherson S. E., Karwig G., Enrici I., Abrahams S. (2011) Evidence of social understanding impairment in patients with amyotrophic lateral sclerosis. PLoS ONE 6(10): e25948.

Chari G., Shaw P. J., Sahgal A. (1996) Nonverbal visual attention, but not recognition memory or learning processes are impaired in motor neurone disease. Neuropsychologia 34: 377–85.

Cobble M. (1998) Language impairment in motor neurone disease. Journal of the Neurological Sciences 160(Suppl 1): S47–S52.

Cuddy M., Papps B. J., Thambisetty M., Leigh P. N., Goldstein L. H. (2012) Processing for emotional and neutral material in amyotrophic lateral sclerosis. Amyotrophic Lateral Sclerosis 13: 592–8.

David A. S., Gillham R. A. (1986) Neuropsychological study of motor neuron disease. Psychosomatics 27: 441–5.

Deutsche Gesellschaft für Muskelkranke. Amyotrophe Lateralsklerose: https://www.dgm.¬org/muskelerkrankungen/amyotrophe-lateralsklerose-als?article_id=219

Doran M., Xuereb J., Hodges J. R. (1995) Rapidly progressive aphasia with bulbar motor neurone disease: a clinical and neuropsychological study. Behavioural Neurology 8: 169–80.

Evans J. J. (2013) Disorders of memory. In Goldstein L. H., McNeil J.E. (eds) Clinical Neuropsychology. A Practical Guide to Assessment and Management for Clinicians, 2nd edn, pp. 159–83. Chichester: Wiley-Blackwell.

Evdokimidis I., Constantinidis T. S., Gourtzelidis P., Smyrnis N., Zalonis I., Zis P. V. et al. (2002) Frontal lobe dysfunction in amyotrophic lateral sclerosis. Journal of the Neurological Sciences 195: 25–33.

Frank B., Haas J., Heinze H. J., Stark E., Munte T. F. (1997) Relation of neuropsychological and magnetic resonance findings in amyotrophic lateral sclerosis: evidence for subgroups. Clinical Neurology and Neurosurgery 99: 79–86.

Gallassi R., Montagna P., Morreale A., Lorusso S., Tinuper P., Daidone R. et al. (1989) Neuropsychological, electroencephalogram and brain computed tomography findings in motor neuron disease. European Neurology 29: 115–20.

Gibbons Z. C., Richardson A., Neary D., Snowden J. S. (2008) Behaviour in amyotrophic lateral sclerosis. Amyotrophic Lateral Sclerosis 9: 67–74.

Gibbons Z. C., Snowden J. S., Thompson J. C., Happe F., Richardson A., Neary D. (2007) Inferring thought and action in motor neurone disease. Neuropsychologia 45: 1196–207.

Ginsberg D. L. (2004) Riluzole for treatment-resistant depression. Primary Psychiatry 11: 16.

Girardi A., MacPherson S. E., Abrahams S. (2011) Deficits in emotional and social cognition in amyotrophic lateral sclerosis. Neuropsychology 25: 53–65.

Goldstein L. H. (2012) Behavioural change in amytrophic lateral sclerosis. In Strong M. J. (ed.) Amyotrophic Lateral Sclerosis and the Frontotemporal Dementias, pp. 137–54. Oxford: Oxford University Press.

Goldstein L. H., Abrahams S. (2013) Changes in cognition and behaviour in amyotrophic lateral sclerosis: nature of impairment and implications for assessment. Lancet Neurology 12: 368–80.

Goldstein L. H., Atkins L., Landau S., Brown R. G., Leigh P. N. (2006) Psychological distress and burden in carers of people with ALS: a longitudinal study. Psychological Medicine 36: 865–76.

Gordon P. H., Goetz R. R., Rabkin J. G., Dalton K., McElhiney M., Hays A. P. et al. (2010) A prospective cohort study of neuropsychological test performance in ALS. Amyotrophic Lateral Sclerosis 11: 312–20.

Gregory C. A., Lough S. (2001) Practical issues in the management of early onset dementia. In Hodges J. R. (ed.) Early-Onset Dementia. A Multidiscipliny Approach, pp. 449–68. Oxford: Oxford University Press.

Hammer A., Vielhaber S., Rodriguez-Fornells A., Mohammadi B., Muente T. F. (2011) A neurophysiological analysis of working memory in amyotrophic lateral sclerosis. Brain Research 1421: 90–9.

Hanagasi H. A., Gurvit I. H., Ermutlu N., Kaptanoglu G., Karamursel S., Idrisoglu H. A. et al. (2002) Cognitive impairment in amyotrophic lateral sclerosis: evidence from neuropsychological investigation and event-related potentials. Cognitive Brain Research 14: 234–44.

Kew J. J., Goldstein L. H., Leigh P. N., Abrahams S., Cosgrave N., Passingham R. E. et al. (1993) The relationship between abnormalities of cognitive function and cerebral activation in amyotrophic lateral sclerosis. A neuropsychological and positron emission tomography study. Brain 116: 1399–423.

Kilani M., Micallef J., Soubrouillard C., Rey-Lardiller D., Demattei C., Dib M. et al. (2004) A longitudinal study of the evolution of cognitive function and affective state in patients with amyotrophic lateral sclerosis. Amyotrophic Lateral Sclerosis and Other Motor Neuron Disorders 5: 46–54.

Leigh P. N., Abrahams S., Al-Chalabi A., Ampong M. A., Goldstein L. H., Johnson J. et al. (2003) The management of motor neurone disease. Journal of Neurology, Neurosurgery, and Psychiatry 74 (Suppl 4): iv32–iv47.

Lomen-Hoerth C., Murphy J. (2005) The neuropsychology of ALS. First International Research Workshop on Frontotemporal Dementia in ALS, May, London, ON, Canada. 65 Motor Neurone Disease Association (2010) Cognition and MND. Northampton: Motor Neurone Disease Association.

Lomen-Hoerth C., Murphy J., Langmore S., Kramer J. H., Olney R. K., Miller B. (2003) Are amyotrophic lateral sclerosis patients cognitively normal? Neurology 60: 1094–7.

Lough S., Garfoot V. (2007) Psychological interventions in frontotemporal dementia. In Hodges J.R. (ed.) Frontotemporal Dementia Syndromes, pp. 277–326. Cambridge: Cambridge University Press.

Lule D., Kurt A., Jurgens R., Kassubek J., Diekmann V., Kraft E. et al. (2005) Emotional responding in amyotrophic lateral sclerosis. Journal of Neurology 252: 1517–24.

Massman P. J., Sims J., Cooke N., Haverkamp L. J., Appel V., Appel S. H. (1996) Prevalence and correlates of neuropsychological deficits in amyotrophic lateral sclerosis. Journal of Neurology, Neurosurgery, and Psychiatry 61: 450–5.

Munte T. F., Troger M., Nusser I., Wieringa B. M., Matzke M., Johannes S. et al. (1998) Recognition memory deficits in amyotrophic lateral sclerosis assessed with event-related brain potentials. Acta Neurologica Scandinavica 98: 110–15.

Murphy J. M., Henry R. G., Langmore S., Kramer J. H., Miller B. L., Lomen-Hoerth C.(2007) Continuum of frontal lobe impairment in amyotrophic lateral sclerosis. Archives of Neurology 64: 530–4.

Neary D., Snowden J. S., Gustafson L., Passant U., Stuss D., Black S. et al. (1998) Frontotemporal lobar degeneration: a consensus on clinical diagnostic criteria. Neurology 51: 1546–54.

Neary D., Snowden J. S., Mann D. M. (2000) Cognitive change in motor neurone disease/amyotrophic lateral sclerosis (MND/ALS). Journal of the Neurological Sciences 180: 15–20.

Neary D., Snowden J. S., Mann D. M., Northen B., Goulding P. J., Macdermott N. (1990) Frontal lobe dementia and motor neuron disease. Journal of Neurology, Neurosurgery, and Psychiatry 53: 23–32.

Newsom-Davis I. C., Lyall R. A., Leigh P. N., Moxham J., Goldstein L. H. (2001) The effect of non-invasive positive pressure ventilation (NIPPV) on cognitive function in amyotrophic lateral sclerosis (ALS): a prospective study. Journal of Neurology, Neurosurgery, and Psychiatry 71: 482–7.

Papps B., Abrahams S., Wicks P., Leigh P. N., Goldstein L. H. (2005) Changes in memory for emotional material in amyotrophic lateral sclerosis (ALS). Neuropsychologia 43: 1107–14.

Paulus K. S., Magnano I., Piras M. R., Solinas M. A., Solinas G., Sau G. F. et al. (2002) Visual and auditory event-related potentials in sporadic amyotrophic lateral sclerosis. Clinical Neurophysiology 113: 853–61.

Peavy G. M., Herzog A. G., Rubin N. P., Mesulam M. M. (1992) Neuropsychological aspects of dementia of motor neuron disease: a report of two cases. Neurology 42: 1004–8.

Phukan J., Elamin M., Bede P., Jordan N., Gallagher L., Byrne S. et al. (2012) The syndrome of cognitive impairment in amyotrophic lateral sclerosis: a population-based study. Journal of Neurology, Neurosurgery, and Psychiatry 83: 102–8.

Phukan J., Pender N. P., Hardiman O. (2007) Cognitive impairment in amyotrophic lateral sclerosis. Lancet Neurology 6: 994–1003.

Portet F., Cadilhac C., Touchon J., Camu W. (2001) Cognitive impairment in motor neuron disease with bulbar onset. Amyotrophic Lateral Sclerosis and Other Motor Neuron Disorders 2: 23–9.

Powell J. E. (2013) The effects of prescribed and psychoactive drug use on cognitive functioning. In Goldstein L., McNeil J.E. (eds) Clinical Neuropsychology, 2nd edn, pp. 105–28. Chichester: Wiley-Blackwell.

Rakowicz W. P., Hodges J. R. (1998) Dementia and aphasia in motor neuron disease: an underrecognised association? Journal of Neurology, Neurosurgery, and Psychiatry 65: 881–9.

Rascovsky K., Hodges J. R., Kipps C. M., Johnson J. K., Seeley W. W., Mendez M. F. et al. (2007) Diagnostic criteria for the behavioral variant of frontotemporal dementia (bvFTD): current limitations and future directions. Alzheimer Disease and Associated Disorders 21: S14–S18.

Ringholz G. M., Appel S. H., Bradshaw M., Cooke N. A., Mosnik D. M., Schulz P. E. (2005) Prevalence and patterns of cognitive impairment in sporadic ALS. Neurology 65: 586–90.

Robinson K. M., Lacey S. C., Grugan P., Glosser G., Grossman M., McCluskey L. F. (2006) Cognitive functioning in sporadic amyotrophic lateral sclerosis: a six month longitudinal study. Journal of Neurology, Neurosurgery, and Psychiatry 77: 668–70.

Schmolck H., Mosnik D., Schulz P. (2007) Rating the approachability of faces in ALS. Neurology 69: 2232–5.

Schreiber H., Gaigalat T., Wiedemuth-Catrinescu U., Graf M., Uttner I., Muche R. et al. (2005) Cognitive function in bulbar- and spinal-onset amyotrophic lateral sclerosis: a longitudinal study in 52 patients. Journal of Neurology 25: 772–81.

Schulz P. E., Ringholz G. M., Appel S. H. (2005) Spectrum of altered cognition in ALS. First International Research Workshop on Frontotemporal Dementia in ALS, May, London, ON, Canada.

Silverstein M. D., Stocking C. B., Antel J. P., Beckwith J., Roos R. P., Siegler M. (1991) Amyotrophic lateral sclerosis and life-sustaining therapy: patients' desires for information, participation in decision making, and life-sustaining therapy. Mayo Clinic Proceedings 66: 906–13.

Strong M. J., Grace G. M., Freedman M., Lomen-Hoerth C., Woolley S., Goldstein L.H. et al. (2009) Consensus criteria for the diagnosis of frontotemporal cognitive and behavioural syndromes in amyotrophic lateral sclerosis. Amyotrophic Lateral Sclerosis 10: 131–46. [Erratum appears in Amyotrophic Lateral Sclerosis 2009 10: 252.]

Strong M. J., Grace G. M., Orange J. B., Leeper H. A. (1996) Cognition, language, and speech in amyotrophic lateral sclerosis: a review. Journal of Clinical and Experimental Neuropsychology 18: 291–303.

Strong M. J., Grace G. M., Orange J. B., Leeper H. A., Menon R. S., Aere C. (1999) A prospective study of cognitive impairment in ALS. Neurology 53: 1665–70.

Talbot P. R., Goulding P. J., Lloyd J. J., Snowden J. S., Neary D., Testa H. J. (1995) Interrelation between ›classic‹ motor neuron disease and frontotemporal dementia: neuropsychological and single photon emission computed tomography study. Journal of Neurology, Neurosurgery, and Psychiatry 58: 541–7.

Taylor L. J., Brown R. G., Tsermentseli S., Al-Chalabi A., Shaw C. E., Ellis C. M. et al. (2013) Is language impairment more common than executive dysfunction in amyotrophic lateral sclerosis? Journal of Neurology, Neurosurgery, and Psychiatry 84: 494–8.

Taylor L., Wicks P., Leigh P. N., Goldstein L. H. (2010) Prevalence of depression in amyotrophic lateral sclerosis and other motor disorders. European Journal of Neurology 17: 1047–53.

The American ALS Association (2005) ALS and Cognitive Changes: A Guide for Patients and Families [online, updated 2008]. <http://www.alsa.org/als-care/resources/publications-videos/factsheets/cognitive-changes-family.html>

Vercelletto M., Delchoque C., Magne C., Huvet M., Lanier S., Feve J. R. (1999) Analysis of neuropsychological disorders coupled with 99m Tc-HMPAO SPECT in amyotrophic lateral sclerosis. Revue Neurologique 155: 141–7.

Vercelletto M., Ronin M., Huvet M., Magne C., Feve J. R. (1999) Frontal type dementia preceding amyotrophic lateral sclerosis: a neuropsychological and SPECT study of five clinical cases. European Journal of Neurology 6: 295–9.

Volpato C., Piccione F., Silvoni S., Cavinato M., Palmieri A., Meneghello F. et al. (2010) Working memory in amyotrophic lateral sclerosis: auditory event-related potentials and neuropsychological evidence. Journal of Clinical Neurophysiology 27: 198–206.

Woolley S. C., Moore D. H., Katz J. S. (2010) Insight in ALS: awareness of behavioral change in patients with and without FTD. Amyotrophic Lateral Sclerosis 11: 52–6.

Zimmerman E. K., Eslinger P. J., Simmons Z., Barrett A. M. (2007) Emotional perception deficits in amyotrophic lateral sclerosis. Cognitive and Behavioral Neurology 20: 79–82.

9 Schmerzen, psychischer Distress und andere Symptome

David Oliver, Gian Domenico Borasio und Wendy Johnston

Einleitung

Der Arzt wird bei der Behandlung von ALS-Patienten mit der zunehmenden Komplexität des Symptommanagements konfrontiert, zumal sich viele Annahmen über die ALS inzwischen als unwahr und nicht hilfreich herausgestellt haben (Wicks P 2012). Zunehmend befassen sich Studien mit der Prävalenz und Schwere der Symptome sowie mit Risikofaktoren, aber abgesehen von einigen ermutigenden Ausnahmen konnte nur in wenigen Studien ein effektives Symptom-Management der Symptome belegt werden. Die Kenntnis der Prävalenz der Symptome hilft bei der Entwicklung angemessener Screening- und Nachweis-Strategien, wobei die klinische Versorgung auch weiterhin auf den einzelnen Patienten zugeschnitten werden muss. Selbst wenn nur eine Minderheit unter einem bestimmten Symptom leidet, muss dessen Erfassung und Management in die ALS-Betreuung eingebunden werden.

Seit der Veröffentlichung der ersten ALS-Praxisleitinien der American Academy of Neurology (Miller RG et al. 1999) wurden weitere Leitlinien und evidenzbasierte Reviews über die ALS allgemein sowie die Palliativbetreuung bei ALS veröffentlicht (Miller RG et al. 2009; Miller RG et al. 2009; Mitsumoto H et al. 2005; Andersen PM et al. 2012; Blackhall LJ 2012). Trotz gewisser Fortschritte bei den klinischen Studien, in denen die Effizienz von Therapien untersucht wird, beruhen diese Veröffentlichungen sehr stark auf Expertenmeinungen. Allerdings versuchen diese Leitlinien auch, den Rahmen für künftige Studien zu liefern und Hypothesen aufzustellen, selbst wenn sich die Praxisempfehlungen auf nicht ALS-basierte Studien stützen.

Oft hilft es, den Patienten und ihren Pflegepersonen zu erklären, dass manche Symptome eine direkte Folge der ALS sind, während andere nur durch die ALS provoziert werden oder indirekt mit ihr zusammenhängen (▶ Tab. 9.1). Zu den Herausforderungen durch das große Spektrum an Symptomen, die durch die ALS entstehen oder von ihr ausgelöst werden, gesellt sich die noch unzureichend ausgeprägte evidenzbasierte Praxis zum Symptommanagement bei ALS.

Dieses Kapitel ist in Abschnitten für die einzelnen Symptomgruppen, die bei einer körperlichen Untersuchung systematisch aufgedeckt werden, aufgeteilt.

Fallbeispiel

Bei einem 58-jährigen Mann wurde wegen einer progredienten Beinschwäche und -spastik eine ALS diagnostiziert. Die Belastungsschmerzen im Rücken, die bislang gut auf eine physikalische Therapie und nichtsteroidale Antiphlogistika (NSAID) angesprochen hatten, traten nun wieder auf und persistierten unter den gleichen Behandlungsmaßnahmen. Zunächst verweigerte er die Verwendung eines Gehstocks, nahm ihn dann aber nach einem Sturz, bei dem er sich das rechte Handgelenk gebrochen hatte, doch an. Die Rückenschmerzen persistierten trotz der Gabe von Muskelrelaxanzien, dem Wechsel auf ein anderes NSAID und laufender Physiotherapie.

Beim ersten Kontrollbesuch in der ALS-Ambulanz nach der Fraktur des rechten Handgelenks klagte er über Schmerzen im Handgelenk und im Rücken sowie über schmerzhafte Beinkrämpfe mit häufigem nächtlichem Erwachen aufgrund der Schmerzen und Krämpfe. Er wollte keine stärkeren Schmerzmedikamente einnehmen, akzeptierte aber Baclofen zur Nacht, das auf 2×10 mg täglich und dann auf 2×20 mg täglich erhöht wurde. Die Krämpfe und die nächtlichen Schmerzen besserten sich und er bekam seine Rückenschmerzen durch häufigere Ruhephasen in den Griff. Die Handgelenksfraktur heilte gut ab, und er beschrieb seine Schmerzen als aushaltbar. Längere Strecken legte er mit einem leichten, faltbaren Rollstuhl mit Handbetrieb zurück. Im Haus benutzte er einen Gehstock.

Ein Jahr nachdem die Diagnose gestellt wurde, war er zunehmend abhängig von seinem Rollstuhl, sodass ihm in Erwartung einer weiter progredienten Schwäche ein elektrischer Rollstuhl empfohlen wurde. Die Armfunktion blieb ebenso wie die bulbäre und respiratorische Funktion normal. Er nahm weiterhin dreimal täglich 10 mg Baclofen und außerdem Riluzol sowie NSAIDs nach Bedarf ein. Wegen einer zunehmend störenden Obstipation erhielt er eine Ernährungsberatung über Ballaststoffe und Flüssigkeitszufuhr sowie ein Laxanz, das er nach Bedarf einnahm. Während die abschließenden Einstellungen seines elektrischen Rollstuhls durchgeführt wurden, klagte er erneut über Schmerzen im Rücken und nun auch in der Hüfte. Um eine Verschlechterung der Obstipation zu verhindern, lehnte er Opioidanalgetika ab; eine häufigere Physiotherapie brachte Linderung. Die Symptome blieben auf seine Beine und den Rücken beschränkt. Die körperliche Untersuchung ergab eine leichte Schwäche und Atrophie seiner Handmuskeln und eine starke spastische Lähmung seiner Beine. Er erhielt daraufhin Tramadol und eine erneute Beratung zum Darmmanagement. Eine intrathekale Pumpe zur Applikation von Baclofen wurde besprochen, aber verworfen, weil die Gefahr bestand, dass die Intervention den Muskeltonus der Beine gesenkt und dadurch die Beinschwäche verstärkt hätte.

Nach einem transatlantischen Flug wurde er wegen einer tiefen Beinvenenthrombose stationär aufgenommen und unter oraler Antikoagulation wieder entlassen. Nachdem er sich einer sechsmonatigen stabilen Phase erfreut hatte, entwickelte er nach einer Prostatabiopsie eine respiratorische Insuffizienz, die auf eine Lungenembolie zurückgeführt wurde, weil seine Antikoagulation vor der Biopsie abgesetzt worden war. Nachdem er sich davon erholt hatte, setzte er die Antikoagulation fort. Bei seinem letzten Besuch in der Klinik bewegte er sich nur noch mit dem Rollstuhl, seine Armfunktion und bulbäre Funktion waren weiterhin gut und er hatte das Gefühl, dass er seine Symptome »gut im Griff« hatte.

Schmerzen

Durch die Betrachtung der ALS als eine Motoneuronerkrankung mit relativer Aussparung der sensiblen Bahnen kam es zu der falschen Annahme, dass sie nicht mit Schmerzen einhergeht. Allerdings waren sensorische Störungen bei ALS-Patienten nicht unbekannt. Bereits 1953 wurden bei 11 % der ALS-Patienten sensorische Symptome beschrieben (Lawyer T Jr, Netsky MG 1953). Unter den getesteten ALS-Patienten wiesen fast 25 % in der elektrophysiologischen Testung Anomalien der sensiblen Nerven auf, und 12,5 % erfüllten die Kriterien für eine Polyneuropathie (Pugdahl K et al. 2007).

Die Prävalenz starker Schmerzen bei ALS-Patienten lag bei der Aufnahme in ein Krankenhaus bei 50–57 % (O'Brien T et al. 1992). Bei 64 % der ALS-Patienten in einer neurologischen Ambulanz bestanden ebenfalls Schmerzen (Newrick PG, Langton-Hewer R 1985). Eine Erhebung bei sterbenden ALS-Patienten ermittelte eine Schmerzprävalenz von 70 %, unabhängig vom Sterbeort (zuhause oder Hospiz) (Oliver D 1996). Im letzten Monat ihres Lebens klagten 48 % der Patienten über Schmerzen und 72 % über sonstige Beschwerden (Ganzini L et al. 2002). In einer Studie an ambulanten ALS-Patienten litten die männlichen Patienten seit durchschnittlich 18 Monaten unter Schmerzen (Newrick PG, Langton-Hewer R 1985), während im Hospiz zwar 57 % der Patienten Schmerzen angaben, aber nur 12 % starke Analgetika erhalten hatten (O'Brien T et al. 1992). In der ALS Care Database gaben fast 24 % von 1000 Patienten Schmerzen an, und 75 % hatten Medikamente zur Schmerzkontrolle bekommen (Mandler RN et al. 2001).

In einer populationbasierten Studie waren Schmerzen bei ALS-Patienten häufiger und schwerer (57 %) als bei den Kontrollen gleichen Alters und Geschlechts (39 %) (Chiò A et al. 2012). Die Angabe von Schmerzen korrelierte mit einer längeren Erkrankungsdauer und einem niedrigeren Score auf der ALS Functional Rating Scale (ALSFRS). Die ALS-Patienten wurden häufiger wegen der Schmerzen behandelt (69 % im Vergleich zu 39 %); beide Gruppen erhielten meistens NSAIDs und die ALS-Patienten zudem Opioide. Bei den ALS-Patienten wurden mehr Aktivitäten durch die Schmerzen eingeschränkt als bei den Kontrollen. Außerdem betrafen die Schmerzen meistens die Extremitäten, vor allem die Schultern und Hüften (Chiò A et al. 2012). Diese Lokalisation der Schmerzen wurde in einer klinischen Studie bestätigt, die sie bei der Hälfte der befragten Patienten ermittelte (Rivera I et al. 2013). Bei einer Stadieneinteilung der ALS anhand des FVC-Tests war die Schmerzprävalenz in allen Stadien gleich. Allerdings hatten Patienten mit einem schlechteren funktionellen Status höhere Schmerzwerte.

Es gibt keine randomisierten oder quasi-randomisierten Studien zur Schmerztherapie bei ALS (Brettschneider J et al. 2013). Die Schmerzbehandlung erfolgt abhängig von der Ursache.

Krämpfe und Faszikulationen

Faszikulationen (schmerzlose Zuckungen einiger weniger Muskelfasern, die zwar mit bloßem Auge zu sehen sind, aber keine Wirkung auf das Gelenk haben) beruhen vermutlich auf der Degeneration intramuskulärer motorischer Axone und sind ein Frühsymptom, das der Schwäche oft vorausgeht. Sie können zu schmerzhaften Muskelkrämpfen führen. Diese sind in den Frühstadien der ALS häufiger, können an ungewöhnlichen Stellen, wie den Bauchmuskeln und den paraspinalen Muskeln, auftreten und führen oft zu erheblichen Beschwerden.

Faszikulationen müssen nur selten behandelt werden. Es gibt Einzelfallberichte über die effektive Anwendung von Baclofen und Gabapentin. Levetiracetam 2 × 1500 mg täglich reduzierte in einer Open-label-Studie Schwere und Häufigkeit der Krämpfe (Bedlack RS et al. 2009). Chininsulfat wurde in 58 % der europäischen Zentren eingesetzt (Andersen PM et al. 2012), wird aber von der United States Food and Drug Administration ausdrücklich verboten. Die Studienergebnisse waren bislang negativ, wobei die Studien eine zu geringe Power aufwiesen (Baldinger R et al. 2012). Niedrig dosiertes Nabilon, ein synthetisches Cannabinoid, reduzierte in einer doppelblinden, placebokontrollierten Crossover-Studie die Schmerzen durch die Spastik (Wissel J et al. 2006). Der Nutzen von Tetrohydrocannabinol wurde in einer doppelblinden, placebokontrollierten Studie nicht belegt, allerdings war die Power dieser Studie vermutlich zu gering (Weber M et al. 2010).

Muskel-, Knochen- und Gelenkschmerzen

Gelenkschmerzen entstehen, weil ihre muskuläre Abstützung durch den progredienten Muskelschwund und die Muskelschwäche reduziert wird. In einer retrospektiven Studie bestanden bei 28 % der ALS-Patienten Schulterschmerzen (Ho DT et al. 2011). Obwohl 25 % dieser Patienten auch zuvor schon unter Schmerzen in der Schulter litten, lag die mittlere Erkrankungsdauer bis zu ihrem Auftreten bei 31 Monaten. Der einzige klinische Zusammenhang bestand mit einer proximalen Armschwäche, während die initiale Lokalisation der ALS-Symptome und der überwiegende Befall der oberen oder der unteren Motoneurone keine Rolle spielten. Patienten mit Schulterschmerzen gaben mit höherer Wahrscheinlichkeit Schmerzen an anderer Stelle an. Bei 67 % wurde die Ätiologie nicht angegeben und bei nur 18 % wurde eine adhäsive Kapsulitis oder eine Frozen Shoulder diagnostiziert. Etwas mehr als die Hälfte der Patienten wurde behandelt (physikalische Therapie oder Schmerzmedikamente). Oft sind eine sorgfältige Lagerung und wiederholte vorsichtige Bewegungen von Nutzen. Außerdem sollte erwogen werden, schlaffe Arme insbesondere im Auto oder Rollstuhl abzustützen (O'Gorman B et al. 2004). Intraartikuläre Injektionen von Lokalanästhetika und/oder Kortikosteroiden können bei entzündlichen Schmerzen eines einzelnen Gelenks hilfreich sein (Oliver D 1994). Bei Muskel- und Knochenschmerzen werden NSAIDs, wie Ibuprofen oder Naproxen, eingesetzt.

Mit zunehmender Immobilität des Patienten können generalisierte und regionale Schmerzen insbesondere von Rücken und Hüften auftreten (Ganzini L et al. 1999).

Hier sind regelmäßige Übungen unter Anleitung durch einen Physiotherapeuten indiziert. Auch die Pflegeperson kann lernen, dem Patienten dabei zu helfen, wobei die Technik regelmäßig vom Behandlungsteam überprüft werden sollte.

Druck auf die Haut kann aufgrund der Immobilität und der erhaltenen sensiblen Nerven in Form von Schmerzen wahrgenommen werden; außerdem sind schmerzhafte Dekubitalulzera möglich (Hayashi T et al. 2007).

Bei ALS-Patienten treten Schmerzen aufgrund der ALS und aufgrund von Begleiterkrankungen auf. Durch die Immobilität, den Muskelschwund und die Muskelschwäche sind die Patienten für Rezidive von früheren Erkrankungen, z. B. von zervikalen oder lumbalen radikulären Schmerzen, prädisponiert. Die Risikofaktoren für derartige Rezidive sind ebenso wenig bekannt, wie Präventivmaßnahmen zur Risikoreduktion. Rivera et al. (Rivera I et al. 2013) setzten in ihrer Studie über Schmerzen bei ALS-Patienten an multidisziplinären ALS-Ambulanzen zwar eine neuropathische Schmerz-Skala ein, ob neuropathische Schmerzen bei ALS-Patienten tatsächlich häufiger sind, ist jedoch unbekannt.

Schmerzen, die nicht durch Umlagerung, Schienen und Verbände oder Physiotherapie beherrschbar sind, müssen durch die regelmäßige Gabe von Analgetika behandelt werden. Dazu wird das von der Weltgesundheitsorganisation zur Linderung krebsbedingter Schmerzen entwickelte Stufenschema der oralen Analgesie verwendet (World Health Organization 2013). Das Ziel dieser dreistufigen »Leiter« ist die schrittweise Steigerung der Therapie bis zum Erreichen der Schmerzkontrolle.

Initial profitieren die Patienten von einfachen Analgetika und schwachen Opioiden, die regelmäßig verabreicht und anhand des klinischen Ansprechens titriert werden. Bei vielen Patienten sind jedoch zur Schmerzkontrolle starke Opioide erforderlich. Oft fürchten sich die Patienten und ihre Angehörigen ebenso wie manche Ärzte und Pflegekräfte vor dem Einsatz von Opioiden. Die Patienten sprechen aber häufig extrem gut auf die Opioide an, außerdem verbessern Opioide die Lebensqualität oft sehr. Aus der Behandlung von Krebspatienten ist bekannt, dass sich Schmerzen ohne größere Nebenwirkungen kontrollieren lassen, wobei der Patient ansprechbar und wach bleibt, wenn die Opioide korrekt und umsichtig oral und regelmäßig gegeben und anhand der Schmerzen titriert werden (Twycross R 1994). Die Angst vor einer Lebensverkürzung durch Opioide ist unbegründet (Sykes N, Thorns A 2003). In einer Pilotstudie an sechs ALS-Patienten, die zur Behandlung ihrer Dyspnoe Opioide einnahmen, besserten sich die Symptome objektiv und subjektiv signifikant ohne Hinweise auf eine Hyperkapnie oder Atemdepression (Clemens KE, Klaschik E 2008).

Morphin ist das am häufigsten eingesetzte Opioid. Es wird alle vier Stunden als Lösung zum Einnehmen oder als Tablette eingenommen, oder alle zwölf Stunden als Retardtablette oder -kapsel. Die Gabe von Morphin ist effektiv und sicher. Eine Hospizstudie ermittelte in den letzten 72 Stunden des Lebens eine mittlere Morphindosis von 80 mg/24 h, die in diesem Zeitraum nicht nennenswert zunahm (Oliver D 1998). Daneben kommen noch weitere starke Analgetika infrage, wie Oxycodon (Retardtabletten) oder ein transdermales Fentanyl-Pflaster, das insbesondere bei Schluckstörungen und stabilem Schmerzsyndrom geeignet ist.

Bei zunehmenden Schluckstörungen ist eine flüssige Darreichungsform erforderlich, damit das Medikament über eine PEG gegeben werden kann. In den späteren Stadien der Krankheit sind oft subkutane Infusionen mit einer Spritzenpumpe hilfreich, da auf diese Weise auch andere Medikamente, wie Midazolam bei Spastik oder Agitiertheit und Anticholinergika wie Buscopan gegen die Sekretionen (▶ Kap. 7), gegeben werden können.

Die US-amerikanischen und europäischen Leitlinien empfehlen den Einsatz von Opioiden bei ALS. Die WHO-Empfehlungen zum Schmerzmanagement sollten der Standard für Gabe von Analgetika sein (Miller RG et al. 1999; Miller RG et al. 2009; Miller RG et al. 2009; Mitsumoto H et al. 2005; Andersen PM et al. 2012; Blackhall LJ 2012). Allerdings gibt es nur geringe Fortschritte bei der Entwicklung ALS-spezifischer Schmerztherapie-Protokolle (Mitsumoto H et al. 2005; Brettschneider J et al. 2013). Hier gibt es noch Entwicklungsspielraum.

Schmerzen können so stark werden, dass sie das Leben eines Patienten, seiner Angehörigen und seiner Pflegepersonen dominieren. Eine gute Behandlung von Schmerzen kann sich dramatisch auf die Lebensqualität der Patienten auswirken und es ihnen ermöglichen, wieder mit Freude mit ihren Angehörigen und Freunden zusammen zu sein.

Schwäche, Mobilität und Spastik

Die Muskelschwäche ist das Hauptsymptom der ALS. Die beste Intervention ist das rechtzeitige Ansprechen und Bereitstellen entsprechender Hilfen (vom Gehstock über eine Peronäusschiene bis zum Rollstuhl usw.). Sehr wichtig ist Physiotherapie, um Kontrakturen zu verhindern und die Beweglichkeit zu erhalten; sie wird ausführlich in Kapitel 12 besprochen. Im Nachhinein hätten zwar die meisten Familien lieber früher damit angefangen, entsprechende Hilfsmittel einzusetzen, die Reaktion auf das erste Gespräch über dieses Thema fällt jedoch sehr unterschiedlich aus. Patienten und ihre Angehörigen neigen dazu, Hinweise von Ärzten zur Notwendigkeit von Hilfsmitteln als schlechte Nachrichten aufzufassen, sei es die Indikation für einen Rollstuhl, eine Ernährungssonde oder eine Beatmung, oder auch die Vorsorgeplanung im Allgemeinen (▶ Kap. 5–7).

Pharmakologische Möglichkeiten gibt es kaum. Sich entwickelnde neuromuskuläre Übergänge, die sich bei der frühen Reinnervation denervierter Muskeln finden, produzieren oft Überleitungsfehler. Daher lässt sich die Muskelkraft insbesondere in der Frühphase der ALS vorübergehend durch Acetylcholinesterase-Hemmer (z. B. Pyridostigmin), verbessern. Besonders ausgeprägt ist dieser Effekt bei Patienten mit bulbärem Befall. Manche Patienten berichten von einem vorübergehenden Nutzen bei der Einnahme kurz vor den Mahlzeiten. Allerdings ist nicht bei allen ALS-Patienten eine Besserung zu beobachten und sie besteht meist nur für Tage bis wenige Wochen. Der Verlauf der ALS wird dabei nicht beeinflusst. Die kurzzeitige Einnahme von Pyridostigmin (bis zu 3×40 mg/d) kann daher nur in Ausnahmefällen, wie einer Flugreise oder einem Urlaub, empfohlen werden. Eine

Langzeittherapie mit Pyridostigmin bei ALS ist nicht sinnvoll und führt nur zu unnötigen Nebenwirkungen.

Kreatinmonohydrat wurde in drei klinischen Studien untersucht, konnte aber weder das Überleben, noch den Verlauf beeinflussen (Oliver DJ et al. 2010).

Durch die Degeneration der oberen Motoneuronen kommt es zur oft schweren Spastik der Extremitäten, die durch entsprechende Medikamente effektiv reduziert werden kann. Zu den unerwünschten Wirkungen dieser Medikamente gehören Schwäche und Müdigkeit. Daher, und weil eine mittlere Spastik zur Mobilität beiträgt, muss die Dosis vorsichtig titriert werden. Meistens wird Baclofen eingesetzt, obwohl dafür, wie ein aktueller Cochrane Review (Pastula DM et al. 2012) zeigte, keine für ALS spezifische Studie vorliegt. Auch Tizanidin, Gabapentin und Benzodiazepine wurden eingesetzt. In der einzigen zur Spastik bei ALS veröffentlichten quasi-randomisierten Studie verbesserten moderate Übungen der betroffenen Extremität nach drei Monaten das Ergebnis (Ashworth NL et al. 2012). In placebokontrollierten Studien reduzierte das Cannabinoid Nabiximols (Sativex®) die Spastik bei Multipler Sklerose klinisch relevant (Drory VE et al. 2001).

Sehr nützlich ist die Physiotherapie mit passiven Bewegungen, die mehrmals täglich und regelmäßig von einem Angehörigen oder anderen Pflegepersonen durchgeführt wird. Der Patient wird dazu sorgfältig und bequem gelagert. Der Physiotherapeut kann die Rolle der Spastik bei der Schmerzauslösung und das Ansprechen auf die Behandlung beurteilen (Ho DT et al. 2011).

Bei starker Spastik profitieren ausgewählte Patienten von der intrathekalen Gabe von Baclofen über eine implantierte Pumpe (Leussink VI et al. 2012; McClelland S 3rd et al. 2008). Die aktuellste Studie wählte dafür nur ALS-Patienten mit einer starken Spastik der unteren Extremitäten und überwiegendem Befall der oberen Motoneuronen aus. Bei der Gruppe, die sich für die Implantation der Pumpe entschied, wurden die Schmerzen und die Medikamenteneinnahme im Gegensatz zur Kontrollgruppe, welche die Pumpe ablehnte, reduziert. Bei der Nachuntersuchung waren die Patienten beider Gruppen in vergleichbarem Maß gehunfähig.

Eine Alternative bei derart refraktären Fällen, die bei ALS selten sind, sind intramuskuläre Injektionen von Botulinustoxin, das sich bei der Multiplen Sklerose als effektiv erwiesen hat (McClelland S 3rd et al. 2008; Bethoux F et al. 2013; Snow BJ et al. 1990; Restivo DA et al. 2002). Das direkt auf den Muskel wirkende Dantrolen sollte nicht generell zu den Medikamenten der ersten Wahl gehören, weil es die Muskelschwäche verstärkt. Allerdings wurde von präfinal starken Spastiken berichtet, die nur durch die hoch dosierte intravenöse Gabe von Dantrolen beherrschbar waren (Raischl J et al. 1998).

Sekretionen, Atmung und Atemwege

Bei der ALS wirken sich Sekretionen stärker auf die Lebensqualität insgesamt, auf den Erfolg der NIH und auf die Entwicklung lebensgefährlicher Komplikationen aus als bei jeder anderen neuromuskulären Erkrankung. Die Effekte bewegen sich eher in demselben Bereich wie bei anderen neurodegenerativen Krankheiten, wie dem Parkinson-Syndrom. Durch die Kombination aus der progredienten restriktiven respiratorischen Insuffizienz, den Sekretionen und den Atemwegsbeschwerden entstehen insbesondere bei einem rasch progredienten Verlauf mit bulbärem Beginn klinisch schwierige Situationen.

Sialorrhoe

Übermäßiger Speichelfluss (Sialorrhoe), der auch als Speicheln bezeichnet wird, ist eines der häufigen Symptome der ALS. Er entsteht durch die Schwäche der mimischen Muskeln und die Schluckstörungen. Die Speichelproduktion selbst ist dabei nicht erhöht. Die sozialen Auswirkungen der Sialorrhoe müssen erkannt und angesprochen werden, da sie zur sozialen Isolation und einer erheblichen Belastung führen kann (Ganzini L et al. 2002).

1. Am häufigsten werden Glycopyrroniumbromid mit Klasse-I-Evidenz beim Parkinson-Syndrom (aber nicht bei ALS) und Amitriptylin, für das allerdings keine kontrollierten Studien vorliegen, verabreicht. Sublinguale Atropintropfen sind kurzzeitig wirksam. Transdermale Burylscopolamin-Pflaster, die alle drei Tage gewechselt werden, bringen längere Linderung und haben vor allem bei bulbärem Befall den Vorteil, dass sie die orale Route umgehen.
2. Die Injektion von Botulinustoxin in die Speicheldrüsen gehört zu den wenigen evidenzbasierten Behandlungsansätzen, die empfohlen werden können, setzt aber viel Geschicklichkeit seitens des Arztes voraus und kann das Schlucken verschlechtern (Miller RG et al. 2009; Andersen PM et al. 2012). Bei ALS-Patienten mit Schluckstörungen vom oberen Motoneuron-Typ waren Injektionen von Botulinustoxin in den oberen Ösophagussphinkter von Nutzen (Restivo DA et al. 2013).
3. Die Strahlentherapie ist eine weitere Option zur Behandlung der Sialorrhoe. Sie hat sich bei Patienten mit verschiedenen neurologischen Krankheiten, einschließlich ALS, als nützlich effektiv erwiesen, wenn direkt die Glandulae parotideae oder die Glandulae submandibulares und sublinguales bestrahlt werden (Miller RG et al. 2009; Andersen PM et al. 2012). Zu den Nebenwirkungen gehören Schmerzen im Bereich der Parotis, Mundtrockenheit, Hautbrennen, ein wunder Rachen und Übelkeit. Sie treten in der Regel nur vorübergehend auf, können aber gelegentlich sehr belastend sein.
4. Die operative Durchtrennung der Nerven der Glandulae parotideae wurde beschrieben. In der Regel übersteigen aber bei der typischen ALS die Risiken den Nutzen.

Zähe Schleimsekretionen

1. Mukolytika: Die Gabe eines Mukolytikums, wie Acetylcystein 3 × 200–400 mg/d, ist oft nützlich.

2. Betablocker und ein Vernebler mit Kochsalzlösung und/oder einem anticholinergen Bronchodilatator und/oder einem Mukolytikum und/oder Furosemid sind nützliche Kombinationen.
3. Eine Absaugung zusätzlich zu den vorgenannten Maßnahmen bei ausreichend kraftvollem Hustenstoß oder assistiertem Husten.
4. Patienten und Pflegepersonen müssen die Techniken des assistierten Hustens mit der Rekrutierung von Lungenvolumen («breath stacking») oder mechanischen Hustenhilfen erlernen.
5. Weitere Ansätze, die sich in einer nicht kontrollierten Befragung als nützlich erwiesen haben, sind roter Traubensaft, Papaya-Enzyme, zuckerfreie Zitronenbonbons, Traubenkernöl und Betablocker (▶ Kap. 14). Ebenfalls hilfreich scheinen die Reduktion der Alkohol- und Koffeinaufnahme, der Verzicht auf Milchprodukte, eine erhöhte Flüssigkeitszufuhr, eine Luftbefeuchtung und Dampfinhalationen zu sein.

Es gibt weiterhin keine zufriedenstellende Therapie bei zähen schleimigen Sekretionen bei ALS. Auf diesem Gebiet muss noch weiter geforscht werden.

Nasale Verstopfung

Die Symptome einer chronischen oder saisonalen Rhinitis können insbesondere bei bulbärem Befall mit Schwächung der nasopharyngealen Muskeln verstärkt werden. Das Meiden von Auslösern und der Einsatz von topischen Abschwellmitteln (Nasensprays) lindert die Verstopfung und das Tröpfeln in den Rachen. In Einzelfällen wurden die Symptome insbesondere in der Nacht durch das Anheben des Nasenrückens mit einem Nasentape gelindert.

Laryngospasmus

Dieser plötzliche, reflexive Schluss der Stimmbänder kann wegen des Gefühls der Erstickens zur Panik führen. Dieses Symptom wird durch mehrere Reize (z.B. Emotionen, starke Geschmäcker oder Gerüche, kalte Luft, Flüssigkeitsaspiration, gastroösophagealen Reflux) ausgelöst und klingt in der Regel spontan innerhalb weniger Sekunden wieder ab. Durch wiederholtes Schlucken beim Atmen durch die Nase kann seine Auflösung beschleunigt werden; sublinguales Lorazepam hat sich in Einzelfällen als hilfreich erwiesen.

Bei pseudobulbärer Beteiligung kann es bei Kälte, Angst oder Schmerzen zum Trismus, zu Kieferspasmen und zum Kieferpressen kommen, die durch Benzodiazepine (z.B. sublinguales Lorazepam oder Clonazepam) gelindert werden können (Gelinas D, Miller RG 2000). Es gibt einen Einzelfallbericht über einen rezidivierenden Trismus und Stridor, die erfolgreich mit der beidseitigen Injektion von Botulinustoxin in die Mm. masseter und pterygoideus behandelt wurden (Winterholler MGM et al. 2002).

Darm-, Blasen- und sexuelle Funktion

Die sexuelle Funktion bleibt zwar vom Krankheitsprozess verschont, trotzdem leidet das Sexualleben unter dem sich ändernden Körperbild, Müdigkeit und der sich verändernden Familiendynamik mit signifikantem Interessenverlust und einem moderaten Verlust der sexuellen Aktivität im Vergleich zur Situation vor der ALS-Diagnose (Katz PO et al. 2013). Die Probleme mit der Sexualität betreffen vor der Diagnose 20 % der Patienten und ihrer Partner und nach der Diagnose 65 % der Patienten und 75 % ihrer Partner.

Bei ALS-Patienten sind das vegetative Nervensystem und die glatte Muskulatur in der Regel nicht direkt betroffen. Die Schwäche der quergestreiften Muskeln kann sich jedoch sowohl auf den unteren Ösophagussphinkter (durch eine Zwerchfellschwäche) auswirken und zur gastroösophagealen Refluxkrankheit (GERD) führen, als auch auf die Dammmuskulatur, sodass keine adäquate Blasenkontrolle mehr gewährleistet ist.

Die Behandlung der GERD erfolgt durch eine angemessene Lagerung während und nach den Mahlzeiten, das Einnehmen der Mahlzeiten mehr als 2–3 Stunden vor dem Hinlegen und die Gabe von Medikamenten. Bei den typischen Symptomen Sodbrennen und Regurgitation (die sich als rezidivierender Husten manifestieren kann) können empirisch Protonenpumpenhemmer verabreicht werden (Katz PO et al. 2013).

Obstipation ist allgemein ein wichtiges Thema mit zunehmender Inzidenz im Alter, in Pflegeheimen und bei vielen neurologischen Krankheiten. Bei fortgeschrittener ALS verschärfen die Immobilität, Änderungen in der Ernährung und eine verminderte Flüssigkeitsaufnahme das Problem. Auch die Medikamente, die zur Symptomkontrolle gegeben werden (z. B. Opioide bei Schmerzen und Dyspnoe und Anticholinergika zur Kontrolle von Sekretionen) tragen zur Obstipation bei.

Bei ALS-Patienten sollte nach einer bereits bekannten Obstipation gefragt werden. Außerdem sollten sie hinsichtlich der Einnahme von Ballaststoffen und Flüssigkeit beraten werden. Stuhlweichmacher sind von fraglichem Nutzen. Stimulierende Laxanzien, wie Senna und Bisacodyl, werden bei intermittierender oder kurzzeitiger Obstipation gegeben, während die chronische Obstipation am besten mit osmotischen Laxanzien, wie Laktulose oder Polyethylenglykol, behandelt wird. Polyethylenglykol wurde in klinischen Studien als überlegen bewertet, weil es sich nicht auf die Elektrolytspiegel auswirkt. Die arzneimittelbedingte Obstipation ist oft nur schwer zu behandeln, insbesondere wenn sie durch Opioide ausgelöst wurde. Daher sollte bei der Gabe von Opioiden ein Plan zum Darmmanagement inklusive prophylaktischer Laxanziengabe aufgestellt werden. Das Wechseln der Opioide, beispielsweise mit dem Einsatz von Fentanyl (mit einem geringeren Risiko für eine Obstipation), kann die Symptome lindern. Die Gabe von Opioidantagonisten, wie Naloxon, das starke Entzugssymptome auslösen kann, Methylnatrexon, das nur schlecht in das zentrale Nervensystem (ZNS) gelangt und daher weniger Entzugssymptome auslöst, oder Lubiproston, dessen Einsatz in der Palliative Care bislang noch nicht untersucht wurde, sollte nur bei entsprechender

Erfahrung im Umgang mit diesen Substanzen erfolgen. Das Auftreten von abdominalen Schmerzen kann ein Hinweis auf eine Obstipation sein.
Da es keine für ALS spezifischen Studien gibt, sollten die Patienten nach den Protokollen der Palliativ- und der Langzeitpflege behandelt werden.

Veränderungen von Kognition und Verhalten

Die Inzidenz von Veränderungen der Kognition und des Verhaltens bei ALS wird inzwischen allgemein als signifikant eingestuft (▶ Kap. 8). Es sind Überschneidungen mit der frontotemporalen Demenz (FTD), einschließlich deren behavioraler Variante (bvFTD), sowie ein Spektrum von dysexekutiven Krankheiten beschrieben. Die Auswirkungen sind oft für die Angehörigen und andere Pflegepersonen spürbarer als für den Patienten. Daher müssen die Patienten und ihre Angehörigen über die Möglichkeit derartiger Veränderungen ebenso aufgeklärt werden, wie über mögliche respiratorische und bulbäre Symptome (Miller RG et al. 2009; Andersen PM et al. 2012). In einer Online-Erhebung wünschten sich die meisten Patienten (62 %) und ihre Pflegepersonen (71 %), dass sie über die möglichen kognitiven Veränderungen bis hin zur Demenz rechtzeitig informiert werden (Wicks P, Frost J 2008). Außerdem hat dies Auswirkungen auf rechtliche Aspekte und Patientenverfügungen (▶ Kap. 4, 5 und 18).

Da es keine für ALS spezifischen Studien gibt, basiert das Management der Verhaltensänderungen auf den Empfehlungen für andere Frontallappensyndrome. Wie in Kapitel 8 beschrieben, gibt es gesicherte Strategien für das Verhaltensmanagement. Für die verfügbaren medikamentösen Therapien gibt es selbst bei FTD-Patienten nur wenig evidenzbasierte Studienergebnisse.

Die medikamentöse Behandlung der FTD und der bvFTD mit Hemmern der Acetylcholinesterase, Antagonisten von N-Methyl-D-Aspartat (NMDA), Antidepressiva und Neuroleptika ist beschrieben. Die beste Evidenz besteht derzeit für die Gabe von Trazodon in einer Dosis von bis zu 300 mg täglich zur Besserung der Verhaltensauffälligkeiten bei FTD. Andere Antidepressiva werden gut vertragen und können sich positiv auf das Verhalten auswirken, haben aber nur die Evidenzklasse IV. Der Nutzen von Paroxetin, Galantamin und Memantin konnte in klinischen Studien nicht belegt werden. Für Neuroleptika, die bei älteren Patienten die Mortalität erhöhen, gibt es in dieser Population zum gegenwärtigen Zeitpunkt keine überzeugende Evidenz (Seltman RE, Matthews BR 2012). Die Entscheidung für eine medikamentöse Behandlung der Verhaltensänderungen bei der ALS-FTD und anderer kognitiv-behavioralen Varianten der ALS muss abhängig vom Einzelfall getroffen werden; für die Verbesserung des kognitiven Ergebnisses sind derzeit keine Medikamente indiziert.

Stimmung, Schlaf und Affekt

Depressionen sind bei ALS häufig und treten vor allem in den frühen Stadien vor und nach der Diagnosestellung sowie am Lebensende auf. Bei ALS-Patienten besteht insbesondere im ersten Jahr nach der Diagnosestellung ein erhöhtes Suizidrisiko (Fang F et al. 2008). Die Prävalenz der Depression wird unterschiedlich beurteilt und hängt zum Teil von den verwendeten Screening-Verfahren und -Instrumenten ab (Palmieri A et al. 2010). Eine Depression hat erhebliche Auswirkungen auf die Lebensqualität des Patienten und seiner Pflegepersonen. Umgekehrt wirken sich Stress und Depressionen der Pflegepersonen negativ auf den ALS-Patienten aus (ausführliche Übersicht bei Pagnini (Pagnini F 2013)).

Ängste, die nicht unbedingt mit einer Depression zusammenhängen müssen, sind bei ALS-Patienten ebenfalls häufiger als bei anderen unheilbar kranken Patienten. Oft sind es Zukunftsängste, die Angst vor zukünftigem Leiden, insbesondere vor dem Ersticken, welche Patienten dazu bringen, den Tod schneller herbeiführen zu wollen (▶ Kap. 4).

Es besteht eine starke Korrelation zwischen (depressionsunabhängiger) Hoffnungslosigkeit sowie dem Verlust des Lebenssinns und dem Wunsch nach vorzeitiger Lebensbeendigung. Diese Symptome spiegeln oft spirituelle Leidenszustände wider, die in Kapitel 11 besprochen werden.

In einem allgemeineren Messinstrument von Distress, dem Brief Symptom Inventory, bestand bei ALS-Patienten mehr Distress als in der Allgemeinbevölkerung. Der Distress erreichte zwei Drittel des bei einer Kohorte ambulanter psychiatrischer Patienten ermittelten Distress-Ausmaßes (Felgoise SH et al. 2010).

Trotz der zahlreichen Studien zur Quantifizierung und Einteilung von psychischem Distress wurde bislang kein Konsens über die besten Screening-Verfahren erzielt und es wurden keine für die ALS spezifischen Therapiestudien durchgeführt. Patienten und Angehörigen mit psychischem Distress sollten Beratungsgespräche angeboten werden, in denen der Beitrag psychosozialer und spiritueller Faktoren sowie körperlicher Symptome ermittelt wird (McLeod JE, Clarke DM 2007). Neben der Gabe eines geeigneten Antidepressivums mit Kontrollbesuchen zur Wirksamkeitsbeurteilung sollten eine psychologische Beratung und Unterstützung der Familie erfolgen.

Pseudobulbärer Affekt

Unwillkürliche Lachanfälle und/oder extreme Weinerlichkeit (häufiger letzteres) werden als »pseudobulbärer Affekt« bezeichnet. Die Pathophysiologie ist nur schlecht verstanden. Er ist nicht spezifisch für die ALS, sondern tritt auch bei anderen zentralnervösen Erkrankungen auf, wie der Multiplen Sklerose.

Pathologisches Lachen bzw. Weinen findet sich im Krankheitsverlauf bei bis zu 50 % der ALS-Patienten. Es handelt sich um inadäquate Affektäußerungen infolge der Dysregulation der motorischen Komponenten des emotionalen Erlebens. Möglicherweise besteht ein Zusammenhang mit der frontalen kognitiven Dysfunktion, nicht aber mit der kognitiven Einschränkung. Das Symptom kann sozial sehr störend sein.

Die Patienten sollten nach dem Symptom gefragt und darüber aufgeklärt werden, dass es sich um einen mit der ALS zusammenhängenden Reflex und nicht um das Symptom einer psychiatrischen Erkrankung handelt. Zur Behandlung wird meistens Amitriptylin gegeben (Iannaccone S, Ferini-Strambi L 1996). SSRIs können auch eingesetzt werden, besitzen aber nur eine Klasse-IV-Evidenz. Die Kombination aus jeweils 2 × 30 mg täglich Dextromethorphanhydrobromid und Chinidinsulfat war in zwei randomisierten, doppelblinden, placebokontrollierten Studien bei der Palliation des pathologischen Lachens bzw. Weinens effektiv und ist in den USA (Andersen PM et al. 2012) und Europa zugelassen.

Müdigkeit

ALS-Patienten klagen weitaus häufiger als normale Kontrollen über Müdigkeit, die nicht nur mit der Muskelschwäche zusammenhängt, sodass vermutlich eine zentrale und eine periphere Komponente vorhanden sind. Depression, Atemstörungen im Schlaf und respiratorische Insuffizienz führen zur Müdigkeit oder tragen zu ihr bei und können behandelt werden (Lou JS 2008). Sofern diese Faktoren bei ALS-Patienten bereits ausgeschlossen oder entsprechend behandelt wurden, kann der Einsatz von Modafinil erwogen werden. In einer Open-label-Studie und einer kleinen, randomisierten, placebokontrollierten Studie reduzierte Modafinil in einer Dosis von 300 mg täglich die Müdigkeit während der doppelblinden vierwöchigen Phase und der achtwöchigen Open-label-Beobachtungsphase signifikant und ohne schwere Nebenwirkungen (Rabkin JG et al. 2009).

Schlaflosigkeit

Schlafstörungen sind insbesondere in den fortgeschrittenen Stadien der ALS häufig (Ganzini L et al. 2002). Bevor Schlafmittel verabreicht werden, müssen unbedingt andere Ursachen ausgeschlossen werden. Die häufigsten sind:

- respiratorische Insuffizienz mit Sauerstoffmangel und Dyspnoe
- psychische Störungen, Ängste, Depression, Alpträume
- Unfähigkeit zur Lageänderung im Schlaf wegen der Muskelschwäche
- Faszikulationen und Muskelkrämpfe
- Dysphagie mit Speichelaspiration.

Auch wenn die Ursachen identifiziert und behandelt wurden, sollten der Schlaf und das nächtliche Wohlbefinden weiter evaluiert werden. Maßnahmen der ersten Wahl sind Schlafhygiene und ein leichtes Schlafmittel, wie Zopiclon, Amitriptylin oder Mirtazapin. Ausreichender Schlaf ist für den Patienten und seine Angehörigen sehr wichtig. Wenn die Schlafstörungen nicht reduziert werden, leidet darunter die Lebensqualität aller.

Weitere Symptome und Komplikationen

Hauterkrankungen und Druckulzera sollen bei ALS seltener auftreten als bei anderen neurologischen Krankheiten, wie der Multiplen Sklerose; diese Aussage wurde jedoch angezweifelt. Druckulzera können in jedem Stadium der ALS auftreten (Hayashi T et al. 2007). Die familiären und professionellen Pflegepersonen sollten die Hautintegrität der ALS-Patienten mit derselben Aufmerksamkeit beobachten wie bei jeder anderen schweren neurologischen Erkrankung.

Wegen der reduzierten Muskelpumpe treten Ödeme in den abhängigen Partien der Hände und Füße auf, die sich auf einen Großteil der betroffenen Extremität ausweiten können. Hilfreich sind hier das Hochlagern der Extremität, Physiotherapie und Kompressionsstrümpfe. Auch Diuretika können von Nutzen sein. Ihr Einsatz wird jedoch oft durch einen vermehrten Harndrang, eine Dehydrierung und eine Niereninsuffizienz eingeschränkt. Bei Schmerzen oder persistierender Schwellung trotz längerem Hochlagern sollte eine tiefe Beinvenenthrombose ausgeschlossen werden.

Bei ALS-Patienten ist das Risiko für eine tiefe Beinvenenthrombose höher (2,7–3,0 %) als in der Allgemeinbevölkerung (0,1 %) und bei hospitalisierten Patienten (1,3 %) (Elman LB et al. 2005; Qureshi MM et al. 2007). Zu den Risikofaktoren gehören eine geringe FVC, eine schlechte ALSFRS und die Beinschwäche. In einer Studie bei 501 Patienten erlitten acht eine Lungenembolie, bei drei davon war vorab keine tiefe Beinvenenthrombose bekannt gewesen. Aufgrund klinischer Erfahrungen sollte eine einmal begonnene Thromboseprophylaxe lebenslang fortgeführt werden, da das Absetzen mit einem hohen Risiko für ein Rezidiv und eine Lungenembolie assoziiert zu sein scheint. Diese Empfehlung sollte am besten in einer prospektiven Studie überprüft werden. Solange jedoch noch keine Daten vorliegen, sollte bei ALS-Patienten aufgrund unveränderlicher Risikofaktoren von einem hohen Rezidivrisiko ausgegangen werden.

Schlussfolgerung

Bei der ALS treten direkt und indirekt mit der Grunderkrankung zusammenhängende Symptome sowie Symptome durch die Exazerbation von Vorerkrankungen auf. Die Strategien zum Management der bereits bekannten und neu auftretenden Symptome müssen auf den jeweiligen Patienten zugeschnitten werden. Für die ALS typische Symptome müssen erkannt, erklärt und behandelt werden. Das Wissen über die Inzidenz, die Risikofaktoren und die Auswirkungen dieser Symptome nimmt zu. Für einige der Behandlungsoptionen wurde die Effizienz in Studien belegt. Ganz offensichtlich besteht ein hoher Bedarf für mehr ALS-spezifische Studien.

Tab. 9.1: Direkt und indirekt mit der ALS zusammenhängende Symptome

Direkt auf die ALS zurückführbare Symptome	Motorisch	Schwäche, Faszikulationen, Krämpfe, Spastik (einschließlich Laryngospasmus, Trismus und Zungenbeißen)
	Kognitiv	Apathie, Verhaltensstörungen, kognitive Einschränkung, Demenz, Störung der Entscheidungsfindung
	Pseudobulbärer Affekt	Pathologisches Lachen und Weinen
Indirekt durch die ALS ausgelöste Symptome	Schmerzen	Immobilität, Verletzung, schwache nichtabgestützte Gelenke, Druck auf die Haut und Hautulzera, Kopfschmerzen, Extremitätenschmerzen und Ödeme in abhängigen Teilen
	Sekretionen	Sialorrhoe (Speicheln), zähe Sekretionen, verstopfte Nase
	Urologisch	Harndrang, Inkontinenz, Harnverhalt
	Gastrointestinal	GERD, Darmstörungen, Obstipation
	Psychisch	Müdigkeit, Schlaflosigkeit, Depression und Ängste

ALS = amyotrophe Lateralsklerose; GERD = gastroösophageale Refluxkrankheit.

Literatur

Andersen P. M., Abrahams S, Borasio G. D., de Carvalho M., Chio A., Van Damme P. et al. (2012) EFNS task force on the clinical management of amyotrophic lateral sclerosis (MALS): revised report of an EFNS task force. European Journal of Neurology 19: 360–75.

Ashworth N. L., Satkunam L. E., Deforge D. (2012) Treatment for spasticity in amyotrophic lateral sclerosis/motor neuron disease. Cochrane Database of Systematic Reviews Feb 15;2: CD004156. DOI: 10.1002/14651858.CD004156.pub4.

Baldinger R., Katzberg H. D., Weber M. (2012) Treatment for cramps in amyotrophic lateral sclerosis/motor neuron disease. Cochrane Database of Systematic Reviews Apr 18;4: CD004157. doi:10.1002/14651858. CD004157.pub2.

Bedlack R. S., Pastula D. M., Hawes J. Heydt D. (2009) Open-label pilot trial of levetiracetam for cramps and spasticity in patients with motor neuron disease. Amyotrophic Lateral Sclerosis 10: 210–15.

Bethoux F., Boulis N., McClelland S. 3rd, Willis M. A., Hussain M., Machado A. et al. (2013) Use of intrathecal baclofen for treatment of severe spasticity in selected patients with motor neuron disease. Neurorehabilitation and Neural Repair 27: 828–33.

Blackhall L. J. (2012) Amyotrophic lateral sclerosis and palliative care: where we are, and the road ahead. Muscle and Nerve. 45: 311–18.

Brettschneider J., Kurent J., Ludolph A. (2013) Drug therapy for pain in amyotrophic lateral sclerosis or motor neuron disease. Cochrane Database of Systematic Reviews Issue 6; CD005226. doi: 10.1002/14651858.CD005226.pub3.

Chiò A., Canosa A., Gallo S., Moglia C., Ilardi A., Cammarsano S. et al (2012) Pain in amyotrophic lateral sclerosis: a population-based controlled study. European Journal of Neurology 19: 551–5.
Clemens K. E., Klaschik E. (2008) Morphine in the management of dyspnoea in ALS. A pilot study. European Journal of Neurology 15: 445–50.
Drory V. E., Goltsman E., Reznik J. G., Mosek A., Korczyn A. D. (2001) The value of muscle exercise in patients with amyotrophic lateral sclerosis. Journal of the Neurological Sciences 191: 133–7.
Elman L. B., Siderowf A., Houseman G., Kelley M., McCluskey L. F. (2005) Venous thrombosis in an ALS population over four years. Amyotrophic Lateral Sclerosis and Other Motor Neuron Disorders 6: 246–9.
Fang F., Valdimarsdo U., Furst C. J. (2008), Suicide among patients with amyotrophic lateral sclerosis Brain 131: 2729–33.
Felgoise S. H., Chakraborty B. H., Bond E., Rodriguez J., Bremer B. A., Walsh S. M. et al (2010) Psychological morbidity in ALS: the importance of psychological assessment beyond depression alone. Amyotrophic Lateral Sclerosis 11: 351–8.
Gallegos-Orozco J. F., Foxx-Orenstein A. E., Sterler S. M., Stoa J. M. (2012) Chronic constipation in the elderly American Journal of Gastroenterology 107: 18–25.
Ganzini L., Johnston W. S., Hoffman W. F. (1999) Correlates of suffering in amyotrophic lateral sclerosis. Neurology 52: 1434–40.
Ganzini L., Johnston W. S., Silveira M. J. (2002) The final month of life in patients with ALS. Neurology 59: 428–31.
Gelinas D., Miller R. G. (2000) A treatable disease: a guide to the management of amyotrophic lateral sclerosis. In Brown R. H. Jr, Meininger V., Swash M. (eds) Amyotrophic Lateral Sclerosis, pp. 405–21. London: Martin Dunitz.
Hayashi T., Narita Y., Okugawa N., Hamaguchi E., Shibahara M., Kuzuhara S. (2007) Pressure ulcers in ALS patients on admission at a university hospital in Japan. Amyotrophic Lateral Sclerosis 8: 310–13.
Ho D. T., Ruthazer Russel R., Russell J.A. (2011) Shoulder pain in amyotrophic lateral sclerosis. Journal of Clinical Neuromuscular Disease 13: 53–5.
Iannaccone S., Ferini-Strambi L. (1996) Pharmacologic treatment of emotional lability. Clinical Neuropharmacology 19: 532–5.
Katz P. O., Gerson L. B., Vela M. F. (2013) Guidelines for the diagnosis and management of gastroesophageal reflux disease. American Journal of Gastroenterology 108: 308–28.
Ketwaroo G. A., Cheng V., Lembo A. (2013) Opioid-induced bowel dysfunction. Current Gastroenterology Reports 15: 344 doi: 10.1007/s11894-013-0344-2
Lawyer T. Jr, Netsky M. G. (1953) Amyotrophic lateral sclerosis. American Medical Association Archives of Neurology and Psychiatry 69: 171–92.
Leussink V. I., Husseini L., Warnke C., Broussalis E., Hartung H. P., Kieseier B. C. (2012) Symptomatic therapy in multiple sclerosis: the role of cannabinoids in treating spasticity. Therapeutic Advances in Neurological Disorders 5: 255–66.
Lou J. S. (2008) Fatigue in amyotrophic lateral sclerosis. Physical Medicine and Rehabilitation Clinics of North America 19: 533–43.
Mandler R. N., Anderson F. A. Jr, Miller R. G., Clawson L., Cudkowicz M., Del Bene M. et al. (2001) The ALS Patient Care Database: insights into end-of-life care. Amyotrophic Lateral Sclerosis and Other Motor Neuron Disorders 2: 203–8.
McClelland S, 3rd, Bethoux F. A., Boulis N. M., Sutliff M. H., Stough D. K., Schwetz K. M. et al (2008) Intrathecal baclofen for spasticity-related pain in amyotrophic lateral sclerosis: efficacy and factors associated with pain relief. Muscle and Nerve 37: 396–8.
McLeod J. E., Clarke D. M. (2007) A review of psychosocial aspects of motor neuron disease. Journal of Neurological Science 258: 4–10.
Miller R. G., Jackson C. E., Kasarskis E. J., England J. D., Forshew D., Johnston W. et al. (2009) Practice parameter update: the care of the patient with amyotrophic lateral sclerosis: the care of the patient with amyotrophic lateral sclerosis: drug, nutritional, and respiratory therapies (an evidence-based review): report of the Quality Standards Subcommittee of the American Academy of Neurology. Neurology 73: 1218–26.

Miller R. G., Rosenberg J. A., Gelinas D. F., Mitsumoto H., Newman, D., Sufit R. (1999) Practice parameter: the care of the patient with amyotrophic lateral sclerosis (an evidence-based review): report of the Quality Standards Subcommittee of the American Academy of Neurology: ALS Practice Parameters Task Force. Neurology 52: 1311–23.

Miller R. G., Rosenberg J. A., Gelinas D. F., Mitsumoto H., Newman D., Sufit R. et al. (2009) Practice parameter: the care of the patient with amyotrophic lateral sclerosis (an evidence-based review): report of the Quality Standards Subcommittee of the American Academy of Neurology: ALS Practice Parameters Task Force. Neurology 73: 1218–26.

Mitsumoto H., Bromberg M., Johnston W. et al. (2005) Promoting excellence in end-of-life care. Amyotrophic Lateral Sclerosis and Other Motor Neuron Disorders 6: 145–54.

Newrick P. G., Langton-Hewer R. (1985) Pain in motor neurone disease. Journal of Neurology, Neurosurgery, and Psychiatry 48: 838–40.

O'Brien T., Kelly M., Saunders C. (1992) Motor neurone disease: a hospice perspective. British Medical Journal 304: 471–3.

O'Gorman B., Oliver D., Nottle C., Prisley S. (2004) Disorders of nerve I: motor neurone disease. In Stokes M. (ed.) Physical Management in Neurological Rehabilitation, 2nd edn, pp. 233–51. Edinburgh: Elsevier Mosby.

Oliver D. (1994) Motor Neurone Disease. London: Royal College of General Practitioners.

Oliver D. (1996) The quality of care and symptom control—the effects on the terminal phase of ALS/MND. Journal of the Neurological Sciences 139 (Suppl.): 134–6.

Oliver D. (1998) Opioid medication in the palliative care of motor neurone disease. Palliative Medicine 12: 113–15.

Oliver D. J. Campbell C., O'brien T., Sloan R., Sykes N., Tallon C. et al. (2010) Medication in the last days of life for motor neuron disease/amyotrophic lateral sclerosis. Amyotrophic Lateral Sclerosis 11: 562–4.

Pagnini, F. (2013) Psychological wellbeing and quality of life in amyotrophic lateral sclerosis: a review. International Journal of Psychology 48: 194–205.

Palmieri A., Soraru G., Albertini E., Semenza C., Vottero-Ris F., D'Ascenzo C. et al. (2010) Psychopathological features and suicidal ideation in amyotrophic lateral sclerosis patients. Neurological Sciences 31: 735–40.

Pastula D. M., Moore D. H., Bedlack R. S. (2012) Creatine for amyotrophic lateral sclerosis/motor neuron disease. Cochrane Database of Systematic Reviews. Dec 12;12:CD005225. doi: 10.1002/14651858.CD005225.pub3.

Pugdahl K., Fuglsang-Frederiksen A., de Carvalho M., Johnsen B., Fawcett P. R, Labarre-Vila A. et al. (2007) Generalised sensory system abnormalities in amyotrophic lateral sclerosis: a European multicentre study. Journal of Neurology, Neurosurgery, and Psychiatry 78: 746–9.

Qureshi M. M., Cudkowicz M. E., Zhang H., Raynor E. (2007) Increased incidence of deep venous thrombosis in ALS. Neurology 68: 76–7.

Rabkin J. G., Gordon P. H., McElhiney M., Rabkin R., Chew S., Mitsumoto H. (2009). Modafinil treatment of fatigue in patients with ALS: a placebo-controlled study. Muscle and Nerve 39: 297–303.

Raischl J., Hirsch B., Bausewein C., Borasio G. D. (1998) Hospice care for ALS patients in Germany: the Munich experience. Presentation at the 9th International Symposium on ALS/MND, Munich.

Restivo D. A., Casabona A., Nicotra A., Zappia M., Elia M., Romano M. C. et al. (2013) ALS dysphagia pathophysiology: differential botulinum toxin response. Neurology 80: 616–20.

Restivo D. A., Lanza S., Marchese-Ragona R., Palmeri A. (2002) Improvement of masseter spasticity by botulinum toxin facilitates PEG placement in amyotrophic lateral sclerosis. Gastroenterology 123: 1749–50.

Rivera I., Ajroud-Driss S., Casey P., Heller S., Allen J., Siddique T. et al (2013) Prevalence and characteristics of pain in early and late stages of ALS. Amyotrophic Lateral Sclerosis and Frontotemporal Degeneration 14: 369–72.

Seltman R. E., Matthews B. R. (2012) Frontotemporal lobar degeneration: epidemiology, pathology, diagnosis and management. CNS Drugs 26: 841–70.

Snow B. J., Tsui J. K., Bhatt M. H., Varelas M., Hashimoto S. A., Calne D. B. (1990) Treatment of spasticity with botulinum toxin: a double-blind study. Annals of Neurology 28: 512–15.

Sykes N., Thorns A. (2003) The use of opioids and sedatives at the end of life. Lancet Oncology 4: 312–18.

Twycross R. (1994) Pain Relief in Advanced Cancer, pp. 255–76 and 333–47. Edinburgh: Churchill Livingstone.

Weber M., Goldman B., Truniger S. (2010) Tetrahydrocannabinol (THC) for cramps in amyotrophic lateral sclerosis: a randomised, double-blind crossover trial. Journal of Neurology, Neurosurgery, and Psychiatry 81: 1135–40.

Wicks P. (2012) Reassessing received wisdom in ALS—pain is common when studied systematically. European Journal of Neurology 19: 531–2.

Wicks P., Frost J. (2008) ALS patients request more information about cognitive symptoms. European Journal of Neurology 15: 497–500.

Winterholler M. G. M., Heckmann J. G., Hecht M., Erbguth F. J. (2002) Recurrent trismus and stridor in an ALS patient: successful treatment with botulinum toxin Neurology 58: 502–3.

Wissel J., Haydn T., Muller J., Brenneis C., Berger T., Poewe W. et al (2006) Low dose treatment with the synthetic cannabinoid Nabilone significantly reduces spasticityrelated pain: a double-blind placebo-controlled cross-over trial. Journal of Neurology 253: 1337–41.

World Health Organization. WHO's Pain Ladder for Adults. <http://www.who.int/cancer/palliative/painladder/en/> (accessed 18 September 2013)

10 Psychosoziale Betreuung

Sue Smith und Maria Wasner

Zusammenfassung

Die psychosoziale Betreuung ist die Aufgabe aller, die bei der Begleitung von ALS-Betroffenen zusammenarbeiten. Sie beginnt mit dem Überbringen schlechter Nachrichten und umfasst die Unterstützung bei der Entwicklung von Coping-Strategien, das Wahrnehmen und Akzeptieren von Ängsten und das Aufrechterhalten von Hoffnung. Die Ermittlung der psychosozialen Bedürfnisse muss – entsprechend dem Voranschreiten der Erkrankung – wiederholt erfolgen. Die besonderen Anliegen der Familienangehörigen – insbesondere auch von Kindern – müssen berücksichtigt werden. Eine gute psychosoziale Betreuung schließt aber auch die Begleitung der beteiligten Fachkräfte mit ein. Die Erkrankung wirkt sich auf die Rolle des Patienten innerhalb der Familie und auf die Beziehungen zum gesamten sozialen Umfeld aus. Die Einschränkungen betreffen hierbei nicht nur die physische Behinderung. Änalog zum »total pain« Konzept (Saunders C 1993), das physische, emotionale, soziale und spirituelle Dimensionen mit einbezieht, besteht bei der ALS ein enger Zusammenhang zwischen körperlichen Symptomen und psychischem Distress. Die Krankheitserfahrung des Patienten wird hierbei von allen Aspekten des Lebens mitbeeinflusst (National Council for Hospice and Specialist Palliative Care Services 1997). Eine kompetente psychosoziale Betreuung kann die Lebensqualität des Patienten und der pflegenden Angehörigen jedoch signifikant verbessern (Barkwell DP 1991).

> **Fallbeispiel**
>
> Paul und seine Familie waren begeisterte Segler. Als er sich zum ersten Mal in der Klinik vorstelllte, segelte er seine Yacht ohne Hilfe und leitete von Zuhause aus sein Unternehmen. Sechs Monate später erzählte er, dass er zwar weiterhin so oft wie möglich segeln würde, dass man ihm aber jetzt auf das Boot helfen und er nun zuschauen müsse, während die anderen die physisch anstrengenden Aufgaben erledigen. Er habe Mühe, den Computer zu benutzen. Dies sei aber notwendig, um auch weiterhin arbeiten zu können.

Einleitung

Die psychosoziale Betreuung ist ein zentrales Element einer guten palliativmedizinischen Betreuung und unterstützt die Arbeit aller beteiligten Fachkräfte und Ehrenamtlichen. Wesentliches Merkmal psychosozialer Betreuung ist, dass neben dem Patienten auch dessen Angehörigen und Freunde (die »Zugehörigen«) in die Betreuung mit einbezogen und als Einheit betrachtet werden:

> Die psychosoziale Betreuung befasst sich mit dem psychischen und emotionalen Wohlbefinden der Patienten und ihrer Familien/pflegenden Angehörigen. Sie schließt folgende Themenbereiche mit ein: Aufrechterhaltung des Selbstwertgefühls, Krankheitsverarbeitung, Anpassung an die Erkrankung und deren Folgen, Kommunikation, Teilnahme am sozialen Leben undzwischenmenschliche Beziehungen (Monroe B 2004).

Die Betreuung des Betroffenen oder der Familie in emotionaler, sozialer und spiritueller Hinsicht sollte nicht einer einzigen Fachkraft übertragen werden (Spiegel D et al. 1989). Der Patient entscheidet selbst, mit wem er über die jeweiligen Themen sprechen möchte. Ein Teil der Patienten äußert z. B. zunächst seinem Logopäden gegenüber Ängste über ein mögliches Ersticken.

Professionen, die sich explizit der psychosozialen oder psychologischen Betreuung widmen, sind Sozialarbeiter, Psychologen oder Psychotherapeuten. Das konkrete Behandlungskonzept hängt hier auch von deren Fachrichtung und Ausbildung ab. So werden z. B. problemzentrierte Beratung (Einzelpersonen, Paare), Familientherapie, Gruppenarbeit, Begleitung von Kindern, Trauerbegleitung oder Beratung über Unterstützungsangebote und sozialrechtliche Beratungen angeboten. Psychosoziale Begleitung ist ein unverzichtbarer Bestandteil jedes Palliativteams. In Deutschland stehen (allerdings noch nicht flächendeckend) zur Betreuung von Palliativpatienten Teams der sog. »Spezialisierten ambulanten Palliativversorgung (»SAPV«) zur Verfügung. Kosten für die Betreuung werden von den gesetzlichen Krankenkassen und von den meisten privaten Krankenversicherungen nach Genehmigung der Leistung übernommen. Die SAPV-Betreuung kann vom Hausarzt verordnet werden. Wenn für die Betreuung des Patienten kein spezialisiertes Palliativ-Team zur Verfügung steht, ist es wichtig, dass der Patient und seine Familie anderweitigen der Zugang zu psychosozialer Unterstützung gewährleistet wird. Der Nutzen psychosozialer Betreuung bei Krebserkrankungen ist in mehreren wissenschaftlichen Arbeiten gut belegt (Spiegel D et al. 1989; Fallowfield L 1995; Fawzy FI et al. 1998). Es ist jedoch festzuhalten, dass die Diagnose ALS – trotz der Schwere der Krankheit – beim Betroffenen nicht zwangsläufig zu einer Depression führt. Die von einer Depression betroffenen Patienten äußern jedoch häufiger den Wunsch, dass ihr Leben bald enden möge (Rabkin JG et al. 2000). Die Depression erhöht hierbei nicht das Interesse an einem assistierten Suizid, ist aber mit einer geringeren Überlebenszeit verbunden, u. a. weil möglicherweise lebensverlängernde Maßnahmen wie Anlage einer Magensonde oder Beatmung weniger häufig gewünscht werden (Johnston M et al. 1999). Das Eingehen auf die psychosozialen Bedürfnisse von Patienten, ihrer Familien und ihrer pflegenden Angehörigen beeinflusst deren Lebensqualität und somit vermutlich auch ihre Lebenserwartung.

Eine gute psychosoziale Betreuung basiert auf fundiertem Wissen, aber auch praktischen Fertigkeiten und persönlichen Werten. Dies ist hilfreich bei der initialen Beurteilung des Patienten und seiner Angehörigen, wobei deren individuelle Erfahrungen und Ressourcen mit einbezogen werden. Oliviere et al. (Oliviere D et al. 1998) fassen die für pflegende Angehörige, medizinische Fachkräfte und ehrenamtliche Helfer gleichermaßen notwendigen wichtigsten Fähigkeiten zusammen: Der Respekt vor der Individualität der Patienten und ihrer Angehörigen sollte im Mittelpunkt des Handelns stehen, es sollten realistische Handlungsvorschläge unterbreitet werden und schließlich sollte dem Patienten in einer nichtwertenden Haltung begegnet werden. Sheldon (Sheldon F 1997) beschreibt vier Kernkonzepte der psychosozialen Begleitung von Palliativpatienten: Bindung, Verlust, Sinn und Gerechtigkeit. Das Verständnis dieser Konzepte ist die Grundlage für die Arbeit mit Palliativpatienten. Zudem sind diese eng mit vielen der in diesem Kapitel besprochenen Themen verbunden. Einige der Aspekte, mit denen sich von ALS Betroffene konfrontiert sehen, finden sich in ähnlicher Weise auch bei Krebserkrankungen und chronischen neurologischen Krankheiten wie der Parkinson' schen Erkrankung. Es ist wichtig, die für die psychosoziale Betreuung spezifischen Aspekte abzugrenzen. Der Umfang und Inhalt des psychosozialen Betreuungsbedarf von Patienten und ihren Angehörigen variiert naturgemäß. Die Auflistung charakteristischer Fragestellungen in diesem Kapitel soll Fachkräften und ehrenamtlichen Helfern nicht zuletzt dazu dienen, sich der einzelnen Themen besser bewusst zu werden und dadurch die Qualität der psychosozialen Betreuung zu optimieren.

Leben mit ALS

Das Überbringen von schlechten Nachrichten

Die Schwierigkeit beim Überbringen der Diagnose ALS oder anderer schlechter Nachrichten sollte nicht unterschätzt werden. Ärzte sind oft hilflos, wenn sie nicht mehr als Heiler auftreten können. Die Nachricht kann sowohl beim Überbringer als auch beim Empfänger Trauer auslösen. Auch der Umgang mit anderen Reaktionen, wie Wut und Verzweiflung, ist nicht einfach und kann dazu führen, dass Patienten in guter Absicht, aber fälschlich »beruhigt« werden in einer Art von »sprachlichen Beschwörung« (Carey JS 1986) oder dass nur mehr geschlossene statt offener Fragen gestellt werden (▶ Kap. 3).

Bewusstes Wahrnehmen und Eingehen auf das Verhalten und die Gefühle des Patienten trägt dazu bei, dem Patienten zu vermitteln, dass er selbst als Person im Mittelpunkt steht. Es wird dem Patienten signalisiert, dass negative Gefühle in dieser Situation normal und das Sprechen über sie erlaubt und erwünscht ist. Es sollte vermittelt werden, dass das ganze Betreuungsteam hierfür zur Verfügung steht.

Psychosoziale Anamnese

Eine der Schwierigkeiten der psychosozialen Betreuung ist das Verstehen der Wechselbeziehungen zwischen der Krankheitserfahrung des Patienten und den Erfahrungen, die ihre Umgebung bedingt durch die Erkrankungen macht. Gleichzeitig ist jedoch jeder Einzelne als das, was er ist, zu betrachten- als ein Individuum. Jeder Mensch bringt seine eigene Vergangenheit, seine Werte, seine Lebenseinstellung und seine Gefühle mit. Es sollten keine voreiligen Vermutungen anhand von Äußerlichkeiten, wie Hautfarbe, Alter oder Geschlecht, angestellt werden, wie der Betroffene seine Krankheit wahrnehmen und mit ihr umgehen wird. Auch Vergleiche mit anderen Patienten oder Angehörigen in vergleichbaren Situationen sind wenig hilfreich. Earll et al. (Earll L et al. 1993) stellten fest: »Es ist wichtig, sich bewusst zu machen, dass die Weise, wie ein Patient seine Krankheit wahrnimmt und verarbeitet, nicht vorhersagbar ist. Es kann zudem nicht davon ausgegangen werden, dass der Patient eine »medizinische« Sichtweise seiner Erkrankung hat.« Die Tatsache, dass es bei ALS-Patienten kein charakteristisches Persönlichkeitsprofil gibt (Brown WA, Mueller PS 1970; Houpt JL et al. 1977; Peters PK et al. 1978; Montgomery GK, Erikson LM 1987; Armon C et al. 1991), unterstreicht die Notwendigkeit eines individualisierten Ansatzes, der die Kultur der Patienten, ihrer Angehörigen und ihres sozialen Umfeldes berücksichtigt. Angesichts der Prävalenz von kognitiven Einschränkungen bei ALS (Strong MJ et al. 2003) muss auch die Aufnahmefähigkeit des Patienten mitbeurteilt werden. Bei kognitiv beeinträchtigten Patienten muss die Geschwindigkeit, mit der Informationen mitgeteilt werden, den Möglichkeiten des Patienten angepasst werden.

Während der psychosozialen Anamnese wird mit dem Patienten und dessen Angehörigen ein Vertrauensverhältnis aufgebaut. In der Anamnese werden häufig sensible Themen angesprochen, die auch ethische Konflikte beinhalten können. Auf diese muss sorgfältig eingegangen werden (Randall F, Downie RS 1999). Um Missverständnisse zu vermeiden, ist es notwendig, dass der Arzt den Hintergrund für seine Fragen verständlich darlegt und eine Übereinstimmung mit dem Patienten erreicht. Im Gesprächsverlauf muss sich der Arzt schrittweise rückversichern, dass weiterhin Übereinstimmung zwischen den Gesprächsteilnehmern besteht. Es ist wichtig, demjenigen, dessen Körper außer Kontrolle ist, möglichst viel Kontrolle zurückzugeben (Sheldon F 1997). Dies kann z. B. durch folgende Bemerkung erreicht werden: »Wenn es etwas gibt, über das sie lieber nicht sprechen möchten, sagen sie mir das bitte!« Dies gilt auch für Gespräche mit den Angehörigen. Dieses Vertrauensverhältnis wird weiter gefestigt, indem auf die Schweigepflicht des Arztes verwiesen wird und festgelegt wird, wer die zur Sprache gekommene Informationen noch erhalten darf. Für die weitere Betreuung des Patienten durch ein Behandlungsteam ist wesentlich, diesen Punkt frühzeitig zu klären.

Die psychosoziale Anamnese kann formal unterschiedlich ablaufen. Unabhängig von den Formalien sollten bei der Erstanamnese, die oft in mehreren Gesprächen erfolgt, diejenigen Patienten und Angehörigen identifiziert werden, die einen höheren Betreuungsbedarf aufweisen und mehr Unterstützung bedürfen. Dazu ist es hilfreich, folgende Punkte zu klären:

- Die Krankheitswahrnehmung und das Krankheitsverständnis des jeweiligen Patienten
- Die Auswirkungen der Krankheit auf die in der Familie ausgeübten Rollen und Beziehungen
- Die einzelnen Biografien der Familienmitglieder
- Biografische Eckpunkte der Familie, z. B. Geburten, das Haus verlassende Kinder, Heiraten, Ruhestand
- Zurückliegende Krisen und Verluste, wie damit umgegangen wurde und mögliche zusätzliche aktuelle Belastungen
- Andere vulnerable Familienmitglieder, z. B. ein kognitiv beeinträchtigtes Familienmitglied
- Die physischen und sozialen Ressourcen der Familie

Zahlreiche Studien (Hinton J 1994; Hinton J 1996; McDonald ER 1994; Maguire P et al. 1999) betonen, wie wichtig es ist, dass die Patienten und ihre Angehörigen ihre Meinungen und Wahrnehmungen nicht gegenseitig aufeinander projizieren. Der Patient selbst hat die Schlüsselposition, wenn es darum geht, welche Dinge geändert werden können und auf welche Weise das erfolgen soll. Hierbei muss das geplante Vorgehen auf einer realistischen Einschätzung der vorhandenen Ressourcen beruhen. Zudem muss das Vorgehen angepasst werden, wenn sich im Verlauf der Erkrankung wesentliche Voraussetzungen ändern. So weisen z. B. Albert und Kollegen (Albert SM et al. 1999) darauf hin, dass die Patienten zwar Präferenzen für lebensverlängernde Maßnahmen festlegen können (z. B. die nicht-invasive Heimbeatmung), dass diese sich aber im Krankheitsverlauf ändern können, so dass Patienten wiederholt über diese Behandlungsmöglichkeiten informiert werden müssen.

Für ALS-Patienten, die nicht mehr verbal kommunizieren können, müssen alternative Wege gefunden werden, wie sie ihre Gedanken und Gefühle mitteilen können. Der Patient und seine Angehörigen sollten das System oder die Hilfsmittel benutzen, mit dem sie vertraut sind und das für sie möglichst bequem zu bedienen ist (z. B. ein Lightwriter oder iPad).

Die Länge eines Anamnesegesprächs ist abhängig davon, wie schnell der Patient dabei ermüdet. Seine Belastbarkeit gibt den Rahmen vor, wie fokussiert ein erstes Gespräch erfolgen soll und ob weitere Besuche eingeplant werden müssen. In diesen Fällen können vorwiegend geschlossene Fragen gestellt werden, die sich auf die Situation des Patienten beziehen: »Ich kenne andere Menschen mit ALS, die sich vor einer immer größeren Abhängigkeit von ihrer Familie fürchteten. Haben Sie das auch schon mal gedacht?«. Derartige Fragen sind zwar suggestiv, berücksichtigen aber die körperlichen Bedürfnisse und Einschränkungen des Patienten. Wenn der Fragende sich dessen bewusst ist, wird sich der Patient eher als Partner fühlen. Sofern der Patient ausführlicher antworten möchte, muss er genügend Zeit haben, um sich auszudrücken. Auf keinen Fall sollte der Arzt versuchen, den Gedanken des Patienten zu beenden, nachdem dieser erst ein paar Worten auf der Kommunikationshilfe geschrieben hat.

Die psychosoziale Anamnese ist nicht nur Mittel zum Zweck. Da Zeit und Anzahl der Kontakte meist limitiert sind, ist sie an sich schon eine Intervention »zum Aufbau einer therapeutischen Beziehung mit dem Kranken und seinen Angehörigen, um sie in einen Prozess der Unterstützung mit einzubinden, das Gefühl von Sicherheit und Wohlbefinden zu erhöhen, um Interesse und Respekt zu zeigen und um ihnen einen Raum zu geben, in dem sie ihre Ängste zulassen und kommunizieren können« (Johnston M et al. 1999).

Hoffnung

Fallbeispiel

Jim und seine Frau Carol waren nach seiner Diagnose am Boden zerstört und hatten das Gefühl, dass ihr angenehmes Leben im Frühruhestand vorüber war. Da sie immer viel Freude an Urlaubsreisen hatten, schlug die Sozialarbeiterin vor, dass sie möglichst bald wieder einen Urlaub planen sollten. Bei einem Termin vier Monate später sagte Jim seiner Sozialarbeiterin, sie würde ihn »in den Ruin treiben«, weil Carol ihren Rat befolgt und für die nächsten acht Monate drei weitere Reisen geplant hätte. Jim und Carol waren nun beide viel entspannter, sowohl im Umgang miteinander als auch dem Betreuungsteam gegenüber.

Es gibt zahlreiche Versuche, Hoffnung zu definieren: Buckley und Herth (Buckley J, Herth K 2004) betrachten sie als »innere Kraft oder Stärke, die das Leben bereichert und es dem Betroffenen ermöglicht, über seine Schmerzen, sein Leid und seine Zerrissenheit hinwegzuschauen«. Welche Bedeutung hat dieses Konzept für jemanden, bei dem die Diagnose ALS mit einer nur begrenzten Lebenserwartung gestellt wurde? Ob ein Patient dennoch Hoffnung haben kann, hängt zum Teil davon ab, wie der Betroffene über die Diagnose, die Prognose und die Behandlungsoptionen aufgeklärt wird. Sobald er verstanden hat, dass sein Leben nun vollkommen anders verlaufen wird als er sich das vor der Diagnose vorgestellt hatte, wird sich auch die Art, wie er Hoffnung wahrnimmt, verändern. Bei vielen ALS-Patienten wird der Schock über die Diagnose durch das unaufhaltsame Fortschreiten der Krankheit und das Erleben von immer wieder neuen Verlusten verstärkt – sie fühlen sich häufig hilflos und hoffnungslos. Aber auch unter diesen Umständen kann Hoffnung weiterbestehen. Sie ist dann aber anders als beispielsweise bei einem Tumorpatienten, der Chemotherapie erhält. Sie ist oft an eine bestimmte Behandlung geknüpft, sei sie kurativ oder palliativ. Auch heute, zu einem Zeitpunkt, zu dem die kurativen Behandlungsmöglichkeiten der ALS noch in den Kinderschuhen stecken, sind die Patienten schnell bereit, ein neues Medikament auszuprobieren oder an Studien teilzunehmen. Manche von ihnen tun dies in der Hoffnung auf einen günstigeren Krankheitsverlauf bei sich selbst. Andere handeln selbstlos – in der Hoffnung, anderen, die nach ihnen diese Diagnose erhalten werden, eine bessere Zukunft zu ermöglichen.

Kim (Kim T-S 1990) schreibt, dass »die Stärke der Hoffnung dafür entscheidend ist, ob jemand lebt oder stirbt«. Im Rahmen der psychosozialen Betreuung muss ermittelt werden, was Hoffnung für den Einzelnen bedeutet, was ihm dabei hilft, sie zu bewahren, was ihn dazu bringt, sie zu verlieren, und wie sie sich im Krankheitsverlauf verändert. Das Behandlungsteam kann die Angehörigen und Freunde des Patienten mithilfe der von Buckley und Herth (Buckley J, Herth K 2004) identifizierten Kategorien dabei unterstützen, Hoffnung zu wecken. Wichtige Aspekte sind, selbst wenn der Tod immer näher kommt, das Aufrechterhalten des Kontakts mit den Kindern, die Berücksichtigung spiritueller Aspekte (▶ Kap. 11), sowie die Gewährleistung einer möglichst langen Unabhängigkeit. Das Erarbeiten eines biografischen Rückblicks z. B. in Form eines kleinen Buches mit dem Patienten (Lester J 2005) gibt ihm die Möglichkeit, sich an die Höhepunkte seines Lebens zu erinnern. Dies geschieht bei vielen Patienten mit bewundernswertem Humor, dessen Nutzen. in einer anderen Arbeit beschrieben wurde (Young JM, McNicoll P 1998). Andere Patienten beschreiben ihre Erfahrungen im Kontext von »Leiden«. Bei ALS-Patienten konnte ein Zusammenhang zwischen dem multidimensionalen Konzept (Salt S 1997) von Leiden und dem Verlust von Hoffnung gezeigt werden (Ganzini L et al. 1999). Der Versuch, sich in das Leiden von terminal kranken Patienten einzufühlen, ist eine große Herausvorderung, eröffnet aber auch Chancen. Zwar ist das Leiden weitaus komplexer als nur körperlicher Schmerz, jedoch ist ein gutes Symptommanagement Basis der Behandlung (Ganzini L et al. 1999; Chapman CR, Gavrin J 1993). Andererseits ist es ebenso notwendig, wahrzunehmen, dass »Leiden« nur verstanden werden kann, wenn nicht nur physische Symptome in den Blick genommen werden (Kissane DW 1998). Ohne diese Erkenntnis können das Ausmaß und alle Äußerungen von Leiden und Hoffnung nicht voll erfasst werden. Nur so kann das Behandlungsteam Kompetenzen für eine effektive Arbeit mit den Patienten entwickeln (Ohlén J 2002; Deneault S et al. 2004).

Verlust

Psychosoziale Interventionen helfen dem ALS-Patienten beim Umgang mit den vielen Verlusten, die sie erleben. Diese Verluste sind unterschiedlich, treten in verschiedenen Krankheitsstadien auf und sind mehr oder weniger offensichtlich. Wenn die Diagnose gestellt wird, trauern der Patient und seine Angehörigen oft um die geplante und erwartete Zukunft. Die Trauer über Verluste im Krankheitsverlauf ist oft schwierig, weil sich diese häufig überschneiden. Der Mensch besitzt prinzipiell die Fähigkeit, sich an Verluste anzupassen und mit der begleitenden Belastung umzugehen. Dieses übliche Anpassungsmodell passt aber nicht zu einer Abwärtsspirale, bei der eine Phase der Anpassung und der Stabilisierung vom nächsten Verlust unterbrochen wird. In dieser Hinsicht unterscheidet sich die ALS von anderen schwerwiegenden Erkrankungen (Cobb AK 1994). Bei einem Verbrennungsopfer (Morse JM, Carter BJ 1995) ist eine Anpassung und eine Stabilisierung des Selbstwertgefühls in der Rehabilitation möglich, auch wenn die Verletzungen als enormer Verlust erlebt wurden. Die irreversiblen und fortschreitenden Verluste motorischer Funktionen, wie sie ALS-Patienten erleben, führen nicht unbedingt zu einer Einschränkungen der Lebensqualität (Robbins RA et al. 2001; Kaub-Wittemer D et al. 2003). Dennoch konnte ein sehr deutlicher Zusammenhang von körperlichen Einschränkungen mit Depressionen gezeigt werden (Goldstein L, Leigh N 1999). Ein Verlust kann weitere indirekte, nicht unmittelbar erkennbare Folgen haben: So wirkt sich beispielsweise der Verlust des Beschäftigungsverhältnisses auf den sozialen Status, die Rolle des Betroffenen in der Familie und sein Selbstwertgefühl aus. Das ganze Ausmaß des Verlustes zeigt sich jedoch oft erst, wenn der Patient die Einbuße der Mobilität und Kommunikationsfähigkeit bewältigen muss. Viele Patienten empfinden es als hilfreich, mit einem Außenstehenden über ihre zahlreichen Verluste zu sprechen, weil dies ihnen die Möglichkeit gibt, diese Veränderungen zu betrauern und offen Gefühle zeigen zu können, ohne befürchten zu müssen, ihre Familie zu belasten.

Kontrolle und Entscheidung

Das Erleben von Verlust und das Bedürfnis nach Kontrolle hängen eng zusammen. Das Gefühl des Kontrollverlustes kann der Diagnose vorausgehen: Wiederholte Untersuchungen, Fehldiagnosen und zunehmende Beschwerden erschüttern das Vertrauen in die Ärzte. Wenn bei der psychosozialen Anamnese die Krankheitsgeschichte zur Sprache kommt, zeigt sich oftmals, dass das aktuelle Befinden des Patienten durch diese oft unausgesprochenen Erlebnisse beeinflusst wird. Ein empathischer Zuhörer wird unaufdringlich Fragen stellen, aufmerksames Interesse daran zeigen, wie der Patient Vergangenes erlebt hat und das Gesagte präzise zusammenfassen. Dem Patienten und seinen Angehörigen das Gefühl zu geben, wieder Kontrolle über das eigene Leben zu gewinnen, ist eine der zentralen Aufgaben einer guten psychosozialen Betreuung. Obwohl ALS-Patienten das Ausmaß des Kontrollverlustes nicht anders einschätzen als andere Patienten (Houpt JL et al. 1977), verlieren diejenigen, die glauben, dass ihr Leben vom Schicksal bestimmt werde, oder die das Gefühl haben, dass andere Menschen über ihre Gesundheit entscheiden, häufiger die Hoffnung (Plahuta JM et al. 2002). Die Einschätzung, in welchem Maße sie Kontrolle über ihr Leben haben, unterscheidet sich von Patient zu Patient und wohl auch von Tag zu Tag. Grundsätzlich lässt der – weitgehend vorhersehbare – Krankheitsverlauf der ALS den Patienten meist auch die Möglichkeit, frühere Entscheidungen, z. B. ob bestimmte Behandlungen und Eingriffe durchgeführt werden sollen, auch umzusetzen (Albert SM et al. 1999). Es ist wichtig, dass das Betreuungsteam – wenn es an wichtigen Entscheidungsprozessen beteiligt wird – den Patienten, der Familie und den pflegenden Angehörigen weiterhin das Gefühl vermittelt, dass diese »Herr« über ihre eigenen Entscheidungen sind. Patient und Angehörige gewinnen an Sicherheit und Selbstvertrauen, wenn sie so in die Entscheidungsfindung einbezogen werden und ihre Wünsche berücksichtigt wissen. Das Bewusstsein eine »innere« Kontrolle zu haben wird somit wichtiger als die »äußere« Kontrolle. Das Konzept eines »patient-held record«, also einer prinzipiell beim Patienten verbleibenden Krankenakte, ist eine sichtbare Form dieser Kontrollverlagerung und kann zudem die Kommunikation zwischen den betreuenden Fachärzten und innerhalb des Betreuungsteams verbessern (McCann C 1998).

Eine adäquate und rechtzeitige Information der Patienten und ihrer Angehörigen über weitere Ressourcen (z. B. telefonische Beratung, Bücher/Faltblätter, Selbsthilfegruppen) kann dazu beitragen, dass realistische und tragfähige Entscheidungen getroffen werden. Die Entscheidung für einen Aufenthalt in einer Palliativstation, einem Hospiz oder in einer Einrichtung zur Kurzzeitpflege, kann beim Patienten oft heftige und ambivalente Emotionen auslösen. Es kann hier auch zu Meinungsverschiedenheiten zwischen dem Patienten und seinen Angehörigen kommen. Wenn immer es möglich ist, sollte dies im Voraus geplant werden. Angehörige und Patienten haben so ausreichend Zeit und – falls notwendig – Unterstützung durch das Betreuungsteam, um zu einer einvernehmlichen Entscheidung zu kommen. Ein Besuchstermin vor der Aufnahme in die Einrichtung kann hilfreich sein, um bewusste oder unbewusste Ängste und Vorurteile über die jeweilige Einrichtung und die dort angebotene Pflege zu thematisieren. Einige stationäre Hospize und Palliativstationen bieten Tagespflege bzw. Sprechstunden an. Diese ambulanten Angebote können dazu beitragen, die Schwelle für die Akzeptanz der Einrichtungen bei Patient und Angehörigen zu senken, und bieten bereits vor der Aufnahme zusätzliche Unterstützung. Routinen und Besonderheiten der häuslichen Pflege können – soweit möglich – auch in das stationäre Umfeld übernommen werden. Ein gutes Vertrautsein miteinander ist zudem eine tragfähige Basis für eine spätere stationäre Behandlung oder Pflege. Der Patient fühlt sich als Individuum respektiert, wenn er auch weiterhin Einblick in die Pflegeplanung hat und Einfluss auf diese behält. Es kann auch hilfreich sein – z. B. im Rahmen einer Patientenverfügung – Wünsche und Vorstellungen zur Pflege und zu medizinischen Behandlungen schriftlich festzuhalten. Hierzu können z. B. die Formulare des Bayerischen Justizministeriums verwendet werden (https://www.justiz.bayern.de/service/). Dies kann auch hilfreich für das Betreuungspersonal der Einrichtung sein, um den Patienten und seine Wünsche besser zu verstehen. Das Personal sollte sich bemühen, die Würde des Patienten zu wahren. Es erfordert ein hohes Maß an Flexibilität in der Pflege, um Bedürfnisse und die Individualität des Einzelnen nicht in Pflegeroutinen untergehen zu lassen. Die Angehörigen, die während des Aufenthaltes bei der Pflege mithelfen wollen, sollten in die Planungen und Entscheidungen einbezogen werden. Die Angehörigen können zudem im stationären Unfeld Erlerntes auch zuhause anwenden. Zudem können mögliche

Schuldgefühle der pflegenden Angehörigen durch diese Art der Unterstützung oft reduziert werden.

Angst vor dem Tod und dem Sterben

Fallbeispiel

Audrey, 76 Jahre alt, bat darum, über ihre Zukunft sprechen zu können. Für ihre Tochter, die sie begleitete, wurde dieses Gespräch zunehmend belastend. Man einigte sich daher, dass sie in einen anderen Raum gehen sollte. Dort hätte sie die Möglichkeit, mit einer Sozialarbeiterin über ihre eigenen Ängste zu sprechen. Nachdem sie den Raum verlassen hatte, fragte Audrey den Arzt, wie und wann sie voraussichtlich sterben würde. Sie war erleichtert als sie erfuhr, dass der Tod meistens infolge einer Schwäche der Atemmuskulatur eintritt und dass sie vermutlich zunehmend das Bewusstsein verlieren und dann friedlich versterben werde. Außerdem erfuhr sie, dass eine wirksame Linderung von Beschwerden durch Medikamente möglich sei. Sie wirkte zwar traurig, war aber erfreut und erleichtert über diese Information.

In allen Stadien und besonders mit Näherrücken des Todes können ALS-Patienten das Gespräch über das Sterben und den Tod suchen. Es ist wichtig, Bereitschaft zu signalisieren, auch über diese schwierigen Themen zu sprechen, jedoch ohne dies bei Patienten, die nicht für diese Gespräche bereit sind, zu forcieren. Geeignete Fragen an den Patienten können einen guten Einstieg in das Gespräch bieten, z. B.: »Denken sie manchmal über die Zukunft nach und wie sich alles weiterentwickeln wird?« Die Erwartung künftiger Verluste kann für die Patienten und ihre pflegende Angehörige genauso beunruhigend sein wie aktuelle Verluste (Hunter MD et al. 1993; Leach CF, Delfiner JS 1989). Atemnot, Schmerzen, Inkontinenz und der Tod durch Ersticken sind nur einige der Befürchtungen, die viele Patienten und ihre Angehörige haben. Für viele Patienten ist es eine Entlastung, Informationen darüber erhalten, wie Verschlechterungen erkannt werden und welche Bedeutung die jeweiligen Symptome im Hinblick auf die Progredienz der Krankheit und die Lebenserwartung haben. Sie sind dankbar für Informationen über Hilfsmittel und Unterstützungsmöglichkeiten sowie über Medikamente zur Symptomlinderung. Schriftliches Informationsmaterial (MND Association UK 2003; MND Association UK 2003) ist oft hilfreich. Am wichtigsten ist jedoch die im persönlichen Gespräch übermittelten Information über den Krankheitsverlauf: Die Ängste der Patienten sind oft weitaus größer als die in der Realität zu erwartenden Symptome. So verstarb von 200 ALS-Patienten des St Christopher's Hospiz nur ein Patient in einem Erstickungsanfall (O'Brien T et al. 1992). Zukunftsängste sind bei manchen Patienten der Grund dafür, dass ihre Situation als unerträglich empfunden wird und ein möglichst frühzeitiger Tod gewünscht wird (Ganzini L et al. 1998). Einen

Gesprächseinstieg zu diesem Thema kann z. B. folgende Frage bieten: »Haben Sie in Ihrer jetzigen Situation manchmal das Gefühl, dass es sich nicht mehr lohnt weiterzumachen?« Bejaht der Patient dies, sollte das Thema einfühlsam weiter vertieft werden. Es ist sinnvoll, den Patienten nach seinen Ängsten, wie z. B. der Angst vor Abhängigkeit, zu fragen (Seale C, Addington-Hall J 1994). Das Erstellen einer Patientenverfügung kann dem Patienten helfen, das Gefühl der Kontrolle zu bewahren. Eine gute Betreuung sollte dem Patienten Informationen über alle verfügbaren Optionen bieten. Es wichtig, dem Patienten zu versichern, dass die Teammitglieder – auch wenn deren persönliche Haltung zu diesem Thema eine andere sein sollte – in gleicher Weise ihre Hilfe anbieten und die Betreuung fortsetzen werden. Die Teammitglieder werden sich bemühen, den Wunsch des Patienten nach Kontrolle in allen Bereichen zu respektieren, sofern dadurch nicht die Autonomie anderer verletzt wird (Sheldon F 1997).

Eine multidisziplinäre Beurteilung kann helfen, zwischen Patienten mit einem wohl überlegten Todeswunsch und Patienten mit psychischer Erkrankung zu unterscheiden. Die Häufigkeit der klinisch relevanten Depression bei ALS ist umstritten (Zusammenfassung bei Goldstein und Leigh (Goldstein L, Leigh N 1999)). Das Gespräch über die Zukunft des Patienten ist ein sensibles Thema, aber ein Arzt, der dieses Gespräch nicht scheut, kann damit Patienten und Angehörigen die Chance eröffnen, über Themen wie Patientenverfügung, Vorsorgevollmacht und Testament, die künftige Versorgung der Kinder und den gewünschten Sterbeort zu sprechen.

Coping-Strategien

Die Vielfalt der Verluste, wie der Verlust von Zukunftsplänen, der Verlust von Privatsphäre und die sich dadurch verändernden Beziehungen, ist für ALS-Patienten und ihre Angehörigen eine immense Belastung. Es mag daher überraschen, dass »die meisten Betroffenen angesichts einer unheilbaren, behindernden Krankheit weder deprimiert noch schwerwiegend psychisch verändert sind« (Earll L et al. 1993). Um diese Anforderungen zu bewältigen, wenden die Patienten, ihre Angehörigen und ihre Pflegepersonen oft unbewusst Coping-Strategien an, durch welche die Situation für sie erträglicher wird. Diese Strategien können sich abhängig von neu auftretenden Problemen und der aktuellen Wahrnehmung von Krankheit und Behinderung andern (Johnston M et al. 1993). Der Patient verwendet hierbei oft andere Coping-Strategien als Familienmitglieder oder pflegende Angehörige (Goldstein LH et al. 1998). Die Art und Weise, wie Menschen mit belastenden Ereignissen umgehen, wird zum Teil von ihrer Vergangenheit bestimmt und ob und wie sie früher Bedrohungen und Belastungen bewältigen konnten. So stellt Horta (Horta E 1986) fest, dass »weder die initiale, noch die dauerhafte emotionale Reaktion von ALS-Patienten ausschließlich eine ›Hier-und-Jetzt-Reaktion‹ ist« und dass frühere Coping-Mechanismen zumindest teilweise im Gespräch ermittelt werden können. Dieser Prozess des Bewusstwerdens vorhandener

Coping-Strategien kann den Betroffenen und dem Behandlungsteam dabei helfen, Stärken des Patienten oder auch den Unterstützungbedarf zu erkennen.

Häufig wird der Mechanismus der Verleugnung eingesetzt, wenn Weltsicht und Unversehrtheit eines Menschen gefährdet werden. Sie ersetzt die Realität der Diagnose und ihrer Folgen durch eine alternative Realität. Dieser Coping-Mechanismus ist adäquat und bei der Bewältigung von Verlusten vielleicht manchmal notwendig (vergleiche: »Task 1« bei Worden (Worden JW 1991)). Horta fasst zusammen, dass »Verleugnung eine primär unbewusste Schutzmaßnahme zur Bewahrung des emotionalen Gleichgewichtes« ist (Centers LC 2001). Die Tochter eines ALS-Patienten bemerkte hierzu: »Verleugnung ist eine recht bequeme und geordnete Möglichkeit, selbst in der Hand zu haben, mit wie viel Realität man sich zu einem bestimmten Zeitpunkt auseinandersetzen will« (Centers LC 2001). Wird Druck auf den Patienten ausgeübt, der eine andere Sichtweise der Krankheit als seine gegenwärtige ablehnt, wird dieser Mechanismus der Verleugnung eher noch verstärkt. Allerdings konnten Hogg et al. (Hogg KE et al. 1994) zeigen, dass Verleugnung ein Prognosefaktor für eine psychische Krankheit ist. Es ist wichtig, auch gegenüber den Strategien der Familie und den pflegenden Angehörigen aufmerksam zu sein, da sich nur so kollidierende Coping-Strategien und Bedürfnisse aufdecken lassen (Bolmsjö I, Hermerén G 2001). Wenn ein Patient davon spricht, dass es ihm besser geht und er seine Arbeit wiederaufnehmen möchte, während sein Partner eine komplett andere Vorstellung von der Zukunft hat, kommt es zu Spannungen und Streit. Zwar hat ein Außenstehender nur begrenzte Möglichkeiten, einen Konsens zwischen beiden herzustellen; ein erster Schritt hierzu ist es jedoch, beide Standpunkte zu würdigen. Anschließend wird den Beteiligten einzeln oder gemeinsam die Gelegenheit gegeben, auch über die Sicht des anderen zu sprechen. Dies kann dazu beitragen, die Beziehung aufrechtzuerhalten, und das zu einem Zeitpunkt, an dem man einander am dringendsten braucht.

Patienten, die den Coping-Mechanismus »Verleugnung« benutzen, bringen alle Beteiligten oft in eine schwierige Situation, insbesondere wenn sie körperlich stärker behindert sind (O'Brien MR 2004). Viele setzen diesen Mechanismus kurz- und mittelfristig ein. Gleichzeitig versuchen sie einen Tag nach dem anderen zu bewältigen und ändern so die Sicht auf ihr Leben und ihre Zukunft. Es gelingt den Patienten so, Kontrolle über ihr Leben und ihre Emotionen zurück zu erlangen, indem sie nicht mehr in gleicher Weise planen und denken wie vor der ALS, sondern einen Sinn und ein Ziel in der Gegenwart finden (Young JM, McNicoll P 1998). Ein Patient gab an, durch die Teilnahme an einer Selbsthilfegruppe für ALS-Patienten eine positivere Einstellung bekommen zu haben. Ihm wurde klar, dass er nicht so »schlimm dran« war wie andere Patienten. Außerdem ermöglichen Selbsthilfegruppen den Austausch nützlicher Ideen. ALS-Patienten können z. B. durch alternative oder komplementäre Therapien im Sinne einer aktiven Problemlösungsstrategie unterstützt werden (Earll L et al. 1993). Eine »intellektuelle Anregung« (Young JM, McNicoll P 1998) kann von Mitgliedern des Betreuungsteams gefördert werden, indem sie den Patienten den Zugang zu Informationen erleichtern. Mit zunehmender Verschlechterung des Zustandes des Patienten ermöglichen Umblätterhilfen oder ein Internetzugang Zugang zu Wissen und über Online-Diskussionsgruppen kann Kontakt mit anderen ALS-Patienten hergestellt werden. Manche ALS-Patienten sind entsetzt von der Aussicht, auf andere ALS-Patienten zu treffen, deren stärkere Behinderung und Abhängigkeit ihnen auf grausame Weise ihre eigene Zukunft vor Augen hält. Das Beispiel der unterschiedlichen Wahrnehmung von Selbsthilfegruppen zeigt, dass die Betroffenen – oft unbewusst – Wege beschreiten, die sie psychisch stabilisieren und das Weiterleben ermöglichen. O'Brien (O'Brien MR 2004) stellt dar, wie dieser Mechanismus der »Informationskontrolle« unerbeten z. B. durch die Medien, außer Kraft gesetzt werden kann. Die psychosoziale Betreuung kann jedoch das Coping-Repertoire (Hoffman RL, Decker TW 1993) erweitern, indem Bewältigungsstrategien vorgeschlagen werden, die von anderen Patienten als hilfreich angesehen wurden. »Erkennen der Wichtigkeit von Normalität« und »Auszeiten von der Krankheit« sind Mechanismen, die Parallelen zu Stroebes Dualem-Prozess-Modell der Bewältigung von Verlusterfahrungen besitzen (Stroebe M, Schut H 1999). Dies findet sich auch in einem gelungenen Gespräch mit professionellen Betreuern, das sich nicht nur um die Krankheit und ihre Folgen drehen sollte. Vielmehr sollte auch echtes Interesse an allen Themen gezeigt werden, über die der Betroffene sprechen möchte. Ein sensibler Einsatz von Humor im Gespräch mit dem Patienten transportiert nicht nur Wärme und Menschlichkeit, sondern darin drückt sich oft auch aus, wie es manchen ALS-Patienten gelingt, persönliche Beziehungen aufrechterhalten und angsterregende Zukunftsperspektiven zu kanalisieren (Young JM, McNicoll P 1998).

Angehörige, Pflegepersonen und Freunde

Alle Patienten haben Angehörige, unabhängig davon, ob sie alleine leben, die Überlebenden in einer Partnerschaft oder Teil eines großen, generationsübergreifenden Familienverbandes sind. In allen Fällen sind Angehörige und Freunde essenziell für die Lebensqualität des Patienten (Stroebe M, Schut H 1999). Eine Familie ist ein komplexes System, das sich im Laufe der Zeit ändert, mit einer eigenen Geschichte und Zukunft, die die Gegenwart mitbeeinflusst. Außerdem sind die Patienten in andere Netzwerke eingebunden, in denen sie für sie bedeutsame Beziehungen aufbauen. Einige davon sind oft wichtiger als biologische Verbindungen. Das gesamte Netzwerk eines Patienten wiederum existiert in einem sozialen und kulturellen Zusammenhang. Dieser bildet den Rahmen für die Möglichkeiten, die der Patient und seine Angehörigen haben (Neudert C et al. 2001; Kirschling J et al. 1990). Kulturspezifische Erwartungen bezüglich der Rollen, Rechte und Verantwortlichkeiten von einzelnen Familienmitgliedern haben so ebenfalls einen großen Einfluss (Sheldon F 1997; Deneault S et al. 2004; Oliviere D 2004).

Unterstützung für die Familie kann in der Sorge um den Patienten untergehen. Das Familienleben verschlechtert sich häufig mit dem Zustand des Patienten. Der Patient und seine Familienmitglieder haben zu unterschiedlichen Zeitpunkten unterschiedliche Bedürfnisse, brauchen verschiedene Formen der Unterstützung und können auch miteinander nicht vereinbare Ziele verfolgen (Kaub-Wittemer D et al. 2003; Johnston M et al. 1993). Die Betreuung der Angehörigen ist eine wichtige präventive Maßnahme. In der Literatur wird die Häufigkeit der Depression bei pflegenden Angehörigen von ALS-Patienten zwischen 23 % (Rabkin JG et al. 2009) und 61 % angegeben (Miyashita M et al. 2009). Organisch bedingte Verhaltensstörungen (Chiò A et al. 2010) und die emotionale Labilität des Patienten (Palmieri A et al. 2009) sind für die pflegenden Angehörigen enorm belastend. Sie wirken sich nachhaltig negativ auf die seelische Gesundheit der Angehörigen aus und sind ein wesentlicher Faktor der durch die Erkrankung verursachten Belastung. Lillo et al. fanden, dass die Verhaltensauffälligkeiten der Patienten einen größeren Anteil an der Belastung der pflegenden Angehörigen haben als die körperliche Behinderung (Lillo P et al. 2012). Wesentliche Belastungsfaktoren für die Angehörigen sind zudem Symptome der respiratorischen Insuffizienz (Kaub-Wittemer D et al. 2003; Mustfa N et al. 2006), eine fehlende oder unzureichende soziale Unterstützung (Pagnini F et al. 2010) und der Mangel an Zeit für sich selbst (Chiò A et al. 2005).

Die Zukunft der Familienmitglieder wird mitgeprägt sein von ihren Erfahrungen mit der Krankheit und dem Tod des Patienten. Eine entsprechende Unterstützung kann der Familie helfen, eine zwar veränderte aber geordnete Zukunft zu leben. Die Untersuchungen von Kissane und Bloch (Kissane DW, Bloch S 2002) mit Angehörigen von Krebspatienten zeigten, wie wichtig eine funktionsfähige Familie während der Krankheit für die spätere Bewältigung des Verlustes ist. Die große Bedeutung, die der psychosozialen Betreuung zukommt, wurde ebenfalls in dieser Arbeit dargestellt.

Bedürfnisse der pflegenden Angehörigen

Pflegende Angehörige werden mit oft konkurrierenden Anforderungen konfrontiert, z. B. Beruf und Kinder einerseits und die mit der Pflege des erkrankten Angehörigen verbundenen Aufgaben. Außerdem erhalten sie oft verwirrende Ratschläge von Freunden, Angehörigen und Fachkräften. Sie bezahlen die Unterstützung durch andere Personen oft mit deren unerwünschtem Eindringen in ihre Privatsphäre und möglichlicherweise auch mit ihrer Kritik (Hull M 1990). Auch Änderungen der Familienstruktur können zu zusätzlichen Belastungen führen, z. B. Scheidungen, Trennungen und wiedervereinte Familien sowie geografische Entfernungen. Im Vordergrund steht die praktische Unterstützung der pflegenden Angehörigen (Aoun SM et al. 2005). Viele Familien kämpfen mit der schnellen, beängstigenden Zunahme der körperlichen Bedürfnisse und den abnehmenden Fähigkeiten des Kranken sowie mit den körperlichen Anforderungen der Pflege. Sie müssen wissen, welche Unterstützung ihnen zur Verfügung steht und wie sie diese bekommen können. Sie sollten dahingehend beraten werden, dass sie rechtzeitig Hilfe in Anspruch nehmen sollten. Die Arbeit von Sykes et al. (Sykes NP et al. 1992) zeigte, wie oft praktische Unterstützung bei ALS-Patienten zu spät miteingebunden wurde.

Pflegepersonen benötigen (Hull M 1990; Neale B 1991; Sebring DL, Moglia P 1987; Thorpe G 1993; Aoun SM et al. 2012; Peters M et al. 2012):

- Die Wertschätzung ihrer Erfahrungen
- Ausreichende Informationen über die Diagnose, den aktuellen Gesundheitszustand, die Prognose, den Verlauf der Erkrankung und die Behandlungsoptionen
- Engagierte Hausärzte als Vertrauenspersonen
- Eine gute Symptomkontrolle beim Erkrankten
- Ausreichend Unterstützung bei der Pflege
- Eine koordinierte, individuelle und flexible Pflege
- Zugang zu Fachkräften mit besonderer Expertise für die Erkrankung
- Unterstützung bei den praktischen Aspekten der körperlichen Pflege des Erkrankten und dem Haushalt
- Kurzzeit- oder Verhinderungspflege in einer stationären Einrichtung oder durch einen ambulanten Pflegedienst
- Unterstützung bei der Aufgabe, das Wohlbefinden des Patienten verbessern
- Finanzielle Unterstützung
- Rat und Informationen über die verfügbaren Dienste und Hilfe bei der Inanspruchnahme
- Psychologische Beratung
- Emotionale Unterstützung, die direkt auf sie zugeschnitten ist.

Bereits zu Beginn der Betreuung muss genügend Zeit eingeplant werden, um auch auf die Bedürfnisse der pflegenden Angehörigen eingehen zu können. Diese Zeit der Unterstützung für den pflegenden Angehörigen ist Teil des »Behandlungsvertrags« und darf nicht erst dann angeboten werden, wenn bereits Schwierigkeiten aufgetreten sind und es für den pflegenden Angehörigen oder den Patienten schwieriger ist, ohne Misstrauen oder Schuldgefühle in getrennte Sitzungen einzuwilligen. Rabkin und Kollegen (Rabkin JG et al. 2000) ermittelten eine hohe Übereinstimmung zwischen dem Distress von Patient und Pflegeperson und schlossen daraus, dass es den Distress des Patienten reduziert, wenn das psychische Wohlbefinden des pflegenden Angehörigen gefördert wird. Wie Payne (Payne S 2004) anmerkt, braucht die durch die Pflege entstandene Belastung (Goldstein L, Leigh N 1999) ein »Gegengewicht« positiver Aspekte der Pflege. Es wäre wünschenswert, dass die Bedürfnisse der pflegenden Angehörigen gemeinsam mit denen des Patienten erfasst werden, z. B. im Rahmen der Pflegeeinstufung. Gesetzliche Vorgaben sollten sicherstellen, dass auch pflegende Angehörige ausreichend Unterstützung für sich selbst erhalten.

Pflegende Angehörige können angeleitet werden, wie sie ihre Fähigkeiten umsetzen können und gleichzeitig die unbedingte Kontrolle über das Ergebnis ihrer Bemühungen aufgeben können.

Oft brauchen sie auch Hilfe dabei, wie sie in der Pflege klare Grenzen und Limits setzen und diese einhalten können. Viele pflegende Angehörige haben nie gelernt, dass es legitim ist, Grenzen zu setzen und wissen auch nicht, auf welche Weise man dies tun kann.

Was hilft den Patienten und ihren Familien?

Bislang gibt es keine spezifischen psychosozialen Interventionen für pflegende Angehörige von ALS-Patienten. Es sollen aber an dieser Stelle einige allgemeine Grundlagen der psychosozialen Palliativbetreuung erwähnt werden:

- Übermittlung klarer, angemessener Informationen mit der Möglichkeit, Fragen zu stellen
- Das Wahrnehmen emotionaler Schmerzen und Ängste und die Unterstützung dabei, diesen auch Ausdruck zu verleihen
- Die Ermutigung, über die verlorene Person zu trauern
- Die Versicherung, dass starke und ungewohnten Gefühle in dieser Situation der Normalität entsprechen
- Zeitgerechte Interventionen, um Ängsten und Problemen vorbeugen zu können (hier helfen oft allgemeine Sätze wie: »Viele Angehörige sagen uns ... Wie empfinden sie das?«)
- Unterstüzung bei Erklärungsversuchen, warum jemand in dieser Situation ein bestimmtes Verhalten zeigt
- Das Anerkennen der positiven Aspekte der Pflege
- Unterstützung der Familie bei Entscheidungen darüber, was wichtig ist. Die Bestärkung des Selbstvertrauens der Familie und/oder Bereitstellung der Ressourcen, diesen Entscheidungen entsprechend zu handeln
- Das Ansprechen von Ungewissheit und dem damit verbundenen Distress. Hier helfen einfache, offene Fragen: »Was ist für sie im Moment am schlimmsten? Worüber machen sie sich die meisten Sorgen?«
- Das Anerkennen individueller Bedürfnisse und das Anbieten von Hilfe in einer für den Betroffenen akzeptablen Weise

Die Art und Weise des Umgangs mit psychosozialen Belastungen und Religiosität/Spiritualität sind starke Prädiktoren der Lebensqualität der pflegenden Angehörigen (Murphy V et al. 2009; Calvo A et al. 2011). Pflegende Angehörige von ALS-Patienten profitieren daher von Interventionen, mit deren Hilfe sie effektive Strategien zur Problemlösung erlernen und für sich einen Sinn in dieser belastenden Zeit finden.

Über die Deutsche Gesellschaft für Muskelkranke sind viele praktische Informationen zu erhalten, die auch die Belastungen der pflegenden Angehörigen in den Blick nehmen (www.dgm.org).

Besonders belastet sind Angehörige von Patienten, die seit mehr als fünf Jahren unter ALS leiden (McDonald ER 1994). Eine englische Studie zeigte, dass den meisten pflegenden Angehörigen mitgeteilt worden war, dass die Prognose relativ kurz ist. Deswegen hatten sie alles Gewohnte aufgegeben. Als sich die Krankheit dann über fünf oder mehr Jahre hinzog, fühlten sie sich oft sehr schuldig, wenn sie die Situation nicht mehr bewältigen konnten. Ähnlich hatten die Patienten manchmal den Eindruck, dass durch sie das Leben ihrer Partner vergeudet worden wäre.

Familiengespräche können schwierige Entscheidungen und Konflikte vorwegnehmen (Monroe B, Sheldon F 2004). Einige Richtlinien zur Planung von Familiengesprächen sind:

- Effektive Vorbereitung: Wer sollte teilnehmen? Wo soll dieses stattfinden? Festlegung möglicher Themen.
- Entscheiden, wie begonnen werden soll: Die Regeln erklären, z. B. das Recht, die eigene Meinung zu vertreten, den zeitlichen Rahmen festlegen.
- Sich verständlich ausdrücken und immer wieder überprüfen, dass alle verstehen, was gesagt wird.
- Sich neutral verhalten und herausfinden, wie alle Anwesenden das Problem sehen. Alle Beteiligten sollten den Eindruck haben, dass der Leiter des Familiengesprächs ihren Standpunkt versteht.
- Bei Konflikten positive Formulierungen wählen, z. B. »Sie lieben ihre Kinder und möchten sie beschützen.«
- Unterschiedliche Meinungen und Konflikte vorwegnehmen und nach Übereinstimmungen suchen: »Sie fühlen sich beide alleine und sind verbittert.« Beim Finden von Kompromissen helfen. Dies kann aber auch bedeuten, den Betroffenen zu helfen, festgefahrene Standpunkte zu verlassen.
- Den Blick für realistisch Machbares zu behalten und alle dazu ermutigen, sich auf konkrete, spezifische und erreichbare Ziele zu konzentrieren.
- Vereinbarungen überprüfen, mögliche Schwierigkeiten durchspielen und klare Zusammenfassungen geben.
- Das Gespräch auf sicherem Terrain beenden: auf ein leichteres Thema wechseln, Humor einsetzen usw.
- Nicht die ganze Arbeit übernehmen, sondern daran denken, dass das Ziel darin besteht, der Familie bei einer für sie annehmbaren Problemlösung zu helfen, und nicht darin, alle Probleme für sie zu lösen.

Beziehung zum Ehepartner und Sexualität

In einer Beziehung lebende Menschen erleben die ALS sehr unterschiedlich. In der Untersuchung von McDonald (McDonald ER 1994) fühlten sich die Partner einsamer als die Patienten und erlebten in verschiedenen Stadien der Krankheit oft psychischen oder spirituellen Distress. Ginsberg (Ginsberg N 1986) beschreibt, wie Wut und Frustration über den Verlust der Unabhängigkeit zu einem fordernden und regressiven Verhalten des Patienten führen können, das bei Angehörigen Wut und Ärger auslösen kann. Rollen innerhalb der Ehe verschwimmen und verändern sich. Wut und Frustration, die durch die Krankheit ausgelöst werden, bringen alte Streitfragen wieder ans Tageslicht (Sebring DL, Moglia P 1987; Luloff PB 1986). Wasner und Kollegen (Wasner M et al. 2004) stellten fest, dass das sexuelle Interesse und die sexuelle Aktivität im Vergleich zu der Zeit vor der Erkrankung abnehmen, während sexuelle Probleme zunehmen. Es wurden vor allem Libidoverlust, die Passivität des Partners und die eigene Passivität des Patienten benannt. Etwa die Hälfte der Befragten gaben aber eine Verbesserung ihrer Beziehung allgemein und in Einzelfällen auch der sexuellen Beziehung durch die ALS-Erkrankung an. Für mehr als ein Drittel der Paare war dieses Thema weiterhin wichtig. Die aktuelle eheliche Beziehung wurde zudem von funktionellen psychosozialen Einschränkungen des Patienten und dem Gefühl der Belastung durch die Erkrankung beeinflusst. Zudem ist die Qualität der ehelichen Beziehung vor Krankheitsbeginn ein signifikanter Prädiktor für die weitere Beziehung zwischen ALS-Patienten und ihren pflegenden Partnern (Atkins L et al. 2010).

Es ist wichtig, dass professionelle Helfer den Paaren dabei helfen, sich ein Gefühl der Intimität und Freude an früheren gemeinsamen Aktivitäten zu bewahren. Gegebenenfalls müssen professionelle Pflegende einen Teil der körperlichen Pflege übernehmen, um dies zu gewährleisten. Pflegende Angehörige müssen dazu ermutigt werden, sich Pausen von der Pflege zu gönnen um ihren eigenen Interessen und Bedürfnissen nachzugehen. Es wird in der Literatur weitgehend vernachlässigt, dass Intimität und Körperwahrnehmung bei ALS-Kranken stark beeinträchtigt sein können (Gilley J 1988). Intimität und Sexualität bedeuten hierbei weitaus mehr als nur Geschlechtsverkehr. Sie betreffen das fundamentale Bedürfnis, in einer liebevollen Beziehung zu leben, sich im eigenen Körper wohl zu fühlen und körperliche Nähe zu erleben. Körperliche Behinderung und der drohende Tod sind wesentliche Hindernisse beim Erleben von Sexualität. Unsicherheit der professionelle Helfer bezüglich ihrer eigenen Sexualität kann dazu führen, dass sie den gesamten Bereich als ein Spezialgebiet außerhalb ihrer Zuständigkeit betrachten. Wird aber die Sexualität nicht weiter thematisiert, wird den Betroffenen eine wichtige Unterstützung vorenthalten. Diese benötigen sie jedoch dringend, um Liebe und Angenommensein erleben zu können; Gefühle, die ihnen beim Ertragen der vielen Verluste in anderen Bereichen Kraft geben können. Ähnlich wie bei anderen sensiblen Themen sind bestimmte Fertigkeiten in der Gesprächsführung notwendig. Eine aktuelle Studie aus dem palliativmedizinischen Bereich (Anath H et al. 2003) fand bei Patienten mit unterschiedlichen Krebsarten eine große Bereitschaft, über die Auswirkungen der Erkrankung auf ihr Sexualleben zu sprechen. Die Untersuchung von Kaub-Wittemer et al. (Kaub-Wittemer D et al. 2003) bestätigt, dasss Sexualität für viele beatmete ALS-Patienten wichtig ist. Dies ist allerdings bei pflegenden Angehörgen geringer ausgeprägt.

Fallbeispiel

Jo war 33 Jahre alt, als er die Verdachtsdiagnose ALS/MND erhielt, und er war rasch davon zu überzeugen, dass er sehr früh und mit einer nur schmalen Rente in den Ruhestand gehen müsse. Ihm war mitgeteilt worden, dass dies auch angesichts einer nur »Verdachtsdiagnose« das Beste sei. Besuchern gegenüber gab er sich fröhlich und schien seine Situation zu akzeptieren. Wenn er aber mit seiner Frau Jackie alleine war, war er depressiv, weinerlich und oft wütend.

Er lehnte psychologische Unterstützung für sich ab, wünschte diese aber für seine Frau. Im Gespräch mit dem Sozialarbeiter zeigte sie sich wütend darüber, dass ihr Mann seine emotionalen Probleme nicht einsehen wolle. Seine Herkunftsfamilie würde sich außerdem ständig bei ihr dafür bedanken, dass sie es »nach dieser Diagnose weiter bei ihm aushalten würde«. Sie waren seit drei Jahren verheiratet und es war für sie selbstverständlich, weiter bei ihm zu sein.

Intimität und Sexualität

Obwohl von den meisten Mitgliedern des Behandlungsteams nicht erwartet werden kann, dass sie Spezialisten für psychosexuelle Beratung sind, sollten sie darauf vorbereitet sein, ein Gespräch über Sexualität führen zu können und auf Andeutungen, dass hier ein Problem bestehen könnte, zu reagieren. Sie sollten eine »erste Hilfe« anbieten können und die Betroffenen an einen Spezialisten weiterleiten (Cagle JG, Bolte S 2009; Stausmire JM 2004). In der Studie von Vincent et al. (Vincent CE et al. 1975) wünschten sich 80 % der wegen eines Zervixkarzinoms behandelten Frauen mehr Informationen über die Auswirkungen auf ihre Sexualität. Jedoch gaben 75 % der Befragten an, dass sie dieses Thema niemals selber ansprechen würden. Manche Patienten machen gegenüber den Fachkräften oft nur Andeutungen. Sie möchten zunächst testen, ob sie sich demjenigen oder derjenigen wirklich anvertrauen können. Zum Beispiel könnte ein Mann über seine Frau sagen: »Sie scheint mich einfach nicht mehr zu lieben.« Bloße Beschwichtigungen in dieser Situation würden ihm das Gefühl geben, dass dieses Thema tatsächlich zu schwierig und schmerzhaft ist, um jetzt besprochen zu werden. Hier können stufenweise gestellte, offene Fragen helfen: »Wie wirkt sich ihre Krankheit auf ihr berufliches Leben/privates Leben/ihre Paarbeziehung/auf die körperliche Nähe zu ihrer Frau aus?« Außerdem kann es nützlich sein, mit allgemeinen Feststellungen das Gespräch zu eröffnen, z. B.: »Viele Menschen haben Fragen zu sexuellen Themen, die sie gerne besprechen würden.« Monroe hat eine Reihe von geeigneten Fragen zur Anamneseerhebung vorgeschlagen (Oliviere D et al. 1998). Auch Annons oft zitiertes PLISSIT-Modell (das für vier Behandlungsebenen steht: Erlaubnis [Permission], begrenzte Informationen [limited information], spezifische Vorschläge [specific suggestions] und intensive Therapie) leitet zu einem stufenweisen Vorgehen an (Annon J 1976). Dieses Modell wurde als hilfreiche Leitlinie zur Sexualanamnese und der Beurteilung der sexuellen Gesundheit in der Palliativmedizin empfohlen. Das Modell bietet auch einen allgemeinen Rahmen, wie ein Dialog über sexuelle Themen initiiert werden kann und wie das Gespräch bei Bedarf weiterentwickelt werden kann. Taylor und Davis modifizierten Annons Modell und entwickelten das erweiterte PLISSIT-Modell (oder Ex-PLISSIT) (Taylor B, Davis S 2006). Es schlägt vor, dass die Ebene »Permission« neben der Frage ob das Ansprechen sexueller Themen »erlaubt« sei, auch die Erlaubnis beinhalten sollte, selbst ein sexuelles Wesen sein zu dürfen.

Oft bestehen beim Patienten Unsicherheiten und Zweifel bezüglich des Körperbildes und/oder der sexuellen Funktionsfähigkeit. In manchen Fällen stört die durch die Krankheit erzeugte körperliche Abhängigkeit eine vorher gut eingespielte Partnerbeziehung. Bei manchen Partnern ändern sich durch die neue Rolle als Pflegender oder durch die körperlichen Einschränkungen die Gefühle für den Erkrankten und oft auch das sexuelle Verlangen. Viele Patienten fühlen sich wegen des veränderten Aussehens ihres Körpers unsicher. Die Angst vor Zurückweisung kann zum inneren Rückzug und zu einer Wand des Schweigens zwischen den Partnern führen. Ein Gespräch der Patner unter Vermittlung einer professionellen Hilfskraft kann hier eine Verbesserung schaffen (Wasner M et al. 2004).

Manche Paare sind dankbar für praktische Vorschläge, wie Sexualität trotz der physischen Einschränkungen praktiziert werden kann. Die an der Betreuung beteiligten Fachkräfte sollten stillschweigende Annahmen über die Sexualität ihrer Klienten aufgrund ihres Alters, des Geschlechts, der kulturellen Zugehörigkeit, des Familienstandes, der scheinbaren Beziehung oder eigener Erfahrungen vermeiden. Alleinstehende Patienten sind oft gedanklich mit früheren Beziehungen beschäftigt oder mit Beziehungen, von denen sie fürchten, dass sie diese nun niemals haben werden, und möchten möglicherweise auch darüber sprechen.

Kinder und ihre Bedürfnisse

Wenn jemand in einer Familie krank ist, sind alle davon betroffen, besonders auch die Kinder. Das Bedürfnis der Eltern, ihre Kinder zu schützen und möglicherweise beängstigende Themen von ihnen fernzuhalten, führt jedoch häufig dazu, dass die Kinder mit ihren Ängsten und Fantasien alleingelassen werden, die oft schlimmer sind als die Realität. Kinder nehmen grundsätzlich Veränderungen in der Familie sehr sensibel wahr. Sie spüren die Sorgen der Erwachsenen, belauschen Gespräche, bemerken Veränderungen in alltäglichen Routinen und hören oft über Schulfreunde die Mutmaßungen und Gerüchte der Erwachsenen. Zahlreiche Studien haben gezeigt, welch gravierende Folgen es hat, wenn Kinder bei einem drohenden Verlust unzureichend unterstützt und mit einbezogen werden (Rutter M 1966; Black D, Wood D 1989; Black D, Young B 1995; Worden JW 1996).

Kinder brauchen:

- Respekt und Anerkennung
- Informationen darüber, was passiert und warum dies geschieht und was als nächstes geschehen wird. Die Informationen müssen klar, einfach und ehrlich sein. Sie müssen wiederholt werden, da sich die Kinder in einem längeren Prozess mit den Ereignissen arrangieren.
- Den Kindern einen Rückhalt bieten: Es ist für Kinder beängstigend, wenn sie die zunehmende Abhängigkeit, emotionale Labilität oder unverständliche Wut eines Elternteils oder Angehörigen beobachten müssen. Sie brauchen eine Erklärung der Geschehnisse, damit sie verstehen, dass nicht sie die Krankheit ausgelöst haben und sich auch nicht anstecken können.
- Kinder möchten Sicherheit in grundlegenden praktischen Fragen haben, z. B. wie es mit der Familie und ihrer eigenen Versorgung weitergeht, wenn der Betroffene verstorben ist.
- Dem Alter angemessene Beteiligung bei Hilfeleistungen für den Patienten.
- Die Möglichkeit, mit Erwachsenen über ihre Gefühle und die Situation zu sprechen. Die Erwachsenen sollten aber bereit sein, auch ihre Gefühle mitzuteilen.

- Unterschiedliche Angebote, wie sie sich mitteilen können, z. B. Zeichnen, Schreiben, Spielen.
- Gelegenheiten zum Nachdenken und zum Erinnern – im Bewusstsein, dass das Leben weitergeht und es in Ordnung ist, Spaß zu haben.
- Ebenso wie alle anderen Familienmitglieder bei wichtigen Entscheidungen mitsprechen zu dürfen.

Viele Studien zeigen den großen Einfluß von Erfahrungen, die in der Phase vor dem Versterben gemacht werden für den Verlauf der eigentlichen Trauerphase (Taylor B, Davis S 2006; Rutter M 1966). Wichtige Einflussfaktoren sind die Beziehung des Kindes zum Kranken vor dem Tod, die Kommunikation innerhalb der Familie, die Verfügbarkeit von professioneller Unterstützung und der Umfang, in dem die Bedürfnisse des Kindes nach elterlicher Betreuung weiter erfüllt werden können (Silverman PR, Worden WJ 1993).

Pflegende Erwachsene kämpfen oft mit scheinbar unmöglichen und widersprüchlichen Anforderungen und benötigen oft Hilfe, wie sie zu einem Kompromiss finden können. Beispielsweise kann so ein Elternteil, der mit dem drohenden Tod des Partners kämpft, die Ängste seines Kindes aus den Augen verlieren, das in dieser Situation nicht nur den Verlust eines, sondern beider Elternteile fürchtet.

Den Eltern helfen

Eltern kennen ihre Kinder am besten, und Kinder brauchen ihre Familie, die auch noch da sein wird, wenn die professionellen Helfer längst aus ihrem Leben verschwunden sind. Die Fachkräfte müssen die Eltern dabei unterstützen, ihren Kindern selbst zu helfen. Sie sollten mit dem arbeiten, was die Eltern konkret leisten können, und ihnen dabei helfen, Selbstvertrauen und Kompetenz zu entwickeln (Harris T et al. 1986; Monroe B 1995). Was die Kinder über die Situation erfahren und wie es ihnen mitgeteilt wird, liegt in der Verantwortung ihrer Eltern oder deren gesetzlichem Vertreter. Die Eltern müssen dazu ermutigt und unterstützt werden, wie sie am besten mit ihren Kindern darüber reden und sie miteinbeziehen. Oft haben sie jedoch gute Gründe dafür, warum sie nicht mit ihren Kindern über Krankheit und Tod reden wollen. Häufig ringen sie – umgeben von Unsicherheiten – um Kontrolle und fühlen sich körperlich und seelisch überfordert. Sie vermeiden es, den Kindern die Wahrheit zu sagen und fragen sich, wie sie mit der Angst ihres Kindes umgehen sollen, wenn sie noch nicht einmal ihre eigene bewältigen können. Oft unterschätzen sie aber, wieviel ein Kind versteht. Sie fürchten, das Falsche zu sagen oder alles noch schlimmer zu machen. Studien zeigen aber, dass bereits Kinder im Alter von drei Jahren die Bedeutung des Wortes »Tod« zu verstehen beginnen (Kane B 1979; Lansdown R, Benjamin G 1985). Kinder, die über den bevorstehenden Tod eines Elternteils aufgeklärt werden, sind weniger ängstlich (Rosenheim und Richter 1985 zitiert in 99). Es ist wichtig, die emotionalen Bedürfnisse der Eltern zu unterstützen, bevor diese sich mit denen ihrer Kinder befassen können.

Viele Eltern schätzen es, wenn ihnen die Gelegenheit gegeben wird, sich zu überlegen, was ihre Kinder fragen könnten und wie sie darauf antworten könnten.

Die umfassende Studie von Christ (Christ GH 2000) zeigt, wie wichtig es ist, in dieser Situation den Eltern beim Erkennen altersentsprechender Bedürfnisse ihrer Kinder und dem Umgang damit zu helfen. Sie brauchen Informationen darüber, mit welchen Verhaltensänderungen ihrer Kinder sie rechnen müssen und wodurch diese entstehen; warum sie anhänglicher sind, keine Freunde mit nach Hause bringen wollen oder warum sie Angst vor dem Kranken haben oder ihm gegenüber verlegen sind. Vielen Eltern reicht es, wenn diese Themen mit einer Fachkraft vorab durchgesprochen werden. Sie möchten dann oft erst alleine mit ihren Kindern sprechen. Einige möchten gerne später das Gespräch und die sich daraus ergebende Fragen noch einmal durchgehen. Andere Eltern möchten das Gespräch mit ihren Kindern lieber gemeinsam mit einer Fachkraft führen und fühlen sich sicherer, wenn ein Arzt, eine Pflegefachkraft oder ein Sozialarbeiter anwesend ist. Eine weitere Möglichkeit, die Eltern zu unterstützen ist es, ihnen geegnete Medien anzubieten, wie z. B. kindergerechte Bücher, die den Tod eines nahen Angehörigen thematisieren.

Die Eltern sollten dazu ermutigt werden, das Netzwerk, in dem ihre Kinder eingebunden sind, möglichst durch Einbeziehung anderer nahestehender Erwachser zu vergrößern: Verwandte, erwachsene Freunde, einen Jugendpfeger oder vor allem die Schule. Gelegentlich brauchen die Eltern auch Unterstützung, wenn Freunde oder Familienmitglieder die Kinder nicht einbeziehen möchten. Es ist wichtig, alle auf die Resilienz von Kindern hinzuweisen. Grundsätzlich sollte es das Ziel sein, dass die Eltern selbst mit ihren Kindern sprechen. In den seltenen Fällen, in denen dies nicht möglich ist und die professionellen Helfer direkt mit dem Kind arbeiten, müssen Werte und Kultur der Familie berücksichtigt werden. Es muss geklärt werden, welche Informationen innerhalb der Familie weitergegeben werden dürfen und welche Begriffe im Zusammenhang mit der Erkrankung bislang verwendet wurden. Außerdem sollte eine Übereinkunft mit dem Kind und den Eltern darüber getroffen werden, wie und was Eltern vom Inhalt der Sitzung mit dem Kind erfahren sollen.

Junge Menschen

Jugendliche sind mit einem besonderen Konflikt konfrontiert: Sie müssen ein Gleichgewicht finden zwischen einerseits ihrer Unabhängigkeit und dem Versuch, eine neue Identität zu finden, und andererseits einem Ereignis, das sie wieder in die nun veränderte Familie zurückzieht und mit weiteren ungewohnten und vielleicht auch unerwünschten Anforderungen konfrontiert (Fleming SJ, Adolph R 1986). Sie schätzen oft die Gelegenheit zu einem Vier-Augen-Gespräch mit einem professionellen Helfer über die Krankheit. Manchmal möchten sie auch über Schwierigkeiten in den Beziehungen zu ihren Freunden sprechen. Eine schwere Krankheit im Umfeld ist für ihre Altersgenossen beängstigend und macht sie verlegen, sodass sie sich anders verhalten, obwohl sie sich bemühen, die Gleichen zu bleiben. Bei Gesprächen mit Jugendlichen muss vorher eindeutig mit ihnen und ihren Eltern besprochen werden, wie vertraulich die Gespräche sein sollen. Den Eltern sollte erklärt werden, dass der Rückzug eines jungen Menschen in dieser Situation nicht aus mangelnder Sorge und Eigennutz geschieht. Informationen über

Gefühle, die entstehen können und auch normal sind, können verhinden, dass junge Menschen den Eindruck von Kontrollverlust entwickeln. Besonders nützlich sind Informationen in schriftlicher Form, z. B. geeignete Broschüren. Die Jugendlichen können dann selber entscheiden, wann sie dies lesen möchten. Wichtig ist jedoch, dass die Hilfe für junge Menschen nicht ausschließlich in Gesprächen besteht (Ribbens-McCarthy J et al. 2005); das Führen eines Tagebuchs, das Sehen von Filmen, Sport zum Abbau von Spannungen und Entspannungstechniken können Jugendlichen helfen, ihre Gefühle auszudrücken. Vor allem aber brauchen junge Menschen so oft wie möglich Bestätigung. Besonders wichtig ist, die Bedürfnisse von jungen Menschen und Kindern im Blick zu haben, die als pflegende Angehörige fungieren, oft bei alleinerziehenden Elternteilen. Frank (Frank J 1995) liefert dazu nützliche Grundlagen und Anleitungen.

Arbeiten mit ALS-Patienten

Viele an der Pflege von ALS-Patienten beteiligten professionellen und ehrenamtlichen Helfer haben von der emotionalen Belastung durch die Arbeit mit diesen Patienten berichtet (McDonald ER 1994; Ginsberg N 1986; O'Brien T 1993), geben aber gleichzeitig eine hohe Zufriedenheit mit ihrere Tätigkeit an (Bromberg MB et al. 2011). Die ALS konfrontiert die an der Betreuung Beteiligten mit den Ängsten vor ihrer eigenen Sterblichkeit (O'Brien T 1993) und ihrem Tod. Carroll-Thomas (Carroll-Thomas S 1993) weist darauf hin, dass die Art, wie wir auf einen Patienten eingehen und reagieren, von unseren eigenen Werten, unserer Psyche und der beruflichen Prägung abhängt. Sie stellt fest: »Je schwieriger das Problem ist und je eher ein Gefühl der Hoffnungslosigkeit besteht, umso wahrscheinlicher werden kulturell geprägte Verhaltensweisen in den Interaktionen zwischen Arzt und Patient zum Tragen kommen.« Beruflich geprägte Haltungen und Werte können sich auf die Zuweisung von Ressourcen auswirken. Der Sprachstil und die Wortwahl hat wesentlichen Einfluss auf die Qualität der vermittelten Informationen. Multidisziplinäre Teams bieten den Patienten und ihren Angehörigen eine umfassendere Betreuung auch durch vielfältigere Angebote an. Sie optimieren eine koordinierte Pflege und ermöglichen es, auf komplexe Bedürfnisse effektiv zu reagieren (Goldstein L, Leigh N 1999; Traynor B et al. 2003). Oft reduziert sich so auch die Anzahl der erforderlichen Einzelbesuche, sodass die Patienten ihre Vorgeschichte nicht ständig neu zu erzählen brauchen. Durch Studien ist belegt, dass multiprofessionelle Teams bessere Ergebnisse in der Betreuung erzielen (Jones RVH 1993). Außerdem ermöglicht das Arbeiten in einem Team, sich über Dilemmas, ethische Frage und Belastungen bei der Betreuung von ALS-Patienten auszutauschen. Selbst jemand, der alleine arbeitet, kann durch flexibles und kreatives Miteinbeziehen aller Beteiligten so etwas wie ein »Team« bilden. Das Team muss jedoch die Autonomie des Einzelnen und den Lebensstil der Familie respektieren. Die professionelle, auf »Sicherheit« ausgerichtete Sichtweise muss gegen die Wünsche des Patienten und seiner Angehörigen abgewogen werden. Die Angehörigen müssen die Gelegenheit haben, die Dinge so machen dürfen, wie sie es möchten. Zu einem multidisziplinären Team sollte auch ein Sozialarbeiter gehören, der sich nicht nur mit den Bedürfnissen des Patienten und seiner Angehörigen befasst, sondern auch bei Teambesprechungen gelegentlich deren Position einnimmt. Aber es kann auch zur Aufgabe des Sozialarbeiters gehören, sich um teaminterne Fragen und Bedürfnisse zu kümmern, z. B. indem er fallspezifisch Besprechungen oder Supervision anregt. Papadatou (Papadatou D 2000) untersuchte die Trauererfahrung von medizinischen Fachkräften. Er weist in seiner Arbeit auf die Bedeutung einer Sinnfindung inerhalb des Teams hin.

Alle professionellen Helfer sind dazu verpflichtet, für sich selbst zu sorgen. Es ist unumgänglich, dass die eigenen Gefühle akzeptiert werden und bei Bedarf auch Unterstützung gesucht wird (Monroe B 2004). Stressreduktionstechniken sind eine der Möglichkeiten, um diesen anstrengenden Beruf zu bewältigen (Bromberg MB et al. 2011). Carmack (Carmack B 1997) liefert einige hilfreiche Überlegungen über das Gleichgewicht zwischen Engagement und Distanz in der Pflege. Sie merkt an, dass es umso wichtiger ist, dieses Gleichgewicht zu erlernen, je länger ein professionell Pflegender an der Betreuung beteiligt ist.

Schlussfolgerung

Für ALS gibt es auf absehbare Zeit keine Heilung. Die psychosoziale Betreuung spielt eine besonders wichtige Rolle, die verschiedenen Reaktionsweisen der Patienten und ihrer Angehörigen auf die Auswirkungen der Krankheit zu erfassen und beurteilen. Sie kann ihnen bei der Bewältigung von Verlust und Veränderung helfen und den Blick auf vorhandene Möglichkeiten lenken. McDonald stellt fest:

> Oft hängt die Lebensqualität kaum mit der körperlichen Behinderung zusammen. Viele Patienten und ihre Angehörigen haben in allen Stadien der körperlichen Behinderung und zu jedem Zeitpunkt im Krankheitsverlauf eine hohe Lebensqualität. Der Schlüssel dafür ist ihr psychosoziales und spirituelles Wohlbefinden (McDonald ER 1994).

Die hier beschriebene psychosoziale Betreuung ist kein Luxus, sondern essenziell für eine effektive palliative Betreuung. Sie soll den Patienten und ihren Angehörigen dabei helfen, sich gut unterstützt und mit möglichst wenig Angst auf den Weg in eine veränderte Zukunft machen zu können.

Danksagungen

Die Autoren danken den Koautoren der ersten und zweiten englischsprachigen Auflage, Ann McMurray, Donal Gallagher, und Dame Barbara Monroe, auf denen dieses Kapitel basiert, für ihre Beiträge.

Literatur

Ackerman G., Oliver D. J. (1997) Psychosocial support in an outpatient clinic. Palliative Medicine 11: 167–8.
Albert S. M., Murphy P. L., Del Bene M. L., Rowland L. P. (1999) A prospective study of preferences and actual treatment choices in ALS. Neurology 53: 278–83.
Anath H., Jones L., King M., Tookman A. (2003) The impact of cancer on sexual function: a controlled study. Palliative Medicine 17: 202–5.
Annon J. (1976). The PLISSIT model: a proposed conceptual scheme for the behavioral treatment of sexual problems. Journal of Sex Education and Therapy 2(2): 1–15.
Aoun S. M., Bentley B., Funk L., Toye C., Grande G., Stajduhar K. J. (2012) A 10-year literature review of family caregiving for motor neurone disease: Moving from caregiver burden studies to palliative care interventions. Palliative Medicine 26: 842–50.
Aoun S. M., Kristjanson L. J., Currow D. C., Hudson P. L. (2005) Caregiving for the terminally ill: at what cost? Palliative Medicine 19: 551–5.
Armon C., Kurland L. T., Beard C. M., O'Brien P. C., Mulder D. W. (1991) Psychological and adaptational difficulties anteceding amyotrophic lateral sclerosis: Rochester, Minnesota, 1925–87. Neuroepidemiology 10: 132–7.
Atkins L., Brown R. G., Leigh P. N., Goldstein L. H. (2010) Marital relationships in amyotrophic lateral sclerosis. Amyotrophic Lateral Sclerosis and Frontotemporal Degeneration 11: 344–50.
Barkwell D. P. (1991) Ascribing meaning; a critical factor in coping and pain attenuation in patients with cancer-related pain. Journal of Palliative Care 7: 5–14.
Black D., Wood D. (1989) Family therapy and life-threatening illness in children or parents. Palliative Medicine 3: 113–18.
Black D., Young B. (1995) Bereaved children: risk and preventive intervention. In Raphael B., Burrows G. (eds) Handbook of Studies on Preventive Psychiatry, pp. 225–44. Amsterdam: Elsevier.
Bolmsjö I., Hermerén G. (2001) Interviews with patients, family, and caregivers in amyotrophic lateral sclerosis: comparing needs. Journal of Palliative Care 17: 236–40.
Borasio G. D., Sloan R., Pongratz D. E. (1998). Breaking the news in amyotrophic lateral sclerosis. Journal of the Neurological Sciences 160 (Suppl. 1): S127–S133.
Bromberg M. B., Schenkenberg T., Brownell A. A. (2011) A survey of stress among amyotrophic lateral sclerosis care providers. Amyotrophic Lateral Sclerosis and Frontotemporal Degeneration 12: 162–7.
Brown W. A., Mueller P. S. (1970) Psychological function in individuals with amyotrophic lateral sclerosis. Psychosomatic Medicine 32: 141–52.
Buckley J., Herth K. (2004) Fostering hope in terminally ill patients. Nursing Standard 19: 33–41.
Cagle J. G., Bolte S. (2009). Sexuality and life-threatening illness: implications for Social Work and Palliative Care. Health and Social Work 34: 223–33.
Calvo A., Moglia C., Ilardi A., Cammarosano S., Gallo S., Canosa A. et al. (2011) Religiousness is positively associated with quality of life of ALS caregivers. Amyotrophic Lateral Sclerosis and Frontotemporal Degeneration 12: 168–71.
Carey J. S. (1986) Motor neuron disease-a challenge to medical ethics: a discussion paper. Journal of the Royal Society of Medicine 79: 216–20.
Carmack B. (1997) Balancing engagement and detachment in caregiving. Image: Journal of Nursing Scholarship 29: 139–43.
Carroll-Thomas S. (1993) Ethics and the clinician: the daily experience with MND. Palliative Medicine 7 (suppl. 2): 11–13.
Centers L. C. (2001) Beyond denial and despair: ALS and our heroic potential for hope. Journal of Palliative Care 17: 259–64.
Chapman C. R., Gavrin J. (1993) Suffering and its relationship to pain. Journal of Palliative Care 9: 5–13.

Chiò A., Gauthier A., Calvo A., Ghiglione P., Mutani R. (2005) Caregiver burden and patients' perception of being a burden in ALS. Neurology 64: 1780–2.
Chiò A., Vignola A., Mastro E., Dei Giudici A., Iazzolino B., Calvo A. et al. (2010) Neurobehavioral symptoms in ALS are negatively related to caregivers' burden and quality of life. European Journal of Neurology 17: 1298–303.
Christ G. H. (2000) Healing Children's Grief. Surviving a Parent's Death from Cancer. Oxford: Oxford University Press.
Cobb A. K. (1994) The effect of cultural expectations on progression responses in ALS. In Mitsumoto H., Norris, F. H. (eds) Amyotrophic Lateral Sclerosis: a Comprehensive Guide to Management, pp. 229–40. New York: Demos.
Deneault S., Lussier V., Mongeau S., Paillé P., Hudon E., Dion D. et al. (2004) The nature of suffering and its relief in the terminally ill: a qualitative study. Journal of Palliative Care 20: 7–11.
Earll L., Johnston M., Mitchell E. (1993) Coping with motor neurone disease-an analysis using self-regulation theory. Palliative Medicine 7 (Suppl. 2): 21–30.
Fallowfield L. (1995) Psychosocial interventions in cancer. British Medical Journal 311: 1316–17.
Fawzy F. I., Fawzy N. W., Canada A. L. (1998) Psychosocial treatment of cancer: an update. Current Opinion in Psychiatry 11: 601–5.
Findley L. J. (1991) Can Care be Organised in the Management of Motor Neurone Disease? A report of CIBA Foundation Discussion Meeting, 5 February 1991. London: CIBA, St Christopher's Hospice, MND Association (UK).
Fleming, S. J., Adolph R. (1986) Helping bereaved adolescents: needs and responses. In Corr C. A., McNeil J. N (eds) Adolescence and Death, pp. 97–118. New York: Springer.
Frank J. (1995) Couldn't Care More: a Study of Young Carers and Their Needs. London: The Children's Society.
Ganzini L., Johnston W. S., McFarland B. H., Tolle S. W., Lee M. A. (1998) Attitudes of patients with amyotrophic lateral sclerosis and their care givers toward assisted suicide. New England Journal of Medicine 339: 967–73.
Ganzini L., Johnston W., Hoffman W. (1999) Correlates of suffering in amyotrophic lateral sclerosis. Neurology 52: 1434–40.
Gilley J. (1988) Intimacy and terminal care. Journal of the Royal College of General Practitioners 38: 121–2.
Ginsberg N. (1986) Living and coping with amyotrophic lateral sclerosis: the psychosocial impact. In Caroscio J. T. (ed.) Amyotrophic Lateral Sclerosis – a Guide to Patient Care, pp. 283–80. New York: Thieme Medical Publishers.
Goldstein L. H., Adamson M., Jeffrey L., Down K., Barby T., Wilson C. et al. (1998) The psychological impact of MND on patients and carers. Journal of the Neurological Sciences 160 (Suppl. 1): S114–S121.
Goldstein L., Leigh N. (1999) Motor neurone disease: a review of its emotional and cognitive consequences for patients and its impact on carers. British Journal of Health Psychology 4: 193–208.
Harris T., Brown G., Bifulo A. (1986) Loss of parent in childhood and adult psychiatric disorder: the role of lack of adequate parental care. Psychological Medicine 16: 641–59.
Hinton J. (1994) Can home care maintain an acceptable quality of life for patients with terminal cancer and their relatives? Palliative Medicine 8: 183–96.
Hinton J. (1996) Services given and help perceived during home care for terminal cancer. Palliative Medicine 10: 125–35.
Hoffman R. L., Decker T. W. (1993) Amyotrophic lateral sclerosis: an introduction to psychosocial and behavioural adaptations. Journal of Mental Health Counselling 15: 394–402.
Hogg K. E., Goldstein L. H., Leigh P. N. (1994) The psychological impact of motor neurone disease. Psychological Medicine 24: 625–32.
Horta E. (1986) Emotional response to ALS and its impact on management of patient care. In Caroscio J. T. (ed.) Amyotrophic Lateral Sclerosis – a Guide to Patient Care, pp. 282–9. New York: Thieme Medical Publishers Inc.

Houpt J. L., Gould B. S., Norris F. H. (1977) Psychological characteristics of patients with amyotrophic lateral sclerosis (ALS). Psychosomatic Medicine 39: 299–303.
https://www.justiz.bayern.de/service/
Hull M. (1990) Sources of stress for hospice care-grieving families. The Hospice Journal 6: 29–54.
Hunter M. D., Robinson I. C., Neilson S. (1993) The functional and psychological status of patients with amyotrophic lateral sclerosis: some implications for rehabilitation. Disability and Rehabilitation 15(3): 119–26.
Johnston M., Earll L., Giles M., McClenahan R., Stevens D., Morrison V. (1999) Mood as predictor of disability and survival in patients newly diagnosed with ALS/MND. British Journal of Health Psychology 4: 127–36.
Johnston M., Earll L., Mitchell E., Morrison V., Wright S. (1996) Communicating the diagnosis of motor neurone disease. Palliative Medicine 10: 23–34.
Johnston M., Marteau T., Partridge C., Gilbert P. (1993) Changes in patient perceptions of chronic disease and disability with time. In Schmidt L. R., Schwenkmezgar P., Weinman J., Maes S. (eds) Theoretical and Applied Aspects of Health Psychology, pp. 361–71. Langhorne, PA: Harwood Academic.
Jones R. V. H. (1993) Teams and terminal cancer at home: do patients and carers benefit? Journal of Interprofessional Care 7: 239–44.
Kane B. (1979) Children's concepts of death. Journal of Genetic Psychology 4: 15–17.
Kaub-Wittemer D., von Steinbüchel N., Wasner M., Laier-Groeneveld G., Borasio G. D. (2003) Quality of life and psychosocial issues in ventilated patients with amyotrophic lateral sclerosis and their caregivers. Journal of Pain and Symptom Management 26: 890–6.
Kim T.-S.(1990) Hoping strategies for the amyotrophic lateral sclerosis patient. Loss, Grief and Care 4: 239–49.
Kirschling J., Trilden V. P., Butterfield P. G. (1990) Social support: the experience of hospice family caregivers. The Hospice Journal 6: 75–93.
Kissane D. W. (1998) Models of psychological response to suffering. Progress in Palliative Care 6: 197–204.
Kissane D. W., Bloch S. (2002) Family Focused Grief Therapy. Buckingham: Open University Press.
Lansdown R., Benjamin G. (1985) The development of the concept of death in children aged 5–9. Child Care, Health and Development 11: 13–20.
Leach C. F., Delfiner J. S. (1989) Approaches to loss and bereavement in amyotrophic lateral sclerosis (ALS). In Klagsbrun S. C., Kliman G. W., Clark E. J. Kutscher, A. H. DeBellis R., Lambert C. A. (eds) Preventive Psychiatry: Early Intervention and Situational Crisis Management, pp. 201–11. Philadelphia, PA: The Charles Press.
Lester J. (2005) Life review with the terminally ill—narrative therapies. In Firth P., Luff G., Oliviere D. (eds) Loss, Change and Bereavement in Palliative Care, pp. 66–79. Buckingham: Open University Press.
Lillo P., Mioshi E., Hodges J. R. (2012) Caregiver burden in amyotrophic lateral sclerosis is more dependent on patients' behavioural changes than physical disability: a comparative study. BMC Neurology 12: 156.
Luloff P. B. (1986) Reactions of patients, family, and staff in dealing with amyotrophic lateral sclerosis. In Caroscio J. T. (ed.) Amyotrophic Lateral Sclerosis – a Guide to Patient Care, pp. 267–71. New York: Thieme Medical Publishers.
Maguire P., Walsh S., Jeacock J., Kingston R. (1999) Physical and psychological needs of patients dying from colorectal cancer. Palliative Medicine 13: 45–50.
McCann C. (1998) Communication in cancer care: introducing patient-held records. International Journal of Palliative Nursing 4: 222–9.
McClement S. E., Hack T. F. (1999) Audio-taping the oncology treatment consultation: a literature review. Patient Education and Counselling 36: 229–38.
McDonald E. R. (1994) Psychosocial-spiritual overview. In Mitsumoto H., Norris F. H. (eds) Amyotrophic Lateral Sclerosis: a Comprehensive Guide to Management, pp. 205–27. New York: Demos.

Meininger V. (1993) Breaking bad news in amyotrophic lateral sclerosis. Palliative Medicine 7 (Suppl. 2): 37–40.
Miyashita M., Narita Y., Sakamoto A., Kawada N., Akiyama M., Kayama M. et al. (2009) Care burden and depression in caregivers caring for patients with intractable neurological diseases at home in Japan. Journal of the Neurological Sciences 276: 148–52.
MND Association UK (2011) Report to the All Party Parliamentary Group on Motor Neurone Disease. Inquiry into Access to Specialist Palliative Care for people with Motor Neurone Disease in England. Available at: <http://www.mndcampaigns.org/assets/0002/8370/APPG_Report_final_3_.pdf> (accessed 19 September 2013).
MNDAssociation UK (2003) Death and Dying. Available from the MND Association <http://www.mndassociation.org>.
MNDAssociation UK (2003) How Will I Die? Available from the MND Association <http://www.mndassociation.org>.
Monroe B. (1995) It is impossible not to communicate-helping the grieving family. In Smith S. C., Pennells M. (eds) Interventions with Bereaved Children, pp. 87–106. London: Jessica Kingsley.
Monroe B. (2004) Emotional impact of palliative care on staff. In Sykes N., Edmonds P., Wiles J. (eds) Management of Advanced Disease, 4th edn, pp. 450–60. London: Edward Arnold.
Monroe B. (2004) Social work in palliative medicine. In Doyle D., Hanks G., Cherny N. I., Calman K. (eds) Oxford Textbook of Palliative Medicine, 3rd edn, pp. 1005–17. Oxford: Oxford University Press.
Monroe B., Sheldon F. (2004). Psychosocial dimensions of care. In Sykes N., Edmonds P., Wiles J. (eds) Management of Advanced Disease, 4th edn, pp. 405–37. London: Edward Arnold.
Montgomery G. K., Erikson L. M. (1987) Neuropsychological perspectives in amyotrophic lateral sclerosis. Neurologic Clinics 5: 61–81.
Morse J. M., Carter B. J. (1995) Strategies of enduring and the suffering of loss: modes of comfort used by a resilient survivor. Holistic Nursing Practice 9: 38–52.
Murphy V., Felgoise S. H., Walsh S. M., Simmons Z. (2009) Problem solving skills predict quality of life and psychological morbidity in ALS caregivers. Amyotrophic Lateral Sclerosis and Frontotemporal Degeneration 10: 147–53.
Mustfa N., Walsh E., Bryant V., Lyall R. A., Addington-Hall J., Goldstein L. H. et al. (2006) The effect of noninvasive ventilation on ALS patients and their caregivers. Neurology 66: 1211–17.
National Council for Hospice and Specialist Palliative Care Services (1997) Feeling Better: Psychosocial Care in Specialist Palliative Care. A Discussion Paper. Occasional Paper 13. London: National Council for Hospice and Specialist Palliative Care Services.
Neale B. (1991) Informal Palliative Care: a Review of Research on Needs, Standards and Service Evaluations. Occasional Paper 3. Sheffield: Trent Palliative Care Centre.
Neudert C., Wasner M., Borasio G. D. (2001) Patients' assessment of quality of life instruments: a randomised study of SIP, SF-36 and SEIQoL-DW in patients with amyotrophic lateral sclerosis. Journal of the Neurological Sciences 191:103–9.
O'Brien M. R. (2004) Information-seeking behaviour among people with motor neurone disease. British Journal of Nursing 13: 964–8.
O'Brien T. (1993) Palliative care and taboos within motor neurone disease. Palliative Medicine 7 (Suppl. 2): 69–72.
O'Brien T., Kelly M., Saunders C. (1992) Motor neurone disease: a hospice perspective. British Medical Journal 304: 471–3.
Ohlén J. (2002) Practical wisdom: competencies required in alleviating suffering in palliative care. Journal of Palliative Care 18: 293–9.
Oliviere D. (2004) Cultural issues in palliative care. In Sykes N., Edmonds P., Wiles J. (eds) Management of Advanced Disease, 4th edn, pp. 438–49. London: Arnold.
Oliviere D., Hargreaves R., Monroe B. (1998) Good Practices in Palliative Care: a Psychosocial Perspective. Aldershot: Ashgate.

Pagnini F., Rossi G., Lunetta C., Banfi P., Castelnuovo G., Corbo M. et al. (2010) Burden, depression, and anxiety in caregivers of people with amyotrophic lateral sclerosis. Psychology, Health, and Medicine 15: 685–93.

Palmieri A., Abrahams S., Soraru G., Mattiuzzi L., D'Ascenzo C., Pegoraro E. et al. (2009) Emotional lability in MND: Relationship to cognition and psychopathology and impact on caregivers. Journal of the Neurological Sciences 278: 16–20.

Papadatou D. (2000) A proposed model of health professionals' grieving process. Omega 41: 59–77.

Payne S. (2004) Carers and caregivers. In Oliviere D., Monroe B. (eds) Death, Dying and Social Differences, pp. 181–98. Oxford: Oxford University Press.

Peters M., Fitzpatrick R., Doll H., Playford E. D., Jenkinson C. (2012) The impact of perceived lack of support provided by health and social care services to caregivers of people with motor neuron disease. Amyotrophic Lateral Sclerosis and Frontotemporal Degeneration 13: 223–8.

Peters P. K., Swenson W. M., Mulder D. W. (1978) Is there a characteristic personality profile in amyotrophic lateral sclerosis? Archives of Neurology 35: 321–2.

Picker Institute Europe (2012) Choices and Control When You Have a Life Shortening Illness. Available from the MND Association <http://www.mndassociation.org>.

Plahuta J. M., McCulloch B. J., Kasarkis E. J., Ross M. A., Walter, R. A., McDonald E. R. et al. (2002) Amyotrophic lateral sclerosis and hopelessness: psychosocial factors. Social Science and Medicine 55: 2131–40.

Rabkin J. G., Albert S. M., Rowland L. P., Mitsumoto H. (2009) How common is depression among ALS caregivers? Amyotrophic Lateral Sclerosis 10: 448–55.

Rabkin J. G., Wagner G. J., Del Bene M. (2000) Resilience and distress among amyorophic lateral sclerosis patients and caregivers. Psychosomatic Medicine 62: 271–9.

Randall F., Downie R. S. (1999) Palliative Care Ethics: a Companion for all Specialities, 2nd edn. Oxford: Oxford University Press.

Ribbens-McCarthy J. (with Jessop J.) (2005) Young People, Bereavement and Loss: Disruptive Transitions? London: National Children's Bureau.

Robbins R. A., Simmons Z., Bremner B. A., Walsh S. M., Fischer S. (2001) Quality of life in ALS is maintained as physical function declines. Neurology 56: 442–4.

Rutter M. (1966) Children of Sick Parents. Oxford: Oxford University Press.

Salt S. (1997) Towards a definition of suffering. European Journal of Palliative Care 4: 58–60.

Saunders C. (1993) Introduction-history and challenge. In Saunders C., Sykes N. (eds) The Management of Terminal Malignant Disease, 3rd edn, pp. 1–14. London: Hodder and Stoughton.

Seale C., Addington-Hall J. (1994) Euthanasia: why people want to die earlier. Social Science and Medicine 39: 647–54.

Sebring D. L., Moglia P. (1987) Amyotrophic lateral sclerosis: psychosocial interventions for patients and their families. Health and Social Work 12: 113–20.

Sheldon F. (1997) Psychosocial Palliative Care: Good Practice in the Care of the Dying and Bereaved. Cheltenham: Stanley Thornes.

Silverman P. R., Worden W. J. (1993) Children's reactions to the death of a parent. In Stroebe M., Stroebe W., Hansson R. (eds) Handbook of Bereavement, pp. 300–16. Cambridge: Cambridge University Press.

Spiegel D., Bloom J., Kraemer H. C., Gotheil E. (1989) Effect of psychosocial treatment on survival of patients with metastatic cancer. Lancet 2: 888–91.

Stausmire J. M. (2004) Sexuality at the end of life. American Journal of Hospice and Palliative Care 21: 33–9.

Stroebe M., Schut H. (1999) The dual process model of coping with bereavement: rationale and description. Death Studies 23: 197–224.

Strong M. J., Lomen-Hoerth C., Caselli R. J., Bigio E. H., Yang W. (2003) Cognitive impairment, frontotemporal dementia, and the motor neuron diseases. Annals of Neurology 54 (Suppl. 5): S20–S23.

Sykes N. P., Pearson S. E., Chell S. (1992) Quality of care of the terminally ill: the carer's perspective. Palliative Medicine 6: 227–36.

Taylor B., Davis S. (2006) Using the extended PLISSIT model to address sexual health care needs. Nursing Standard 21(11): 35–40.
Thorpe G. (1993) Enabling more dying people to remain at home. British Medical Journal 307: 915–18.
Traynor B., Alexander M., Corr B., Frost E., Hardiman O. (2003) Effect of a multi-disciplinary amyotrophic lateral sclerosis (ALS) clinic on ALS survival: a population based study: 1996–2000. Journal of Neurology, Neurosurgery, and Psychiatry 74: 1258–61.
Vincent C. E., Vincent B., Greiss F. C., Linton E. B. (1975) Some marital concomitants of carcinoma of the cervix. Southern Medical Journal 68: 552–8.
Wasner M., Bold U., Borasio G. D. (2004) Sexuality in patients with amyotrophic lateral sclerosis and their partners. Journal of Neurology 251: 445–8.
Worden J. W. (1991) Grief Counselling and Grief Therapy, 2nd edn. London: Routledge.
Worden J. W. (1996) Children and Grief: When a Parent Dies. New York: Guilford Press.
www.dgm.org
Young J. M., McNicoll P. (1998) Against all odds: positive life experiences of people with advanced amyotrophic lateral sclerosis. Health and Social Work 23: 35–43.

11 Spititual Care

Robert Lambert

Zusammenfassung

Die spiritual care ist bei der Behandlung von ALS-Patienten von großer Bedeutung. Die spirituellen Aspekte sowohl der Krankheit als auch ihrer Therapie und deren Bedeutung für den Menschen als Ganzes müssen in den Blick genommen werden, nicht allein nur deren physischen Aspekte. Spiritualität umfasst religiöse und nichtreligiöse Elemente. Sie kann als eine Quelle der Krankheitsbewältigung angesehen werden, ist aber auch eine mögliche Quelle für Konflikte und Leid. Sie ist zudem die Bühne, auf der nach dem Sinn gesucht wird. Es gibt viele verschiedene allgemeine spirituelle Themen, die bei der ALS zur Sprache kommen können: Glaube, Hoffnung, ein Sinn für das Heilige, Sinnhaftigkeit, Dankbarkeit, Vergebung, Berufung und Akzeptanz des Todes. Was notwendig ist, ist eine klinisch fundierte, überkonfessionelle spirituelle Betreuung. Dabei ist es erforderlich, dass sich alle professionellen Helfer der spirituellen Werte ihrer Patienten bewusst sind.

Fallbeispiel

Bei einer 45-jährigen Frau wurde ALS diagnostiziert. Sie war in einer streng christlichen Familie aufgewachsen, und erlebte diese Religion als sehr streng, weswegen sie diese nicht mehr praktizierte. Als sie Mitte 30 war, hatte sie ein Freund zu einem Vortrag über den Buddhismus eingeladen, der ihr Interesse weckte. Sie fühlte sich von der warmherzigen Umgebung und dem geordneten Denken der buddhistischen Lehren angezogen. Sie begann zu meditieren und an Vorträgen teilzunehmen, bis sie sich schließlich selber als Buddhistin sah. Sie verstand ihre Krankheit folgendermaßen: »Ich hatte Glück, dass ich schon praktizierende Buddhistin war, als ich an ALS erkrankt bin. Dort, wo ich aufgewachsen bin, hätte man mir gesagt, dass dies eine Strafe Gottes ist. Das ist es aber nicht. Sie stammt nicht von Gott. Im Buddhismus ist das Leben selbst Leiden. Und dies ist mein Leiden. Es wird mich verwandeln. Jeder muss mit seinem Leiden leben, aber es ist nur dieses Leben. Mein Leben wird nicht mit diesem Leiden enden, nur dieses Leben. Ich muss dieses Leben mit der richtigen Einstellung und in Frieden beenden, damit meine Seele später auf einer höheren Stufe leben kann. Jetzt leide ich zwar, aber ich bin nicht mit diesem Leiden verbunden. Ich kann darüber hinaus sehen. Darum meditiere ich, um mich davon zu lösen und Frieden zu finden.

Paradoxon

Von ALS betroffene Menschen leben mit einem Paradoxon. Vor 2000 Jahren schrieb der Apostel Paulus »mitten im Leben sind wir im Tod«, und drückte damit das allgemeine menschliche Dilemma aus. Wie sollen wir den Sinn im Leben erkennen, wo wir doch alle sterben werden? Meistens gelingt es uns, die Gedanken an unseren eigenen Tod aus unserem Bewusstsein zu verdrängen. Manchmal werden wir beim Sehen eines Filmes, beim Besuch einer Beerdigung oder beim Warten auf den Arzt vor einem Operationssaal daran erinnert, aber wir schaffen es trotzdem, den Gedanken zur Seite zu schieben und weiterzuleben. Die Diagnose ALS erzwingt dieses plötzliche Bewusstsein des Todes: durch die Kürze der Zeit, die verbleibt, die tägliche Erscheinungen des körperlichen Abbaus, die vielen aufeinanderfolgenden Verluste und die Reaktionen der Angehörigen darauf. Daneben gibt es noch ein zweites Paradoxon bei der ALS. Es ist nicht nur so, dass wir mehr sind als unsere Körper, sondern oft sind Menschen mit schwersten körperlichen Einschränkungen am lebendigsten. Ein Freund, der vor ein paar Jahren an einem Gehirntumor starb, fasste es einmal auf ganz einfache Weise zusammen: »Es ist komisch, aber ich fühle mich jetzt, kurz vor dem Tod, genauso lebendig wie vor vielen Jahren, als er noch weit weg war ... vielleicht sogar lebendiger.« Damit befinden wir uns in der Welt der Spiritualität, dem Aspekt des Lebens, der nur wenig mit physischen Qualitäten oder Fähigkeiten zu tun hat und gleichzeitig den dynamischsten und dauerhaftesten Aspekt einer Person ausmacht.

Was meint »spirituell«?

Früher wurden die Begriffe religiös und spirituell synonym gebraucht und jeder wusste, was gemeint ist. So einfach ist das nicht mehr. Durch den wissenschaftlichen Fortschritt, den Säkularismus und religionskritische Studien wurden diese Begriffe in der westlichen Welt voneinander getrennt. Religiosität wird nunmehr vor allem mit den sichtbaren Glaubenspraktiken, wie der Teilnahme an Ritualen und dem Befolgen traditioneller Lehren, in Verbindung gebracht. Spiritualität hingegen hängt viel mehr mit dem privaten Bereich der persönlichen Erfahrungen, Überzeugungen und Werten zusammen (Fuller RC 2005). Beide befassen sich mit dem inneren Leben einer Person, wobei Religion mit größerer Wahrscheinlichkeit mit anderen Menschen geteilt wird und den betreffenden in eine kulturell definierte Gruppe einbindet. Religion kann als organisierte, institutionalisierte Spiritualität angesehen werden (Shapiro R 2009).

Spiritualität sucht nach einem Sinn in den gelebten Erfahrungen. Sie sucht danach, die Wirklichkeit zu verstehen, jedoch nicht nur als bloße Gegebenheit, sondern als Sinn. Spiritualität umfasst auch Glaubensinhalte und religiöse Praktiken, ist aber nicht auf sie beschränkt. Man könnte sagen, dass alle Menschen spirituell sind und manche zudem religiös. Robert Fuller hat einmal festgestellt, dass wir immer dann »spirituell« sind, wenn wir uns wundern, warum wir hier sind, oder uns fragen, was passiert, wenn wir sterben. Wir sind »spirituell«, wenn wir »von Schönheit, Liebe oder Kreativität bewegt werden, die jenseits der für uns sichtbaren Welt einen Sinn oder eine Macht erahnen lassen« (Fuller RC 2005).

Die Krise durch eine tödliche Krankheit schärft unser Bewusstsein für das Spirituelle. Ich habe festgestellt, dass die Spiritualität bei den Patienten auf drei verschiedenen Wegen an die Oberfläche gelangt. Erstens ist Spiritualität oft eine Quelle, um die Krankheit zu bewältigen. Die Menschen wenden sich nach innen, um ihre spirituelle Ressourcen zu finden: Überzeugungen, Werte, vertrauensvolle Erfahrungen oder Bilder, die ihnen Kraft, Mut oder Trost spenden. Manche suchen Kraft in der Ausübung ihres Glaubens durch die Unterstützung ihrer Gemeinschaft und manchmal unter Anleitung religiöser Autoritäten oder Vorbilder.

Zweitens können spirituelle Konflikte auftreten. Bei dem Einen ist das spirituelle Leben eine Quelle von Kraft und Freude, bei dem Anderen von Schmerz und Leid. Die spirituelle Sphäre kann jedoch auch ein finsterer Ort sein mit einem strafenden Gott, einem Gefühl des Versagens, wenn Ideale nicht erfüllt werden können, Erinnerungen an Zurückweisungen oder Verurteilungen durch religiöse Autoritäten sowie furchterregenden Bildern vom Leben danach. Manche verbinden Krankheit mit Verurteilung, Bestrafung oder der Ungerechtigkeit eines launischen Gottes.

Drittens taucht Spiritualität in den suchenden Fragen, die aus dem Innersten des Menschen kommen, auf. Während sie ihre Vergangenheit und ihre Zukunft reflektieren, stellen viele Menschen die Frage nach dem Sinn. Warum bin ich hier? Warum geschieht mir das? Was soll ich mit der mir noch verbliebenen Zeit machen? Diese Fragen suchen nicht nur den Sinn in den aktuellen Geschehnissen, sondern den Sinn des Lebens an sich. Die Krankheit wird zu einer Gelegenheit, tiefer zu gehen und eine neue Deutung in der Frage nach dem Sinn des eigenen Lebens zu finden und schließlich auch eine Antwort auf die Frage zu finden, wie sich dieses neue Kapitel des Lebens in den Rest einfügt.

Unser spirituelles Selbst unterscheidet sich von unserem philosophischen Selbst darin, dass es einen Sinn finden und nicht schaffen will. Von unserem wissenschaftlichen Selbst unterscheidet es sich dadurch, dass es Sinn erkennen will und nicht ursächliche Kräfte. Aus psychologischer Sicht nimmt die Religion Bezug auf die offenkundigen und verborgenen Aspekte der Persönlichkeit, in denen es einen Drang zum Fragen gibt, eine Suche, die danach strebt, das Einzelne bedeutungsvoll mit dem Ganzen zu verbinden (Fleischman P 1989).

Sobald man einen Sinn in der Gegenwart findet, wird das Leben tiefer, reicher und lohnender, selbst wenn man mit körperlichem Verfall leben muss.

Spirituelle Themen

Menschen mit ALS sehen sich mit keinen anderen spirituellen Themen konfrontiert als alle anderen Menschen. Durch eine tödliche Krankheit werden die spirituellen Bedürfnisse und Fragen aber intensiver. Die spirituellen Themen, auf die ich in diesem Kapitel eingehen werde, sind allgemein gültig. Alle Religionen haben eine eigene Weise, mit ihnen umzugehen, und jeder Mensch, ob er nun religiös ist oder nicht, wird früher oder später mit ihnen konfrontiert. Die Seelsorge hat in ihrer Entwicklung zu einem Fach, das ihren festen Platz in der medizinischen und psychologischen Betreuung von Patienten hat, selbst die Vorteile der Betrachtung dieser Themen aus verschiedenen Blickwinkeln im Gegensatz zur Sichtweise eines »Einzelkämpfers« erkannt. Hiltners Vorschlag einer seelsorgerischen Diagnose (Hiltner S 1958) und die von Pruyser aufgestellten »diagnostischen Variablen« (Pruyser PM 1976) waren große Schritte zu einer Integration der Seelsorge in die medizinisch-psychologische Betreuung der Patienten. Die folgende Liste spiritueller Themen ist weder für die Erkrankung spezifisch, noch ist sie erschöpfend. Sie umfasst aber die Themen, die ich mehrfach bei der Begleitung von ALS-Patienten gehört habe.

Die existenzielle Frage: Hat das Leben einen Sinn?

Warum ist mir das passiert? Was wird mit mir werden? Die Wurzel dieser Fragen ist nicht die fehlende wissenschaftliche Erklärung für die Ursachen der ALS. Auch Menschen mit anderen Krankheiten stellen diese Fragen. Es handelt sich um eine Frage nach dem Sinn und nicht nach der Kausalität. Sobald jemand die Diagnose einer tödlichen Krankheit erhält, reagiert er geschockt und wird aus dem Gleichgewicht geworfen. Alles, was er vom Leben erwartet hatte, wurde ihm weggenommen und durch ein anderes Szenario ersetzt, das schwer zu glauben und noch schwieriger zu akzeptieren ist. Während die Nachricht ins Bewusstsein gelangt, tauchen Fragen nach dessen Sinn auf und hinter diesen Fragen stehen die größeren Fragen nach dem Sinn des Lebens überhaupt: Was ist der Sinn des Lebens? Wenn mir jetzt diese völlig sinnlose Sache passiert, wie kann dann irgendetwas anderes einen Sinn haben?

Religiöse Menschen sprechen oft vom Willen oder dem Plan Gottes oder der Vorsehung. Die monotheistischen Religionen sprechen von der Güte Gottes, der Ordnung des Universums und den Naturgesetzen. Obwohl es ein Myserium bleibt, muss eine Krankheit irgendwie in dieses Gedankengebäude eingeordnet werden. Alte Schriften, wie das Buch Hiob, sind Versuche, innerhalb dieses Systems einen Sinn in Krankheiten zu sehen. Andere Religionen beschreiben die Ordnung der Dinge auf ihre Weise. Die vier edlen Wahrheiten des Buddhismus beginnen mit der Aussage, dass alles Leben Leiden ist. Die Naturreligionen integrieren Krankheit und

Tod in die Zyklen der Natur. Religionen sprechen von einer Welt, in der es einen bedeutungsvollen Zusammenhang zwischen Menschen und den Ereignissen gibt.

Spirituelle Menschen suchen möglicherweise nach einem wohlwollenden göttlichen Wesen, einem intelligenten Weltenplan oder zumindest einer natürlichen Ordnung. All diesen Ansätzen ist der Gedanke der Vorsehung gemeinsam, des prinzipiell »Guten« der geschaffenen Ordnung trotz des anscheinenden Gegenteils. Fleischman bezeichnet das als das Bedürfnis nach einer gesetzmäßigen Ordnung (Fleischman P 1989). Wenn es eine Ordnung der Dinge gibt, dann passen auch unsere Krisen und Nöte auf eine Weise, die wir nur noch entdecken müssen, in dieses System.

In was können wir noch vertrauen, wenn wir dieses Gefühl der Güte und Ordnung verloren haben? Was lohnt es sich zu tun? Was ist gut und was nicht? Das scheinbar zufällige Auftreten der ALS lässt sich nur schwer in eine derartige Ordnung einpfügen. Nun werden wieder die jahrtausendealten Fragen gestellt, die auch aufkommen, wenn Menschen von einem Tsunami oder einem Wirbelsturm heimgesucht werden. ALS tritt jedoch nicht in einem geografisch umschriebenen Bereich auf, sondern trifft eine bestimmte Person. Wie kann Gott zulassen, dass mir das geschieht? Manche finden darin einen Sinn, andere nicht. Ein Mann, bei dem im Alter von 66 Jahren ALS diagnostiziert wurde, sagte Folgendes:

> Ich bin traurig darüber, dass ich mich dem Ende nähere. Ich liebe das Leben. Es ist und war gut zu mir. Aber irgendwann musste ich an die Reihe kommen, und der Zeitpunkt ist jetzt. So ist das Leben nun mal. Jetzt bin ich an der Reihe zu gehen, und danach geht der Nächste. Ich schaue mich um und denke – was kann ich erwarten? 66 Jahre scheinen jung zu sein, aber wenn man sich die Welt so anschaut, wissen Sie, dann habe ich länger gelebt als in den meisten anderen Teilen der Welt! Das ist jetzt also der Lauf der Dinge und ich muss ihn akzeptieren.

Gibt es etwas Heiliges?

Die Frau eines ALS-Patienten teilte mir mit, dass die Krankheit ihres Mannes so belastend für sie sei, dass sie nur in den Gottesdiensten der Anglikanischen Kirche Trost fände. Sie und ihr Mann seien dort seit mehr als 30 Jahren hingegangen, aber er könne nicht mehr mitkommen und sie würde ihn an ihrer Seite vermissen. Sie beschrieb, wie sie sich in der Musik der Orgel und des Chores verliert und Zuflucht in den vertrauten Bildern und Symbolen der Liturgie findet. Bei der Entgegennahme der Kommunion fühle sie Gottes Gegenwart und wüsste, dass für sie alles gut werden würde. Ich fragte ihren Mann, ob er die Gottesdienste vermissen würde. Er sagte, er sei überwiegend seiner Frau zuliebe gegangen und dort sei nicht der Ort, an dem er Gottes Gegenwart spüren würde. Im fehlten die lauen Sommerabende an ihrem Haus am See. Dort spüre er inmitten seiner Familie beim Betrachten des Sonnenuntergangs Staunen und Ehrfurcht, die ihm inneren Frieden geben würden. »Die Kirche ist in Ordnung«, sagte er, »aber an dem See weiß ich, dass wir nicht alleine sind.«

Diese beiden Teile eines Paares zeigen sehr verschiedene Erlebensweisen von etwas Gemeinsamen und Ähnlichem: den Sinn für das Heilige. Pruyser (Pruyser PM

1976) stellte fest, dass fast jeder irgendeinen Sinn für das Heilige hat, das Bewusstsein, dass es jenseits des irdischen Bereichs etwas Heiliges gibt. Auf die Frage »Gibt es irgendetwas, dass Ihnen ein Gefühl von Ehrfurcht und Staunen vermittelt?« werden nur manche offensichtlich religiöse Erfahrungen beschreiben aber andere von der Natur, der Musik, der Kunst oder einem anderen Aspekt menschlicher Beziehungen, wie Liebe, Treue oder Vertrauen sprechen. Ein Patient berichtete von dem neu erwachten Interesse, morgens auf der Terrasse den Vögeln zu lauschen. Bevor er an ALS erkrankte, hatte er weder Zeit noch Interesse daran, die Natur um sich herum zu beachten; nun fühlte er sich jeden Morgen von all dem Leben um sich herum begleitet.

Bei der Erfahrung von Ehrfurcht, Staunen und Transzendenz berühren die Menschen das, was ihnen heilig ist, und fühlen eine Verbindung, die über das Körperliche hinausgeht. Derartige Erfahrungen sind nicht nur eine Ressource, die jemandem beim Leben mit einer Krankheit helfen kann, sondern auch eine Ressource, um das Leben tiefer zu empfinden und zufriedener zu sein als vorher.

Glaube

Das Wort »Glaube« wird oft verwendet, um etwas Statisches, eine intellektuelle Idee, eine Doktrin oder die Verbundenheit mit einer bestimmten Gruppe von Glaubensvorstellungen zu beschreiben. Man sagt »Ich glaube an Gott« oder »Sie gehört dem muslimischen Glauben an«. Darüber hinaus beschreibt Glaube aber auch etwas Dynamischeres. Der Glaube ist die Lebenseinstellung und bezieht sich auf die einer Person innewohnende Motivation, die sie antreibt und ihr Kraft gibt, weiterzumachen. Der Theologe Paul Tillich bezeichnete Glauben als »den Mut zu sein« (Tillich P 1952). Glaube hängt mit Vertrauen und Zuversicht zusammen. Ich fragte eine Patientin nach ihrem Glauben:

> Ich vertraue in Gott, dass er für mich sorgen wird. Gott kümmert sich immer um uns und immer durch andere und ihre Güte. Ich habe immer versucht, das Gleiche für andere zu machen, weil ich weiß, dass Gott durch mich um ihretwillen tätig wird. Und nun es ist wichtig, zu vertrauen. Ich vertraue darauf, dass mein Mann und meine Tochter auch weiterhin für mich da sein werden. Auch den Pflegekräften, die morgens und abends kommen, um uns zu helfen, muss ich vertrauen. Ich soll daraus etwas lernen und ich werde es lernen. Jedes Mal, wenn mir jemand seine Hilfe anbietet, wird mein Glaube stärker.

Ein anderer Patient beschrieb, wie er in sich selber nach Mut suchte, um weiterzumachen. Seine Kinder und seine Frau wünschten sich, dass er so lange wie möglich lebt. Trotz seiner Entmutigung und Erschöpfung versuchte er um ihretwillen durchzuhalten. Er sagte, er sei nicht religiös, fand es aber ganz selbstverständlich, um Kraft zu beten. Ich fragte ihn, an wen seine Gebete gerichtet sind:

> An welche Kraft auch immer, die da außer uns noch ist. Ich denke nicht, dass wir alles über sie wissen müssen, um beten zu können. Schließlich sind wir auf diese Welt gekommen, ohne darum gebeten zu haben, geboren zu werden, also gibt es irgendwo eine Kraft, die uns führt.

Dankbarkeit und Gnade

Religionen beschreiben das Leben als etwas, das wir erhalten haben, das auf ein transzendentes »Anderes« verweist, von dem wir kommen. Wir haben nichts selbst erworben, sondern erhalten. Dies spiegelt sich in Festen wie dem Erntedankfest, Dankesgebeten und Bitten um göttlicher Hilfe wider oder in Ritualen, die darauf gerichtet sind, Gutes von jenseits unserer Welt zu empfangen. Religionen kultivieren Dankbarkeit und die Erfahrung von Gnade. Gnade bedeutet, etwas zu erhalten, das man nicht selbst erworben hat und auch nicht aufgrund der Großzügigkeit eines Anderen hätte bekommen können. Gnade kann empfunden werden, wenn man ein Geschenk erhält, eine Gnadenfrist eingeräumt wurde oder sogar beim Aufwachen, beim nächsten Atemzug oder beim Weiterleben von einem Moment zum nächsten.

Krankheiten machen es oft schwer, Dankbarkeit oder Gnade zu empfinden. Die ALS scheint einen zufällig und unverdient zu treffen: Es gibt nichts, was man getan haben könnte, um sie auszulösen und man fühlt sich unfair behandelt. Weiter Gnade angesichts einer derartigen Krankheit zu empfinden ist eine Herausforderung; sie kann leicht durch Bitterkeit ersetzt werden. Dennoch bewahren sich manche Menschen trotz ihrer Krankheit das Gefühl der Dankbarkeit für ihr Leben und drücken dies auch aus. Ein überzeugter orthodoxer Jude zeigt, wie Dankbarkeit eine spirituelle Kraft sein kann:

> Wenn ich hierherkomme, werde ich daran erinnert, dass das Leben ein Geschenk ist. Ich hatte 70 sehr gute Jahre. Ich freue mich nicht darüber, krank zu sein, aber ich bin 70 Jahre alt und wenn ich mich umschaue, sehe ich andere, die im Alter von 30 oder 40 Jahren an dieser Krankheit erkrankt sind. Und dann komme ich nicht umhin, zu denken, wie gesegnet ich doch bin, weil ich 70 Jahre voller Gesundheit und Glück erleben durfte! Manche Menschen haben zu mir gesagt, dass das ungerecht ist. Aber wissen Sie, für mich ist das mehr als gerecht. Ich habe nichts getan, durch das ich ein längeres Leben verdiene als diese Anderen um mich herum und ich kann nur Dankbarkeit dafür empfinden, dass ich so ein gutes Leben hatte.

Schuld, Vergebung und Veränderung

Wenn jemand plötzlich mit einer nur mehr kurzen Zukunft konfrontiert wird, wird Zeit kostbar und die Vergangenheit bedeutungsvoll. Manchmal besteht das dringende Bedürfnis, mit der Vergangenheit ins Reine zu kommen. In der Literatur über das Sterben wird oft von einem »Rückblick auf das Leben« gesprochen. Wenn Menschen auf das Gute in ihrem Leben zurückblicken, entdecken sie unweigerlich Dinge, die sie bedauern. Dieses Bedauern muss einen Ausdruck finden und der Betroffene dadurch Erleichterung erhalten. Oft möchten die Betroffenen aber in der noch verbleibenden Zeit Dinge verändern und anders leben als zuvor.

Reue ist ein grundlegendes spirituelles Bedürfnis des Menschen. Diese Fähigkeit zum Bedauern ist eine fundamentale Voraussetzung, den Sinn des eigenen Lebens zu finden. Ohne Reue gibt es kein Bewusstsein für Urheberschaft und keine Verantwortlichkeit für die eigenen Handlungen und Entscheidungen. Viktor Frankl schrieb in seinem Buch (Frankl V 1984) über das Leben in einem Konzentrationslager, wie wichtig die Selbstbestimmung des Handelns ist, selbst wenn nur wenige Optionen zur Auswahl stehen. Die letzte Entscheidung betrifft selbst im Angesicht des Todes die Art, wie man darüber denkt.

Gegen Ende des Lebens mit reduzierten Möglichkeiten für ein unabhängiges Handeln taucht dieses Thema oft als machtvolles spirituelles Bedürfnis auf. Ein Patient hatte sein gesamtes Leben in einem Büro verbracht und eine große Menge Geld angehäuft. Es ist eine klassische Lebensgeschichte. Als seine beiden Töchter noch klein waren, war er nur selten zuhause. Als junge Erwachsene waren sie wütend und distanzierten sich von ihm und kamen nur zu ihm, wenn sie Geld brauchten. Jetzt, im Alter von 55 Jahren, wurde bei ihm eine ALS festgestellt. Er erlebte einen Moment der Reue, nicht etwa durch eine Erkenntnis aus einer religiösen Überzeugung heraus, sondern weil seine 27-jährige Tochter, die gerade ihr zweites Kind zur Welt gebracht hatte, ihn wütend mit folgendem konfrontierte:

> Du hast noch eine Chance. Für uns warst du nie da, aber für deine Enkelkinder kannst du da sein. Sie müssen dich kennenlernen und jetzt hast du keine Entschuldigung mehr, weil du die ganze Zeit zuhause bist! Vermassel das bloß nicht!

Der Patient erzählte mir diese Geschichte mit Tränen in den Augen und einem schüchternen Lächeln, während seine Tochter strahlend neben ihm saß. Sie besucht ihn dreimal in der Woche mit ihren beiden Kindern. »Wissen Sie was?« sagte er, »Meinen Enkelkindern ist es völlig egal, dass ich nicht laufen kann!« Die Auseinandersetzung mit der Vergangenheit führte zum Frieden in der Gegenwart und heilte drei Generationen. Die meisten Geschichten sind weniger eindrucksvoll und viele enden nicht mit einer Auflösung des Konfliktes. Es ist aber wichtig, dass die Menschen die Gelegenheit haben, ihr Bedauern mit Worten oder Taten auszudrücken.

Zugehörigkeit

Zugehörigkeit hat weniger etwas mit der religiösen Gruppe, der jemand angehört, zu tun, als vielmehr mit einem Gefühl der Verbundenheit mit anderen, der Welt oder dem Leben an sich. Fleischman (Fleischman P 1989) schlägt vor, dass man, wenn man eine Person verstehen möchte, sich folgende Frage stellen sollte: »Von welchem Ganzen ist diese Person ein Teil?« Obwohl darauf zahlreiche Antworten möglich sind, bleibt die Bedeutung der Frage doch dieselbe. »Menschen brauchen einen Platz in der Geschichte und eine Orientierung auf sie. Dieses Bedürfnis über das eigene Ich hinauszugehen, die eigene Isolation und Unvollständigkeit zu überwinden, um Teil einer Gruppe, eines Bündnisses oder einer Gemeinschaft zu sein, kann als ›Bedürfnis nach Mitgliedschaft‹ bezeichnet werden.« Dieses Bedürfnis kann durch Annahme einer Religion, Mitgliedschaft in einer politischen Partei, Identifikation mit einer Kultur, einer sprachlichen oder ethnischen Gruppe oder durch die Einbindung in die Familie, die Nachbarschaft oder die Kollegen erfüllt werden.

Einer der schwerwiegendsten Folgen der ALS ist, dass sie den Patienten von der Gemeinschaft, der Gruppe, dem Ganzen, zu dem er gehört, isoliert. Diese Isolation ist die Folge der fortschreitenden Lähmungen und Immobilität, des Verlustes der Kommunikationsfähigkeiten und der zunehmenden Abhängigkeit. Beim Verlust des Gefühls der Zugehörigkeit und »Mitgliedschaft« wird die innere Integrität und Ganzheitlichkeit gefährdet. Wer bin ich ohne meine relationale und Rollenidentität, meinen Kontakt zu anderen und das gegenseitige Geben und Nehmen? Ein älterer Patient gab an, dass die Unfähigkeit zu essen und zu sprechen die beiden für ihn schlimmsten Verluste durch die ALS waren. Sie waren für ihn schwerwiegender als der Verlust der Mobilität und waren bedrückender als der Gedanke ans Sterben. Er war ein sehr sozialer Mensch gewesen, der im Geschäftsleben stand, sich in verscheidenen Gruppierungen seiner Gemeinde, als Freiwilliger mehrerer Organisiationen und in verantwortlicher Position in seiner Kirchengemeinde engagierte. Seine große Familie verbrachte mit ihm gemeinsam jede Woche viele fröhliche Stunden am Tisch. Obwohl er über eine PEG ausreichend ernährt wurde, war es für ihn nun zu schmerzlich, mit den Anderen am Tisch zu sitzen, während sie aßen und tranken. Es war ihm unerträglich, in den Gruppen, in denen er sich früher engagiert hatte, anwesend zu sein, da er nicht mehr sprechen konnte. Dieser Verlust der Zugehörigkeit war ein Angriff auf sein Selbstwertgefühl und seine Identität. Er erhielt sein Zugehörigkeitsgefühl so gut wie es ging aufrecht, indem er sich mit einigen seiner früheren Kollegen einzeln bei sich zuhause traf; das war aber ein trauriger Kompromiss.

Es ist wichtig, zu erkennen, welche Aspekte der Zugehörigkeit ein Patient verliert und nach Wegen zu suchen, sie aufrechtzuerhalten oder zu ersetzen. Eine beatmete Patientin entwickelte Komplikationen und wurde für einen längeren Zeitraum in eine Klinik aufgenommen, wo sie auf einen Platz in der Langzeitpflege wartete. Sie konnte zwar nur durch Augenwinkern, kleine Handbewegungen und eine Buchstabentafel kommunizieren, scharte aber einen bemerkenswerten Zirkel aus Pflegepersonal, Freiwilligen, Haushaltskräften und anderen um sich. Sie wuchs dem Personal so sehr ans Herz, dass sie eine Abschiedsparty veranstalteten, als sie mehre Monate später verlegt wurde. Jeder Mitarbeiter, der die Patientin gepflegt hatte, unterschrieb auf dem Abschiedsgeschenk, das eine der Pflegekräfte selbst angefertigt hatte. Man kann sich bei dieser Geschichte fragen, ob dabei nur ihre Bedürfnisse erfüllt wurden, oder ob sie auch das Bedürfnis nach Zusammengehörigkeit des Personals berührt hat.

Hoffnung

In der Medizin hängt Hoffnung oft mit der Prognose zusammen, also der Hoffnung auf ein Überleben und ein längeres Leben. Im Gegensatz dazu sprechen die Religionen von einer über dieses Leben hinausgehenden Hoffnung: Erlösung, Himmel oder Nirwana. Auf was hoffen Patienten, die die Gewissheit haben, irgendwann an ALS zu sterben? Manche hoffen auf eine Heilung oder ein Wunder, aber die meisten geben diese Hoffnung rasch auf. Andere hoffen auf eine Erlösung jenseits dieses Lebens. Allerdings sind selbst religiöse Menschen weniger auf diese Hoffnung fokussiert, als man denken würde. Mit fortschreitender Krankheit beginnen die Betroffenen, sich an den reduzierten körperlichen Zustand anzupassen und hoffen mehr im Hier: auf Trost, Würde, Intimität oder tägliche Zufriedenheit. Manche hoffen, dass Projekte abgeschlossen werden oder dass sie lange genug leben, um an einem bestimmten Ereignis teilzunehmen.

Einer unserer Patienten war zum Zeitpunkt der Diagnose 33 Jahre alt. Er war herzlich und sympathisch und sprach offen mit unseren Mitarbeitern über seine Verluste und Hoffnungen. Seine größte Hoffnung war es, Vater zu werden und Kinder großzuziehen. Er war erst seit einem Jahr verheiratet, als er in die Klinik kam, und seine Frau war mit ihrem ersten Kind schwanger. Er war durch die Diagnose am Boden zerstört und noch schwieriger wurde es, als er realisierte, dass die Krankheit rasch fortschritt. Aber innerhalb weniger Monate hatte er seinen Lebenswillen wiedergefunden. Dabei war er komplett auf die Schwangerschaft und die bevorstehende Geburt seines ersten Kindes fokussiert. »Ich werde für meine Frau da sein, wenn dieses Kind geboren wird,« sagte er zu mir. »Ich muss da sein. Beten Sie, dass ich so lange leben werde, dass das Kind mich kennenlernen kann.« Er lebte noch für fast neun Monate nach der Geburt seines Kindes. Er konnte zwar nicht mehr sprechen, aber sein ganzes Gesicht strahlte, als seine Frau dem Personal Fotos zeigte und von ihrem Kind erzählte.

Manche Hoffnungen reichen weiter in die Zukunft. Die in dem Fallbeispiel am Kapitelanfang erwähnte buddhistische Patientin fand ihre Hoffnung in den Lehren über die Reinkarnation und dem Meditieren. Sie halfen ihr dabei, sich mit der Krankheit zu arrangieren und nahmen ihr einen Teil der Angst vor dem Sterben. Sie glaubte daran, wiedergeboren zu werden und ihre Entwicklung in einer anderen Form fortzusetzen:

> Zu Beginn hofft man nur, dass die Diagnose falsch ist und sich bald herausstellt, dass man gar nicht unter ALS leidet. Allmählich, nachdem genügend typische Symptome aufgetreten sind und nicht mehr weggehen, gelangt man zu der Erkenntnis, dass es stimmt und dass man damit zurechtkommen muss. Dann hofft man, dass eine Therapie gefunden wird. Schon bald realisiert man, dass es für einen selbst zu spät sein wird und dass dies nun das Leben ist, das man bis zum Ende führen wird. Dann kann man auf etwas hoffen, das nach diesem Leben kommt und dies ist eine echte Hoffnung.

Die Patientin erklärte, wie ihr Meditation, die Kultivierung einer friedvollen Lebenseinstellung, das Mitgefühl für andere und ein Leben ohne innere Konflikte dabei helfen, beim Sterben mit sich im Reinen zu sein. Dieser Frieden würde es ermöglichen, dass ihr nächstes Leben auf einer höheren Stufe stattfindet. Sie meditierte mehrmals täglich, um diesen inneren Frieden zu erreichen. Trotz der ständigen Verluste, der Schwierigkeiten im Alltag durch die ALS und einer deutlich verkürzten Lebenserwartung strahlte sie eine unverstellte Fröhlichkeit aus. Sie nahm die körperlichen Veränderungen mit einer ruhigen Gelassenheit hin. Die aus ihrer Spiritualität erwachsende Hoffnung gab ihr Lebenskraft im Hier und Jetzt.

Wenn das Ende naht, kann Hoffnung eine andere Form annehmen. Gelegentlich wird diese geäußert, indem der Tod herbeigesehnt wird, als Erlösung von Abhängigkeit, den Beschwerden oder von den Herausforderungen des Lebens in einem Körper, der sich nicht mehr selber bewegen oder atmen kann. Die Menschen hegen Hoffnungen, die sich darauf beziehen, wie sie sterben werden. »Ich möchte am Ende nicht alleine sein«, sagte ein Patient. »Ich möchte gehen, bevor meine Familie von meiner Pflege erschöpft ist«, ein anderer Patient. Jene mit religiösen oder spirituellen Ansichten über das Leben nach dem Tod wenden sich kurz vor dem Ende oft diesen zu. Ein römisch-katholischer Patient, der wegen einer Pneumonie im Krankenhaus lag, fasste es ganz einfach zusammen: »Ich bin müde und ich mag nicht mehr. Würden Sie bitte den Priester rufen?« Auf diese Weise konnte er mit Hoffnung nach vorn blicken.

Berufung

Wenn eine Person zum Patienten wird und mit dem Verlust der Arbeit, der sozialen Rolle und der elterlichen Aufgaben konfrontiert wird, kommt es zu einer tiefen Identitätskrise. Diese Krise ist spiritueller und psychischer Natur und berührt nicht nur die Identität, sondern auch den eigentlichen Sinn des Lebens. Menschen fragen: »Warum bin ich hier?«, »Wer braucht mich?« und »Was soll ich machen?« Aus traditionell religiöser Sicht definierten diese Fragen die »Berufung« eines Menschen. Es gibt etwas, das man zur Aufgabe hat. Indem man diese Aufgabe erfüllt, werden gleichzeitig ein inneres und ein äußeres Bedürfnis erfüllt, nämlich die Bedürfnisse eines anderen Menschen. Ohne dieses Gefühl der Berufung besteht eine Leere und ein Verlust des Verbundenseins (der Zugehörigkeit) zu anderen.

Ein Arzt, bei dem ALS diagnostiziert worden war, arbeitete so lange weiter, bis es nicht mehr ging. Gegen Ende seiner ärztlichen Tätigkeit konnte er die Hände nicht mehr bewegen. Er war in einem Lehrkrankenhaus tätig und führte die körperlichen Untersuchungen, das Messen des Blutdrucks und Behandlungen mit Hilfe von Assistenzärzten, die unter seiner Aufsicht standen, durch. Seine Patienten schätzten es, dass er weiter anwesend war. Sie vertrauten seiner Erfahrung und seinem Wissen um ihre Erkrankungen und fühlten, dass er sich um sie sorgte. Zu seiner Beerdigung kam eine Schar von Menschen – viele ehemalige Patienten, ihre Familien, frühere Studenten und Kollegen, die stolz darüber sprachen, welchen großen Einfluss er in ihrem Leben gehabt hatte.

Für einen anderen Patienten, der seit 20 Jahren als Hochschullehrer tätig gewesen war, war das Ende der Karriere durch seine Behinderung der schwierigste Verlust. Wegen mangelnder Kraft konnte er nicht mehr an der Universität arbeiten und empfand die Tage zuhause als endlos. Er war deprimiert und hatte sich zurückgezogen, bis ihn eine Nachbarin, eine Grundschullehrerin, davon überzeugte, die Tutorenschaft für zwei ihrer Schülerinnen zu übernehmen. Auf die ersten beiden folgten immer mehr, bis sein Terminkalender voll war. Er traf sich jeden Nachmittag mit einem oder zwei Schülern, half ihnen beim Lesen, bei Mathematik und Geschichte. Seine Depression verschwand und er sprach mit Zufriedenheit von seiner neuen Berufung.

Akzeptanz des Todes

Eines unserer Grundbedürfnisse ist es, einen Sinn in unserem Ende zu sehen. In Bezug auf das Bedürfnis nach Zugehörigkeit bemüht man sich, zu erkennen, wie das eigene Erscheinen und Ende in die Ordnung der Dinge passen. Bezüglich der Berufung überprüft man, ob die eigene Mission auch beendet ist. Ich habe dieses Thema nicht wegen der offensichtlichen Chronologie der Abläufe an das Ende dieses Kapitels gestellt, sondern weil häufig angenommen wird, dass Religion und Spiritualität sich hauptsächlich mit dem Tod beschäftigen. Religionen befassen sich zwar mit dem Tod, aber weder Religion noch Spiritualität sind darauf beschränkt. Die Religion versucht, für eine Bevölkerungsgruppe ein gemeinsames System sinnstiftender Elemente für das Leben zu schaffen. In der Religion wird die Realität des Todes betont, um den Wert und die Heiligkeit des Lebens zu betonen. Da wir sterben werden, ist das Leben begrenzt und muss entsprechend wertgeschätzt werden. Spiritualität, ob sie nun als Teil einer Religion gelebt wird oder nicht, hat einen wesentlichen Anteil daran, dass der Alltag bewusst gelebt wird. Es geht darum, das Leben voll und ganz zu leben, tiefer – bis zum Ende – zu leben. Indem die eigene Endlichkeit realisiert wird, wird die Gegenwart wertvoll.

Viele Menschen haben die Erfahrung gemacht, dass sie – nachdem sie den Tod als unausweichlich akzeptiert hatten – in paradoxer Weise freier und vollkommener leben konnten. In dem Buch »Dienstags bei Morrie: Die Lehre eines Lebens« sagt der weise alte Professor, der an ALS erkrankt ist, zu seinem Studenten: »Lerne zu sterben, und du lernst zu leben (Albom M 1997).« Er erklärt, wie das Bewusstsein, dass er jederzeit sterben könnte, dazu führte, dass er der Spiritualität mehr Aufmerksamkeit widmete: den liebevollen Beziehungen, dem Universum, allen Dingen, die wir für selbstverständlich halten. Dann erklärt er weiter, dass er das Fenster weitaus mehr schätzt als seine Studenten, die jederzeit aufstehen und nach draußen gehen können, weil er auf diesen Raum beschränkt ist.

Ein weiteres bemerkenswertes Beispiel für spirituelles Wachstum in der Folge einer ALS-Erkrankung ist das Leben von Philip Simmons. Sein Buch »Learning to Fall« sollten alle ALS-Patienten, ihre Familien und ihre Pflegepersonen lesen. Phil kämpft sich durch seine Krankheit und schafft es mithilfe von Meditationstechniken, eine unglaubliche Gelassenheit und Akzeptanz zu erreichen, die das gesamte Buch durchdringt (Simmons P 2003).

Nicht alle Patienten können ihren Tod akzeptieren und auch nicht alle können vom Bewusstsein der Todesnähe lernen, aber viele. In diesem Prozess haben einige das Bedürfnis, darüber zu sprechen, wie das Ende für sie sein wird. Manche haben

Angst vor dem Ersticken oder davor, alleine zu sterben. Sie müssen über die Möglichkeiten der Symptomkontrolle und Pflege informiert werden und auch darüber, dass sie selber Entscheidungen am Lebensende treffen können. Meiner Erfahrung nach sind Überlegungen hinsichtlich des assistierten Suizids oder Bedenken hinsichtlich einer künstlichen Lebensverlängerung Hinweise auf einen Gesprächsbedarf über die Art, wie der Tod eintreten wird, und was dies bedeuten wird. Die Patienten müssen wissen, dass ihre Rechte und Wünsche respektiert werden und müssen oft darin bestärkt werden, dass sie auch weiterhin als Menschen wertgeschätzt werden.

Manche brauchen auch einfach nur einen Zuhörer, der einem Gespräch über den Tod nicht aus dem Weg geht. Durch geduldiges und aufmerksames Zuhören wird dem Patienten signalisiert, dass es uns keine Angst macht, über das zu sprechen, was ihnen gerade geschieht, und dass wir der Überzeugung sind, dass sie ihr Leben bis zu jenem Geheimnis, das Tod heißt, auch wirklich leben können. Zuhören bedeutet, dass wir an die ihnen innewohnende Kraft glauben, mit deren Hilfe sie ihrem eigenen Ende gegenübertreten können.»Letztendlich bedeutet das Annehmen der spirituellen Dimension des Anderen, auf das zu vertrauen, was aus dem Anderen wird (de Hennezel M, Leloup J-Y 1997).« Gespräche über den Tod öffnen fast immer die Tür zum Spirituellen. Im Angesicht des Todes schreibt Fleischman (Fleischman P 1989):

> Auch die Menschen, die sich für überhaupt nicht religiös oder abergläubisch halten, werden das Gefühl haben, sich in der Gegenwart von etwas Unbekanntem zu befinden. Es öffnet sich eine Tür. Sowohl der Sterbende als auch diejenigen, die bei ihm sind – wenn sie sich nicht vor lauter Angst verschließen – fühlen eine tiefe Liebe. Das Leben selbst fühlt sich niemals flüchtiger und unzähmbarer an als in diesem Moment.

Und wirklich, wenn wir Zeugen der letzten Tage eines Menschen sind, bekommen wir eine Vorstellung davon, wie »flüchtig und unzähmbar« das Leben ist. Ein Patient, den ich über mehrere Jahre begleitet habe, hat mich besonders bewegt und belehrt. Eine Woche vor seinem Tod erzählte er mir, was in der vorausgegangenen Woche in seiner Synagoge passiert war. Der Rabbi hatte ihn aufgefordert, nach vorne zu kommen und anlässlich des 50. Hochzeitstages aus der Thora vorzulesen. Zuerst war er überrascht und verlegen, weil er wusste, dass er nicht mehr sprechen und kaum ohne Hilfe laufen konnte. Aber er ging pflichtbewusst und mit der Hilfe seines Sohnes und seines Enkels nach vorne. Dann war er wieder erstaunt, als sein Enkelsohn die Thora in die Hand nahm und erklärte: »Heute werde ich zu Ehren meines Großvaters, der mich seinen Glauben gelehrt hat, aus der Thora vorlesen«. Sein Enkelsohn hatte seine Bar Mitzwa, die den Eintritt in den Glauben als Erwachsener symbolisiert, erst vor ein paar Wochen gefeiert.

In diesen wenigen Momenten erlebte er die Erfüllung von Berufung und Zugehörigkeit, eine Begegnung mit dem Heiligen und das Bewusstsein einer höheren Ordnung. Es war zudem ein Moment der Vorbereitung auf seinen Tod. Als er die Geschichte erzählte, schrieb er an den Unterrand seines Schreibblocks: »Etwas ist beendet. Ich kann in Frieden gehen.« Ein paar Wochen später starb er.

Spirituelle Betreuung als Begleitung

Spiritualität bedeutet, »einen Schritt weiter zu gehen«. Einen Schritt weiter in der Annahme meiner Kraftlosigkeit, meiner Einschränkungen, der Grenzen meines Verstandes, meines mangelnden Verständnisses angesichts des Leides ... einen Schritt weiter zu gehen, ob man nun einer Religion zugehörig ist oder nicht ... Spiritualität bedeutet einfach, wo immer man steht, einen weiteren Schritt zu machen. Jemanden zu begleiten bedeutet dann, ihm genau dabei zu helfen, inmitten seines Leidens, im Innersten seiner Selbst. Wer eine spirituelle Begleitung anbietet, ist somit jemand, der diesen »Neustart« begleiten und zu dieser Öffnung ermutigen kann. Er hilft dem Anderen gleichzeitig, nicht in seinen Symptomen zu verharren und sich mit ihnen zu identifizieren (de Hennezel M, Leloup J-Y 1997).

Ich traf die in diesem Kapitel erwähnten Patienten in der ALS-Ambulanz eines neurologischen Krankenhauses in Kanada. Ich bin dort der Seelsorger, Geistliche (als traditioneller Begriff) oder Spezialist für Spiritual Care. Das Feld der Seelsorge entwickelt sich weiter als Folge der Diversifikation der Bevölkerung. Es wird säkularer, weil die Bedürfnisse immer mehr spiritueller denn religiöser Natur sind. In unserem Kontext ist der spirituelle Begleiter ein überkonfessionelles, klinisch tätiges Mitglied eines multidisziplinären Behandlungsteams. Spiritual Care wird als ein klinisch orientierter Ansatz praktiziert. Ein klinisch orientierter Ansatz bedeutet, dass Patientenkontakte Interventionen sind, die gleichzeitig therapeutische und supportive Ziele verfolgen. Es wird davon ausgegangen, dass diese Interventionen weder die eines Einzelkämpfers sind, noch die religiösen oder spirituellen Ansichten des Mitarbeiters selbst transportieren. Zudem hat ein klinisch orientierter Ansatz die Voraussetzung, dass neben dem theologischen oder religiösen Hintergrund eine ausreichende klinisch-praktische Ausbildung vorliegt. Einen klinischen orientierten Ansatz zu wählen bedeutet, die Überzeugungen und Werte eines Patienten zu respektieren und sie mit einer gewissen Objektivität zu betrachten. Alle klinisch tätigen Mitarbeiter müssen sich überlegen, wie ein bestimmter Aspekt der Spiritualität eines Patienten zu dessen Gesundheit oder Krankheit beitragen könnte und wie er sich auf Behandlungsentscheidungen auswirken könnte.

Als fester Bestandteil des Behandlungsteams wird zudem die Aufmerksamkeit aller anderen Mitglieder des multidisziplinären Teams für die spirituellen Werte des Patienten geschärft. Ebenso wie ein Sozialarbeiter die Aufmerksamkeit des Teams auf die sozialen Bedürfnisse lenkt, rücken Gespräche über die spirituellen Überzeugungen und Praktiken des Patienten diese in den Mittelpunkt. Das gesamte Team wird so eingeladen, den Patienten auf eine andere Weise zu betrachten. Marie de Hennezel schreibt, wie wichtig es ist, dass medizinische Fachkräfte die spirituellen Bedürfnisse des Patienten »Willkommen heißen« (de Hennezel M, Leloup J-Y 1997):

> Die »spirituelle Frage« wird nur selten als solche formuliert, ist aber fast immer vorhanden. Tatsächlich handelt es sich um die Aufforderung als eine Person mit all ihren Geheimnissen und tieferen Schichten wahrgenommen zu werden. Diese Aufforderung ist nicht an den »spirituellen Spezialisten« gerichtet, sondern an jeden beteiligten Menschen: Du, der

du mich pflegst und mich begleitest, wie siehst du mich?« Bin ich auf meinen gebrochenen, dahinschwindenden Körper reduziert? Welchen Wert und welche Bedeutung bemisst du der Zeit, die mir noch zu leben geblieben ist?

Die in diesem Kapitel besprochenen Patientenbeispiele zeigen einige Arten, wie spirituelle Themen bei der Behandlung der ALS aufkommen und den erheblichen Einfluss, den sie auf die Lebensqualität haben können. Wir hatten festgestellt, dass spirituelle Themen auf drei Arten bedeutsam sein können: als Quelle für den Patienten, als ein mit Konflikten oder Leid behafteter Bereich oder bei der Suche nach dem Sinn, wenn das Lebensende näher rückt. Daraus leiten sich die Arten der Interventionen durch den Spezialisten für Spiritual Care ab.

Wenn Spiritualität als Quelle dient, besteht das klinisch bedeutsame Ziel darin, das bereits Vorhandene zu stärken und zu unterstützen. Die in unserem Fallbeispiel beschriebene buddhistische Patientin fand Unterstützung und Ermutigung im Gespräch über ihre Meditationstechniken und wie diese ihr inneren Frieden bringen. Außerdem muss das Team verstehen, dass dies die zentralen Werte der Patientin sind, die ihre Entscheidungen und ihre Einstellung zu Sterben und Tod beeinflussen.

Wenn spirituelle Überzeugungen für den Patienten zu Konflikten führen, übernimmt der Spezialist für Spiritual Care eher eine therapeutische Rolle. Ziel der Intervention ist eine möglichst umfassende Lösung des Konflikts, damit der Patient nicht zusätzlich durch spirituelles Leiden belastet wird. Der im Abschnitt »Akzeptanz des Todes« erwähnte orthodoxe Jude hatte zuvor niemals vergessen, jeden Tag morgens und abends laut die vorgeschriebenen Gebete zu sprechen. Dies gab ihm Frieden, Trost, einen Sinn und ein Gefühl der Zugehörigkeit. Als seine Stimme für ein lautes Gebet zu schwach wurde, befand er sich in einer spirituellen Krise. Seine Familie, sein Rabbi und das Betreuungsteam bemühten sich, die Wichtigkeit des laut gesprochenen Gebets zu relativieren (ganz offensichtlich konnte er ja noch leise beten), er war aber weiterhin belastet. Als wir (schriftlich) thematisierten, welche Auswirkungen dies auf ihn hatte, entdeckte ich, dass er sich dessen immens schämte. Sein eigener Vater hatte die Gebete selbst am Tage seines Todes immer laut gesprochen. Es handelte sich nicht nur um eine Verbindung mit seinem Vater und seinen Vorfahren, sondern er erfüllte damit auch die Pflicht des lauten Betens als tägliches Zeugnis für seine Kinder und Enkelkinder. Die Bedeutung dieses Verlustes musste erst vollkommen verstanden und erkannt werden, bevor er diese Trauer hinter sich lassen und seinen Frieden mit den leisen Gebeten machen konnte.

In anderen Situationen ist der Spezialist für Spiritual Care daran beteiligt, den Sinn der Dinge zu ergründen, die dem Patienten gerade widerfahren. Dabei geht es nicht darum, die Ursachen zu finden, sondern darum, die Erfahrung des Lebens selbst – auch in einer so schweren Krankheit – zu vertiefen, indem nach Sinn und nach der Verbindung mit dem Rest des Lebens gesucht wird. Der Mann, der erzählte, wie er an jedem Morgen auf der Terrasse den Vögeln lauschte, hatte auch ein neues Interesse an seinen Kindern bemerkt. »Da wäre ich gerne auch ohne krank zu werden hingekommen«, sagte er, »aber vielleicht bedurfte es dieser Krankheit, dass ich ein echter Vater wurde. Es klingt komisch, aber ich bin tatsächlich glücklicher als noch vor ein paar Jahren.« Dies war eine spirituelle Entdeckung. Wie lang oder kurz sein Leben auch immer sein mag: Jeder Tag hat nun eine größere Bedeutung als vorher.

Wissenschaftliche Evidenz

Seit dem Beginn des 21. Jahrhunderts wurde die Bedeutung von Religiosität und Spiritualität für die Lebensqualität von ALS-Patienten und ihren pflegenden Angehörigen wiederholt in der wissenschaftlichen Literatur betont. Mehrere Studien haben gezeigt, dass die individuelle Lebensqualität von ALS-Patienten nicht von ihrer körperlichen Funktion, sondern von psychosozialen und spirituellen Faktoren abhängt (Simmons Z et al. 2000; Neudert C et al. 2004). Spiritualität und Religiosität spielen eine wichtige Rolle bei Therapieentscheidungen und bei Entscheidungen am Lebensende (Murphy PL et al. 2000). Außerdem ermittelte eine Studie über die persönlichen Werte von Palliativpatienten (von denen die Hälfte unter ALS litt) bei allen Patienten eine Verschiebung zu selbsttranszendenten, altruistischen (im Gegensatz zu selbstbezogenen) Werten. Am höchsten wurden die Werte Menschlichkeit und Universalismus eingestuft (Fegg MJ et al. 2005). Da die Lebensqualität der Patienten und ihrer pflegenden Angehörigen eng miteinander verknüpft ist (Rabkin JG et al. 2000), überrascht es nicht weiter, dass das existenzielle Wohlbefinden und die Spiritualität von ALS-Patienten ebenso mit dem psychischen Wohlbefinden ihrer pflegenden Angehörigen zusammenhängen (Pagnini F et al. 2011). Umgekehrt korreliert die Religiosität positiv mit der Lebensqualität der pflegenden Angehörigen von ALS-Patienten (Calvo A et al. 2011). Eine Studie über den Lebenssinn bei ALS-Patienten ermittelte zudem einen signifikant größeren Einfluss spiritueller und existenzieller Aspekte auf den subjektiv empfundenen Lebenssinn als in der Allgemeinbevölkerung (Fegg M et al. 2010). Hier sind weiter Studien erforderlich, um den Zusammenhang zwischen Religiosität, Spiritualität und dem Wunsch nach Euthanasie oder ärztlich assistiertem Suizid, der insbesondere in fortgeschrittenen Stadien bei zahlreichen ALS-Patienten besteht, zu klären (▶ Kap. 4 und 17).

Schlussfolgerung

Diese kurze Übersicht über die spirituellen Themen bei ALS-Patienten zeigt die Bedeutung von Spiritual Care als integraler Bestandteil der Betreuung durch ein multidisziplinäres Team. Natürlich gibt es einen speziellen Aufgabenbereich für klinisch tätige Seelsorger. Noch wichtiger ist jedoch, dass alle an der Betreuung Beteiligten spirituellen Themen, die von den Patienten ausgedrückt werden, gegenüber offen sind: da-sein, zuhören, respektieren und die innere Bedeutung dessen zu erkennen, was jeder Mensch bis zum letzten Moment lebt,

Literatur

Albom M. (1997) Tuesdays with Morrie. New York: Doubleday.
Calvo A., Moglia C., Ilardi A., Cammarosano S., Gallo S., Canosa A. et al. (2011) Religiousness is positively associated with quality of life of ALS caregivers. Amyotrophic Lateral Sclerosis 12: 168–71.
de Hennezel M., Leloup J.-Y. (1997) L'Art de Mourir, p. 40. Paris: Editions Robert Laffont. [The English translation of this and subsequent texts cited here is by Robert Lambert.]
Fegg M. J., Wasner M., Neudert C., Borasio G. D. (2005) Personal values and individual quality of life in palliative care patients. Journal of Pain and Symptom Management 30: 154–9.
Fegg M., Kögler M., Brandstätter M., Jox R., Anneser J., Haarmann-Doetkotte S. et al. (2010) Meaning in life in patients with amyotrophic lateral sclerosis. Amyotrophic Lateral Sclerosis 11: 469–74.
Fleischman P. (1989) The Healing Zone. New York: Paragon House.
Frankl V. (1984) Man's Search for Meaning: an Introduction to Logotherapy. New York: Simon and Schuster.
Fuller R. C. (2005) Spiritual but not religious. http://www.beliefnet.com/Entertainment/¬Books/2002/07/Spiritual-But-Not-Religious.aspx (accessed 7 August 2013).
Hiltner S. (1958) Preface to Pastoral Theology, pp. 98–113. Nashville, TN: Abingdon.
Murphy P. L., Albert S. M., Weber C. M., Del Bene M. L., Rowland L. P. (2000) Impact of spirituality and religiousness on outcomes in patients with ALS. Neurology 55: 1581–4.
Neudert C., Wasner M., Borasio G. D. (2004) Individual quality of life is not correlated with health-related quality of life or physical function in patients with amyotrophic lateral sclerosis. Journal of Palliative Medicine 7: 551–7.
Pagnini F., Lunetta C., Rossi G., Banfi P., Gorni K., Cellotto N. et al. (2011) Existential well-being and spirituality of individuals with amyotrophic lateral sclerosis is related to psychological well-being of their caregivers. Amyotrophic Lateral Sclerosis 12: 105–8.
Pruyser P. M. (1976) Guidelines for Pastoral Diagnosis. The Minister as Diagnostician, pp. 60–79. Philadelphia, PA: Westminster Press.
Rabkin J. G., Wagner G. J., Del Bene M. (2000) Resilience and distress among amyotrophic lateral sclerosis patients and caregivers. Psychosomatic Medicine 62: 271–9.
Shapiro R. (2009) The difference between spirituality and religion. <http://spiritualityhealth.com/articles/difference-between-spirituality-and-religion> (accessed 13 August 2013).
Simmons P. (2003) Learning to Fall: the Blessings of an Imperfect Life. New York: Bantam.
Simmons Z., Bremer B. A., Robbins R. A., Walsh S. M., Fischer S. (2000) Quality of life in ALS depends on factors other than strength and physical function. Neurology 55: 388–92.
Tillich P. (1952) The Courage to Be. New Haven, CT: Yale University Press.

12 Physiotherapie

Ulrike Hammerbeck und Emily Jay

Zusammenfassung

Der Physiotherapeut spielt beim multidisziplinären Management der behandelbaren Symptome progredient verlaufender unheilbarer Krankheiten eine wichtige Rolle (Francis K et al. 1999; Wijesekera LC, Leigh PN 2009; MNDA 2011). Die Erfassung körperlicher und respiratorischer Symptome, Beratung, Übungen, Ersatzstrategien und Hilfsmittel helfen dabei, Alltagsaktivitäten an die veränderten Bedingungen anzupassen (Francis K et al. 1999). Grundsätzliches Ziel der Interventionen bei ALS ist eine Verbesserung der Lebensqualität. Dies wird durch eine individualisierte Behandlung mit auf den Betroffenen abgestimmten therapeutischen Zielen erreicht (Francis K et al. 1999; Tramonti F et al. 2012; Miller RG et al. 2009; MNDA 2010).

Einleitung

Das führende Symptom der ALS ist eine asymmetrische Muskelschwäche (Francis K et al. 1999; Wijesekera LC, Leigh PN 2009), die rasch progredient verlaufen kann, zu funktionellen Einschränkungen führt und eine verminderte körperliche Belastbarkeit bedingt (Borasio GD, Voltz R 1997). Das klinische Bild und die Progredienz kann – abhängig von der Lokalisation und dem Ausmaß der Motoneuronschädigung – erheblich variieren. Daher muss die Behandlung auf die individuellen Bedürfnisse zugeschnitten werden (Dal Bello-Haas V et al. 1998).

Die initiale physiotherapeutische Untersuchung liefert einen Ausgangswert. Auf dieser Basis werden aktuelle Bedürfnisse bei einer weiteren Verschlechterung oder Einschränkungen alltäglicher Aktivitäten identifiziert (World Health Organization 2001). Die Untersuchung konzentriert sich auf den Bewegungsapparat und erfasst Kraft und Tonus der Muskulatur, den Bewegungsumfang der einzelnen Gelenke sowie die Atmungsfunktion, das Aktivitätsniveau und das generelle Ausmaß einer Fatigue (Hammerbeck U, Garrett A 2006). Neben Problemen bei Mobilität und Alltagsaktivitäten wird auch nach der subjektiven Lebensqualität gefragt (Tramonti F et al. 2012). Außerdem werden behandelbare Symptome der Krankheit identifiziert und Interventionen geplant. Diese Befunde helfen dem multidisziplinären Team im Krankheitsverlauf, die Behandlung und Pflege zu koordinieren. Sie dienen dazu, die Progredienz der Erkrankung zu dokumentieren und zu prognostizieren. Dadurch können zeitgerecht Ratschläge im Bezug auf zu erwartende Veränderungen des Krankheitsbildes gegeben werden (Miller RG et al. 2009).

Anhand der Befunde aus der initialen Untersuchung kann der Therapeut dem ALS-Patienten beim Festlegen von Behandlungszielen helfen, damit dieser bezüglich Pflege und Behandlung autonom bleiben kann (Dal Bello-Haas V et al. 1998; Miller RG et al. 1999; Department of Health 2005; Borasio GD et al. 2001; Miller RG et al. 2009). Mithilfe dieser Behandlungsziele stellt der Physiotherapeut ein geeignetes und sinnvolles Rehabilitationsprogramm zusammen und überprüft Fortschritte und Veränderungen (Francis K et al. 1999). In den Frühstadien der Krankheit zielt die Therapie meist auf eine Optimierung der Restfunktionen und Unabhängigkeit ab. Später ändern sich die Ziele und konzentrieren sich auf den Erhalt der funktionellen Mobilität durch Hilfsmittel und die Schaffung einer möglichst hohen Lebensqualität (Dal Bello-Haas V et al. 1998).

Ziele der physiotherapeutischen Interventionen bei ALS sind (Hammerbeck U, Garrett A 2006):

- Empfehlungen zum jeweiligen Aktivitätsniveau und Zusammenstellung eines Übungsprogramms zur Stärkung der körperlichen Belastbarkeit und Fitness (Bello-Haas VD et al. 2007)
- Erhalt der Funktionen des Bewegungsapparates (Bewegungsumfang der Gelenke, Muskeltonus und Muskelkraft) (Bello-Haas VD et al. 2007; Drory VE et al. 2001)
- Erhalt der Mobilität (Francis K et al. 1999; Trail M et al. 2001)
- Haltungsschulung (Hammerbeck U, Garrett A 2006)
- Prävention und Behandlung respiratorischer Komplikationen
- Management einer Fatigue-Symptomatik
- Schmerzlinderung
- Erhalt der funktionellen Unabhängigkeit
- Optimierung der Lebensqualität (Tramonti F et al. 2012)
- Aufklärung und Unterstützung der pflegenden Angehörigen (Peters M et al. 2012)

Mit fortschreitender Krankheit ist eine physiotherapeutische Behandlung unter optimalen räumlichen Bedingungen oft nicht mehr möglich. Der Ort, an dem sie dann erfolgt, ist abhängig von der Erreichbarkeit, den Behandlungszielen und den verfügbaren Ressourcen. Die Formen der Betreuung reichen oft von einer Behandlung durch spezialisierte multidisziplinäre ALS-Teams in Klinikambulanzen über die häusliche Versorgung durch ambulante Dienste bis zur Betreuung in einem Hospiz. Wichtig ist, dass von ALS Betroffene nicht mit Behandlungsangeboten überschüttet werden. Eine frühe Einbindung ortsansässiger Angebote ist entscheidend für eine kontinuierliche Behandlung (Miller RG et al. 2009; Miller RG et al. 1999).

Beispielsweise hat die englische UK Motor Neurone Disease Association (MNDA) online abrufbare Standards erarbeitet, anhand derer überprüft werden kann, ob die aktuelle Betreuung den Bedürfnissen der ALS-Patienten gerecht wird. In einem europäischen, multinationalen Forschungsprojekt werden derzeit in ähnlicher Weise Betreuungsstandards erarbeitet (MNDA 2010).

Muskelschwäche und Übungstherapie bei ALS

Die Muskelschwäche ist das Hauptsymptom der ALS (Francis K et al. 1999; Wijesekera LC, Leigh PN 2009). Die dadurch reduzierte körperliche Aktivität führt zu weiterer Muskelatrophie, zu muskulären Imbalancen sowie sekundär zu weiteren funktionellen Einschränkungen und einer Reduktion der kardiovaskulären Belastbarkeit (Almeida JPL et al. 2012). Durch die muskuläre Imbalance verkürzen sich Bindegewebe und Muskeln und es entstehen Kontrakturen und Schmerzen (Stokes M, Stack E 2011).

Bei nicht progressiv verlaufenden neurologischen Erkrankungen, wie dem Schlaganfall, konnte die Effektivität einer Übungstherapie zur Kräftigung der geschwächten Muskeln belegt werden (O'Donovan G et al. 2010). Die Übungen sollen Einschränkungen reduzieren und die funktionelle Unabhängigkeit verbessern. Der Nutzen von muskulärem Training bei Gesunden und Kranken ist allgemein anerkannt. Es erhöht die Effizienz der Muskelaktivierung mit besserer aerober Kapazität und längerer Ausdauer, reduziert die Prävalenz kardiovaskulärer Erkrankungen und sorgt aus psychologischer Sicht für ein größeres Wohlbefinden (O'Donovan G et al. 2010). Außerdem profitieren Patienten mit neurologischen Krankheiten oft auch durch eine Reduktion der Spastik und der Schmerzen seitens des Bewegungsapparates (Drory VE et al. 2001). Bei ALS-Patienten hingegen wurde die Effizienz einer Übungsbehandlung zur Reduktion von Einschränkungen bislang nicht eindeutig belegt (Almeida JPL et al. 2012).

Die Übungstherapie von Muskeln, die durch eine neurologische Erkrankung geschwächt sind, sollte insbesondere bei progressiven neuromuskulären Krankheiten sehr vorsichtig durchgeführt werden, weil die bereits an ihrer Belastungsgrenze arbeitenden Muskeln durch Überlastung schneller erschöpfen und Schaden erleiden können (Abresch RT et al. 2012). Dieser Aspekt wurde in einer Reihe von Tierstudien untersucht. Ergebnis der Untersuchungen war, dass diese Angst bei mäßig belastenden Übungen wohl eher unbegründet ist. In zwei Studien konnte gezeigt werden, dass mäßig belastende Übungen die Muskelfunktion von Mäusen mit einer familiären Form der ALS verbesserten und sogar das Überleben verlängerten (McCrate M, Kaspar B 2008; Kaspar BK et al. 2005). Bei sehr intensivem Training hingegen waren die Ergebnisse uneinheitlich. Eine Studie fand keine Unterschiede hinsichtlich Krankeitsbeginn und Überleben der Tiere bei intensiver Belastung (Liebetanz D et al. 2004), während eine andere – insbesondere bei männlichen Tieren – eine raschere Verschlechterung des körperlichen Zustands und ein kürzeres Überleben beobachtete (Mahoney DJ et al. 2004). Auch bei ALS-Patienten sind die Ergebnisse heterogen. Manche Studien konnten keine signifikante Wirkung von körperlichem Training ermitteln (Pinto S et al. 2012). In einer anderen Studie wurde gezeigt, dass eine Gruppe von ALS-Patienten, die moderate Kräftigungsübungen und aerobe Übungen durchführte (Dal Bello-Haas V et al. 1998; Drory VE et al. 2001), im Vergleich zu einer Kontrollgruppe von ALS-Patienten eine bessere Muskelkraft, kardiovaskuläre Belastbarkeit und Ausdauer hatte (Bello-Haas VD et al. 2007).

In einer anderen Tierstudie wurde auch ein synergistischer, protektiver Effekt von Training und der Gabe des Wachstumsfaktors »Insulin-like Growth Factor« beschrieben (Kaspar BK et al. 2005).

In der Zusammenschau haben diese Ergebnisse aus Studien an Mensch und Tier zu der derzeitigen Einschätzung geführt, dass ALS-Patienten in einem gewissen Umfang von einer Übungstherapie profitieren und dass sehr intensive Übungen vermieden werden sollten. Das Übungsprogramm sollte auf die jeweiligen Bedürfnisse des Patienten zugeschnitten sein und Dehnungs- und Beweglichkeitsübungen, Übungen zur moderaten Kräftigung der Muskeln sowie ein moderates aerobes Fitness-Programm umfassen.

Beeinflussung des Muskeltonus

Die ALS ist eine seltene neurologische Erkrankung, bei welcher der Muskeltonus durch den progredienten Verlust der zentralen und/oder peripheren Motoneurone erhöht oder reduziert sein kann (Kent-Braun JA et al. 1998). Die Schädigung der peripheren Motoneurone erfolgt bei ALS durch den Untergang der Vorderhornzellen und führt zur Hyporeflexie, Muskelschwäche und Muskelatrophie (Kent-Braun JA et al. 1998). Viele Patienten entwickeln im Krankheitsverlauf durch die Schädigung der zentralen Mononeurone auch eine Spastik (Katz RT 1988).

Spastik

Es gibt nur wenig Evidenz über die Behandlung der Spastik bei ALS (Ashworth NL et al. 2012). In einem Cochrane Review zu diesem Thema (Ashworth NL et al. 2012) erfüllte nur eine Studie zur Effektivität moderater Übungen die Einschlusskriterien (Drory VE et al. 2001). In dieser Studie reduzierten aktive Übungen im Bewegungsumfang nach drei Monaten die Spastik bei ALS signifikant, ähnlich wie es auch bei anderen neurologischen Krankheiten nachgewiesen werden konnte (Katz RT 1988). Nach sechs Monaten war dieser Effekt jedoch nicht mehr nachweisbar.

Die Behandlung der Spastik erfolgt überwiegend durch die Gabe zentral wirksamer Spasmolytika (▶ Kap. 9). Die Evidenz für den Einsatz dieser Medikamente bei ALS ist jedoch sehr begrenzt. Die Behandlung erfolgt in Analogie zur Therapie der Spastik bei anderen neurologischen Krankheiten (Edwards S 2002). Die systemisch verabreichten Substanzen können die Spastik in vielen Fällen deutlich reduzieren. Da eine Muskelschwäche durch die Linderung der Spastik demaskiert werden kann, müssen diese sehr umsichtig eingesetzt werden.

Unter Umgehung von systemischen Nebenwirkungen wurde die fokale Spastik in den letzten Jahren erfolgreich mit Botulinumtoxin behandelt. Dies ist zur Behandlung einzelner spastischer Muskeln hilfreich, die sich sonst verkürzen und zu Gelenkkontrakturen führen könnten (Sheean GL 1998). Aber auch hier ist Vorsicht geboten, um eine vorhandene Muskelschwäche nicht zu verstärken.

Die physiotherapeutische Behandlung der Spastik umfasst Lagerungstechniken und Übungen zur Verbesserung der Haltung, aktive Übungen, den Einsatz von Schienen und Orthesen. Ein wichtiges Ziel ist die Verhinderung von Kontrakturen und der Erhalt des Bewegungsumfangs der Gelenke (MNDA 2011).

Symptome seitens des peripheren Motoneurons

Typische Merkmale eines Untergangs der peripheren Motoneurone sind Muskelschwäche, Muskelatrophie, Faszikulationen, Hypotonie und Krämpfe. Meistens sind zunächst die Extremitäten vom Untergang der peripheren Motoneurone betroffen, sodass zum Erhalt einer normalen Gelenkstellung und eines normalen Bewegungsumfangs der Gelenke oft Orthesen erforderlich sind (Edwards S, Charlton P 2002).

Orthesen, Schienen und Stützkragen

In den oberen Extremitäten kann die Muskelschwäche insbesondere am Schultergürtel zu hypermobilen Gelenken und einer sekundären Subluxation führen (Peruzzi AC, Potts A 1996). Eine schwere proximale Schwäche am Schultergürtel kann zu einem »Flail-arm-Syndrom« (»Flügelarme«) führen. Mithilfe von Schulterschlingen, Stützkragen und Manschetten, Verbandtechniken und anderen Hilfsmitteln wird die Schulter gestützt und es können Traktionsverletzungen verhindert werden (MNDA 2011). Die Wirksamkeit dieser Maßnahmen muss individuell beurteilt werden. Durch die Schwäche der Handgelenks- und Fingermuskeln kann ein muskuläres Ungleichgewicht mit veränderter Handhaltung entstehen. Meistens ist die Handwölbung abgeflacht mit eingeschränkter Opposition des Daumens (▶ Abb. 12.1). Mit Schienen werden die medialen und longitudinalen Bögen der Metakarpalia abgestützt, um die Funktion und Greifkraft durch eine bessere Opposition des Daumens zu verbessern (Francis K et al. 1999). Dazu stehen handelsübliche Daumenschienen aus Neopren (▶ Abb. 12.2) oder vom erfahrenen Physiotherapeuten mit Softcast® selbst angefertigte Schienen zur Verfügung (▶ Abb. 12.3).

12 Physiotherapie

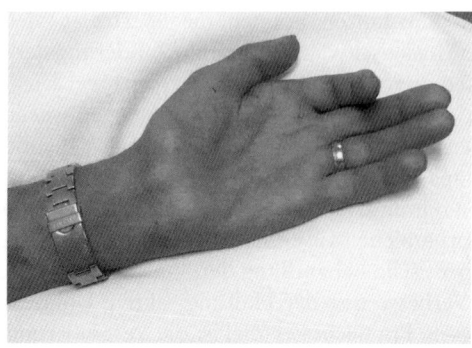

Abb. 12.1: Hand eines ALS-Patienten mit Muskelschwund

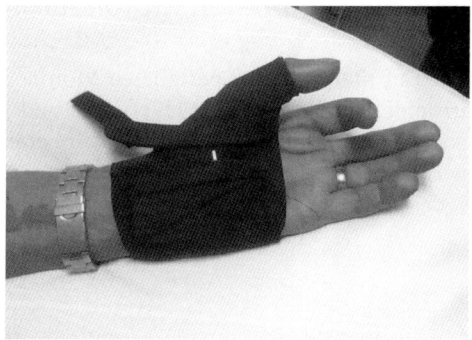

Abb. 12.2: Neopren-Schiene zur Korrektur der Daumenstellung

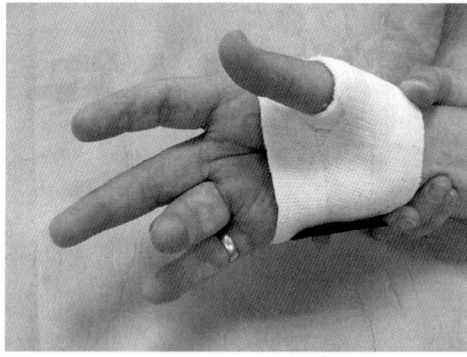

Abb. 12.3: Soft-cast-Schiene zur Korrektur der Daumenstellung

Orthesen helfen Patienten mit Schwäche der Fußheber beim Erhalt ihrer Mobilität. Zur Korrektur wird oft eine handelsübliche oder eigens angefertigte leichte Fußheber-Orthese verordnet. Sie hält das Sprunggelenk bei der Mobilisierung in neutraler Position und verhindert, dass der Patient beim Gehen stolpert (Francis K et al. 1999; Hammerbeck U, Garrett A 2006).

Die progrediente Schwäche kann auch die Halsmuskeln betreffen; ein Zustand, der schwer zu behandeln ist. Am deutlichsten wird diese Schwäche nach längerer aufrechter Haltung: Der Kopf fällt häufig nach vorn, weil er nicht mehr gegen die Schwerkraft hochgehalten werden kann. Um die Kopfposition beizubehalten und die Muskeln vor dem Ermüden zu schützen, sind verschiedene Stützkragen erhältlich (► Abb. 12.4). Oft reicht ein einfacher, weicher Kragen, jedoch kann Druck auf den Pharynx die durch die Schwäche der inspiratorischen Muskeln vorhandene Atemnot verstärken und zu Schluckstörungen führen. Um zu klären, ob der ALS-Patient besser mit oder ohne den Kragen essen sollte, wird am besten ein Logopäde hinzugezogen. Informationen über Stützkragen finden sich auch in der Broschüre: »DGM-Ratgeber: Hilfsmittel für Muskelkranke (Erhältlich über: https://www.¬ dgm.org/publikationen/dgm-ratgeber-hilfsmittel-muskelkranke). Bei komplexeren lateralen Instabilitäten sollten besser individuelle Stützkragen, die von einem Orthopädietechniker maßgefertigt wurden, verwendet werden. Die Kragen können während des überwiegenden Teils der Wachphasen am Tag getragen werden, oder nur wenn eine starke Belastung der Halsmuskulatur besteht, z. B. bei Fahrten im Auto (Peruzzi AC, Potts A 1996).

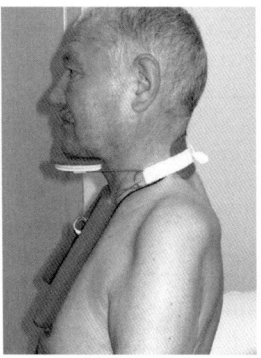

Abb. 12.4: Beispiel für einen Stützkragen

Mobilität

Der Erhalt der selbstständigen Mobilität ist ein wichtiger Faktor für die Lebensqualität und das subjektive Wohlbefinden (Peruzzi AC, Potts A 1996; MNDA 2010). Wenn die Mobilität schwieriger wird und das Sturzrisiko zunimmt, können Gehstöcke, Unterarmgehstützen, Gehgestelle und Rollatoren hilfreich sein und vor Stürzen bewahren (Francis K et al. 1999). Es gibt keinen festgelegten Zeitpunkt im

Krankheitsverlauf, ab dem eine Gehhilfe erforderlich ist. Diese Entscheidung muss klinisch und in Absprache mit dem Patienten getroffen werden. Das frühe Erwägen und Ansprechen von Gehhilfen erleichtert es den Patienten, diese auch zu akzeptieren, wenn sie notwendig werden (Borasio GD, Voltz R 1997). Um die Unabhängigkeit zuhause zu gewährleisten, sind oft bauliche Veränderungen, wie Geländer, Rampen oder ein Treppenlift sinnvoll. Das Einbeziehen eines Ergotherapeuten, der die Situation vorort begutachtet, kann hilfreich sein.

Da der Transfer z. B. aus dem Bett schwierig werden kann, ist es wichtig, dass die pflegenden Angehörigen die entsprechenden manuellen Techniken zur Unterstützung des Patienten erlernen (Peters M et al. 2012). Derartige Transfers werden durch Transferhilfen erleichtert. Wenn eine stärkere Unterstützung erforderlich ist, kann ein Personenlifter indiziert sein (Peruzzi AC, Potts A 1996). Die Auswahl der unter den vielen angebotenen Typen am besten geeigneten Hebehilfen erfolgt unter Hinzuziehung eines Ergotherapeuten (▶ Kap. 13). Elektrische Aufstehhilfen sind beim Transfer oft hilfreich und haben den zusätzlichen Vorteil, dass der Patient in den Stand kommt (Bohannon RW 1993). Die Transferhilfsmittel müssen regelmäßig auf ihre Eignung überprüft werden.

Viele ALS-Patienten sind auf einen Rollstuhl angewiesen. Da die Bereitstellung eines Rollstuhls oft als negativer Wendepunkt gewertet wird, muss dieses Thema sehr vorsichtig angesprochen werden. Eine geeignete Körperhaltung verbessert den Blutdruck, die Atemfunktion, den Umgang mit einer übermäßigen Speichelproduktion und das allgemeine Wohlbefinden (Peruzzi AC, Potts A 1996). Die Patienten, die einen Rollstuhl verwenden, berichten von einer besseren Möglichkeit zu sozialen Interaktionen (Trail M et al. 2001), außerdem hilft der Rollstuhl dabei, Kräfte zu sparen (Francis K et al. 1999; O'Gorman B et al. 2004). Er kann intermittierend zur besseren Mobilität in der Öffentlichkeit oder zum Sitzen und zur Lagerung tagsüber genutzt werden. Wegen des gelegentlich rasch progredienten Verlaufs der ALS helfen wiederholte, engmaschige physiotherapeutische Beurteilungen dabei, die am besten geeignete Sitzoption zu ermitteln (Francis K et al. 1999). Der bereitgestellte Rollstuhl reicht von einem leichten, faltbaren Rollstuhl, der vom Patienten selber manuell vorangetrieben wird, bis zu einem von einer Hilfsperson geschobenen Rollstuhl mit verstellbarer Rückenlehne, Kopfstütze, lateralen Rumpfstützen und Armlehnen in den fortgeschrittenen Stadien der Erkrankung. Zudem gibt es elektrische Rollstühle mit verschiedenen Umgebungskontrollen, die eine größere Unabhängigkeit bedeuten und das subjektive Wohlbefinden steigern (Trail M et al. 2001).

Unterstützung der Atmungsfunktion

Bei den meisten ALS-Patienten kommt es irgendwann im Krankheitsverlauf zu einer Atemmuskelschwäche (Leigh PN et al. 2003). Zum Ausgleich der Muskelschwäche kann das Atemmuster verändert sein und es wird die Atemhilfsmuskulatur eingesetzt, um eine ausreichende Sauerstoffsättigung aufrechtzuerhalten (O'Gorman B 2000). Nachts ist der Atemantrieb geringer, sodass respiratorische Störungen ausgeprägter sind. Es kommt zur Retention von Kohlendioxid und typischerweise zu morgendlichen Kopfschmerzen – einem der Symptome der respiratorischen Insuffizienz Typ 2 (Francis K et al. 1999). Eine nicht-invasive Heimbeatmung (NIPPV) unterstützt die Atemfunktion, lindert Atemnot, verbessert die Lebensqualität und verlängert vermutlich auch das Leben (Gruis KL et al. 2005; National Institute for Health and Care Excellence (NICE) 2010). Bei ALS-Patienten ist die respiratorische Insuffizienz die häufigste Todesursache. Es wird eine Lungenfunktionstestung im Abstand von drei Monaten empfohlen, um Verschlechterungen, Progressionsgeschwindigkeit, aber auch die Bedürfnisse und Wünsche des Patienten regelmäßig zu erfassen (LeBon B, Fisher S 2011).

Oft klagen die Patienten über das Gefühl, an tracheobronchialen Sekretionen oder ihrem Speichel zu ersticken (Hadjikoutis S et al. 1999). Das Aspirationsrisiko lässt sich durch eine enge Zusammenarbeit mit einem Logopäden reduzieren (Peruzzi AC, Potts A 1996). Husten ist ein wichtiger Schutzmechanismus; ein ineffektiver Hustenstoß prädisponiert für rezidivierende Lungeninfektionen. Durch die Atemmuskelschwäche und die schlechte Glottisfunktion lassen sich Sekretionen oft nicht mehr abhusten, weil vor dem Hustenstoß kein ausreichender Druck aufgebaut werden kann und während des Hustenstoßes zu wenig Kraft zur Verfügung steht (Hadjikoutis S et al. 1999). Lungeninfektionen sind bei ALS-Patienten der häufigste Grund für eine Einweisung ins Krankenhaus (Bach JR 2002).

Wichtig ist, dass dem Patienten und seinen pflegenden Angehörigen Sicherheit vermittelt wird und ihnen Strategien an die Hand gegeben werden, die ihnen bei derartigen Episoden helfen. Dazu gehören das Erlernen eines aktiven Atemzyklus, manuell assistiertes Husten, der Einsatz eines tragbaren Absauggeräts und ein mechanischer Insufflator/Exsufflator (MI-E).

Ein schwacher Hustenstoß kann durch ein einfaches Manöver zum assistierten Husten optimiert und effektiver werden (Gruis KL et al. 2005). Kontraindikationen gegen dieses Manöver sind ein paralytischer Ileus, Verletzungen der Bauchorgane, ein blutendes Magenulkus und Rippenfrakturen (Bromley I 1998). Die Bestimmung der exspiratorischen *Peak Flow Rate* ist ein nützliches und einfaches Verfahren, das bei der Entscheidung hilft, wann Techniken des assistierten Hustens angewandt werden sollten. Die Stärke des jeweiligen Hustenstoßes lässt sich mit einem Peak Flow Meter ermitteln, Dazu hustet der Patient mit aller Kraft in eine Gesichtsmaske, die mit dem Peak Flow Meter verbunden ist. Bei einem Hustenspitzenfluss (Peak Cough Flow; PCF) von < 270 l/min ist die Effektivität des Hustens suboptimal (und assistiertes Husten indiziert; ▶ Tab. 12.1) (Rafiq MK et al. 2012).

Tab. 12.1: Leitlinien zur Indikationsstellung des assistierten Hustens

Hustenspitzenfluss	Assistiertes Husten indiziert
>270 l/min	Assistiertes Husten nur bei Lungeninfektionen
>245 l/min	Stabile Patienten können ihre Sekretionen durch das manuell assistierte Husten effektiv abhusten
<245 aber > 160 l/min	Air-Stacking (»Luftstapeln«) zusätzlich zum assistierten Husten
<160 l/min	Mechanischer Insufflator-Exsufflator erforderlich

Selbstassistiertes Husten

Der Patient setzt seine Arme ein, um die geschwächten Bauchmuskeln zu unterstützen. Dazu wird ein Unterarm unterhalb der Rippen flach auf den Oberbauch gelegt, und die andere Hand darübergelegt. Mit Beginn des Hustens drückt der Patient den Unterarm mit der Hand nach innen und oben, um das Zwerchfell hochzuschieben und den für einen effektiven Hustenstoß notwendigen Druck aufzubauen. Sofern die Arme für dieses Manöver nicht kräftig genug sind, muss eine Pflegeperson assistieren.

Fremdassistiertes Husten im Sitzen

Es folgt demselben Prinzip wie das selbstassistierte Husten. Die Pflegeperson legt von der Seite einen Unterarm direkt unterhalb des Rippenbogens auf den Oberbauch des Patienten und den anderen auf gleicher Höhe auf den Rücken des Patienten und verschränkt die Finger. Mit Beginn des Hustenstoßes drückt die Pflegeperson die Innenseite des vorn anliegenden Unterarms nach innen und oben, um das Husten zu unterstützen. Für einen effektiven Hustenstoß ist die zeitliche Abstimmung zwischen dem Beginn des Hustens durch den Patienten und dem Druck, den die Pflegeperson erzeugt, entscheidend (▶ Abb. 12.5).

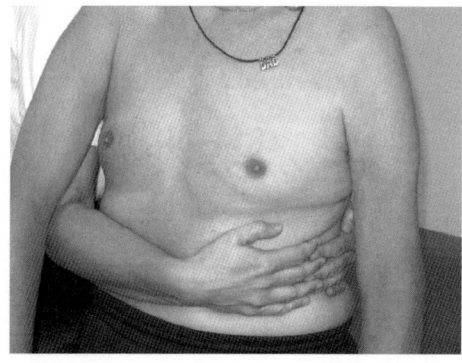

Abb. 12.5: Fremdassistiertes Husten im Sitzen.

Unterstützung der Atmungsfunktion

Fremdassistiertes Husten in Rückenlage

Das Prinzip ist dasselbe wie beim fremdassistierten Husten im Sitzen. Dabei hat die Pflegeperson zwei Möglichkeiten, die Wirkung der Bauchmuskeln zu simulieren: Entweder legt sie beide Unterarme auf den Oberbauch und drückt sie nach innen und oben (▶ Abb. 12.6) oder sie legt beide Hände unter den Rippenbogen und drückt sie mit Beginn des Hustenstoßes nach innen und oben. Das Gleiche ist auch mit zwei Therapeuten möglich (▶ Abb. 12.7 und 12.8).

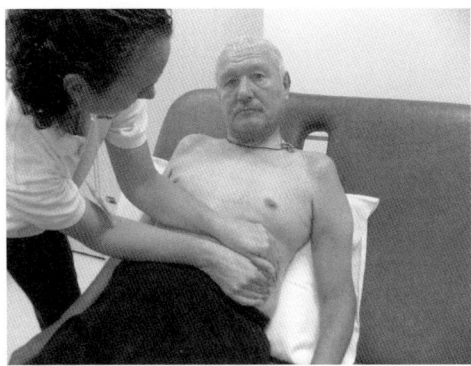

Abb. 12.6: Fremdassistiertes Husten in Rückenlage

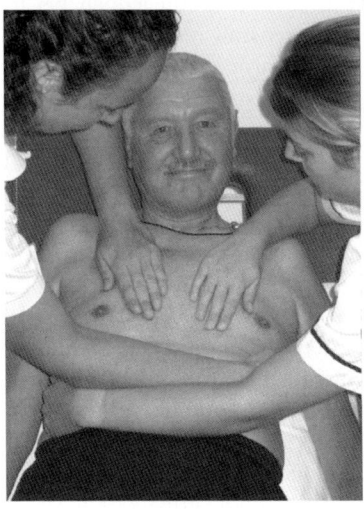

Abb. 12.7: Assistiertes Husten mit zwei Therapeuten

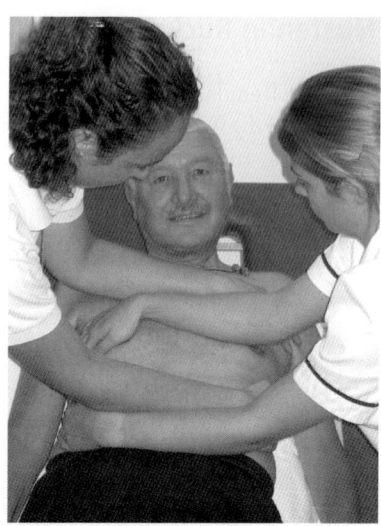

Abb. 12.8: Assistiertes Husten mit zwei Therapeuten

Die Ziele von physiotherapeutischen Interventionen bei einer respiratorischen Insuffizienz durch eine opportunistische Infektion sind die Maximierung der Atemleistung und Hilfe beim Entfernen von Sekretionen, beispielsweise durch breath stacking (»Luftstapeln«), »aktiven Atemzyklus« und Techniken zur forcierten Exspiration (Cleary S et al. 2013). Wenn jedoch bei fortgeschrittener Muskelschwäche kein effektiver Hustenstoß möglich ist, hilft assistiertes Husten beim Entfernen der Sekretionen (O'Gorman B et al. 2004). Mithilfe der intermittierenden Überdruckbeatmung (IPPB) lassen sich Atelektasen verhindern und es wird bei einer Schwäche der inspiratorischen Muskeln eine maximale Inspiration erreicht. Assistiertes Husten kann auch in Verbindung mit einer IPPB eingesetzt werden. Zur Clearance von Sekreten ist zudem eine modifizierte Lagerungsdrainage möglich (Peruzzi AC, Potts A 1996), wobei die einzelnen Lagerungen von ALS-Patienten oft nicht gut toleriert werden (O'Gorman B et al. 2004) und die Intervention für die Patienten oft zu ermüdend ist (Chatwin M et al. 2003). Das Freimachen der Atemwege durch Absaugen ist wird häufig als invasiv und unangenehm empfunden und kann Atemnot verstärken. Bei einer akuten Exazerbation kann das Absaugen allerdings gelegentlich unumgänglich sein. Ein signifikanter Effekt von Atemmuskeltraining auf die Lungenfunktion konnte bei ALS bislang nicht gezeigt werden (Pinto S et al. 2012). Eine geeignete Lagerung kann das Ventilations-Perfusions-Verhältnis bei Lungeninfektionen verbessern. Durch Veränderung der Sitzposition in einem Rollstuhl lässt sich Atemnot oftmals reduzieren, indem der Einfluss der Schwerkraft auf das Zwerchfell und die Bauchorgane verändert wird (Peruzzi AC, Potts A 1996).

Wenn das manuell assistierte Husten nicht effektiv ist oder der Hustenspitzenfluss (PCF) < 160 l/min liegt, kann eine Mechanische In-Exsufflator (z. B. Cough-Assist^{TM}, Heinen + Löwenstein) zur Clearance der Sekretionen aus den großen

Luftwegen beitragen (Bach JR 2002; Winck JC et al. 2004). Dazu wird mithilfe von Überdruck eine maximale Inflation der Lunge erreicht und dann plötzlich Unterdruck an die oberen Atemwege angelegt. Auf diese Weise wird ein Hustenstoß nachgeahmt. Es werden effektivere PCFs erreicht und die Sekretionen entfernt (Bach JR 2002; Chatwin M et al. 2003).

Um den für einen Hustenstoß erforderlichen Druck aufzubauen, müssen bulbäre Funktionen jedoch bis zu einem gewissen Grad erhalten sein (Bach JR 2002).

Schmerzmanagement

Schmerz ist ein bei ALS häufiges Symptom und wirkt sich negativ auf die motorischen Funktionen aus (Rivera I et al. 2013). Der Motoneuronuntergang selbst löst keine Schmerzen aus, in späteren Stadien können jedoch durch die progrediente Muskelschwäche und die reduzierte Mobilität Schmerzen entstehen. Ursachen sind Fehlbelastungen im Bewegungsapparat, Fehlstellungen der Gelenke und die allgemeine Immobilität, die es den Betroffenen unmöglich macht, die Körperposition regelmäßig zu wechseln (Borasio GD, Voltz R 1997; Rivera I et al. 2013). Auch Muskelkrämpfe und Spasmen können zu den Beschwerden beitragen.

Das Schmerzmanagement ist komplex und erfordert ein multidisziplinäres Vorgehen (▶ Kap. 9) (Rivera I et al. 2013). Die physiotherapeutische Behandlung soll Fehlstellungen und Kontrakturen verhindern. Dazu werden mit dem Patienten Dehnungsübungen eingeübt und die pflegenden Angehörigen darin geschult, regelmäßige passive Bewegungen durchzuführen. In Einzelfällen waren unterschiedliche Methoden bei der Schmerzlinderung wirksam, wie z. B. transkutane elektrische Nervenstimulation (TENS), Hydrotherapie, Akupunktur, die lokale Anwendung von Wärme oder Eis sowie komplementäre Verfahren, wie Massage. Schulterstützen reduzieren die Schmerzen beim Flail-Arm-Syndrom und Halsstützen die Schmerzen durch das Nachvornsinken des Kopfes. Komplikationen lassen sich durch Empfehlungen zur Gelenkabstützung, Bereitstellung eines passenden Rollstuhls, mobile Armlehnen und Pflegebetten verhindern (Francis K et al. 1999; Peruzzi AC, Potts A 1996).

Schlussfolgerung

Physiotherapeutische Interventionen bei ALS umfassen zahlreiche Aspekte und sollen Komplikationen verhindern sowie Symptome lindern (Francis K et al. 1999). Der Behandlungsplan muss flexibel das aktuelle Befinden der Patienten berücksichtigen. Das Ermöglichen von Alltagsaktivitäten ist wichtiger als die Übungstherapie durch den Physiotherapeuten. Der Patient muss daher in den Entscheidungsprozess über die Behandlung einbezogen und aktiv daran beteiligt werden (Borasio GD, Voltz R 1997; Department of Health 2005). Eine gut abgestimmte, multidisziplinäre Behandlung kann den Gesundheitszustand und die Lebensqualität des Betroffenen verbessern und sein Leben verlängern (Francis K et al. 1999; Miller RG et al. 2009; Miller RG et al. 1999; Leigh PN et al. 2003). Obwohl in den vergangenen Jahren immer mehr klinische Studien zur Pflege und palliativen Behandlung von ALS-Patienten durchgeführt wurden, sind weitere Untersuchungen dringend notwendig, die eine solidere wissenschaftlichere Basis für Interventionen und Hilfen, die wir den Patienten anbieten können, erarbeiten.

Danksagungen

Wir danken Dr. Cathy Ellis, Alison Gomes da Silva, Julia Johnson, Catherine Knights und Jo Reffin für die kritische Begutachtung dieses Kapitels.

Literatur

Abresch R. T., Carter G. T., Han J. J., McDonald C. M. (2012) Exercise in neuromuscular diseases. Physical Medicine and Rehabilitation Clinics of North America 23: 653–73.
Almeida J. P. L., Silvestre R., Pinto A. C., Carvalho M. (2012) Exercise and amyotrophic lateral sclerosis. Neurological Sciences 33: 9–15.
Ashworth N. L., Satkunam L. E., Deforge D. (2012) Treatment for spasticity in amyotrophic lateral sclerosis/motor neuron disease. Cochrane Database of Systematic Reviews 2012 Feb 15;2:CD004156.
Bach J. R. (2002) Amyotrophic lateral sclerosis: prolongation of life by noninvasive respiratory AIDS. Chest 122: 92–8.
Bello-Haas V. D., Florence J. M., Kloos A. D., Scheirbecker J., Lopate G., Hayes S. M. et al. (2007) A randomized controlled trial of resistance exercise in individuals with ALS. Neurology 68: 2003–7.
Bohannon R. W. (1993) Tilt table standing for reducing spasticity after spinal cord injury. Archives of Physical Medicine and Rehabilitation 74: 1121–2.
Borasio G. D., Voltz R. (1997) Palliative care in amyotrophic lateral sclerosis. Journal of Neurology 244 (Suppl 4): S11–S17.
Borasio G. D., Voltz R., Miller R. G. (2001) Palliative care in amyotrophic lateral sclerosis. Neurologic Clinics 19: 829–47.
Bromley I. (1998) Tetraplegia and Paraplegia—a Guide for Physiotherapists, 5th edn. Edinburgh: Churchill Livingstone.
Chatwin M., Ross E., Hart N., Nickol A. H., Polkey M. I., Simonds A. K. (2003) Cough augmentation with mechanical insufflation/exsufflation in patients with neuromuscular weakness. European Respiratory Journal 21: 502–8.
Cleary S., Misiaszek J. E., Kalra S., Wheeler S., Johnston W. (2013) The effects of lung volume recruitment on coughing and pulmonary function in patients with ALS. Amyotrophic Lateral Sclerosis and Frontotemporal Degeneration 14: 111–15.

Dal Bello-Haas V., Kloos A. D., Mitsumoto H. (1998) Physical therapy for a patient through six stages of amyotrophic lateral sclerosis. Physical Therapy 78: 1312–24.

Department of Health (2005). The National Service Framework for Long-term Conditions. Available at: <https://www.gov.uk/government/uploads/system/uploads/attachment_data/file/198114/National_Service_Framework_for_Long_Term_Conditions.pdf> (accessed 20 September 2013).

Drory V. E., Goltsman E., Reznik J. G., Mosek A., Korczyn A. D. (2001) The value of muscle exercise in patients with amyotrophic lateral sclerosis. Journal of the Neurological Sciences 191: 133–7.

Edwards S. (2002) Abnormal tone and movement. Neurological Physiotherapy a Problem-solving Approach, 2nd edn, pp. 89–120. Edinburgh: Churchill Livingstone.

Edwards S., Charlton P. (2002) Splinting and the use of orthoses in the management of patients with neurological disorders. Neurological Physiotherapy a Problem-solving Approach, 2nd edn, pp. 219–53. Edinburgh: Churchill Livingstone.

Francis K., Bach J. R., DeLisa J. A. (1999) Evaluation and rehabilitation of patients with adult motor neuron disease. Archives of Physical Medicine and Rehabilitation 80: 951–63.

Gruis K. L., Chernew M. E., Brown D. L. (2005) The cost-effectiveness of early noninvasive ventilation for ALS patients. BMC Health Services Research 5: 58.

Hadjikoutis S., Wiles C. M., Eccles R. (1999) Cough in motor neuron disease: a review of mechanisms. QJM: Monthly Journal of the Association of Physicians 92: 487–94.

Hammerbeck U., Garrett A. (2006) Multidisciplinary care: physiotherapy. In Oliver D., Borasio G. D., Walsh D. (eds) Palliative Care in Amyotrophic Lateral Sclerosis: From Diagnosis to Bereavement, 2nd edn, pp. 187–202. New York: Oxford University Press.

Kaspar B. K., Frost L. M., Christian L., Umapathi P., Gage F. H. (2005) Synergy of insulin-like growth factor-1 and exercise in amyotrophic lateral sclerosis. Annals of Neurology 57: 649–55.

Katz R. T. (1988) Management of spasticity. American Journal of Physical Medicine and Rehabilitation 67: 108–16.

Kent-Braun J. A., Walker C. H., Weiner M. W., Miller R. G. (1998) Functional significance of upper and lower motor neuron impairment in amyotrophic lateral sclerosis. Muscle and Nerve 21: 762–8.

LeBon B., Fisher S. (2011) Case report: maintaining and withdrawing long-term invasive ventilation in a patient with MND/ALS in a home setting. Palliative Medicine 25: 262–5.

Leigh P. N., Abrahams S., Al-Chalabi A., Ampong M. A., Goldstein L. H., Johnson J. et al. (2003) The management of motor neurone disease. Journal of Neurology, Neurosurgery, and Psychiatry 74 (Suppl 4): iv32–iv47.

Liebetanz D., Hagemann K., von Lewinski F., Kahler E., Paulus W. (2004) Extensive exercise is not harmful in amyotrophic lateral sclerosis. European Journal of Neuroscience 20: 3115–20.

Mahoney D. J., Rodriguez C., Devries M., Yasuda N., Tarnopolsky M. A. (2004) Effects of high-intensity endurance exercise training in the G93A mouse model of amyotrophic lateral sclerosis. Muscle and Nerve 29: 656–62.

McCrate M., Kaspar B. (2008) Physical activity and neuroprotection in amyotrophic lateral sclerosis. Neuromolecular Medicine 10: 108–17.

Miller R. G, Rosenberg J. A., Gelinas D. F., Mitsumoto H., Newman D., Sufit R. et al. (1999) Practice parameter: the care of the patient with amyotrophic lateral sclerosis (an evidence-based review). Muscle and Nerve 22: 1104–18.

Miller R. G., Jackson C. E., Kasarskis E. J., England J. D., Forshew D., Johnston W. et al. (2009) Practice parameter update: the care of the patient with amyotrophic lateral sclerosis: multidisciplinary care, symptom management, and cognitive/behavioral impairment (an evidence-based review): report of the Quality Standards Subcommittee of the American Academy of Neurology. Neurology 73: 1227–33.

Miller R. G., Jackson C. E., Kasarskis E. J., England J. D., Forshew D., Johnston W. et al. (2009) Practice parameter update: the care of the patient with amyotrophic lateral sclerosis: drug, nutritional, and respiratory therapies (an evidence-based review): report of the Quality Standards Subcommittee of the American Academy of Neurology. Neurology 73: 1218–26.

MNDA (2010) MNDA Standards of Care. Available at: <http://www.mndassociation.¬org/Resources/MNDA/Migrated%20Resources/Documents/M/MND%20Standards%¬20of%20Care_1934.pdf> (accessed 19 September 2013).

MNDA (2010) Physiotherapy for People with Motor Neuron Disease. Information sheet no. 21. Available at: http://www.mndassociation.org/Resources/MNDA/Life%20with%20¬MND/Information%20Sheet%2021%20-%20Physiotherapy%20for%20people%20¬with%20motor%20neurone%20disease%20(MND).pdf> (accessed 20 September 2013).

MNDA (2011). Multidisciplinary Team Working: a Best Practice Guide. Available at: <http://www.mndassociation.org/Resources/MNDA/Life%20with%20MND/MND%20¬MDT%20Guide%202011a.pdf> (accessed 19 September 2013).

National Institute for Health and Care Excellence (NICE) (2010) Motor Neurone Disease: the Use of Non-invasive Ventilation in the Management of Motor Neurone Disease. NICE clinical guideline 105. Available at: <http://www.nice.org.uk/nicemedia/live/13057/578¬81/57881.pdf> (accessed 20 September 2013).

O'Donovan G., Blazevich A. J., Boreham C., Cooper A. R., Crank H., Ekelund U. et al. (2010) The ABC of physical activity for health: a consensus statement from the British Association of Sport and Exercise Sciences. Journal of Sports Sciences 28: 573–91.

O'Gorman B. (2000) Physiotherapy. In Oliver D., Borasio G. D., Walsh D. (eds) Palliative Care in Amyotrophic Lateral Sclerosis, 1st edn, pp. 105–11. Oxford: Oxford University Press.

O'Gorman B., Oliver D., Nottle C., Prisley S. (2004) Disorders of nerve 1: motor neuron disease. In Stokes M. (ed.) Physical Management in Neurological Rehabilitation, pp. 233–51. London: Elsevier Mosby.

Peruzzi A. C., Potts A. (1996) Physical therapy intervention for persons with amyotrophic lateral sclerosis. Physiotherapy Canada 48: 119–26.

Peters M., Fitzpatrick R., Doll H., Playford E. D., Jenkinson C. (2012) The impact of perceived lack of support provided by health and social care services to caregivers of people with motor neuron disease. Amyotrophic Lateral Sclerosis 13: 223–8.

Pinto S., Swash M., de Carvalho M. (2012) Respiratory exercise in amyotrophic lateral sclerosis. Amyotrophic Lateral Sclerosis 13: 33–43.

Pinto S., Swash M., de Carvalho M. (2012) Respiratory exercise in amyotrophic lateral sclerosis. Amyotrophic Lateral Sclerosis 13: 33–43.

Rafiq M. K., Proctor A. R., McDermott C. J., Shaw P. J. (2012) Respiratory management of motor neurone disease: a review of current practice and new developments. Practical Neurology 12: 166–76.

Rivera I., Ajroud-Driss S., Casey P., Heller S., Allen J., Siddique T. et al. (2013) Prevalence and characteristics of pain in early and late stages of ALS. Amyotrophic Lateral Sclerosis and Frontotemporal Degeneration 14: 369–72.

Sheean G. L. (1998) The treatment of spasticity with botulinum toxin. Spasticity Rehabilitation, pp. 109–26. London: Churchill Communications.

Stokes M., Stack E. (2011) Physical Management for Neurological Conditions. Oxford: Elsevier Health Sciences.

Trail M., Nelson N., Van J. N., Appel S. H., Lai E. C. (2001) Wheelchair use by patients with amyotrophic lateral sclerosis: a survey of user characteristics and selection preferences. Archives of Physical Medicine and Rehabilitation 82: 98–102.

Tramonti F., Bongioanni P., Di Bernardo C., Davitti S., Rossi B. (2012) Quality of life of patients with amyotrophic lateral sclerosis. Psychology, Health and Medicine 17: 621–8.

Wijesekera L. C., Leigh P. N. (2009) Amyotrophic lateral sclerosis. Orphanet Journal of Rare Diseases 4: 3.

Winck J. C., Goncalves M. R., Lourenco C., Viana P., Almeida J., Bach J. R. (2004) Effects of mechanical insufflation–exsufflation on respiratory parameters for patients with chronic airway secretion encumbrance. Chest 126: 774–80.

World Health Organization (2001) International Classification of Functioning, Disability and Health (ICF). Available at: <http://www.who.int/classifications/icf/en/> (accessed 20 September 2013).

13 Ergotherapie

Chris Kingsnorth und Sarah Lavender

Zusammenfassung

Ergotherapeutische Interventionen bei ALS-Patienten betreffen einen großen Bereich des Lebens, z. B. Alltagsaktivitäten, wie das Führen des eigenen Haushalts, Arbeit und Freizeitaktivitäten. Dies ist mit Anforderungen an Patienten und pflegende Angehörige verbunden, die sich durch die rasche Progredienz der Krankheit laufend ändern. Dieses Kapitel soll einen Überblick über die wichtigsten Arbeitsfelder der Ergotherapie bei ALS geben. Es sollen Beispiele und Anregungen gegeben werden, wie die Ergotherapie dem einzelnen Patienten bei den für ihn wichtigen Aktivitäten helfen kann. Zu den hier besprochenen Themen gehören auch Gestaltung der häuslichen Umgebung, Mobilität (einschließlich Rollstühlen), Transfer des Patienten, Handfunktion, Körperhaltung und Kommunikation. Es sollen zudem einige besondere Hilfsmittel für Patienten und ihre pflegenden Angehörigen vorgestellt werden.

Fallbeispiel

John war 47 Jahre alt, als bei ihm eine ALS diagnostiziert wurde. Eine erste ergotherapeutische Untersuchung erfolgte, als aufgrund einer reduzierten Geschicklichkeit der Finger Hausarbeiten und andere alltägliche Tätigkeiten schwieriger wurden. Die Einschränkungen wurden regelmäßig im Krankheitsverlauf evaluiert, und als er Probleme mit dem Gehen bekam, versorgte ihn der Ergotherapeut mit einem manuell betriebenen Rollstuhl und einer Aufstehhilfe. Außerdem schulte ihn der Therapeut bei der Benutzung eines Badelifts und bestellte Rampen, sobald John bereit war, diese zu akzeptieren. Schließlich brauchte John einen elektrischen Rollstuhl und einen Personenlifter zum Transfer innerhalb des Hauses. Seine Frau wurde in dessen Gebrauch eingewiesen, damit sie ihn auch ohne die Hilfe des Pflegedienstes einsetzen konnte. Der Ergotherapeut unterstütze Johns Frau zudem, indem er ihr zeigte, wie sie ihn im Bett bewegen und lagern konnte. Er brachte ihr Strohhalme mit Rückflusssicherung, damit John auch weiterhin ein wenig trinken konnte, als er bereits bettlägrig und sehr schwach war. Schließlich verstarb John zuhause.

13 Ergotherapie

Einleitung

Ergotherapeutische Interventionen bei ALS-Patienten betreffen die von Rennie und Thornton beschriebenen Domänen der Betätigungsperformanz (»*Occupational Performance*«) (Rennie H, Thornton C 1988). Diese beschreibt die Fähigkeit eines Menschen, »die Aktivitäten des täglichen Lebens, welche auch von ihrer Umgebung beeinflusst werden, in einer akzeptablen Zeit und auf einem altersentsprechenden Niveau so zu bewältigen, dass die Menschen ihren Rollenanforderungen gerecht werden können«. Die Aktivitäten des täglichen Lebens sind dabei »die Alltagsaktivitäten, die jemand ausführen muss, um seine Aufgaben bei der Haushaltsführung und Körperpflege, der Arbeit und in der Freizeit zu erfüllen«. Im ergotherapeutischen Modell umfassen die Komponenten der *Betätigungsperformanz* die Fähigkeiten, die für die persönlichen Aktivitäten gebraucht werden. Oft merkt ein Patient erst durch die Störung der Betätigungsperformanz, dass mit ihm etwas nicht stimmt (Doman C 2002).

Bei einem ALS-Patienten beeinflussen verschiedene Rahmenbedingungen, ob dieser die erwünschten Rollen erfüllen kann. Es ist wichtig, dass der Ergotherapeut die Einzigartigkeit der Krankheitserfahrung für den Einzelnen erkennt und bei der Einschätzung der vorhandenen Fähigkeiten und Bedürfnisse berücksichtigt (Paddy A 2007). Dennoch gibt es auch allgemeine Vorgehensweisen: Ein Teil der Geräte, die dem Betroffenen das Erreichen einer gewünschten Betätigung ermöglichen, sind teuer. Aufgrund der kurzen Krankheitsdauer, der oft raschen Krankheitsprogression und der kleinen Anzahl von Patienten erscheint es sinnvoll, diese Geräte für andere Patienten wiederzuverwenden (Corr B et al. 1998).

Wichtige ergotherapeutische Rahmenbedingungen

Alter

Das Erkrankungsalter legt fest, welchen Einfluss die Einschränkungen auf die Rollen des Patienten haben. Bei Patienten unter 45 Jahren, die an einen Ergotherapeuten überwiesen werden, stehen beispielsweise oft Themen wie ein bezahltes Beschäftigungsverhältnis, Elternschaft und Outdoor-Aktivitäten im Vordergrund. Meistens haben sie einen Partner, der sie beim Wahrnehmen ihrer Rollen und der eigenen Versorgung wie Körperpflege und Haushaltsführung unterstützt. Diese jüngeren Patienten akzeptieren ihre Einschränkungen oft nicht und versuchen, der Krankheit durch Ersatzstrategien, technischer Ausrüstung und Hilfsmitteln zur Kompensation der Einschränkungen immer einen Schritt voraus zu sein. Daraus ergibt sich eine schwierige, aber meist zufriedenstellende Partnerschaft mit dem Ergotherapeuten. Es kann aber auch frustrierend sein, wenn die erforderliche Ausrüstung nicht verfügbar, teuer oder noch nicht entwickelt ist! Außerdem tolerieren jüngere Patienten unterstützende Technologien besser. Ältere Patienten fügen sich häufiger in ihr Schicksal und benötigen deswegen, oder weil sie selbst keine Forderungen stellen mögen, oft Zuspruch, damit sie Hilfsmittel nutzen. Außerdem ist ihr pflegender Angehöriger meistens auch bereits älter und weist oft selber eine Einschränkung auf. Dies bedingt einen noch größeren Unterstützungsbedarf für diese pflegenden Angehörigen. Andererseits haben die älteren Patienten oft nicht dieselbe Vielfalt an unterschiedlichen Rollen im Leben zu bewältigen wie es bei jüngeren der Fall ist.

Umfeld und Umgebung

Die ergotherapeutische Intervention wird vom sozialen Umfeld und den örtlichen Gegebenheiten beeinflusst. Bei einem sozial isolierten Patienten besteht ein höherer Bedarf an professioneller Hilfe. Es muss rasch für die notwendigen Hilfsmittel gesorgt werden und es ist wahrscheinlich, dass der Patient in der Terminalphase nicht mehr zuhause bleiben kann. Manchmal verlangt die »Krankenrolle« im kulturellen/sozialen Milieu, dass der ALS-Patient in allen Aspekten des Alltags unterstützt wird, obwohl seine Unabhängigkeit weiter aufrechterhalten werden könnte. In dieser Situation können Interventionen darauf abzielen, den pflegenden Angehörigen beim Erfüllen ihrer Rolle zu helfen, beispielsweise indem sie praktische Fertigkeiten, wie den Umgang mit den Hilfsmitteln, erlernen (Naughton V 2002; Lewis M, Rushanan S 2007).

Die örtlichen Gegebenheiten müssen regelmäßig überprüft werden, da sich die Fähigkeiten und Bedürfnisse des Patienten ändern. Eine vorausschauende Planung und gleichzeitig dem Bedürfnis des Patienten und seiner pflegenden Angehörigen nach positivem Denken und Hoffnung gerecht zu werden, ist schwierig. Außerdem muss ermittelt werden, wie gut der Patient und seine Angehörigen mit den laufenden Veränderungen und Herausforderungen fertig werden (Copperman L et al. 2002). Wenn neue Hilfsmittel zu einem Zeitpunkt angeboten werden, an dem der Patient darauf noch nicht vorbereitet ist, kann dies zu deren Ablehnung führen, da diese für ihn ein Symbol der Behinderung darstellen und ihm seinen sich verschlechternden Zustand vor Augen führen (Paddy A 2007). Bei zunehmenden Gehschwierigkeiten wird der Einsatz eines Rollstuhls erforderlich, oft sollten aber Rampen oder ein Treppenlift schon empfohlen werden, wenn der Patient noch laufen kann. Bei vorherrschender Schwäche der unteren Extremitäten hängt die eigenständige Mobilität im häuslichen Bereich vom Zugang zu Räumen (Schwellen, Treppen), der Breite der Türdurchgänge und der Beschaffenheit der Räume selbst ab. Bei Alleinstehenden kommt noch die Fähigkeit zum Öffnen von Türen und zum Gebrauch von Schlüsseln hinzu.

Das Problem eines geeigneten Bettes lässt sich oft ganz einfach lösen, indem das vorhandene Bett mit Klötzen auf eine Höhe gebracht wird, die das Einsteigen ins Bett erleichtert oder der Höhe der Sitzfläche des Rollstuhls entspricht. Es kann auch sinnvoll sein, zur besseren Abstützung ein Brett zwischen die Matratze und das Bettgestell zu legen. Sofern die Betthöhe und das Kopf- und Fußteil verstellbar sein sollen, stehen ein Pflegebett oder ein in normalen Handel erhältliches, elektrisch verstellbares Bett zur Verfügung. Wichtig ist, dass die gesamte Höhe sowie das Kopf- und Fußteil verstellbar sind und eine Unterfahrhöhe von mindestens 15 cm vorhanden ist, damit ein Nachttisch oder ein mobiler Patientenlifter eingesetzt werden können. Eine Aussparung im Kniebereich reduziert das Risiko von Druckulzera durch Hautabscherung. Es gibt Betten mit besonderen Funktionen, die auch einen weitreichenden Verlust von motorischen Funktionen ausgleichen können. In einem Fall war die pflegende Mutter eines Patienten erschöpft, weil sie die ganze Nacht über ihren Sohn immer wieder lagern musste. Nachdem ein geeignetes elektrisches Bett angeschafft worden war, konnte er das selbst übernehmen, sodass seine Mutter die Anforderungen am Tage wieder besser bewältigen konnte. Auch Mitarbeiter des Pflegedienstes konnten durch zusätzliche Hilfsmittel geschont werden und entsprechende Richtlinien zum Arbeitsschutz wieder einhalten.

Zeit

Durch den progredienten Verlauf der ALS ändern sich die Bedürfnisse des Betroffenen oft rasch. Da die Abläufe bei der Finanzierung und Bereitstellung von Geräten, Hilfsmitteln und Hilsangebote recht komplex sind, stehen sie oft nicht schnell genug zur Verfügung. Leihgeräte aus Sanitätshäusern können oft ebenso helfen wie der Austausch von eigenen Hilfsmitteln innerhalb von Selbsthilfegruppen (Rolfe J 2012).

Komponenten der Betätigungsperformanz

Die ergotherapeutischen Interventionen betreffen meist die motorischen und sozialen Fähigkeiten. Der komplette Verlust der motorischen Fähigkeiten wirkt sich auf alle Aspekte des täglichen Lebens aus. Ausgefeilte Umgebungskontrollen ermöglichen dem Patienten auch weiterhin soziale Interaktionen. Hierfür sind oft nur subtile Signale wie z. B. Augenbewegungen durch den Patienten erforderlich.

Motorische Fähigkeiten

Muskelkraft und aktiver Bewegungsumfang

Muskelkraft und aktiver Bewegungsumfang sind von Muskelschwäche, -atrophie und den daraus folgenden Gelenkfehlstellungen abhängig. Handelsübliche oder maßgefertigte Thermoplast-Lagerungsschienen für Handgelenk und Hand sorgen für eine optimale Muskellänge und eine funktionelle Gelenkstellung. Sie werden in der Regel nachts oder tagsüber, zum Beispiel beim Fernsehen, für zwei Stunden getragen. ALS-Patienten tolerieren feste Schienen nur schlecht und tragen sie ungern. Als Kompromiss können sie jede zweite Nacht oder abwechselnd rechts oder links getragen werden.

Schulterstützen reduzieren die Gelenkbelastung beim Gehen. Diese wird durch eine Schwächung der Muskeln, die gegen die Schwerkraft wirken, verursacht. Es konnte gezeigt werden, dass Schulterstützen zur Linderung von Schmerzen in diesem Bereich wirksam sind (Cardol M et al. 1996).

Oft werden Hilfsmittel verwendet, um die verbliebene Muskelkraft optimal zu nutzen. Sie werden zum Beispiel eingesetzt, um die distale obere Extremität, also Handgelenk und Finger, beim Essen oder beim Nutzen einer Tastatur so zu unterstützen, dass sich der Patient auf die Kontrolle der Extremität mit Hilfe der Schultermuskulatur konzentrieren kann. Mit einer Fingerschiene (Oval 8®) an einzelnen Fingergelenken kann die Fingerfunktion erhalten werden. Zehenschienen können verhindern, dass sich die Zehen in Schuhen unwillkürlich einrollen und das Gehen erschweren. Zudem können Schulter und Ellenbogen mit einem Gerät, dass die Schwerkraft ausgleicht, unterstützt werden. So kann die noch verbliebene Funktion der Finger und des Handgelenks besser genutzt werden. Diese Geräte haben eine doppelte Funktion, da sie die Unabhängigkeit des Patienten vergrößern und den Bewegungsumfang im Gelenk erhalten. Ein weiteres einfaches Beispiel sind Sitzerhöhungen für die Toilette und für Stühle, damit beim Aufstehen die größeren proximalen Muskeln eingesetzt werden können.

Verlust der muskulären Ausdauer

Oft müssen die Patienten sich entscheiden, für welche Aktivitäten sie die verbleibende Energie einsetzen wollen und bei welchen sie Hilfe akzeptieren. Eine Studie zeigte allerdings, dass es »keine Korrelation zwischen der Unabhängigkeit bei den Aktivitäten des täglichen Lebens und der Lebensqualität gibt« (Foley G 1994). Den Patienten wird häufig empfohlen, Hilfe bei der Körperhygiene und anderen Verrichtungen des täglichen Lebens anzunehmen, um mehr Zeit und Energie für gemeinsame Aktivitäten mit ihrer Familie, für Freizeit oder ihre Arbeit zu haben. Auf diese Weise »reduzieren sie ihre negativen Erwartungen bezüglich ihrer körperlichen Behinderung und konzentrieren sich auf Lebensbereiche, die nicht von körperlichen Einschränkungen beeinflusst werden« (Foley G 1994). Mit dem Patienten und seinen pflegenden Angehörigen können bereits früh im Krankheitsverlauf energieeinsparende und effiziente Arbeitsabläufe eingeübt werden, beispielsweise indem bestimmte Aufgaben wie Duschen und Abwaschen im Sitzen durchgeführt werden.

Handfunktion

Einzelne Beispiele hierzu werden in dem Abschnitt über die Alltagsaktivitäten gegeben. Davon unabhängig gibt es aber einige allgemeine Grundsätze: In den frühen Krankheitsstadien, in denen die Greifkraft und -präzision durch den Verlust der intrinsischen Handmuskulatur eingeschränkt sind, sind große Griffe und leichtere Werkzeuge sinnvoll. Oft sind Hilfsmittel zum Greifen hilfreich, die auch noch mit einer weniger präzisen Greiffunktion der Hand funktionieren, wie z. B. eine Griffmanschette zum Halten von Geschirr oder ein Stifthalter zum Schreiben. Darüber hinaus gibt es komplexere Hilfsmittel, wie eine spezielle Armstütze (Neater Solutions), die in den späteren Stadien Bewegungen mit minimaler Muskelkraft erlaubt und zum Essen und anderen Aktivitäten verwendet werden kann.

Mobilität

Bei der Entscheidung über einen Rollstuhl müssen der Patient und seine pflegenden Angehörigen mit einbezogen werden. Initial reicht oft ein manuell angetriebener Rollstuhl. Aufgrund der öfter längeren Wartezeiten auf einen elektrischen Rollstuhl ist jedoch eine vorausschauende Planung erforderlich. Da der Übergang vom Gehen zum Rollstuhl für manche Patienten eine deprimierende Erfahrung ist, müssen alle Beteiligten den Patienten sehr einfühlsam darauf vorbereiten. Sofern die Patienten zuhause noch kurze Strecken gehen können, ist ein Elektromobil eine erfolgreiche Übergangslösung. Dieses wird eher akzeptiert, weil es nicht so »behindert aussieht« wie ein Rollstuhl und kann manchmal ein wenig den Schmerz darüber lindern, nicht mehr Autofahren zu können.

Manuell angetriebene Rollstühle sollten faltbar und die Reifen leicht abzunehmen sein, damit pflegende Angehörige sie besser transportieren können. Abnehmbare und höhenverstellbare Armlehnen reduzieren das Gewicht und erleichtern den Übergang vom Transfer über den Stand zum seitlichen Transfer. Greifreifenüberzüge erlauben bei nachlassender Greifkraft eine längere Unabhängigkeit beim Fahren. Druckpunkte sollten mit speziell überzogenen Polstern versehen werden. So erleichtern zum Beispiel glatte Lycra-Polsterbezüge den Transfer mit einem Transferbrett und das Entkleiden des Patienten vor dem Toilettengang.

Wenn ein elektrischer Rollstuhl nicht notwendig oder verfügbar ist, empfiehlt sich ein manueller Rollstuhl, der von einer Begleitperson geschoben wird. Bei nachlassender Rumpf- und Kopfkontrolle ist es sinnvoll, dass derartige Rollstühle mit einer Sitzkantelung versehen sind. Dies ist haltungstechnisch günstiger als das Zurücklehnen aus sitzender Position, weil die Druckverteilung verändert wird, gleichzeitig werden Rumpf und Kopf abgestützt sowie eine stabile Beckenposition wird gewährleistet. Subtile Veränderungen der Sitzkantelung können eine externe Fixierung des Kopfes, beispielsweise durch einen Halskragen, überflüssig machen. Bei Patienten mit Schluckstörungen muss die Kopfposition mit dem Logopäden besprochen werden. Wenn der Patient sich nicht selber im Rollstuhl fortbewegen kann, ist ein Rollstuhl zum Schieben für die Pflegepersonen einfacher.

Die meisten Patienten mit einer Schwäche der unteren Extremität benötigen einen elektrischen Rollstuhl. Es gibt zahlreiche Modelle. Die Wahl richtet sich nach der Verfügbarkeit, den Kosten, der Möglichkeit diesen zu transportieren, den Anforderungen an die Lagerung und Zusatzausstattungen. Das Angebot reicht von einem leichten, faltbaren, zerlegbaren Stuhl über einen Rollstuhl mit handelsüblichem, nicht-verstellbarem Sitz bis zu einem Gerät mit elektrisch verstellbarer Kippung und Rückenlehne und zusätzlicher Kopfstütze. Die Art der Steuerung hängt von den motorischen Fähigkeiten des Patienten ab und reicht von einer

Standard-Handsteuerung über eine Handsteuerung mit Armabstützung bis zur Steuerung durch Kopf, Knie oder Fuß. Optimal ist ein Rollstuhl, mit dem den Patienten eine gewisse Kontrolle über ihr Leben ermöglicht wird, mit dem sie unabhängig mobil sind, ihre Position ändern können und – bei den modernen Modellen – auch Zugriff auf andere Bereiche, wie Kommunikationshilfen und Umgebungskontrolle, haben.

Körperhaltung

Solange die Patienten noch gehfähig sind, hilft ihnen ein elektrischer Aufstehsessel bei eigenständigen Positionswechseln. Dies ist wesentlich zur Unterstützung der Atmung und für den Transfer. Die Sitzhaltung in einem Rollstuhl hat Einfluss auf die Schmerzkontrolle, den Zugang zu Hilfsmitteln und die Prophylaxe von Druckulzera. Für eine funktionelle Sitzhaltung ist eine stabile Beckenposition erforderlich. Mit nachlassender Muskelkraft muss das Becken durch Lagerungspolster stabilisiert werden. Eine laterale Rumpfabstützung wird durch handelsübliche Polster oder die Wahl eines entsprechenden Rollstuhls gewährleistet. In den späteren Stadien wird durch Zurückkippen bzw. Sitzkantelung eine Rumpfposition gewährleistet, welche die Atmung unterstützt und eine Kopfkontrolle ermöglicht. Dadurch sind ein Kommunikationsgerät oder ein Computer-Bildschirm allerdings nur schwer im Blickfeld zu behalten. Daher müssen diese Hilfsmittel am Rollstuhl oft anders angeordnet werden. Außerdem ist es notwendig, die Lagerung beim Essen zu verändern. Als kurzzeitige Maßnahme kann der Kopf beim Essen oder bei Autofahrten mit einem verstellbaren Halskragen abgestützt werden. Ein Rollstuhl mit elektrisch verstellbarer Rückenlehne erleichtert eigenständige Positionswechsel und kann die Angst vor Atemproblemen lindern.

Mobilität im Bett

In den Frühstadien kann die Beweglichkeit im Bett durch einfache Maßnahmen verbessert werden, zum Beispiel durch ein Bettbrett, das eine feste Unterlage schafft, ein einfaches Bettgeländer, dessen Befestigung unter die Matratze geschoben wird oder Nachtwäsche aus Satin. Mit zunehmender Behinderung kann eine geeignete Dekubitusmatratze nächtliche Lagewechsel teilweise erstzen, sofern der Patient tagsüber manuelle Hilfe beim Umlagern bekommt. Weitere Möglichkeiten sind ein elektrisch verstellbares Bett (siehe Abschnitt Umgebung): Es gibt elektrische Doppelbetten mit getrennten Matratzen, damit die Paare weiterhin wie gewohnt zusammen in einem Bett schlafen können. Manche Patienten finden es aber bequemer, in einem Aufstehsessel zu schlafen.

Transfer

Der kritische Faktor für einen eigenständigen Transfer ist die Höhe der Sitz- und Liegeflächen. Bei einer Schwäche der unteren Extremitäten müssen die Sitzflächen angehoben werden (siehe Abschnitt: Komponenten der Betätigungsperformanz, motorisch). Sofern ein Rollstuhl verwendet wird, ist dessen Positionierung für einen sicheren Transfer entscheidend. Beispielsweise wird das Bett so umgestellt, dass der Rollstuhl in die richtige Position gebracht werden kann. Stühle und Betten, die für ein leichteres Aufstehen erhöht wurden, müssen für seitliche Transfers oder bei Verwendung eines Transferbretts tiefer gestellt werden. Beim Transfer mit dem Transferbrett sind Gleitmatten und Transfergürtel hilfreich. Das Einsteigen in ein Auto aus dem Stand oder durch einen seitlichen Transfer kann durch einen speziellen Handgriff (Handybar) oder ein Keilkissen auf dem Autositz mit einer Lycrahülle oder ein Drehkissen, das beim Gleiten und Drehen hilft, erleichtert werden. Wenn Transfers aus dem Stand mit Unterstützung erfolgen, hilft der Pflegeperson ein Drehbrett oder -kissen. Wenn die Patienten bei den Transfers nicht mehr mithelfen können, ist oft nur noch mit Hilfe eines elektrischen oder hydraulischen Patientenlifters die weitere Versorgung zuhause möglich. Aus den vielen Lifter- und Schlingen-Typen muss diejenige ausgewählt werden, die am besten den Bedürfnissen des Patienten, des pflegenden Angehörigen und den örtlichen Gegebenheiten entspricht. Sofern der Patient mit Unterstützung stehen kann, können Stehlifter eingesetzt werden. Sie sind beim Durchführen der Körperhygiene hilfreich und halten den Patienten in aufrechter Position. Mit fortschreitender Krankheit sind komplexere Lifter erforderlich, wie mobile Lifter, Wandlifter oder Deckenlifter. Dieser Übergang zu einem komplexeren Liftsystem wird vom Patienten oder seinen pflegenden Angehörigen oft nur schwer akzeptiert, aber für beide besteht bei weiterer Verwendung eines Stehlifters bei fortgeschrittender Schwäche der unteren Extremität Verletzungsgefahr.

Autofahren

Der Patient muss auf seine Fahrtauglichkeit angesprochen und diese gegebenenfalls untersucht werden. Sofern die Krankheit nur langsam an den unteren Extremitäten fortschreitet, ermöglichen Handsteuerungen das weitere Fahren eines Fahrzeugs. Diese werden kombiniert mit weiteren Hilfsmitteln wie Griffen zur einhändigen Benutzung des Lenkrads.

Soziales Leben

Ferien sind ein wichtiger Aspekt des Familienlebens. Der Ergotherapeut kann empfehlen, welche Geräte und Hilfsmittel in den Urlaub mitgenommen werden sollten. Er kann sich zudem über geeignete Unterkünfte informieren. Beispielsweise hatte eine Patientin eine Kreuzfahrt gebucht. Der Ergotherapeut setzte sich mit der Reederei in Verbindung, damit ein elektrisch verstellbares Bett und ein mobiler Duschstuhl zur Verfügung gestellt wurden.

Durch einen zweisitzigen Aufstehsessel kann der Patient auch weiterhin Körperkontakt mit seinen Angehörigen haben, ob er nun seinen Enkelkindern eine Geschichte vorliest oder kuscheln möchte. Es ist auch eine Aufgabe des Ergotherapeuten, beim Aufrechterhalten der Kommunikation und der sozialen Kontakte zu unterstützen.

Schreiben

Schreiben erfordert eine Beurteilung der Handfunktion, so wie es im Abschnitt »Motorische Fähigkeiten« beschrieben wurde.

Verwenden einer Tastatur oder eines Computers

Als Hilfsmittel zum Tippen stehen zahlreiche Alternativen zur klassischen Tastatur zur Verfügung, wie eine Bildschirmtastatur, ein sprachaktivierter Bildschirm oder Infrarotsensoren. Als Maus kann ein Single-click-Ball oder ein Bildschirmscanner fungieren. Für jeden Patienten muss individuell festgelegt werden, wie diese kontrolliert wird. Ein Rollstuhltisch mit verstellbarem Winkel reduziert den Kraftaufwand beim Zugang zu Laptop, Kindle oder iPad, die wiederum mit einer Funktion für Wortvorschläge, einer Steuerung durch einen speziell angepassten An-aus-Schalter (Single Switch Access) und Sprach-Apps arbeiten. Die Versorgung des Patienten mit solchen speziellen Systemen wird mit dem Logopäden abgestimmt (► Kap. 14).

Telefon, SMS, E-Mail

Durch Modifikationen kann dem Patienten oft ermöglicht werden, weiter ein Standardtelefon in der Hand zu halten. Daneben sind auch spezielle Telefone, zum Beispiel mit großen, druckempfindlichen Tasten, erhältlich. Es gibt Freisprechgeräte, die eine Kommunikation über das Telefon bei stark eingeschränkter Handfunktion ermöglichen. Die Kommunikation via SMS oder E-Mail und ein Anrufbeantworter sind bei sich weiter verschlechternder Sprache hilfreich, da sie eine Entgegennahme der Nachricht ohne Verlegenheit oder Verwirrung seitens des Anrufers oder des Patienten ermöglichen.

Alltagsaktivitäten

Körperhygiene und alltägliche Verrichtungen

Es gibt sehr viele Arbeiten darüber, wie Probleme beim Durchführen der Körperhygiene und von alltäglichen Verrichtungen gelöst werden können. Dieser Abschnitt gibt nur einige Anregungen zur Lösung individueller Probleme. Die Einschränkungen bei der Köperhygiene und anderen alltäglichen Verrichtungen variieren abhängig von Art und Beginn der ALS. Diejenigen mit bulbärer Beteiligung bleiben weitaus länger gehfähig; die ersten motorischen Probleme betreffen meist die oberen Extremitäten. Dies führt zu Schwierigkeiten mit dem Essen, der Toilettennutzung, dem Ankleiden und dem Gebrauch einer Tastatur oder eines Kommunikationsgeräts. Diejenigen mit einem Befall der unteren Extremitäten haben früh im Krankheits-

13 Ergotherapie

verlauf Probleme mit Transfers und der Mobilität. Zu dem Zeitpunkt, an dem ihre oberen Extremitäten so stark betroffen sind, dass das Essen und der Gebrauch einer Tastatur eingeschränkt werden, benötigen sie in allen Bereichen des täglichen Lebens Unterstützung. Die nachfolgenden Überlegungen beziehen sich auf diejenigen Patienten, bei denen zunächst die obere Extremität betroffen ist.

Körperhygiene: Toilettengang

Bei nachlassender Griffkraft helfen feuchte Toilettentücher statt Toilettenpapier. Einfache Kleidungsstücke ohne Verschlüsse und Schlaufen in der Taille sowie der Gebrauch von speziellen Klammern helfen beim Entkleiden. Teurere Optionen sind ein Bidet mit einem Sensor, der nach dem Toilettengang wäscht und trocknet (Jenkins G 2012).

Die am häufigsten verwendeten Hilfsmittel sind eine Toilettensitzerhöhung, Handläufe (verschraubt oder mit Saugnäpfen angebracht) sowie später ein Duschoder Badhocker mit Rollen. Er kann vom Patienten oder dem pflegenden Angehörigen über die Toilette und dann in die Dusche gerollt werden, um die Anzahl der Transfers zu reduzieren. Er kann bei Transfers aus dem Stand, bei (seitlichen) Transfers mit einem Transferbrett sowie bei Transfers mit Patientenliftern verwendet werfen.

Baden

Flüssigseife in einem Pumpspender, ein Thermostat für das Wasser, eine Drehhilfe für Wasserhähne oder Einhebelmischbatterien sowie eine Seifentasche können nützlich sein. Es gibt fest montierte oder mobile Dusch- und Wannensitze, mit deren Hilfe der Patient angehoben und abgesenkt werden kann; sie tragen zur Sicherheit und zum Einsparen von Kräften bei. Der Bad-/Duschhocker auf Rollen ist besonders wertvoll, wenn die Dusche barrierefrei ist oder im Boden des Badezimmers ein Abfluss ist. Patienten, die für ihre Körperhaltung und Kopfkontrolle auf Hilfsmittel angewiesen sind, können mithilfe eines Duschstuhls mit Sitzkantelung und eines Patientenlifters sicher duschen. Es gibt auch Duschstühle mit elektrischer Sitzkantelung.

Ankleiden

Empfohlen wird einfache Kleidung mit so wenig wie möglich Verschlüssen. Schlaufen an Hosen und Socken sowie Schuhe mit Hakenverschlüssen oder Slipper erleichtern das Ankleiden. Manche Frauen bevorzugen Röcke, weil sie den Toilettengang erleichtern.

Essen

Wenn sich die Handfunktion verschlechtert, ermöglicht ein spezielles Besteck mit großen Griffen weiterhin eigenständig zu essen. Weitere Hilfsmittel sind Tellerranderhöhungen, Thermobecher und zweigriffige Becher sowie eine Antirutschmatte unter dem Geschirr. Sie können leicht mitgenommen werden und ermöglichen den Patienten die Aufrechterhaltung ihrer gewohnten sozialen Kontakte. Manche verwenden erfolgreich den Neater Eater (http://www.neater.co.¬uk/eating-aid). Er wird am Tisch befestigt und es gibt verschiedene Modelle und Einstellungen, mit denen der Nutzer die Speisen mit geringem Kraftaufwand zum Mund führen kann. Manche Patienten möchten das Gerät nicht ausprobieren, weil es sie zu stark an einen Roboter erinnert, und ihnen ihre Einschränkungen stärker bewußt werden, während andere sich darüber freuen, dass sie weiterhin mit ihrer Familie Mahlzeiten zu sich nehmen können.

Berufstätigkeit

Die Zeit, für die ein ALS-Patient noch seinem Beruf nachgehen kann, hängt von der Art seines Berufes, seiner beruflichen Stellung und der Bereitschaft des Arbeitgebers ab, den Arbeitsplatz an die sich verändernden Fähigkeiten des Angestellten anzupassen. Bei sitzenden Tätigkeiten, die die Bedienung einer Tastatur erfordern, sind die Anpassungen recht einfach durchzuführen. Beispielsweise arbeitete ein Patient noch mehrere Monate mit einem elektrischen Rollstuhl als Investment-Banker. Er wurde mit einem Behinderten-Taxi zum Wareneingang des Gebäudes gebracht, sodass er sein Büro mit einem modifizierten Schlüssel durch einen Seiteneingang erreichen konnte. Platzangebot, Tischausrichtung und -höhe waren für einen leichteren Zugang angepasst worden. Initial wechselte er auf einen passenden Bürostuhl, später arbeitete er vom Rollstuhl aus. Zur Erleichterung des Umgangs mit der Tastatur wurde eine Unterarmstütze (Ergo Rest) verordnet und Schienen für ein einfacheres Bedienen der Tastatur angefertigt. Der junge Mann konnte bei seinem sehr verständnisvollen Arbeitgeber unter Verwendung eines elektrischen Rollstuhls, eines sprachaktivierten Computers und eines Head Sets für das Telefon auch in fortgeschrittenen Krankheitsstadien weiterarbeiten. Die Pflege wurde so organisiert, dass eine berufliche Tätigkeit weiter möglich war. Oft erfordert die ergotherapeutische Betreuung eine partnerschaftliche Zusammenarbeit mit dem Patienten, um Probleme zu lösen und die raschen Veränderungen und individuellen Bedürfnisse zu identifizieren und sich daran anzupassen. Die optimale Betreuung hängt nicht zuletzt davon ab, dass Pflege- oder Krankenkasse und Versicherungen die besonderen Bedürfnisse der Patienten für Hilfsmittel und Geräte flexibel und zeitgerecht anerkennen.

Danksagungen

Die Autoren danken den Kollegen Aimee Zhang und Carmelle Lipman für die Unterstützung bei der Suche nach Referenzmaterial.

Literatur

Cardol M., Elvers J. W. H., Oostendorp R. A. B., Brandsma J. W., de Groot I. J. M. (1996) Quality of life in patients with amyotrophic lateral sclerosis. Journal of Rehabilitation Sciences 9: 99–103.

Copperman L., Farrell S., Huges L. (2002) Neurodegenerative diseases. In Trombly M., Randanski M. (eds) Occupational Therapy for Physical Dysfunction, 5th edn, pp. 898–902. Baltimore, MD: Lippincott Williams and Williams.

Corr B., Frost E., Traynor B. J., Hardiman O. (1998) Service provision for patients with ALS/MND: a cost-effective multidisciplinary approach. Journal of the Neurological Sciences 160 (Suppl. 1): S141–S145.

Doman C. (2002) Motor neurone disease. In Turner A., Foster M., Johnson S. (eds) Occupational Therapy and Physical Dysfunction: Principles and Practice, 5th edn, pp. 489–505. Edinburgh: Churchill Livingstone.

Foley G. (1994) Quality of life for people with motor neurone disease: a consideration for occupational therapists. British Journal of Occupational Therapy 67: 551–3.

Jenkins G. (2012) Assisting clients with amyotrophic lateral sclerosis. The bidet. OT Practice 17(5): 18. Available at: <http://www.nxtbook.com/nxtbooks/aota/otpractice_vol17-issue5_v2/index.php?startid=18#/14> (accessed 24 September 2013).

Lewis M., Rushanan S. (2007) The role of physical therapy and occupational therapy in the treatment of amyotrophic lateral sclerosis. NeuroRehabilitation 22: 451–61.

Naughton V. (2002) Prepare to Care. Education and Training Package. Independent Living Centre of Western Australia. Unpublished.

Paddy A. (2007) Occupational disruption: living with motor neurone disease. British Journal of Occupational Therapy 70: 24–31.

Rennie H., Thornton C. (1988) Activities of daily living, an area of occupational expertise. Australian Occupational Therapy Journal 35: 44–58.

Rolfe J. (2012) Planning wheelchair provision in motor neurone disease: implications for service delivery and commissioning. British Journal of Occupational Therapy 75: 217–22.

14 Logopädie

Amanda Scott und Maryanne McPhee

Zusammenfassung

Der Logopäde nimmt bei der multidisziplinären Betreuung von ALS-Patienten und insbesondere beim Management von Störungen der Sprache und Kommunikation eine wichtige Rolle ein. Bei einem ganzheitlichen, personenbezogenen Zugang stehen die individuellen Bedürfnisse des Betroffenen und seiner Familie im Zentrum der Intervention. Diese sollen in ihrer Autonomie gefördert und an Entscheidungen beteiligt werden. Dies betrifft sowohl das Sprechen als auch die Schluckfunktion (▶ Kap. 7). Die Sprechstörung – oder Dysarthrie – ist ein Hauptsymptom der ALS. Der Logopäde hat eine entscheidende Rolle bei der Einordnung und dem Management dieses Problems. Aufgrund des progredienten Verlaufs der ALS und der vielfältigen Auswirkungen der Sprechstörung auf wesentliche Lebensbereiche des Patienten müssen die Interventionen entsprechend angepasst werden. Die »unterstützte Kommunikation« (UK) ist ein wichtiger Teil der klinischen Intervention. Damit sie erfolgreich eingesetzt werden kann, müssen die verfügbaren Dienste und Systeme auf die Fähigkeiten, Wünsche und Bedürfnisse der Betroffenen abgestimmt werden. Die Bereitstellung und Unterstützung von UK-Systemen setzt besondere Kenntnisse und Fertigkeiten voraus. Dieses Kapitel liefert einen Überblick über die motorischen Sprechstörungen bei ALS, die Unterstützungs- und Behadlungsmöglichkeiten sowie die Grundlagen der Versorgung mit einem Gerät der UK.

Fallbeispiel

Die 58-jährige Mary wurde nach ihrer Erkrankung von ihrem Mann und ihren drei Töchtern unterstützt. Sie arbeitete als Lehrerin und bemerkte sehr frühzeitig Veränderungen ihrer Stimme. Initial wurde sie an einen Hals-Nasen-Ohrenarzt überwiesen, der eine normale Funktion der Stimmbänder feststellte. Danach vermutete ihr Hausarzt »kleine Schlaganfälle« als Ursache der Stimmänderungen und überwies sie an einen Neurologen, der die Verdachtsdiagnose ALS stellte. Diese Diagnose wurde innerhalb von sechs Monaten bestätigt. Ihr Sprechvermögen verschlechterte sich rapide, sodass sie aufhören musste zu arbeiten.

Bei der initialen logopädischen Diagnostik war ihre Sprache sehr nasal, die Artikulation ungenau und die Sprechgeschwindigkeit verlangsamt. Sie sprach absichtlich langsamer und gab sich sehr viel Mühe beim Artikulieren, um ihre Sprache verständlicher zu machen. In diesem Stadium konnten mit ihr vertraute

Zuhörer etwa 80 % des Gesagten verstehen. Sie hatte gemeinsam mit ihrer IT-kundigen Tochter im Internet nach Optionen gesucht, um weiter kommunizieren zu können.

Sie entschieden sich für ein iPad zur Unterstützung der nachlassenden Sprechfunktion. Sie verwendete ein Schreib-Sprach-Programm mit begrenzter Möglichkeit zum Speichern von Redewendungen und ohne eine Funktion für Wortvorschläge. In einer Testphase überprüften sie dieses Hilfsmittel auf seine Alltagstauglichkeit. Mary und ihr Mann fanden es zu langsam. Der Logopäde zeigte ihnen andere App-Optionen, die den Vorgang beschleunigen können. Zu diesem Zeitpunkt bemerkte der Logopäde die ersten Zeichen einer Schwäche der oberen Extremität. Es wurde zusätzlich eine App mit Wortvorschlägen eingeführt, durch die sofort eine raschere und effizientere Kommunikation möglich war. Dies überzeugte die Familie, dass der Logopäde über ein Fachwissen verfügt, das für die Patientin weiter hilfreich sein würde. Gemeinsam suchten der Logopäde und der Ergotherapeut nach Bedienungsmöglichkeiten mittels eines einfach zu bedienenden An/Aus-Knopfs für das iPad, zu diesem Zeitpunkt war jedoch nur ein einziges System erhältlich. Drei Monate später hatte sich Marys Handfunktion verschlechtert. Ihre Dysarthrie war deutlicher und sie unterstützte ihre Kommunikation mit Mimik und Gestik. Die einfache An/Aus-Steuerung für das iPad wurde ihr vorgestellt und von Mary und ihrem Mann als zu langsam befunden. Schließlich wurden ihnen andere Optionen, wie Laserpointer, Systeme mit Blicksteuerung und einfache Buchstaben- und Bildertafeln vorgestellt. Es wurde der Patientin angeboten, dass sie diese bei einem späteren Besuch ausprobieren könne.

Beim nächsten Besuch, der gemeinsam mit dem Ergotherapeuten stattfand, wurden Marys Wünsche und Bedürfnisse bezüglich der Kommunikation besprochen. Dazu gehörten der Erhalt einer guten Kommunikation mit der Familie und den Freunden sowie leichter Zugang zu SMS, E-Mail und Internet. Außerdem wurden weitere Optionen, die die iPad-Anwendung erleichtern sollten, erörtert und verschiedene An/Aus-Schalter ausprobiert. Mary entschied sich schließlich weiterhin für eine direkte, manuelle iPad-Nutzung, obwohl dies inzwischen nur sehr langsam funktionierte. Etwas später wurden ein ETRAN (Eye Transfer Communication Board) und ein i-Pad kompatibles Kommunikationssystem mit Augensteuerung angeschafft. Schließlich kamen eine durch Kopfbewegungen gesteuerte Maus mit geeigneter Software für den Zugang zum Internet und E-Mails hinzu.

Mit fortschreitender Krankheit nahm die körperliche Behinderung von Mary zu, sodass sie das iPad immer schlechter verwenden konnte und sie zunehmend vom ETRAN und dem augengesteuerten Kommunikationssystem abhängig wurde. Dadurch nahmen die Anforderungen an alle Kommunikationspartner zu. Der Logopäde unterstützte und begleitete die Familie die ganze Zeit. Durch diese Unterstützung wurde Mary bis zu ihrem Tod Kommunikation ermöglicht.

Während der gesamten Zeit arbeitete der Logopäde partnerschaftlich mit Mary und ihrer Familie zusammen, sodass Marys Wünsche für die jeweiligen Entscheidungen ausschlaggebend waren, selbst wenn der Logopäde andere Verfahren als effizienter und effektiver eingestuft hatte.

Hintergrundinformation

Die Kommunikationsfähigkeit ist eine fundamentale menschliche Aktivität, durch die wir unsere Gedanken über alle Lebenserfahrungen teilen können. Bei der ALS wird das Sprechen oft unverständlich und gelegentlich sind auch die Sprache und die kognitiven Fähigkeiten eingeschränkt. Diese Probleme führen zu Schwierigkeiten bei der Interaktion mit der Familie und Freunden, den pflegenden Angehörigen und den an der Behandlung beteiligten Fachkräften. Es ist die Aufgabe der letzteren, den mit ALS lebenden Menschen die effizientesten und effektivsten Kommunikationsmittel zur Verfügung zu stellen.

Dieses Kapitel betrachtet die Rolle des Logopäden bei ALS und beschäftigt sich mit den Einschränkungen des Sprechvermögens und der Kommunikation im fortschreitenden Krankheitsverlauf. In frühen Stadien der bulbären Beteiligung hilft für kurze Zeit eine logopädische Übungsbehandlung, später im Krankheitsverlauf werden jedoch Kommunikationshilfsmittel wichtiger. Da Kommunikation immer andere Menschen involviert, sollten bei der Auswahl der Hilfsmittel Familie, Freunde, pflegende Angehörige und an der Pflege und Behandlung beteiligte Fachkräfte hinzugezogen werden.

Da die Kommunikationsfähigkeit nur allmählich abnimmt, gibt es einen gewissen zeitlichen Spielraum, sich an den aktuellen Verlust und die Auswirkungen, die dieser auf Beziehungen zu anderen Menschen hat, anzupassen. Wenn eine nachlassende Verständlichkeit der Sprache und die Einschränkungen der Kommunikation frühzeitig zum Thema gemacht werden, kann der Betroffene Entscheidungen, die seine Krankheit betreffen und die damit verbundenen Konsequenzen leichter kommunizieren. Außerdem eröffnet ein frühzeitiges Ansprechen der bevorstehenden Einschränkungen die Gelegenheit, Hilfsmittel und Strategien zur Verbesserung der Kommunikation einzuführen.

Dysarthrie

Für die Sprechmotorik ist eine fein abgestimmte Funktion des respiratorischen Systems, der Phonation und der Artikulation mit Beteiligung von Lippen, Zunge, weichem Gaumen und Pharynx erforderlich. Störungen der Sprechmotorik gehören bei der ALS zu den wichtigsten klinischen Symptomen. Bei 25–30 % der ALS Patienten (Traynor BJ et al. 2002) ist die Dysarthrie das initiale oder früh im Vordergrund stehende Symptom, und mehr als 90 % entwickeln im Krankheitsverlauf bulbäre Symptome (Shaw C 2006).

Die im Laufe der ALS auftretenden Störungen der Sprechfunktion reichen von einer leichten Dysarthrie mit leicht verwaschener Sprache zur Anarthrie, dem Unvermögen zu sprechen. Bei ALS wird die Dysarthrie meist durch eine kombinierte Schädigung der zentralen und peripheren Motoneurone verursacht. Der

Verlust der zentralen Motoneurone führt zu einer spastischen Lähmung und der Verlust der peripheren Motoneurone zu einer schlaffen Lähmung. Bei der ALS besteht eine gemischte Dysarthrie mit Reduktion von Geschwindigkeit, Umfang, Kraft und Präzision der Muskelbewegungen.

Atmung

Bei bulbären Symptomen tritt oft auch eine Atemmuskelschwäche auf. Die Atmung ist die Grundlage des Sprechens. Bei einer eingeschränkten Atemunterstützung des Sprechens wird die Sprache leiser und es gehen die prosodischen Merkmale der Kommunikation, wie Betonung, Rhythmus, Intonation und Geschwindigkeit, verloren. Mit abnehmender Anzahl der pro Atemzug produzierten Wörter wird das Sprechen anstrengender. Die Patienten ermüden und haben bei lauten Hintergrundgeräuschen durch das reduzierte Stimmvolumen Probleme mit der Kommunikation. Dadurch sind die Teilnahme an Gesprächen in einer größeren Gruppe und viele soziale Aktivitäten nur noch eingeschränkt möglich. Die Reduktion der prosodischen Merkmale schränkt den Ausdruck von subtilen und emotionalen Inhalten, wie Ironie und Aufregung, ein.

Phonation

Der Larynx ist das Organ, in dem die Phonation stattfindet und die Stimme entsteht. Die im Larynx liegenden Stimmbänder sind beim Atmen geöffnet und sie berühren sich in der Mittellinie; sie vibrieren durch den hindurchziehenden Luftstrom und erzeugen eine klare, kräftige Stimme. Änderungen der Stimmlage entstehen durch die extrinsischen Larynxmuskeln und die Flexibilität der Stimmbänder. Wenn der Larynx angehoben und nach vorn gekippt wird, verlängern sich die Stimmbänder und erzeugen höhere Töne. Wird der Larynx gesenkt, verkürzen sich die Stimmbänder und produzieren tiefere Töne.

Durch die Schädigung der peripheren Motoneurone wird die Stimme leise, schwach und wirkt belegt, weil der reduzierte Tonus der schlaffen Stimmbänder einen größeren Luftdurchstrom zulässt. Die Stimme wird tiefer und monotoner (Tomik B et al. 2010). Die Schädigung der zentralen Motoneurone verengt die Stimmritze, sodass die Stimme harsch und angestrengt wirkt. Durch die harsche Stimmqualität entsteht oft der Eindruck, dass der Betroffene wütend ist und es kommt zu Fehlinterpretationen bei der Kommunikation. Menschen mit Sprechstörungen haben bei Hintergrundgeräuschen starke Schwierigkeiten und ermüden rasch, was die Konversation noch weiter einschränkt.

Artikulation

Funktion von weichem Gaumen und Pharynx

Die meisten Sprechtöne entstehen, indem der Luftstrom direkt durch die Mundhöhle geleitet wird. Dazu wird die nasopharyngeale Öffnung durch Anheben des weichen Gaumens und Kontraktion des Pharynx verschlossen. Bei der Produktion von n-, m- und ng-Lauten (wie am Ende von Gong) wird der weiche Gaumen auf den angehobenen Zungenrücken abgesenkt, damit die Luft durch die Nase ausströmen kann. Dadurch bekommen diese Laute eine nasale Qualität. Ein gestörter Schluss von Gaumen/Pharynx führt zum Näseln aller Sprechtöne sowie zum Verlust der Deutlichkeit und Verständlichkeit. Ein nasaler Luftaustritt reduziert den oralen Luftstrom und die ineffiziente Nutzung der Luft führt zum Volumenabfall am Ende von Wörtern und Sätzen. Es werden kürzere Sätze gebildet und weniger Wörter pro Atemzug gesprochen. Dieser Symptomenkomplex wird als velopharyngeale Inkompetenz bezeichnet. Das Näseln und der nasale Durchschlag sind typisch für die Erkrankung (Tomik B et al. 2010).

Zunge

Die Zunge ist das wichtigste Organ für die Artikulation. Durch zahlreiche feine Bewegungen entstehen die vielen Sprechlaute. Zur Produktion von k, g und ng strömt die Luft erst nach dem Anheben des Zungenrückens aus. Für die Laute t und d muss die Zungenspitze angehoben werden und die Luft abrupt ausgestoßen werden; s, sch und z werden mithilfe von Turbulenzen zwischen Zunge und Gaumen produziert und für die Laute l, r und n wird die orale Resonanz durch Änderungen der Zungenposition modifiziert. Für die Produktion des englischen th-Lauts werden Luftturbulenzen zwischen der Zunge und den Oberkieferzähnen erzeugt.

Die bei ALS in der Regel vorhandene generalisierte Zungenschwäche ist der wichtigste Grund für die schlechte Verständlichkeit der Sprache. Leichte Einschränkungen der Zungenmuskulatur lassen die Sprache verwaschen erscheinen. Mit abnehmender Zungenfunktion werden immer weniger Töne korrekt erzeugt, bis die Sprache schließlich unverständlich ist.

Lippen

Zur Produktion von b und p ist unmittelbar vor dem abrupten Luftausstoß ein Lippenschluss erforderlich, während für andere Laute die Lippenposition wichtig ist. Zur Produktion des m-Lauts müssen die Lippen geschlossen werden. Bei der Produktion von f und w ruht die Unterlippe auf den Oberkieferzähnen und es wird zwischen ihnen eine Turbulenz erzeugt.

Spastische Lippen sind gespannt und nach innen gezogen, sodass oft die Zähne sichtbar sind. Dadurch werden der Lippenschluss und feine Bewegungen erschwert. Bei mangelnder Lippenspannung entstehen nur schwache Laute und es kommt in Ruhe zum unwillkürlichen Speichelfluss aus dem Mund. Dies ist dem Patienten oft peinlich und führt dazu, dass er es vermeidet zu sprechen. Manche ALS-Patienten sprechen auch darüber, dass sie durch den Verlust der Fähigkeit zum Spitzen der Lippen ihre Liebsten nicht mehr küssen können. Da bei eingeschränkter Lippenfunktion in der Regel auch die Gesichtsmuskeln betroffen sind, kommt es zur Veränderung der Lautqualität und zur Reduktion der Mimik.

Beurteilung der Dysarthrie

Die klinische Beurteilung der Dysarthrie stützt sich vor allem auf die Beobachtungen des Logopäden. Die Frenchay-Dysarthrie-Untersuchung ist ein nützliches Instrument zur Standardisierung der Diagnostik und zur Quantifizierung des Fortschreitens der Sprechstörung (Enderby P et al. 2008). Diese Untersuchung liefert ein detailliertes Bild der Sprechstörung; allerdings muss der Logopäde berücksichtigen, welche psychischen Auswirkungen eine so beobachtete Verschlechterung auf den ALS-Patienten hat und sollte eine solche Diagnostik nur zurückhaltend und in größeren zeitlichen Abständen durchführen. Die ALS Functional Rating Scale (Cedarbaum JM 1999) enthält eine kurze Fünf-Punkte-Subskala zur Sprechfunktion, die einzig auf der Beurteilung durch den Arzt beruht. Diese Option erlaubt eine Erfassung der fortschreitenden Sprechverschlechterung, ohne dass der Patient mit dem Ergebnis direkt konfrontiert werden muss.

Andere Probleme mit Auswirkungen auf die Kommunikation

Lagerung und allgemeines Wohlbefinden

Die Effektivität der Kommunikation kann auch von einer geeigneten und bequemen Lagerung abhängen. Durch eine adäquate Lagerung können ein erhöhter Tonus und der Kraftaufwand zum Halten einer bestimmten Position reduziert werden. Es können spastische Reaktionen und Kloni vermindert werden, zudem wird durch eine geeignete Lagerung der Zugang zu Kommunikationshilfsmitteln erleichtert und die Atemfunktion optimiert. Wichtig ist hier eine Zusammenarbeit mit Physio- und Ergotherapeuten bezüglich der Optimierung von Sitzhaltung, Abstützung von Kopf, Hals und Rumpf sowie der Armfunktionen.

Das allgemeine Wohlbehagen hängt auch davon ab, ob für die Grundbedürfnisse, wie Trinken, Toilettengang, Naseputzen usw., auch Hilfe von anderen in Anspruch genommen werden muss. Es ist notwendig, mit dem Patienten und den Angehörigen einen Weg zu finden, wie diese Bedürfnisse rasch kommuniziert werden können.

Pathologisches Lachen und Weinen

Unzureichend verstanden sind die Ursachen des bei ALS häufig auftretenden pathologischen Lachen und Weinen, auch bezeichnet als emotionale Labilität oder pseudobulbärer Affekt (McCullagh S et al. 2000). Vermutlich handelt es sich um Störungen des motorischen affektiven Verhaltens durch eine Funktionsstörung des

Frontalhirns. Pathologisches Lachen und Weinen geht in der Regel mit einer spastischen bulbären Beeinträchtigung einher. Es handelt sich um unwillkürlich ausgelöste emotionale Reaktionen und kann als Perseveration der motorischen Reaktion auf Emotionen verstanden werden. Pathologisches Weinen und Lachen sind in der Regel situationsbedingt angemessen aber exzessiv und oft nur schwer wieder zu unterbrechen.

Die klinische Erfahrung zeigt, dass pathologisches Weinen oft durch das Ansprechen emotionaler Themen ausgelöst wird. In schweren Fällen reichen schon leicht emotional getönte Themen, um zum pathologischen Lachen oder Weinen zu führen. Pathologisches Lachen oder Weinen kann die verbale Kommunikation und die sozialen Aktivitäten stark einschränken. Gelegentlich hilft den Patienten eine Änderung des Atemmusters dabei, wieder die Kontrolle über ihr motorisches affektives Verhalten zu erlangen. Dazu konzentriert sich der Patient beim unkontrollierten Lachen auf seine Inspiration und beim unkontrollierten Weinen auf seine Exspiration. In leichten Fällen reichen einfachere Ansätze wie Beruhigen, nicht aber übermäßige Reaktionen und Themenwechsel dabei, das Muster zu durchbrechen. Manche Patienten geben an, dass ihnen positives Denken beim Durchbrechen des Musters hilft (McCullagh S et al. 2000). Außerdem gibt es verschiedene Medikamente, die pathologisches Lachen und Weinen lindern (▶ Kap. 9).

Einschränkungen von Kognition und Sprache

Bei vielen ALS-Patienten ändern sich die kognitiven Fähigkeiten und Prozesse und/oder das Verhalten. Es gibt zahlreiche wissenschaftliche Arbeiten, die kognitive Störungen und Störungen des Verhaltens bei ALS-Patienten beschrieben haben. Diese kommen in verschiedenen Schweregraden vor, vorwiegend in Form eines frontotemporalen Syndroms (Hudson A 1981) (▶ Kap. 8). Die Einschränkungen reichen von leichten kognitiven Einschränkungen bis zu tiefgreifenden Persönlichkeitsveränderungen mit schwerer Störung der exekutiven Funktionen des Frontallappens. Post mortem Untersuchungen (Wilson C et al. 2001; Strong M et al. 2003; Massman PJ et al. 1996) und neuropsychologische Tests (Strong M et al. 2003; Massman PJ et al. 1996; Moretti R et al. 2002) bestätigten eine Beteiligung von Frontal- und Temporallappen. Als Probleme, die die Sprechfunktion betreffen, sind Defizite der Wortflüssigkeit, des Buchstabierens, der Fähigkeit logische Konzepte zu bilden oder diese zu wechseln, sowie die Fähigkeit zur Problemlösung zu nennen. Bei einigen wenigen ALS-Patienten besteht eine Aphasie im Rahmen einer Frontotemporalen Demenz (Massman PJ et al. 1996). Es handelt sich um eine progredient verlaufende, nicht flüssige Aphasie mit Problemen beim Verständnis und der Produktion von Worten (Bak T et al. 2001).

Einschränkungen von Kognition und Sprache werden vermutlich oft übersehen, weil sie durch eine Dysarthrie oder Verhaltensauffälligkeiten maskiert werden, sodass die Kommunikationspartner das Ausmaß dieser Defizite nicht erkennen. Die Auswirkungen auf die verbale Kommunikation und die Verwendung der Kommunikationshilfsmittel sind jedoch oft erheblich. Wenn eine Kommunikation mit dem Patienten überhaupt nicht mehr möglich ist, müssen kognitive Störungen in Betracht gezogen werden. Zu den Zeichen kognitiver Einschränkungen gehören beispielsweise:

- Eine Verschlechterung der Rechtschreibung
- Inadäquate Antworten auf Fragen
- Das Einbringen scheinbar unpassender Themen in eine Konversation
- Schlechter Augenkontakt, Ablenkung der Aufmerksamkeit auf unwesentliche Aspekte, beispielsweise Herumsuchen in der Handtasche während des Gesprächs
- Probleme beim Themenwechsel in Gesprächen
- Verlust der Fähigkeit den Alltag zu organisieren, z. B. Verlegen von Dingen, Probleme mit den Finanzen, Versäumen von Verabredungen
- Weiterschreiben einer Nachricht im Kommunikationsgerät, obwohl der Inhalt vom Gesprächspartner bereits korrekt zu Ende gebracht wurde
- Ein übermäßig formalisierter, pedantischer Kommunikationsstil

Mit nachlassenden kognitiven und sprachlichen Funktionen fallen den Kommunikationspartnern mehr Aufgaben zu. Falsche Antworten und die Unfähigkeit, prägnante Nachrichten oder Schlüsselwörter zu schreiben, bremsen den Informationsfluss. Sobald derartige Probleme auftreten, ändert sich die Rolle der Kommunikationspartner und sie müssen auch unvollständige Nachrichten interpretieren oder dafür sorgen, dass ein Thema eingehalten wird.

Probleme mit oropharyngealen Sekretionen

Der Mensch schluckt täglich etwa 600 ml Speichel (Watanabe S et al. 1988). Dies geschieht überwiegend unbewusst und oft gehen die Probleme mit den oropharyngealen Sekretionen gleichzeitig mit Sprechstörungen und Dysphagie einher (▶ Kap. 7). Ein orales Befeuchtungsmittel oder ein dünnflüssiges Öl, wie Traubenkernöl, befeuchtet Mund- und Rachenraum und erleichtert die Mundbewegungen beim Sprechen.

Besonders schwierig ist das Management des Speichels durch die Zunahme der Verdauungssekrete nach den Mahlzeiten (einschließlich nach Gabe von Nahrung per Magensonde) sowie gegen Ende des Tages, wenn die Erkrankten müde sind. Zu diesen Zeiten vermeiden die Patienten oft, an einem Gespräch teilzunehmen, weil sie Angst haben, dass der Speichel unkontrolliert aus dem Mund läuft oder spritzt.

In leichten Fällen kann der sich vermehrt ansammelnde Speichel durch regelmäßiges, bewusstes Schlucken entfernt werden. Auch das schlückchenweise Trinken beim Sprechen, um den angesammelten Speichel regelmäßig zu schlucken oder das bewusste Schlucken vor dem Sprechen können helfen. Mit zunehmender Schluckstörung wird der unkontrollierte Speichelfluss oft so unangenehm, dass eine medikamentöse Reduktion der Speichelbildung erforderlich ist (▶ Kap. 9). Manche Medikamente sind am wirksamsten, wenn sie in bestimmten Situationen für eine kurze Zeit gegeben werden, zum Beispiel bei einem gesellschaftlichen Ereignis.

Intervention

Veränderungen der Rahmenbedingungen

Zu den Rahmendbedingungen, in denen Kommunikation stattfindet, gehören alle äußeren Einflussfaktoren. Sie können sich positiv oder negativ auswirken (Murphy J 2004). Ein Beispiel sind die Hintergrundgeräusche bei einem Treffen eines Patienten mit Dysarthrie in der Gruppe. Dies führt zu einer reduzierten Verständlichkeit und dazu, dass sich der Betroffene umso mehr bemüht, verstanden zu werden. Einfache Zuhörstrategien, wie das Ausschalten von Fernseher oder Radio, das Schließen von Türen oder der Wechsel in eine ruhigere Umgebung erleichtern das Sprechen und Hören. Bei einer Unterhaltung sollte die Kommunikation durch eine geegnete Sitzordung erleichtert werden: Die Gesprächspartner sollten einander gegenübersitzen und eine ausreichende Beleuchtung sollte vorhanden sein. Die Lichtquelle, wie z. B. eine Lampe oder ein Fenster, sollte sich nicht hinter dem Betroffenen mit der dysarthrischen Sprache befinden, da der Zuhörer sonst die Mimik und die Gestik zur Unterstützung der Verständlichkeit nicht gut erkennen kann. Sowohl der ALS-Patient als auch seine Angehörigen müssen daher offen dafür sein, die Umgebung der veränderten Situation anzupassen. Dies kann jedoch insbesondere bei raschen Verschlechterungen schwierig sein. Insgesamt ist die zeitgerechte Durchführung von Veränderungen für den ALS-Patienten und seine Angehörigen eine zentrale Herausforderung.

Die Rolle logopädischer Behandlung bei ALS

Sprechen ist weitaus mehr als eine Übermittlung von Informationen. Sprechen übermittelt auch Aspekte der Persönlichkeit, wie den Sinn für Humor oder Gefühle für den Gesprächspartner. Mit progredientem Verlust der Sprache nimmt entsprechend auch die Kommunikationsfähigkeit insgesamt ab. Die Folge ist das Gefühl eines Kontrollverlustes, der Identität, des Selbstbildes und des Selbstwertgefühls und oft auch des Lebenssinns. Diese Veränderungen haben Folgen für die Beziehungen innerhalb der Familie und mit dem gesamten sozialen Umfeld. Werden sie angesprochen schon während sich die Sprache des ALS-Patienten verschlechtert, gibt dies sowohl dem ALS-Patienten als auch seiner Familie, seinen Freunden und seinen pflegenden Angehörigen die Gelegenheit, Veränderungen vorzunehmen, die die Auswirkungen auf die sozialen Beziehungen und das Alltagsleben reduzieren.

Fortschreitende, degenerative Erankungen erfordern spezielle Überlegungen bei der Auswahl therapeutischer Interventionen. Bei vier von fünf ALS-Patienten ist eine Intervention wegen Kommunikationsstörungen erforderlich (Tomik B et al. 2010). Es gibt nur wenige Studien über die Wirksamkeit von Logopädie zur Behandlung der Dysarthrie bei ALS. Für die leichte Dysarthrie wurden verschiedene Kompensationsstrategien vorgeschlagen (Tomik B et al. 2010). Dazu gehören eine Verlangsamung der Sprechgeschwindigkeit, Ersatzstrategien bei schwierig zu artikulierenden Lauten, wie das Verwenden alternativer Wörter mit weniger Silben oder leichteren Phonemen, bewusste Artikulation, das Schreiben oder Buchstabieren wichtiger Wörter und das silbenweise Sprechen (Murphy J 2004; Ball L et al. 2003). Empfohlen werden ein schonender Sprechbeginn, um die respiratorische Anstrengung zu reduzieren, spezielle Strategien, falls Schwierigkeiten beim Sprechbeginn vorliegen (Yorkston KM 2002) und eine Reduktion der Stimmbandspannung (Ingham RJ 1984). Techniken, die das Sprechtempo verlangsamen, können die Verständlichkeit verbessern. Auch das Einplanen von Ruhepausen für die Stimme kann wichtig sein, falls der Patient beim Sprechen schnell ermüdet (Yorkston KM 2002).

Bei der Planung des Behandlungszeitraums und der Dauer der Sitzungen muss die Geschwindigkeit der Krankheitsprogression berücksichtigt werden. Therapieprogramme, die Sprechprobleme durch wiederholte Sprech- und Muskelübungen zu bessern versuchen, haben bei den Erkrankten in der Regel einen negativen Effekt: in einem solchen therapeutischen Setting können die Patienten vor allem die Verschlechterung ihrer Sprechfunktion beobachten, ohne realistisch auf Besserung hoffen zu können. Übungen gegen Widerstand, Mundbeweglichkeits- und Kräftigungsübungen, isometrische und Lautstärke-Übungen können die Stimmqualität weiter verschlechtern und zu einer rascheren Progredienz der Sprechstörung führen (Boone D et al. 1994). Allerdings äußerten alle Teilnehmer einer Studie von Murphy (Murphy J 2004) den starken Wunsch, so lange wie irgend möglich selbst sprechen zu können. Hier können die oben genannten Sprechstrategien eingeübt werden.

Darüber hinaus muss der Logopäde auch die Bedürfnisse und Fähigkeiten der Kommunikationspartner berücksichtigen. Das Entschlüsseln von dysarthrischer Sprache erfordert Konzentration und ermüdet den Zuhörer. Daher sollten die Gesprächspartner Strategien zur Optimierung des Zuhörens erlernen. Dazu gehört es, genügend Zeit für das Gespräch zu Verfügung zu haben und Entscheidungsfragen zu verwenden, wenn unmittelbare Bedürfnisse geklärt werden müssen, zum Beispiel beim Umlagern und beim Toilettengang. Zudem kann vereinbart werden, dass der pflegende Angehörige in manchen Situationen, beispielsweise Fremden gegenüber, für den Patienten sprechen darf. Der Logopäde kann dem Kommunikationspartner einen geschützten Rahmen bieten, um auch seiner Frustration und seiner Trauer über die bei der ALS auftretenden Schwierigkeiten bei der Kommunikation Ausdruck zu verleihen.

Kommunikationshilfmittel (UK)

Bei den meisten ALS-Patienten verschlechtert sich das Sprechvermögen im Laufe der Zeit. Vielen gelingt es, sich mit entsprechender Unterstützung und in gewissem Umfang an diese Veränderungen anzupassen. Ein offenes Gespräch über den bevorstehenden Verlust des Sprechvermögens ist oft eine wesentliche Voraussetzung, um ein Kommunikationshilfmittel zu akzeptieren. In diesem Gespräch kommen auch die einzelnen Auswirkungen des Sprechverlustes auf den Betroffenen zur

Sprache: die Folgen für seine sozialen Beziehungen, die Veränderungen der sozialen Rollen und auch möglicherweise das Gefühl, die eigene Identität einzubüßen.

Schließlich sollte ein Gespräch über die Wünsche, Bedürfnisse und Motivationen des Betroffenen erfolgen. Es ist unverzichtbar, ein offenes Gespräch über die Erwartungen des Patienten an das Kommunikationshilfsmittel zu führen und auch darüber, was es realistischerweise leisten kann. Es sollte klar ausgesprochen werden, dass ein Kommunikationshilfsmittel weder das Sprechen ersetzen kann, noch genauso effizient oder einfach ist. Es ist das Ziel, dem Patienten ein Hilfsmittel zur Verfügung zu stellen, das ihm ermöglicht mit der Familie, den Freunden, den pflegenden Angehörigen und den professionellen Helfern weiter zu kommunizieren. Murphy (Murphy J 2004) kam in einer Untersuchung zum Ergebnis, dass der wichtigste Zweck von Kommunikation die Aufrechterhaltung von sozialer Nähe mit anderen Personen ist. Dies war noch wichtiger als der Wunsch, die eigenen Wünsche oder Bedürfnisse auszudrücken oder Informationen weiterzugeben. Fried-Oken et al. (Fried-Oken et al. 2011) konnte zeigen, dass das Kommunikationshilfsmittel den ALS-Patienten die Möglichkeit zur Teilhabe, des persönlichen Engagements, der Konversation und zur Weitergabe von Mitteilungen bietet. Es müssen individuelle Strategien erarbeitet werden, die die Akzeptanz und die Nutzung des Hilfmittels verbessern. Es muss sichergestellt werden, dass ein Gerät auch tatsächlich effektiv zum Einsatz kommt.

Wir empfehlen daher, dass bereits mit der Diagnosestellung Logopäden in die Betreuung des Patienten mit eingebunden werden: Nur eine kontinuierliche Begleitung erlaubt es, Veränderungen der Sprechgeschwindigkeit rasch zu erkennen und vorausschauend unterstützende Maßnahmen zu planen.

Kommunikation übermittelt Informationen mit unterschiedlicher Komplexität – unabhängig davon ob sie durch Gesten, mündlich, schriftlich oder über ein Kommunikationsgerät erfolgt. Daher gibt es auch viele Ansprüche an das Kommunikationsgerät.

Rahmenbedingungen für das Kommunikationshilfsmittel

Bei der Versorgung des Patienten mit einem Kommunikationsgerät müssen die Wünsche und Bedürfnisse des Betroffenen, seiner Familie und der pflegenden Angehörigen berücksichtigt werden. Wichtig ist eine frühzeitige Zuweisung zur Hilfsmittelberatung. Der Zeitpunkt hierfür ist abhängig von der individuellen Ausprägung der Krankheit und der Progressionsgeschwindigkeit. So sollten Patienten mit bulbärem Beginn möglichst früh, am besten bereits zum Zeitpunkt der Diagnose, überwiesen werden, um eine langfristige und engmaschige Betreuung zu gewährleisten. Hierzu gehört auch die Beobachtung von Veränderungen der Sprechgeschwindigkeit oder ob ein Kommunikationsgerät für den Patienten gut zugänglich ist und von ihm effektiv eingesetzt werden kann.

Ob ein Kommunikationsgerät akzeptiert wird, ist wesentlich davon abhängig, welches Gerät dem Patienten wann zur Verfügung gestellt wird. Eine frühzeitige Versorgung mit dem Gerät erlaubt es dem Betroffenen, den Gebrauch des Gerätes bereits einzuüben, bevor dies absolut notwendig ist. Neben der Progressionsgeschwindigkeit der Krankheit müssen auch das psychische und das emotionale Wohlbefinden und die kognitiven Fähigkeiten des Patienten berücksichtigt werden. Individuelle Bewältigungsstrategien müssen respektiert werden. Manche Menschen planen gerne im Voraus und sind beruhigt, wenn sie ein Gerät frühzeitig erhalten. Andere bevorzugen eine abwartende Haltung. Sie empfinden die frühe Versorgung mit diesem Hilfsmittel als Konfrontation und sehen ihre Bewältigungsstrategien gefährdet. Zudem kann diese Thematik Angst und Stress hervorrufen, weil ihnen bewusst wird, dass sie ihr Sprechvermögen verlieren werden (Murphy J 2004). Auf jeden Fall muss ein Gerät verfügbar sein, sobald der Betroffene dafür bereit ist.

Die Versorgung mit einem geeigneten Gerät ist ein vielschichtiger Prozess, für den es nur begrenzt Praxisleitlinien gibt (Dietz A et al. 2012). Bei der Empfehlung für ein bestimmtes System werden die körperliche Behinderung als auch die sprachlichen und kognitiven Fähigkeiten berücksichtigt. Studien haben gezeigt, dass Spezialisten und Allgemeinmediziner hier unterschiedlich vorgehen. Es ist ratsam, vor allem in komplexen Fällen eine erfahrene Fachkraft hinzuzuziehen. Beispielsweise wurde in Großbritannien ein neuropalliatives Rehabilitationsmodell (Royal College of Physicians UK 2008) erarbeitet, in dem sichergestellt wird, dass Bemühungen zur Rehabilitation in einem palliativmedizinischen Rahmen erfolgen. Dies bedeutet, dass bei der Behandlung realistische Ziele gesetzt werden, die primär darauf ausgerichtet sind, die Unabhängigkeit des Patienten so lange wie möglich zu erhalten und eine möglichst hohe Lebensqualität zu erreichen.

Es muss nicht allein sichergestellt werden, dass die Hilfsmittel zeitgerecht zur Verfügung gestellt werden; ebenso wichtig ist, dass diese zuverlässig und transportabel sind, eine gute Qualität der Sprachausgabe besitzen und dem Patienten so lange zur Verfügung gestellt werden, wie er sie benötigt. Murphy (Murphy J 2004) betont, wie wichtig es ist, ausreichend Zeit darin zu investieren, das Gerät mit dem gewünschten Vokabular und vorformulierten, kurzen, für den Patienten wichtigen Textbotschaften auszustatten. Es ist wichtig, das Vokabular und die Textnachrichten regelmäßig den Bedürfnissen anzupassen. Im Krankheitsverlauf müssen oft Veränderungen vorgenommen werden oder ganz neue Strategien gefunden werden, um etwas effizient mitteilen zu können. In verschiedenen Umgebungen und Situationen kann es auch sinnvoll sein, mehrere unterschiedliche Kommunikationsstrategien zu verwenden. Gelegentlich kommt es auch vor, dass ein Patient den Verlust des Sprechens als nicht wesentlich empfindet und daher weniger bereit ist, ein Kommunikationsgerät zu akzeptieren.

Bereits früh im Krankheitsverlauf sollten effiziente Methoden zur Kommunikation von Alltagsbedürfnissen etabliert und nach Bedarf modifiziert werden. Diese sollten sorgfältig dokumentiert werden, um sicherzustellen, dass auch andere sich mit ihnen vertraut machen können. Dies ist insbesondere dann wichtig, wenn der Betroffene aus seinem Zuhause in eine stationäre Pflege umsiedelt. Die entsprechenden Hilfsmittel und Geräte sollten in dieser Situation auf einem aktuellen Stand sein und wichtige ja/nein-Fragen unkompliziert gestellt werden können. Dies verhindert Angst und Frustration des Betroffenen, die entstehen können, wenn Anweisungen, die seine sich ändernden Bedürfnisse betreffen, ständig wiederholt werden müssen.

Tabelle 14.1 bietet eine allgemeine Übersicht und eine Zusammenfassung der Praxisleitlinien, die Ärzten bei der Entscheidungsfindung bezüglich eines Kommunikationshilfsmittels dienen sollen.

Tab. 14.1: Versorgung mit einem Kommunikationshilfsmittel

UK ↑	• Sorgfältiges Informieren von Patienten und Angehörigen, damit eine durchdachte Entscheidung getroffen werden kann • Gelegenheit zum Ausprobieren, Üben und Lernen • Low- und High-Tech-Möglichkeiten berücksichtigen • Mobilität/Flexibilität/Stabilität
ALS-Phänotypen und Progressionsgeschwindigkeit ↑	• Verlaufsbeurteilung und Beratung abhängig vom Phänotyp, der Progressionsrate und den individuellen Bedürfnissen • Die interdisziplinäre Beurteilung sollte berücksichtigen: emotionalen Status, Bereitschaft für ein Kommunikationshilfsmittel, kognitive Funktion, Lernstil und -geschwindigkeit, Sprache, Lese- und Schreibfähigkeit sowie Funktion/Zugang der oberen Extremität
Pflegerische und häusliche Versorgung und professionelle Dienste ↑	• Die Versorgung des Patienten sollte die grundlegende Erkenntnisse der Neurologie, Rehabilitation und Palliativmedizin berücksichtigen • Beurteilung und Management der Kommunikationsbedürfnisse, die dieses Versorgungsmodell berücksichtigen: Grundlagen der Rehabilitation werden innerhalb eines palliativmedizinischen Rahmens umgesetzt • Proaktive Planung, KEIN Krisenmanagement ODER Überversorgung
Familie und unterstützende Netzwerke ↑	• Bedürfnisse und Kommunikationsstil der Familie • Fähigkeit und Bereitschaft, sich mit dem Kommunikationssystem vertraut zu machen • Flexibilität, technisches Grundverständnis und Vertrautheit mit Computertechnologien
ALS-Patient	• Kommunikationsstil, emotionale Bereitschaft und Bewältigungsstrategien • Erwartungen und Bedürfnisse, Veränderungen von Persönlichkeit, sozialer Rolle und Identität • Bewältigungsstrategien: »Einen Tag nach dem anderen« oder »Ich will alle Optionen kennen«, Zeit zur Anpassung und zum Treffen von Entscheidungen

Einbeziehung der Kommunikationspartner

Da Kommunikation kein isolierter Prozess ist, sollten alle Interventionen die Kommunikationspartner einbeziehen. Sie sollten möglichst schon frühzeitig beim ersten Gespräch über die Versorgung mit einem Kommunikationshilfsmittel miteingebunden werden. Die Umstellung der Kommunikation auf ein entsprechendes Hilfsmittel wirkt sich auf alle Menschen aus, mit denen der Betroffene interagiert. Daher sollten Familie, Freunde, pflegende Angehörige und professionelle Helfer in das Training und alle anderen logopädischen Interventionen mit einbezogen werden. Die Ehepartner berichten, dass gesellschaftliche Aktivitäten oft so organisiert werden können, dass der betroffene Partner auch weiterhin am öffentlichen Leben teilnehmen kann und Kontakt zu Freunden und Familie halten kann (Dietz A et al. 2012). Beim Einsatz eines Kommunikationshilfsmittels hängt eine effektive Kommunikation auch von der aktiven Beteiligung aller Gesprächspartner ab. Sie müssen möglicherweise beim Aufstellen, Einrichten oder der Wartung des Geräts helfen. Da manche Menschen dies als zusätzliche Belastung empfinden, muss der Logopäde ein Gespür für die Bedürfnisse der gesamten Familie entwickeln, sie ständig unterstützen und beraten. Dazu wird die am besten für die Familie geeignete Kommunikationsform (z. B. direktes Gespräch, E-Mail, Skype) gewählt.

Bei ALS-Patienten mit FTD oder signifikanten kognitiven Einschränkungen kann der Einsatz eines Kommunikationshilfsmittels besonders schwierig sein und eine zusätzliche Belastung der Kommunikationspartner bedeuten. Einfache Strategien, wie die Verwendung von Bilder- oder Wörtertafeln – verbunden mit einer Schulung auch für den Partner – scheinen hier am erfolgreichsten zu sein

Arten von Kommunikationshilfsmitteln

Bei Kommunikationshilfsmitteln gibt es zwei verschiedene Gruppen: »Low-Tech«- und »High-Tech«-Optionen.

Low-Tech-Optionen

Low-Tech-Optionen sind Stimmverstärker, Stift und Papier, magnetische Schreibtafeln und Buchstabenkarten. Sie sind schnell und einfach zu verwenden, tragbar und erfordern kaum Training. Bei ausreichender Armfunktion empfinden viele der Betroffenen diese Low-Tech-Strategien als zweckmäßig. Wenn sich die körperlichen Funktionen weiter verschlechtern und Müdigkeit und/oder kognitive Einschränkungen hinzukommen, sind Tafeln mit vorgefertigten Sätzen, Buchstabentafeln und Bildertafeln effektiver.

Nützlich sind Kommunikationshilfen mit Augensteuerung, wie ETRAN-boards™, oder Eye Link, bei denen die gewünschten Buchstaben durch Augenbewegungen ausgewählt werden. Da eine effektive Kommunikation abhängig davon ist, wie gut der Betroffene und seine Kommunikationspartner diese bedienen können, müssen alle entsprechend geschult werden.

In späteren Krankheitsstadien kann auch ein GEWA Laser Pointer™, der auf einer Brille, einem Stirnband oder einer Kopfbedeckung befestigt ist und in Kombination mit individuell angefertigten Buchstaben-/Satztafeln verwendet wird, hilfreich sein.

High-Tech-Optionen: Text-zu-Sprache-Systeme

Zu den High-Tech-Optionen gehören elektrische Kommunikationshilfen, wie z. B. der Lightwriter™, spezielle Software-Pakete und computergestützte Kommunikationsgeräte. Der Lightwriter™ ermöglicht durch seine Sprachausgabe Telefonate sowie Gespräche mit kleinen Kindern und in Gruppen. Die Funktion »Wortvorschläge« hilft Patienten, die Probleme bei der Handhabung der Tastatur oder eine eingeschränkte Handfunktion haben. Das Gerät erlaubt auch das Verfassen von SMS. Eine Eingabehilfe mittels Bildschirmsuchlauf kann in späteren Stadien ergänzt werden, sobald sich die Handfunktion verschlechtert. Da diese Systeme aber langsam sind, sollten auch andere, effizientere Möglichkeiten erwogen werden. Das Einrichten eines solchen Systems sollte in Zusammenarbeit mit einem Ergotherapeuten erfolgen, um die besten Bedienungsmöglichkeiten zu erarbeiten. Zudem müssen auch die Bedürfnisse der Kommunikationspartner berücksichtigt werden.

Standard Computer-Technologie als Kommunikationshilfsmittel

Die Technologie ist in den vergangenen Jahren rasch weiterentwickelt worden und bieten den von ALS Betroffenen inzwischen einige neue Möglichkeiten.

Der Logopäde muss den Nutzen und die Grenzen dieser neuen Geräte möglichst objektiv beurteilen und sich nicht von der »allgemeinen Begeisterung« anstecken lassen. Die Patienten und ihre Angehörigen benötigen Informationen und Unterstützung bei der Entscheidung für das am besten geeignete Kommunikationshilfsmittel, das jetzt und auch in Zukunft ihre Bedürfnisse am wirkungsvollsten erfüllt.

iPads und Android Tablets haben viele Vorteile – einer der wichtigsten ist, dass sie gewöhnlich und »normal« aussehen. Sie sind tragbar, leicht und recht robust, wenn sie mit einer Schutzhülle versehen werden. ALS-Patienten mit guter Handfunktion, beispielsweise bei bulbärem Beginn, können sie problemlos anwenden. Sie ermöglichen zudem über WiFi oder 3G einen einfachen Zugang zum Internet.

Derzeit gibt es mehrere Apps, die auf verschiedene Weise Text in Sprache umwandeln können. Bei manchen Apps kann man eine Redewendung oder einen Satz eintippen und dann auf »Sprechen« klicken, damit die Software das Geschriebene laut vorliest. Andere Apps erlauben das Kopieren von Textteilen zum Beispiel aus dem Internet, einem E-book, einem gespeicherten Dokument usw., und lesen den Text dann vor. Wieder andere Apps können eine Internetseite direkt und ohne vorheriges Kopieren/Einfügen vorlesen (z. B. lesen sie den Inhalt einer elektronischen Zeitungsseite vor).

Es gibt zahlreiche Internetseiten mit aktuellen Informationen: zu Text-zu-Sprache-Apps für das iPad siehe »http://appadvice.com/appguides/show/text-to-speech-¬apps-for-ipad«, genauere Informationen über Text-zu-Sprache-Kommunikations-Apps finden sich auf »http://www.spectronicsinoz.com/article/iphoneipad-apps-for-¬aac«. Die Tablet-Technologie ist für Menschen mit eingeschränkter Handfunktion derzeit nur teilweise nutzbar. Mithilfe der »Predictable Deutsch App« ist ein Zugang mittels ja/nein-Schalter möglich. Dies ist allerdings recht langsam, sodass andere Optionen, wie ein Laserpointer oder eine Head Mouse, erwogen werden sollten.

Hardware-Optionen

Zur Anpassung der Hardware gibt es mehrere assistive Technologielösungen.

TrackerPro ist ein Mausersatz, mit dem Menschen mit geringer oder kaum vorhandener Handfunktion alle Mausfunktionen nutzen können, indem sie ihren Kopf bewegen. Er wird über eine USB-Schnittstelle an den Computer angeschlossen. Auf dem Monitor des Computers, Laptops oder Kommunikationsgeräts wird eine hochauflösende Kamera befestigt. Der Nutzer trägt auf der Stirn oder der Brille einen kleinen Reflektorpunkt, damit die TrackerPro-Kamera die Kopfbewegungen verfolgen kann. Sie kann auch mit anderer Software, wie z. B. Grid, kombiniert werden und ist für manche Patienten ein sinnvolles Hilfsmittel. Das Anklicken erfolgt über einen geeigneten ja/nein-Schalter oder die Dwell Clicker™ Software. Die in viele Geräte eingebaute Dwell Technology funktioniert hier ebenfalls.

Computersysteme mit Augensteuerung, wie MyTobii™ oder das System von LC Technologies, werden komplett mit den Augen bedient. Die Augenbewegungen werden zunächst durch den Blick auf Kontrollpunkte auf einem Bildschirm kalibriert. Mit dieser Technologie hat der Nutzer Zugriff auf die Sprachausgabe und die Umfeldkontrolle (Beleuchtung, Rufklingeln usw.), kann Texte tippen, Computerprogramme und die Maus bedienen und hat Zugang zu Internet und E-Mail. Derartige Systeme sind teuer, aber effektiv und können die Lebensqualität signifikant verbessern. Sie müssen sorgfältig eingerichtet werden und setzen ein gewisses Grundwissen und Vertrautheit mit Informationstechnik voraus. Außerdem sollte zusätzlich zur raschen, effizienten Kommunikation eine Low-Tech-Option zur Verfügung stehen, die leicht transportiert und in anderen Umgebungen, zum Beispiel im Freien oder im Badezimmer, verwendet werden kann.

Für manche Patienten kommen High-Tech-Optionen auf keinen Fall infrage, während sie bei anderen die Kommunikation bedeutend verbessern. Wir haben die Erfahrung gemacht, dass junge, technisch kundige Patienten mit relativ langsam fortschreitender Krankheit die besten Kandidaten für eine High-Tech-Lösung sind. Zu bedenken ist jedoch, dass die High-Tech-Systeme weder eine Sprachmelodie erzeugen, noch Spontanität, Humor oder Esprit vermitteln können. Eine Studie, die untersuchte, warum die Verwendung eines elektronischen Kommunikationssystems abgelehnt wurde, ermittelte dafür verschiedene Gründe (Murphy J 2004). Manche empfanden es als Niederlage, nicht mehr selbst sprechen zu können, anderen war es wichtig, weiter zu sprechen anstatt zu schreiben. Manche waren der Meinung, dass durch das gemeinsame Erleben des Alltags in engen und langen Beziehungen das Aussprechen mancher Dinge überflüssig macht. So wurde die Kommunikation in den späteren Krankheitsstadien oft auf vertraute Menschen begrenzt und die Kommunikation mit Fremden als zu ermüdend empfunden. Da ein Großteil der Kommunikation nonverbal stattfindet, fürchteten einige, dass ein Kommunikationsgerät eine emotionale Entfremdung bedeuten würde. Abschreckend waren auch die langsame Geschwindigkeit der Sprachausgabe und die Stimmqualität der elektronischen Geräte. Andere kritisierten den erheblichen zeitlichen Lernaufwand.

Kommunikation in späteren Krankheitsstadien

Der Logopäde muss dem ALS-Patienten und seinen Angehörigen gemeinsam mit den anderen Mitgliedern des multidisziplinären Teams dabei helfen, dass diese während des gesamten Krankheitsverlaufs weiter miteinander kommunizieren können. Der Betroffene bleibt zu jeder Zeit aktiv in den Entscheidungsprozess eingebunden.

Mit dem ALS-Patienten und seinen Angehörigen sollte zu geeigneten Zeitpunkten besprochen werden, welche Behandlung sie sich wünschen und welche Dinge sie für ihre Lebensqualität als besonders wichtig erachten. Diese Informationen werden oft in einer Patientenverfügung festgehalten. Derartige Gespräche finden meist mehrmals statt, damit der Patient und seine Angehörigen ausreichend Zeit haben, um gut durchdachte Entscheidungen über die Art der medizinischen Behandlungen oder der Pflege, die der ALS-Patient in späteren Krankheitsstadien wünscht, zu treffen.

Zur Kommunikation von Alltagsbedürfnissen sollten effiziente Kommunikationsmethoden etabliert und bei Bedarf modifiziert werden. Sie sollten sorgfältig festgehalten werden, damit sich andere an der Pflege Beteiligte beim Umzug in eine stationäre Pflegeeinrichtung damit vertraut machen können (vgl.»Rahmenbedingungen«). In späten Stadien der Erkrankung ist eine rasche Kommunikation von Wünschen und Bedürfnissen besonders wichtig.

Zu den Kommunikationsstrategien in den späteren Stadien wird als nützlich empfunden:

- Listen von täglichen Bedürfnissen, Vorlieben/Abneigungen.
- Gängige Ausdrücke, Sätze, die der Patient oft verwendet.
- Eine schriftliche Zusammenfassung über den Ablauf der täglichen Routine – dies ist vor allem bei mehreren Pflegekräften von Nutzen.
- Fotos von bequemen Lagerungspositionen (der Betroffene kann mit Ja/Nein auf die Frage nach einem Positionswechsel antworten). Dies hilft besonders, wenn der Patient Probleme hat, eine bequeme Lage zu finden.

Nachts können folgende Strategien zum Einsatz kommen:

- Fotos verschiedener Schlafpositionen (sinnvoll, wenn der Patient nachts aufwacht und seine Lage ändern möchte)
- Eine Liste von möglichen Ursachen für das nächtliche Erwachen. Sie wird gemeinsam mit dem Patienten und seinen Angehörigen/den Pflegekräften zusammengestellt, um den aktuellen Grund mittels ja/nein-Fragen zu erfahren. Dadurch wird die Kommunikation mit Pflegepersonen/Angehörigen/Pflegepersonal in der Nacht beschleunigt.

Zu diesem Zeitpunkt ist es wichtig, sich auf den Kommunikationsstil der Patienten und ihre Bedürfnisse zu konzentrieren. Es soll ihnen die Möglichkeit gegeben werden, High-Tech-Geräte wegzulassen, wenn sie dies möchten und andere Hilfmittel zu verwenden, ohne dass sie deswegen anderen gegenüber ein schlechtes Gewissen haben müssen. Gelegentlich beharren Patienten darauf, Systeme zu verwenden, die aber nicht mehr für sie geeignet sind. Diesen Patienten müssen vorsichtig andere Möglichkeiten angeboten werden.

In einer stationären Pflegesituation, wie einem Krankenhaus, einem Pflegeheim oder einem Hospiz, gibt es häufig Konflikte um das Personal, das mit der Pflege des Patienten vertraut ist. In Situationen, in denen die Kommunikation beeinträchtigt ist – sei es aufgrund der Sprechstörung oder wegen magelnder Kooperation oder Fähigkeiten des Gesprächspartners, mit Kommunikationshilfen umzugehen –, entwickeln die Patienten oft eine Vorliebe für bestimmte Mitarbeiter. Meistens sind das diejenigen, die am besten mit dem Patienten kommunizieren können. Wenn nur einer oder zwei Mitarbeiter des Teams das Kommunikationssystem effektiv anwenden können, kommt es oft zu Spannungen im Team, weil die »Vermeider« nicht wissen, wie sie mit dem Patienten kommunizieren sollen, während andere Mitarbeiter in die Betreuung übermäßig involviert sind. Um eine adäquate, individuelle Pflege zu gewährleisten, ist es jedoch notwendig, die professionelle Distanz zu wahren. Hier muss der Logopäde allen an der Betreuung des ALS-Patienten Beteiligten eine Schulung zum Gebrauch der Geräte anbieten. Das Personal sollte so den Umgang mit dem Gerät erlernen und Gelegenheit zum Üben erhalten. Fotos, Video-Aufzeichnungen, schrittweise Anleitungen sowie E-Learning/Online-Pakete sind hierbei wertvolle Hilfen.

Schlussfolgerung

Der Logopäde, als Mitglied eines multidisziplinären Teams, verfügt über die Kompetenz und das Fachwissen, effektive Kommunikationslösungen anzubieten und sicherzustellen, dass die Bedürfnisse des Patienten respektiert werden.

Literatur

Bak T., O'Donovan D., Xuereb J., Boniface S., Hodges J. (2001) Selective impairment of verb processing associated with pathological changes in Brodmann areas 44 and 45 in the motor neuron disease—dementia—aphasia syndrome. Brain 124: 103–20.

Ball L., Beukelman D., Pattee G. (2003) Communication effectiveness of individuals with amyotrophic lateral sclerosis. Journal of Communication Disorders 37: 197–215.

Boone D., McFarlane S. (1994) The Voice and Voice Therapy, 5th edn. Englewood Cliffs, NJ: Prentice Hall.

Cedarbaum J. M. (1999) The ALSFRS-R: a revised ALS functional rating scale that incorporates assessments of respiratory function. BDNF ALS Study Group (Phase III). Journal of Neurological Science 169: 13–21.

Dietz A., Quach W., Lund S. K., McKelvey M. (2012) AAC assessment and clinical decision making: the impact of experience. Augmentative and Alternative Communication 28: 148–59.

Enderby P., Palmer R. (2008) Frenchay Dysarthria Assessment, 2nd edn. Austin, TX: Pro Ed.
Fried-Oken M., Beukelman, D. R., Hux. K. (2011) Current and future AAC research considerations for adults with acquired cognitive and communication impairments. Assistive Technology 24: 56–66.
Hudson A. (1981) Amyotrophic lateral sclerosis and its association with dementia, Parkinsonism and other neurological disorders: a review. Brain 104: 217–47.
Ingham R. J. (1984) Stuttering and Behaviour Therapy: Current Status and Experimental Foundations. San Diego, CA: College-Hill Press.
Massman P. J, Sims S. J, Cooke N, Haverkamp L, Appel V., Appel S. H. (1996) Prevalence and correlates of neuropsychological deficits in ALS. Journal of Neurology, Neurosurgery, and Psychiatry 61: 450–6.
Mathy P., Yorkston K., Gutmann M. (2000) AAC for individuals with amyotrophic lateral sclerosis. In Beukelman D., Yorkston K., Reichle J. (eds) Augmentative and Alternative Communication for Adults with Acquired Neurologic Disorders, pp. 233–70. Baltimore, MD: Paul Brookes Publishing Company.
McCullagh S., Feinstein A. (2000) Treatment of pathological affect: variability of response for laughter and crying. Journal of Neuropsychiatry and Clinical Neurosciences 12: 100–2.
Moretti R., Torre P., Antonello R., Carraro N., Cazzato G., Bava A. (2002) Complex cognitive disruption in motor neuron disease. Dementia and Geriatric Cognitive Disorders 14: 141–50.
Murphy J. (2004) ›I prefer contact this close‹: perceptions of AAC by people with motor neuron disease and their communication partners. Augmentative and Alternative Communication 20: 259–71.
Murphy J. (2004) Communication strategies of people with ALS and their partners. Amyotrphic Lateral Sclerosis and Other Motor Neuron Disorders 5:121–6.
Royal College of Physicians UK (2008). Long-term Neurological Conditions: Management at the Interface Between Neurology, Rehabilitation and Palliative Care. National Guidelines No. 10. Available at: http://www.rcplondon.ac.uk/sites/default/files/concise-long-term-¬neurological-conditions-2008.pdf.
Shaw C. (2006) Amyotrophic lateral sclerosis/motor neuron disease: clinical neurology and neurobiology. In Oliver D., Borasio G., Walsh D. (eds) Palliative Care in Amyotrophic Lateral Sclerosis From Diagnosis to Bereavement, 2nd edn, pp. 1–18. Oxford: Oxford University Press.
Strong M., Lomen-Hoerth C., Caselli R., Bigio E., Yang W. (2003) Cognitive impairment, frontotemporal dementia, and the motor neuron diseases. Annals of Neurology 54 (Suppl. 5): S20–S22.
Tomik B., Guiloff R. J. (2010) Dysarthria in amyotrophic lateral sclerosis: a review. Amyotrophic Lateral Sclerosis 11: 4–11.
Traynor B. J., Codd M. B., Corr B., Forde C., Frost E., Hardiman O. (2002) Clinical features of amyotrophic lateral sclerosis according to the El Escorial and Airlie House diagnostic criteria: a population-based study. Archives of Neurology 57: 1171–6.
Watanabe S., Dawes C. (1988) The effects of different foods and concentrations of citric acids on the flow rate of whole saliva in man. Archives of Oral Biology 33: 1–5.
Wilson C., Grace G., Munoz D., He B., Strong M. (2001) Cognitive impairment in sporadic ALS: a pathological continuum underlying a multisystem disorder. Neurology 57: 651–7.
Yorkston K. M. (2002) Management of dysarthria in amyotrophic lateral sclerosis. Geriatrics and Aging 5: 38–41.

15 Pflege

Dallas A. Forshew

Zusammenfassung

Eine Pflegekraft ist eine Alleskönnerin und muss in der Lage sein, alles Mögliche für die Menschen in einem ALS-Zentrum zu bedeuten: Sie muss unter anderem flexibel, kreativ, herzlich und empathisch und eine spezialisierte Fachkraft, Managerin, Beraterin, Ausbilderin, Unterstützerin, Forscherin, Mentorin und Innovatorin sein. Die Pflegekraft spielt eine zentrale Rolle bei der Betreuung von ALS-Patienten, ihrer Angehörigen und auch der anderen Mitglieder des multidisziplinären Teams.

Einleitung

Die Rolle der Pflegekraft bei ALS ist genauso vielschichtig und komplex wie die Bedürfnisse der Patienten und ihrer Angehörigen. Sie kümmert sich um den Patienten und bietet ihm vom Zeitpunkt der Diagnose bis zum Endstadium der Krankheit eine Orientierung. Ihre Aufgaben umfassen ein breites Spektrum von Bedürfnissen der Patienten und von Verantwortlichkeiten: emotionale und psychische Aspekte, Aufklärung über den Krankheitsverlauf, Herstellung von Kontakten zu Diensten und Hilfsangeboten, das Klären von Problemen mit der Krankenkasse, sozialrechtliche Beratung, Nutzen und praktische Handhabung von Maßnahmen wie die Anlage von Ernährungssonden und nicht-invasive Beatmung (NIV) sowie die Symptomkontrolle allgemein. Außerdem ist die Pflegekraft im multidisziplinären Team oft für grundsätzliche Koordinations- und Managementaufgaben der Teammitglieder und die Organisation der Ambulanz zuständig.

Zum Zeitpunkt der Diagnose

Die Phase der Diagnostik ist wegen der Unklarheiten über die Art der Erkrankung für alle Beteiligten oft emotional am belastendsten (Borasio GD et al. 1998).

Während der noch laufenden Untersuchungen besteht das Gefühl, »in der Luft zu hängen«. Das gewohnte Leben wird unterbrochen, während nach der Ursache für die Symptome gesucht wird. Den meisten Patienten ist bewusst, dass irgendetwas Grundlegendes nicht in Ordnung ist: Wenn sie die Diagnose erhalten, reagieren sie oft mit einer gewissen Erleichterung, weil sie »jetzt wenigstens wissen, womit sie es zu tun haben« (Borasio GD et al. 1998; Miller RG et al. 1999).

Am intensivsten sind jedoch die Gefühle des Patienten und seiner Angehörigen, wenn ihnen klar wird, dass sich ihr Leben jetzt für immer ändern wird. Alle Hoffnungen und Erwartungen an die Zukunft sind zunächst zerstört. Es ist die Aufgabe des multidisziplinären Teams, mit ihnen nach Wegen zu suchen, wie sie ihre Erwartungen an diese neue Realität anpassen können. Dieser Prozess der Anpassung muss im Krankheitsverlauf immer wieder geleistet werden, denn jeder erneute Funktionsverlust wird betrauert (Andersen PM et al. 2005; Andersen PM et al. 2012). Die ALS ist keine statische Erkrankung, sondern verläuft dynamisch: Man hat den Eindruck, dass jedes Mal, sobald ein Anpassungsprozess bewältigt ist, sofort ein weiterer Verlust auftritt und eine erneute Anpassung erforderlich macht.

Zum Zeitpunkt der Diagnose hat die Pflegekraft zwei wichtige Ziele. Erstens muss der Patient die Klinik oder Ambulanz mit einem ausreichenden Wissen über seine Erkrankung verlassen und zweitens muss er sich sicher sein können, dass er weiter unterstützt wird und man sich gut um ihn kümmern wird (Andersen PM et al. 2012; Miller RG et al. 2009; Van den Berg JP et al. 2005).

Zwar ist es der Arzt, der dem Patienten die Diagnose mitteilt und ihm erste Informationen über die Krankheit gibt. Aber unabhängig davon, wie sensibel und erfahren der Arzt auch ist, hört der Patient oft nicht mehr richtig zu, nachdem er die Diagnose erfahren hat. In dieser Situation profitiert der Patient von einem sich anschließenden Gespräch mit einer Pflegekraft (sofern eine solche verfügbar ist). Sie kann das Gespräch von Patient und Arzt unterstützen, indem sie dem Patienten zunächst aufmerksam zuhört, wenn er ihr seine Interpretation des Gesagten mitteilt, und dann mit einfachen, klaren Worte vermittelt, was ALS tatsächlich bedeutet und was nicht. Es ist hier genauso wichtig, Mythen über die Krankheit zu zerstreuen, wie neue und wichtige Informationen mitzuteilen. Der Patient sollte schriftliches Informationsmaterial erhalten und die Möglichkeit bekommen, bei Fragen oder Sorgen anzurufen. Viele Ambulanzen geben neuen Patienten Mappen mit Informationsmaterialien mit nach Hause. Wichtig ist, dass lokale Hilfsangebote, wie z. B. Kontakt zu ALS-Selbsthilfegruppen hergestellt werden.

Betreuung der Angehörigen

Die ALS betrifft nicht nur den Patienten, sondern auch seine Angehörigen und engen Freunde (Andersen PM et al. 2012). Viele Patienten glauben, dass die Krankheit für ihre Angehörigen härter ist als für sie selber. Die Patienten sind oft sehr beruhigt, wenn sie wissen, dass man sich auch um ihre Angehörigen kümmert. Dies kann auf verschiedene Weise erfolgen. Die Familienmitglieder sollten einfach danach gefragt werden, wie es ihnen geht, zum Beispiel ob sie genügend Schlaf bekommen. Eine Pflegekraft kann bei vielen Schlafproblemen auch Ratschläge geben. Haben Sie jemanden zum Reden? Benötigen Sie eine psychologische Beratung? Kümmern Sie sich um Ihre eigene medizinische Versorgung? Viele pflegenden Angehörigen ignorieren ihre eigenen gesundheitlichen Probleme, weil sie so von der Pflege des Angehörigen vollständig beansprucht werden. Kommen Sie auch mal raus und haben Sie oft genug Pausen von Ihrer Aufgabe als pflegender Angehöriger? Um die bestmögliche Pflege zu gewährleisten, müssen Sie sich ausreichend regenerieren. Halten Sie engen Kontakt zu Ihren Freunden? Sie werden diese Freunde im Krankheitsverlauf aber insbesondere nach dem Tod des kranken Angehörigen brauchen.

Wer den Patienten zu den Vorstellungsterminen begleiten soll, entscheidet natürlich der Patient. Wenn Angehörige und sogar Freunde an den Klinikbesuchen teilnehmen, werden die dort gegebenen Empfehlungen häufig besser umgesetzt, weil die Begleiter diese zuhause wiederholen und bestärken können. Außerdem wird jeder den Hintergrund der Empfehlungen besser verstehen, wenn er an der Besprechung teilgenommen hat (Traynor BJ et al. 2003).

Selbstverständlich wird der Patient während des Gesprächs immer direkt angesprochen, selbst wenn er nicht mehr so gut sprechen kann. Eine Fachkraft würde Fragen, die an den Patienten gestellt werden sollen, niemals an die Angehörigen richten, sondern immer direkt an den Betroffenen. Oft tragen die Angehörigen aber zum Gespräch bei, indem sie das vom Patienten Gesagte ergänzen; in diesem Fall sind auch direkte Fragen an die Angehörigen möglich. Dadurch kommen oft wichtige Informationen zur Sprache (Oliver D 2004).

Oft geben die Patienten und ihre Angehörigen zu, dass sie einander vor bestimmten Informationen oder negativen Gefühlen bewahren wollen. Sie alle fühlen sich besser unterstützt, wenn sie zusätzlich die Möglichkeit zu einem Vier-Augen-Gespräch haben. Dies kann als eine außerordentliche Unterstützung empfunden werden.

Koordination von Unterstützungsangeboten

Unterstützungsangebote haben für das Wohlbefinden von Patienten und Angehörigen eine sehr hohe Bedeutung. Selbsthilfeorganisationen versuchen, die Patienten in allen Orten des Landes zu erreichen. Auf der ganzen Welt gibt es ALS-Vereinigungen und Selbsthilfegruppen. In Deutschland sind ALS-Patienten über die Deutsche Gesellschaft für Muskelkranke (DGM) organisiert, in der Schweiz über die Schweizerische Gesellschaft für Muskelkranke (SGMK). Mit Hilfe des Internets können auch die Regionen erreicht werden, die für eine direkte Betreuung durch lokale Selbsthilfegruppen zu weit entfernt sind.

Der Umfang und die Bandbreite der Angebote weist große örtliche Unterschiede auf. Über die DGM gibt es eine Vielzahl von Informationsmaterialien (www.¬

dgm.org). Es werden Treffen von Selbsthilfegruppen, Informationsveranstaltungen, Freizeiten für die Betroffenen und ihre Familien und viele andere Angebote organisiert. Zudem werden von der DGM Hilfsmittelberatung und Sozialberatung für Patienten und ihre Familien durchgeführt. Es ist auch eine Aufgabe der Pflegekraft, über derartige örtliche Angebote informiert zu sein und die Betreuung im ALS-Zentrum mit diesen Angeboten abzustimmen. Die Pflegekraft kann Informationen über die Angebote für Patienten und Angehörige selbst einholen. Außerdem kann die Pflegekraft nach dem Erstvorstellungstermin den Kontakt mit der entsprechenden Organisation herstellen.

Koordination der häuslichen Pflege und mit palliativmedizinischen Angeboten

Pflegedienste können bei der Pflege zuhause helfen und werden – bei Vorliegen eines Pflegegrads – über die Pflegeversicherung (mit-)finanziert. Die Pflegekraft eines ALS-Zentrums tauscht sich mit dem Pflegedienst aus und bleibt mit diesem in Kontakt. Mit ihrem Fachwissen über die Erkrankung kann sie zur weiteren häuslichen pflegerischen Versorgung einen wichtigen Beitrag leisten. Neben dem Pflegedienst werden häufig auch andere Dienste, z. B. ein Physiotherapeut, ein Ergotherapeut, ein Sozialarbeiter und/oder eine Haushaltshilfe, in die Betreuung mit eingebunden. Es kann zu den Aufgaben der Pflegekraft des ALS-Zentrums gehören, zunächst die entsprechenden Bedürfnisse des Patienten zu dokumentieren und später Kontakt mit den einzelnen Diensten zu halten. Die Pflegekraft koordiniert häufig auch die Kontakte mit dem Arzt und den anderen Teammitgliedern des ALS-Zentrums. Es konnte gezeigt werden, dass Patienten davon profitieren, wenn die Pflegekraft als zentrale Ansprechpartnerin die einzelnen Dienste und Angebote koordiniert (Houde SC, Mangolds V 1999).

Die Einbeziehung palliativmedizinischer Angebote muss im multidisziplinären Team und mit dem Patienten und seinen Angehörigen diskutiert werden. Die Einbindung dieser Angebote sollte möglichst früh im Krankheitsverlauf erfolgen, da Patienten von einer frühen Einbeziehung der Palliativmedizin profitieren (Andersen PM et al. 2012; Anneser J und Grisold W 2014). Häufig gehört es auch hier zu den Aufgaben der Pflegekraft, dem Palliativteam, der Palliativstation oder dem Hospiz, Besonderheiten der Pflege und der Bedürfnisse des Patienten und seiner Angehörigen weiterzugeben. Umgekehrt wird die palliativmedizinische Einrichtung oder das Hospiz die Pflege optimieren und engen Kontakt mit der Pflegekraft halten. Die Pflegekraft gibt diese Information wiederum an die anderen Dienste weiter, sodass alle auf einem aktuellen Informationsstand bleiben. Es gibt verschiedene ambulante und stationäre palliativmedizinische Angebote. Im ambulanten Bereich spielen die Teams der »spezialisierten ambulanten Palliativversorgung« (SAPV) eine zunehmend wichtige Rolle. Die gesetzliche Grundlage in Deutschland bietet das Fünfte Buch des Sozialgesetzbuchs (SGB V), in dem festgelegt wird, dass Versicherte, die an einer nicht heilbaren, fortschreitenden Erkrankung leiden und zudem eine aufwändige medizinische Versorgung benötigen, Anspruch auf Leistungen der SAPV haben. Diese Teams arbeiten multiprofessionell (Ärzte, Pflegekräfte und meist auch Sozialarbeiter) und haben zum Ziel, eine häusliche Betreuung schwer kranker Patienten so lange wie möglich sicherzustellen. An stationären Angeboten sind Palliativstationen und Hospize zu nennen. Patienten können für einen begrenzten Zeitraum (2–3 Wochen) mit einem definierten Behandlungsziel in einer Palliativstation aufgenommen werden, z. B. um ein belastendes Symptom besser zu kontrollieren. Hospize gehören zu den Pflegeeinrichtungen und nehmen Patienten mit einer schweren Erkrankung und begrenzter Lebenserwartung (ca. 3–6 Monate) auf (Anneser J und Grisold W 2014).

Beratung des Patienten

Grundsätzlich ist die Beratung des Patienten und seiner Angehörigen in jedem Krankheitsstadium eine wichtige Aufgabe der Pflegekraft. Dies gilt auch für die ALS. Sind der Patient und seine Angehörigen gut informiert, können sie sich auf die Herausforderungen durch die Krankheit in jedem Stadium besser vorbereiten und diese bewältigen. Dies beginnt am Tag der Diagnose und setzt sich bei jedem Gespräch mit dem Patienten fort. Empfehlungen wird er leichter akzeptieren, wenn er die medizinischen Grundlagen dafür versteht und wenn sie ihm in verständlicher Sprache übermittelt werden (Simmons Z 2005).

Es ist eine Aufgabe auch der Pflegekraft, sicherzustellen, dass der Patient und seine Angehörigen die Krankheit und ihren Verlauf, die medizinischen Grundlagen von Interventionen (z. B. PEG-Anlage) und auch alle wesentlichen Aspekte der medikamentösen Therapie verstanden haben.

Die Compliance für viele Interventionen kann verbessert werden, wenn der Patient frühzeitig ein prinzipielles Verständnis für die Zusammenhänge gewinnt und detaillierte Informationen erhält, wenn der Zeitpunkt für eine Intervention näher rückt. Beispielsweise kann bei Ernährungssonden eine gute Compliance erreicht werden, wenn schrittweise vorgegangen wird: Zum Zeitpunkt der Diagnose erhält der Patient die Information, dass Ernährung ein wichtiges Thema bei der Erkrankung ist, dass er die Autonomie bei Entscheidungen über diese Fragen behalten wird und dass er auch in dieser Frage im Krankheitsverlauf weiter Unterstützung durch das ALS-Zentrum erhalten wird. Er erhält auch Informationen darüber, wie er seine Ernährung optimieren kann, um einen Gewichtsverlust zu verhindern. Wenn es für die Patienten schwierig wird, genügend Kalorien aufzunehmen und die Option einer Ernährungssonde näher rückt, kann diese Alternative zur oralen Ernährung schon erwähnt werden, bevor sie wirklich erforderlich ist. Schrittweise wird es dem Patienten bewusst, dass Schwierigkeiten mit der Nahrungsaufnahme zum natürlichen Verlauf der Erkrankung gehören, und er wird Hilfe wie Ernährungssonden so eher akzeptieren.

Wegen der vielfältigen Aufgaben in der Patientenberatung wäre wichtig, Pflegekräfte auch in den Grundlagen der Erwachsenenpädagogik fortzubilden. Es müssen jedoch auch die Möglichkeiten des Patienten, neue Informationen aufzunehmen, berücksichtigt werden. Der Tag der Diagnose ist sicherlich der falsche Zeitpunkt, um mehr als die grundlegenden Fragen zu besprechen. Bei einem Wiedervorstellungsgespräch nach einigen Wochen können jedoch weitere Informationen gegeben werden. In einigen ALS-Zentren oder über die DGM gibt es jedoch regelmäßige Informationsveranstaltungen für Patienten und ihre Angehörige. Bei Gesprächen mit dem Patienten und seinen Angehörigen muss deren Bildungsstand und die intellektuellen Fähigkeiten berücksichtigt werden. Es gibt weiterhin Menschen, die Schwierigkeiten beim Lesen und Schreiben haben, und selbst ein Betroffener mit mehreren Universitätsabschlüssen kann Probleme mit Konzepten haben, die von seinem eigenen Fach weit entfernt sind. Die Pflegekraft muss daher einen medizinischen Fachjargon vermeiden und sich für den Patienten verständlich ausdrücken. Informationsmaterialien sollten verständlich und mit einfachen Worten und kurzen Sätzen formuliert sein, jedoch ohne dass der Informationsgehalt leidet.

Im Patientengespräch müssen auch kulturelle Eigenheiten berücksichtigt werden. In manchen Kulturkreisen werden nur die Angehörigen aufgeklärt und nicht der Patient. In anderen Kulturen ist es unhöflich, den Patienten im Gespräch direkt anzublicken. Obwohl dies mit einer Kultur, in der Offenheit und Patientenautonomie einen hohen Stellenwert besitzen, schwer zu vereinbaren ist, müssen diese kulturelle Unterschiede respektiert werden. Es sollte daher im Patientengespräch nach Wegen gesucht werden, die dem Patienten das Gefühl geben, dass auch sein kultureller Hintergrund respektiert wird.

Schriftliche Informationsmaterialien können mündliche Informationen vertiefen. Oft vergessen Patienten Einzelheiten, weil sie von den Informationen schlicht überwältigt sind. Die Aufklärung sollte also mündlich erfolgen mit ausreichend Zeit für die Patienten, Fragen stellen zu können. Anschließend werden die Informationen durch schriftliches Informationsmaterial ergänzt. Im Auftrag der DGM wurde hierzu eine Informationsbroschüre erarbeitet (download unter: https://¬www.dgm.org/publikationen/als-information-patienten-angehoerige). Es ist auch denkbar, dass die Pflegekraft – am besten in Zusammenarbeit mit andern Mitarbeitern des Zentrums – selbst Informationsblätter verfasst, die sich mit Themen wie medikamentöse Behandlung, mögliche Nebenwirkungen und Schemata zur Dosierung, grundlegende Informationen zu Beatmung und Ernährungssonden, wichtige Internetseiten, Bücher, Hilfsangebote, eine Zusammenfassung aktueller Forschungsergebnisse und Studien, usw. befassen.

Auf jeden Fall müssen die Pflegekraft und alle anderen Teammitglieder bedenken, dass Informationen den Patienten und ihren Angehörigen gegenüber immer wieder wiederholt werden müssen. Patienten können bei Gesprächen, die eine schwere Erkrankung betreffen, nur eine eingeschränkte Menge an Information aufnehmen.

Beratung von häuslichen Pflegediensten

Die ALS ist auch weiterhin eine seltene Krankheit. Seit der Einführung von spezialisierten ALS-Zentren gibt es nun auch Kompetenzzentren für die Pflege von ALS-Patienten. Pflegedienste oder SAPV-Teams haben hier andere Voraussetzungen, da sie nur selten ALS-Patienten betreuen. Es wird ALS- Patienten langfristig helfen, wenn die spezialisierten Zentren Informationen und Fortbildungen für Pflegedienste und Palliativteams über die Krankheit und die besonderen Bedürfnisse von ALS-Patienten anbieten. Dies können zum Beispiel auch Gespräche von Pflegekraft zu Pflegekraft sein. Die Pflegekraft kann einem ambulanten Pflegedienst auch Schulungs- und Informationsangebote machen, wenn dieser neu in die Betreuung eines Patienten einsteigt, insbesondere dann, wenn die Pflegekraft bislang noch nicht mit dem jeweiligen Pflegedienst zusammengearbeitet hat. Dies ist eine hervorragende Möglichkeit, um gleichzeitig gute Kontakte aufzubauen und Mitarbeiter fortzubilden.

Koordination und Management des ALS-Zentrums

Die Betreuung durch ein multidisziplinäres Team sollte Standard in der Behandlung von ALS-Patienten sein (Borasio GD et al. 2001). Organisation, Koordination und Management des Teams liegen nicht selten in der Verantwortung der Pflegekraft des Zentrums (Van den Berg JP et al. 2005; Traynor BJ et al. 2003).

Es sollte darauf geachtet werden, wie der Patient die Betreuung im Zentrum erlebt – vom ersten Telefonat bis hin zum letzten Besuch. Das Zentrum sollte in jeder Hinsicht einladend wirken. Die Patienten freuen sich nicht auf ihre Besuche im Zentrum. Sie wissen, dass sie erneut mit dem Fortschreiten ihrer Schwäche und weiteren Verluste konfrontiert werden. Dennoch muss alles nur Mögliche unternommen werden, damit die Patienten wiederkommen möchten. Der Aufbau einer stabilen persönlichen Beziehung und das Hervorheben positiver Aspekte können hier helfen.

Idealerweise werden Telefonate von einem Menschen entgegengenommen und nicht von einem Anrufbeantworter. Der Empfangsbereich sollte ruhig sein und der für die Aufnahme zuständige Mitarbeiter zugewandt. Die Untersuchungsräume sollten – in einem professionellen Rahmen – Privatsphäre schaffen. Dies zu bewerkstelligen, ist oft Aufgabe der Pflegekraft.

Die Fortbildung des Personals ist nicht nur für die Patienten wichtig, sondern auch für die berufliche Zufriedenheit jedes Teammitglieds. Die Mitglieder des Teams arbeiten mit größerem Engagement, wenn sie merken, dass das Zentrum in sie investiert. Empfehlenswert sind regelmäßige Fortbildungen des Teams zu bestimmten klinischen Themen. Außerdem können zum Beispiel in wöchentlichen

Treffen Fachartikel verteilt werden oder es kann ein Journal Club für das Personal des Zentrums ins Leben gerufen werden. Die Pflegekraft kann diese Aktivitäten organisieren und als Vertreter des Personals fungieren. Die Leitung des Zentrums kann Mitarbeiter für derartige Aktivitäten freistellen und finanzielle Zuschüsse für die Teilnahme an Kongressen gewähren. Außerdem kann die Leitung Interesse an den Mitarbeitern signalisieren, indem diese auch an diesen Fortbildungen teilnimmt. Die Leitung des Zentrums sollte die Pflegekräfte genauso unterstützten wie die Pflegekräfte die übrigen Mitarbeiter. Es ist wünschenswert, dass auch Pflegekräfte regelmäßig an ALS-Kongressen teilnehmen und die Gelegenheit haben, kollegiale Beziehungen zu anderen Pflegekräften von ALS-Zentren aufzubauen.

Eine jährliche Klausursitzung bietet den Rahmen für die Besprechung teaminterner Themen, Fortbildung, Unterstützung der Mitarbeiter und für die Diskussion administrativer Themen. Sie sollte außerhalb des ALS-Zentrums stattfinden. Einzelne Einheiten können die Diskussion schwieriger klinischer Fälle und ethischer Probleme, Kommunikation und Koordination des Zentrums, Forschung, Stressreduktion und anderes zum Thema haben. Mitarbeiter werden sich besser involviert fühlen, wenn sie aufgefordert werden, selber zur Agenda beizutragen.

Ein Burnout eines Mitarbeiters kann für die Patienten, das Team und einzelne Teammitglieder verheerende Folgen haben. Die pflegerische Leitung der Einheit oder die Pflegedienstleitung sollte Maßnahmen ergreifen, um diese Situation zu verhindern. Wichtig ist die Schulung des Personals. Alle in der medizinischen Versorgung tätigen Mitarbeiter sind in der Regel voll ausgelastet und arbeiten sehr hart. Die Pflegekraft kann darauf achten, dass die Arbeit gleichmäßig und sinnvoll innerhalb des Teams verteilt ist. Ein regelmäßiges oder gelegentlich stattfindendes Supervisionsangebot oder das Angebot einer Intervisionsgruppe kann signalisieren, dass das Wohlbefinden der Mitarbeiter der Leitung des Zentrums wichtig ist. Eine Intervisionsgruppe kann von einer Krankenpflegekraft, einem Mitarbeiter des Sozialdienstes oder einem Psychologen geleitet werden. Eine Supervision wird in der Regel von einem Außenstehenden geleitet. Grundsätzlich sollte die Pflegekraft für Fragen und Bedenken des Personals ein offenes Ohr haben.

Der Ablauf des Besuchs im ALS-Zentrum sollte so organisiert werden, dass die Patienten rasch in die entsprechenden Zimmer gebracht werden und zwischen den Treffen mit den verschiedenen Teammitgliedern nur geringe Wartezeiten entstehen. Auch das Team schätzt ein einfaches aber gut organisiertes System, bei dem jedem klar ist, was seine nächste Aufgabe ist und dadurch eine effektive Zeitplanung ermöglicht wird. Jede Klinik hat hier ihr eigenes Vorgehen, jedoch ist es oft Aufgabe der Pflegekraft sicherzustellen, dass alles reibungslos läuft.

Hinsichtlich der Organisation des Zentrums stimmt sich die Pflegekraft mit der Zentrumsleitung ab. Es ist empfehlenswert, dass die Zentrumsleitung die Pflegekraft partnerschaftlich in die Organisation einbindet, da sie in der Regel Einblick in alle wesentlichen Bereiche des Zentrums hat.

Forschung

Viele ALS-Zentren sind Einrichtungen von Universitätskliniken und aktiv an Arzneimittelstudien oder klinischen Studien zur Verbesserung der Betreuung von ALS-Patienten beteiligt. Die meisten Patienten schätzen die Versorgung in einem Zentrum, an dem Studien durchgeführt werden: Sie haben dadurch das Gefühl, dass sie von kompetenten Fachleuten, die auf ihrem Gebiet Wesentliches leisten, behandelt werden. Forschungsarbeit *ist* wichtig und sollte auch von jedem Teammitglied entsprechend gewürdigt werden.

Der Vorteil von Arzneimittelstudien ist offensichtlich. Gute klinische Forschung zur Verbesserung der Betreuung von ALS-Patienten und ihren Angehörigen ist genauso wichtig und kann oft sogar noch nutzbringender für die Patienten sein. Wenn eine Frage der Betreuung oder palliativen Behandlung von ALS-Patienten zu einem Forschungsprojekt führt, sind dadurch auch wesentliche Verbesserungen hinsichtlich der Überlebenszeit möglich. Änderungen der palliativen Behandlung können sowohl die Lebensqualität als auch das Überleben von ALS-Patienten verbessern.

Die Mitarbeiter können von der Pflegekraft ebenso wie vom ärztlichen Leiter des Zentrums für die klinische Forschung begeistert werden. Mitarbeiter können lernen, wissenschaftliche Artikel kritisch zu bewerten. Außerdem können die einzelnen Teammitglieder in die klinische Forschung am Zentrum eingebunden werden. Oft sind Pflegekräfte bereits an dieser Forschung beteiligt und hierfür eine wichtige Ressource. So kann die Pflegekraft einem anderen Teammitglied beim Entwickeln einer klinischen Fragestellung helfen und den Kollegen gemeinsam mit dem ärztlichen Leiter bei der Projektplanung unterstützen. Mit entsprechender Förderung können klinische Forschungsprojekte zur Routine im Klinikalltag des Zentrums werden.

Aufgabe der Pflegekraft während und zwischen den Klinikbesuchen

Die Pflegekraft sollte jeden Patienten ein bis zwei Wochen vor dem vereinbarten Kliniktermin anrufen. Dadurch erhält sie wichtige Informationen, die die Betreuung und Behandlung des Patienten erheblich verbessern können.

Während des Besuchs des Patienten im ALS-Zentrum hat die Pflegekraft zahlreiche Aufgaben. Manchmal organisiert sie hauptsächlich den Besuch und sieht nur solche Patienten, deren aktuelle Probleme nicht in den Zuständigkeitsbereich anderer Teammitglieder fallen. Meistens verbringt sie aber viel Zeit mit dem Patienten und seinen Angehörigen und führt oft auch zu Beginn des Besuchs eine allgemeine Anamnese durch, anhand derer sie festlegt, welche Teammitglieder der Patient bei diesem Termin am besten sehen sollte. In anderen Fällen ist es ihre Hauptaufgabe, den Patienten und seine Angehörigen zu ihren aktuellen Fragen und

Problemen zu beraten. Dieses Gespräch können danach andere Teammitglieder, wie z. B. der Arzt, weiter vertiefen. Ein Beispiel dazu wäre, dass bei einem Patienten ein Gewichtsverlust feststellt wird. Die Pflegekraft erklärt ihm daraufhin allgemein die Bedeutung der Ernährung bei der Erkrankung. Dadurch ist der Patient später vorbereitet, um von der Diätassistentin konkretere Empfehlungen zu erhalten.

Während des Besuchs des Patienten im ALS-Zentrum sprechen die Ärzte und andere Teammitglieder, die den Patienten betreuen, häufig Empfehlungen aus. Die Pflegekraft sorgt dafür, dass der Patient diese – wenn notwendig – auch in Schriftform erhält, und sollte sie am Ende des Besuchs mit dem Patienten durchsprechen. Dadurch hat der Patient Gelegenheit Fragen zu stellen, und die Krankenpflegekraft kann sich davon überzeugen, dass der Patient alle Empfehlungen verstanden hat. Wenn ein Mitglied des multiprofessionellen Betreuungsteams (z. B. Diätassistentin, Sozialarbeiterin, Physiotherapeutin) nicht im Zentrum anwesend ist, sollte die Pflegekraft den Patienten grundlegende Informationen weitergeben können. Dazu sollte sie zumindest basale Kenntnisse des jeweiligen Gebietes haben. In den meisten Zentren sind meist nur an einem Tag in der Woche oder alle zwei Wochen alle Mitglieder des multiprofessionellen Betreuungsteams anwesend, während die Pflegekraft oft in Vollzeit dort arbeitet. Sie sollte daher in der Lage sein, grundlegende Dinge selbstständig durchzuführen. Dazu gehören z. B. ein Lungenfunktionstest mit einem Handgerät, das Vorführen des Gebrauchs von Hilfsmitteln, z. B. einem Rollator, und die Beurteilung des Ernährungszustands der Patienten.

Es gehört zur guten klinischen Praxis, dass sich das Team am Ende eines Ambulanztages trifft und alle Patienten durchspricht. Oft wird die Pflegekraft gebeten, ein derartiges Treffen zu organisieren. Diese Treffen werden in der Regel vom Arzt geleitet mit ausreichend Zeit für jeden Teilnehmer, seine Einschätzungen und Vorschläge zu äußern. Bei diesen Treffen werden die Pflege und weitere Behandlung des Patienten koordiniert und es wird festgelegt, wer sich um was kümmert, um die Bedürfnisse des Patienten möglichst optimal zu erfüllen. Oft muss sich dann die Pflegekraft darum kümmern, dass jedes Mitglied des multiprofessionellen Teams seine Aufgabe auch erfüllt. Ein Nebeneffekt derartiger Treffen ist, dass alle Mitarbeiter auf dem neuesten Erkenntnisstand bezüglich der Pathogenese, Therapie und palliativen Behandlung bleiben, indem zum Beispiel Gründe für bestimmte Behandlungsempfehlungen oder Unterschiede zwischen verschiedenen Motoneuronerkrankungen, wie ALS und PLS, erläutert werden.

Außerdem kann die Krankenpflegekraft den Patienten etwa zwei Wochen nach seinem Klinikbesuch anrufen, um die Behandlungsempfehlungen noch einmal durchzusprechen und zu überprüfen, ob hierbei Fragen oder Probleme aufgetreten sind. Auch zwischen den Besuchen des Patienten im Zentrum hat die Pflegekraft viele verschiedene Aufgaben und ist oft diejenige, die die meisten Telefonate mit dem Patienten führt, ihm mit Ratschlägen zur Seite steht oder weitere Beratungstermine oder die Einbindung anderer Dienste arrangiert. Auch hier ist die Weitergabe von Informationen über die Krankheit an die Beteiligten von zentraler Bedeutung. Die Pflegekraft kann Medikamentenverordnungen für den Arzt vorbereiten und Formalitäten für den Erhalt von Hilfsmittels erledigen. Für die Patienten und ihre Angehörigen ist es eine große Erleichterung, wenn zu ihrer Unterstützung und Beratung eine Pflegekraft zur Verfügung steht.

Bedeutung der Frontotemporalen Demenz bei der Betreuung

Inzwischen ist es gut belegt, dass die frontotemporale Demenz (FTD) und verwandte kognitive Störungen bei ALS häufig vorkommen (Andersen PM et al. 2012; Miller RG et al. 2009; Anneser J, Grisold W 2014; Lomen-Hoerth C et al. 2002) (▶ Kap. 8). Dessen müssen sich alle, die an der Betreuung von ALS Patienten beteiligt sind, bewusst sein. Es muss ihnen aber auch das Wissen und die Fertigkeiten vermittelt werden, um diese Patienten und ihre Familien wirkungsvoll unterstützen zu können. Patienten mit FTD gehen vollkommen anders als Patienten, die nur an einer ALS leiden, mit ihrer Erkrankung um und können oft nicht mehr in Behandlungen und Interventionen einwilligen (Olney RK et al. 2005). Allerdings können Techniken, die zur Behandlung von Patienten mit traumatischen Hirnschädigungen des Frontallappens entwickelt wurden, zu bemerkenswerten Ergebnissen führen. Eine sehr wertvolle Quelle für Fachkräfte und Familien, ist das Buch *What if it's not Alzheimer's: a Caregiver's Guide to Dementia* von Lisa Radin (Radin L 2003). Dieses Buch beschreibt hilfreiche Strategien für den Umgang mit von dieser Art von Demenz betroffenen Patienten.

Die Pflegekraft und der Arzt des Zentrums sorgen dafür, dass alle Mitglieder des Betreuungsteams über dieses Overlap-Syndrom Bescheid wissen und auch die Strategien für eine effektive Arbeit mit diesen Patienten kennen. Die Angehörigen benötigen besonders viel Unterstützung und Verständnis. Sie kommen mit den Veränderungen im Verhalten und/oder Urteilsvermögen des Patienten besser zurecht, wenn sie die Ursache und Art der Störung verstanden haben. Die Deutsche Alzheimer Gesellschaft bietet Informationsmaterialien zur FTD zum Download an: https://www.deutsche-alzheimer.de/die-krankheit/frontotemporale-demenz.html. Allerdings sollten die Angehörigen diese Information nur erhalten, sobald sie bereit sind, dieses zusätzliche Problem auch zu akzeptieren. Manche Familien ignorieren oder verleugnen das Problem und sollten dann nicht konfrontiert werden mit Informationen, die ihnen in diesem Fall auch nicht weiterhelfen können.

Trauerrituale für Angehörige und Mitarbeiter

Viele ALS-Patienten werden im Laufe der Erkrankung palliativmedizinisch, durch ambulante Hospizhelfer oder in einem Hospiz mitbetreut. Gelegentlich bieten diese Einrichtungen auch Trauerbegleitung an. Die Pflegekraft kann den Nutzen dieses Programms für die Hinterbliebenen herausstellen (Hebert RS et al. 2005). Hinterbliebene profitieren sehr oft von einer Trauerbegleitung – dies gilt für alle Familienmitglieder und nicht nur für den Partner des Verstorbenen.

Auch die Mitglieder des multidisziplinären Teams benötigen Zeit und Raum zum Trauern. Die Arbeit mit dem Patienten ist oft sehr intensiv, sodass nicht selten persönliche Beziehungen zwischen Mitarbeitern und Patienten entstehen. Jedes Mal, wenn ein Patient stirbt, wird dies von den Mitgliedern des multiprofessionellen Betreuungsteams als ein Verlust erlebt.

Viele ALS-Zentren haben Rituale, die für Familien und Teammitglieder hilfreich sind. Ein einfaches Ritual ist das Senden einer Kondolenzkarte an die Hinterbliebenen, auf der jeder Mitarbeiter eine kurze persönliche Nachricht übermitteln kann. Dies zeigt den Hinterbliebenen die Anteilnahme des Betreuungsteams und hilft den Mitarbeitern, die Betreuung auch innerlich abzuschließen. Manche Zentren bieten einmal jährlich eine Gedenkfeier oder einen Gedenkgottesdienst an für die Familien der Patienten, die dort betreut worden waren. Dies kann eine große Bedeutung für die Hinterbliebenen haben – aber vermutlich eine noch größere Bedeutung für die Mitarbeiter.

Selbstfürsorge

Ebenso wie alle anderen Mitglieder des Teams können auch Pflegekräfte ein Burnout-Syndrom entwickeln. Oft kümmert sich die Pflegekraft so intensiv um alle anderen, dass sie ihre eigenen seelischen Bedürfnisse vernachlässigt. Es ist charakteristisch, dass viele Pflegekräfte glauben, es sei ihre Aufgabe, alle Bedürfnisse der Mitarbeiter und der Patienten zu erfüllen. Dieses Ziel ist jedoch niemals zu erreichen – die Arbeit hört niemals auf. Pflegekräfte müssen ihre eigenen Ratschläge befolgen: Prioritäten setzen, selbst das Tempo bestimmen, Urlaub nehmen, sich durch Tätigkeiten außerhalb der Klinik regenerieren und Unterstützung beim ärztlichen Leiter des Zentrums oder einer anderen geeigneten Person suchen.

Schlussfolgerung

Die Pflegekraft spielt bei allen Aktivitäten des ALS-Zentrums und besonders bei der Koordination der Pflege und Versorgung der Patienten eine zentrale Rolle. Sie hält das Zentrum zusammen und entwickelt es – in partnerschaftlicher Zusammenarbeit mit dem ärztlichen Leiter – weiter. Die Grundsätze höchster Fachkompetenz in einem ALS-Zentrum werden vor allem von der Pflegekraft umsetzt.

Literatur

Andersen P. M., Abrahams S., Borasio G. D., de Carvalho M., Chio A., Van Damme P. (2012) EFNS guidelines on the clinical management of amyotrophic lateral sclerosis (MALS)— revised report of an EFNS task force. *European Journal of Neurology* 19: 360–75.

Andersen P. M., Borasio G. D., Dengler R., Hardiman O., Kollewe K., Leigh P. N. et al. (2005) EFNS Task Force on Management of Amyotrophic Lateral Sclerosis: guidelines for diagnosing and clinical care of patients and relatives. *European Journal of Neurology* 12: 21–38.

Anneser, J. & Grisold, W. (2014). Palliativmedizin in der Neurologie in: Grisold, W. & Berlit, P.: Aktuelle Therapie in der Neurologie, Kompendium für Fort- und Weiterbildung. Heidelberg: ecomedMedizin.

Borasio G. D., Sloan R., Pongratz D. E. (1998) Breaking the news in amyotrophic lateral sclerosis. *Journal of the Neurological Sciences* 160 (Suppl. 1): S127–S133.

Borasio G. D., Voltz R., Miller R. G. (2001) Palliative care in amyotrophic lateral sclerosis. *Neurologic Clinics* 1: 829–47.

Grehl T., Rupp M., Budde P., Tegenthoff M., Fangerau H. (2011) Depression and QOL in patients with ALS: how do self-ratings and ratings by relatives differ?. *Quality of Life Research* 20: 569–74.

Hebert R. S., Lacomis D., Easter C., Frick V., Shear M. K. (2005) Grief support for informal caregivers of patients with ALS: a national survey. *Neurology* 64: 137–8.

Houde S. C., Mangolds V. (1999) Amyotrophic lateral sclerosis: a team approach to primary care. *Clinical Excellence for Nurse Practitioners* 3: 337–45.

Lomen-Hoerth C., Anderson T., Miller B. (2002) The overlap of amyotrophic lateral sclerosis and frontotemporal dementia. *Neurology* 59: 1077–9.

Miller R. G., Jackson C. E., Kasarskis E. J., England J. D., Forshew D., Johnston W. et al. (2009) Practice parameter update: the care of the patient with amyotrophic lateral sclerosis: drug, nutritional, and respiratory therapies (an evidence-based review): Report of the Quality Standards Subcommittee of the American Academy of Neurology. *Neurology* 73: 1218–26.

Miller R. G., Rosenberg J. A., Gelinas D. F., Mitsumoto H., Newman D., Sufit R. et al. (1999) Practice parameter: the care of the patient with amyotrophic lateral sclerosis (an evidence-based review): report of the Quality Standards Subcommittee of the American Academy of Neurology: ALS Practice Parameters Task Force. *Neurology* 52: 1311–23.

Oliver D. (2004) The development of an interdisciplinary outpatient clinic in specialist palliative care. *International Journal of Palliative Nursing* 10: 446–8.

Olney R. K., Murphy J., Forshew D., Garwood E., Miller B. L., Langmore S. et al. (2005) The effects of executive and behavioral dysfunction on the course of ALS. *Neurology* 65: 1774–7.

Radin L. (ed.) (2003) *What if it's not Alzheimer's: a Caregiver's Guide to Dementia*. Amherst, NY: Prometheus Books.

Simmons Z. (2005) Management strategies for patients with amyotrophic lateral sclerosis from diagnosis through death. *Neurologist* 11: 257–70.

Traynor B. J., Alexander M., Corr B., Frost E., Hardiman O. (2003) Effect of a multidisciplinary amyotrophic lateral sclerosis (ALS) clinic on ALS survival: a populationbased study, 1996–2000. *Journal of Neurology, Neurosurgery, and Psychiatry* 74: 1258–61.

Van den Berg J. P., Kalmijn S., Lindeman E., Veldink J. H., de Visser M., Vander Graaff M. M. et al. (2005) Multidisciplinary ALS care improves quality of life in patients with ALS. *Neurology* 65: 1264–7.

16 Komplementär- und Alternativmedizin

Gregory T. Carter, Sunil Kumar Aggarwal, Michael Weiss und Richard S. Bedlack

Fallbeispiel

Bei der 38-jährigen Sarah wurde nach initialen Schmerzen in der linken Schulter mit Schwäche und Muskelschwund des Armes ALS diagnostiziert. Die Schmerzen wurden durch Gabapentin, das auf 3 × 800 mg pro Tag aufdosiert wurde, gelindert. Die Zugabe von Nortriptylin war zu stark sedierend und erzeugte Mundtrockenheit. Durch Venlafaxin in einer Dosis von 2 × 75 mg täglich fühlte sie sich zwar besser, hatte aber wieder stärkere Schmerzen. Die orale Gabe von Morphin beseitigte zwar die Schmerzen, führte aber zu Somnolenz und Problemen beim Atmen. Sowohl die Schmerzen, als auch die Nebenwirkungen der Medikamente lenkten sie von ihrem wichtigsten Ziel ab – als Mutter für ihre beiden kleinen Kinder da zu sein.

Ein Freund schlug medizinisches Cannabis vor. Da Sarah aber keine Erfahrungen mit »echten« Drogen hatte, war sie initial sehr skeptisch, bis sie es sich wegen zunehmender Schmerzen anders überlegte. Nach einer Aufklärung durch ihren Arzt über den medizinischen Einsatz und die Nebenwirkungen von Cannabis, erhielt sie die formale Erlaubnis (Washington State Administrative Code RCW 69.51A), Cannabis aus medizinischen Gründen zu besitzen und anzuwenden.

Gemäß den Anweisungen ihres Arztes nahm sie einen Glyzerinextrakt der ganzen Pflanze ein, der nach dreitägiger Dosisanpassung ohne übermäßige Sedierung und Wechselwirkungen mit Gabapentin und Venlafaxin eine Schmerzlinderung bewirkte.

Sie setzte diese Behandlung fort, bis sie wegen der Gabe über eine PEG-Sonde (PEG: perkutante endoskopische Gastrostomie) auf einen höher konzentrierten Ölextrakt umsteigen musste. Im weiteren Verlauf der ALS benötigte sie keine zusätzlichen Medikamente; erst in den letzten Tagen akzeptierte sie Benzodiazepine. Sie verstarb kurz nach ihrem 44. Geburtstag friedlich zuhause.

Sarahs Witwer ist weiterhin als Freiwilliger in der Medicinal Cannabis Cooperative tätig und setzt sich für den Einsatz von Cannabis zur Behandlung von ALS-Symptomen ein.

Einleitung

Die Komplementär- und Alternativmedizin (CAM) wird weltweit und insbesondere in den Industrienationen immer häufiger angewandt. Dies gilt verständlicherweise insbesondere für Patienten mit unheilbaren, tödlich verlaufenden Krankheiten, wie ALS (Wells RE et al. 2010; Wells RE et al. 2011; Wasner M et al. 2001; Rahim-Jamal S et al. 2011). Von 92 ALS-Patienten gaben 54 % an, CAM-Verfahren anzuwenden (Wasner M et al. 2001). Es wurden mehr als 73 verschiedene Verfahren oder Substanzen aufgelistet und manche der Patienten setzten bis zu elf Verfahren ein. Am häufigsten wurden Akupunktur (47 %), Homöopathie (40 %), Naturheilkunde (24 %) und esoterische Behandlungen (20 %) eingesetzt (Wasner M et al. 2001). Meistens erfolgten die alternativen Behandlungen durch einen Arzt. Unserer Erfahrung nach fragen viel mehr Patienten nach CAM und einige setzten viele Verfahren gleichzeitig ein.

Obwohl die Effizienz mancher CAM-Verfahren inzwischen in Studien belegt wurde, finden sich keine Studien über die Effekte auf ALS-Symptome. »ALS Untangled«, eine Gruppe aus 90 Ärzten und Wissenschaftlern aus zehn Nationen, hat ein Standardverfahren zur Überprüfung von CAM-Verfahren entwickelt. Seit 2008 stehen auf der Internetseite von »ALS Untangled« (http://www.alsuntangled.com) umfangreiche Informationen über CAM-Behandlungen bei ALS zur Verfügung, die sich allerdings nicht spezifisch auf die Palliativpflege beziehen (▶ Kasten 16.1).

Kasten 16.1: Abgeschlossene Reviews von »ALS Untangled«

1 Lyme-Krankheit und Iplex
2 Das Hickey Wellness Center
3 Stammzelltransplantation am Hospital San Jose Tecnologico de Monterrey
4 Das XCell-Center
5 Das Stowe/Morales-ALS-Protokoll
6 Die Marty-Murray-Methode
7 Hyperimmunes Ziegenserum bei ALS
8 Niedrig dosiertes Naltrexon bei ALS
9 Spirulina (Blaualgen) zur Behandlung von ALS
10 Luteolin und Lutimax
11 NuTech Mediworld
12 Dean Kraft, Energieheiler
13 Bienengift
14 Mototab
15 Kokosnussöl
16 Cannabis
17 »Wenn ALS Lyme ist.«
18 Apoaequorin (Prevagen)
19 Natriumchlorid
20 Deanna-Protokoll
21 Stuhltransplantationen

22 Propofol
23 Die Rife Maschine und Retroviren
24 Vitamin D
25 Ursodiol
26 Lunasin
27 Precision Stem Cell
28 Akupunktur
29 Mito Q
30 Methylcobalamin
31 Protandim
32 Glutenfreie Ernährung
33 Endotherapia
34 GM604
35 Hyperbare Sauerstofftherapie
36 Accilion
37 Inosin
38 L-Serin
39 Acuscope
40 Ayahuasca
41 Eric is Winning
42 Basis

Quelle: Daten von »ALS Untangled« <http://www.alsuntangled.com/> (Stand: 29. November 2017).

Die Studien über den Einsatz von CAM bei neurologischen Krankheiten haben überwiegend den Evidenzlevel III/IV (Wells RE et al. 2010; Wells RE et al. 2011; Wasner M et al. 2001; Rahim-Jamal S et al. 2011). Leider ist eine bessere Evidenz durch randomisierte kontrollierte Studien in naher Zukunft unwahrscheinlich. Selbst in Studien über krankheitsmodifizierende Behandlungen oder über die Schmerztherapie bei ALS geht der Einschluss von ALS-Patienten nur langsam voran, ist sehr variable und wird nicht durch das Studiendesign beeinflusst (Bedlack RS et al. 2008; Bedlack RS et al. 2010; Turner MR et al. 2013). Die Faktoren, die einen Abschluss derartiger Studien erschweren, sind dieselben wie bei anderen ALS-Studien. Unter anderem tragen die fehlende finanzielle Unterstützung und Schwierigkeiten bei der Rekrutierung von Patienten, die im Normalfall die zu testenden Behandlungen auch außerhalb von Studien wahrnehmen können, dazu bei.

Nutzen und Kosten

Da ALS-Patienten einen sehr hohen Leidensdruck haben, ist das Hinzuziehen von CAM (und vermutlich noch weiterer Therapien mit ungesicherter Wirkung) verständlich und für den behandelnden Arzt vorhersehbar. Auch wenn ein Gespräch aufgrund starker Überzeugungen und Hoffnungen seitens des Arztes und des Patienten erschwert wird, ist der Arzt dazu verpflichtet, die Kosten, die möglichen unerwünschten Wirkungen und Wechselwirkungen sowie den mutmaßlichen Nutzen der CAM zu besprechen.

In den USA geben ALS-Patienten durchschnittlich 4500 $ für CAM-Verfahren aus, die ihnen in der Regel nicht erstattet werden (Wells RE et al. 2010; Wasner M et al. 2001). Manche CAM-Verfahren kosten mehrere tausend Dollar im Monat. Bei manchen Verfahren, wie Massage und Akupunktur, übernehmen die Krankenkassen die Kosten (Wells RE et al. 2010; Wasner M et al. 2001). Die Situation ist in Deutschalnd sehr ähnlich. Auch die Behandlungsdauer muss berücksichtigt werden. Eine Studie im US-amerikanischen Hospizsystem ermittelte für ALS-Patienten eine mehr als doppelt so lange Liegedauer und mehr als doppelt so hohe Pflege- und Behandlungskosten als bei Lungenkrebspatienten. Dies galt insbesondere, wenn die Patienten sich für eine lebensverlängernde Behandlung entschieden hatten (Elman LB et al. 2006; Spataro R et al. 2012). Aus diesen Gründen können die aus eigener Tasche bezahlten Kosten der CAM erheblich sein. Der hohe Leidensdruck bei ALS und die schwierigen Entscheidungen über den Einsatz lebensverlängernder Therapien, wie der maschinellen Langzeitbeatmung, machen es aber schwer, die Situation nur aus rein finanzieller Sicht zu betrachten (Blackhall LJ 2012). Auch die Pflegepersonen in der Familie sind durch die ALS belastet, weil sie es sind, die sich mit den oft erheblichen körperlichen, finanziellen und emotionalen Anforderungen der Krankheit auseinandersetzen müssen. Eine fachkundige multidisziplinäre Versorgung verbessert die Lebensqualität und das Überleben von ALS-Patienten (Miller RG et al. 2009; Miller RG et al. 2009). Der aktuelle Trend zur Einbindung von Palliativmedizinern in das multidisziplinäre ALS-Team dürfte zur kosteneffektiveren Behandlung der Symptome in der Terminalphase, einschließlich der Schmerzen, führen, allerdings gibt es dazu bislang kaum Studien. Unabhängig vom Pflegemodell müssen die ALS-Patienten und ihre Familien aber weiterhin die Kosten für die CAM tragen.

Komplementär- und Alternativmedizin in der Palliativbehandlung der ALS

Cannabis

Interessanterweise ist das Endocannabinoidsystem in Tierstudien an der Pathophysiologie der ALS beteiligt. Entweder spielt es direkt als Teil des auslösenden Mechanismus eine Rolle, oder indirekt durch seine Beteiligung an der Homöostase des neuromuskulären Systems. Im ALS-Mausmodell verlangsamen Cannabinoide vermutlich durch ihre antioxidative Wirkung (neben anderen Mechanismen wie der Aktivierung der Endocannabinoid-Rezeptoren) das Fortschreiten der Krankheit (Bilsland LG et al. 2006; Raman C et al. 2004; Weydt P et al. 2005). Diese Veröffentlichungen haben ebenso wie der potenzielle symptomatische Nutzen das Interesse der Patienten an Cannabis erhöht.

Die Symptome der ALS werden durch Cannabis gelindert (Amtmann D et al. 2004; Carter GT, Rosen BS 2001; Carter GT et al. 2010). In einer Studie an 131 ALS-Patienten gaben diejenigen, welche die Einnahme von Cannabis durchsetzen konnten, eine moderate Reduktion von Schmerzen, Spastik, Speicheln, Appetitlosigkeit und Depression an (Amtmann D et al. 2004). Erschwert wurde die Einnahme von Cannabis vor allem durch die aus legalen oder finanziellen Gründen unzureichende Verfügbarkeit oder durch das Fehlen einer sicheren Quelle (Amtmann D et al. 2004).

Im Krankheitsverlauf treten Schmerzen häufiger auf, werden stärker und haben oft einen nachhaltigen Einfluss auf die Lebensqualität und den Leidensdruck (Miller RG et al. 2009; Miller RG et al. 2009; Brettschneider J et al. 2008). Trotzdem ermittelte ein Cochrane Review keine kontrollierten Studien zum Einsatz von Cannabis bei ALS (Brettschneider J et al. 2008).

Cannabinoide sind zentral und peripher wirkende Analgetika, deren Wirkungsmechanismus sich von dem der Opioide unterscheidet, obwohl der analgetische Effekt beider Substanzgruppen auf Höhe des Hirnstamms ähnliche Systeme involviert (Martín-Sánchez E et al. 2009; Carter GT et al. 2011; Fitzgerald PB et al. 2009). Die analgetische Wirksamkeit von Cannabis wurde in mehreren gut kontrollierten klinischen Studien belegt (Carter GT et al. 2010; Martín-Sánchez E et al. 2009). Cannabis verursacht keine Atemdepression (Martín-Sánchez E et al. 2009). Ein aktuelles systematisches Review und eine Metaanalyse von doppelblinden randomisierten kontrollierten Studien zum Vergleich von Cannabis mit Placebo bei chronischen Schmerzpatienten fanden zu diesem Thema 18 abgeschlossene Studien (Martín-Sánchez E et al. 2009). Der Review kam zu dem Schluss, dass Cannabis bei der Behandlung chronischer Schmerzen mäßig effektiv ist (Martín-Sánchez E et al. 2009). Auch die Kombination von Cannabis und Narkotika kann nützlich sein, da sich das Rezeptorsystem der Opioide, wie bereits erwähnt, von dem der Cannabinoide unterscheidet (Carter GT et al. 2011). Der antiemetische Effekt von Cannabis reduziert die durch Opioide erzeugte Übelkeit (Carter GT et al. 2011).

Die Spastik, die bei ALS zu Schmerzen und Funktionsstörungen führen kann, entsteht auf Höhe des motorischen Kortex und des Rückenmarks durch den Verlust der Motoneuronhemmung (Fitzgerald PB et al. 2009; Collin C et al. 2007; Corey-Bloom J et al. 2012). Cannabis hat durch die Augmentation des GABAergen Systems (GABA, Gamma-Aminobuttersäure) im ZNS eine inhibitorische Wirkung (Corey-Bloom J et al. 2012). Dadurch werden die Motoneurone von Mäusen auf Höhe des Rückenmarks gehemmt und klinische Studien (überwiegend bei MS-Patienten) lassen vermuten, dass die Behandlung mit Cannabinoiden die Symptome der Spastik reduzieren kann (Fitzgerald PB et al. 2009; Collin C et al. 2007; Corey-Bloom J et al. 2012).

Durch die Austrocknung der Mundhöhle und der oberen Atemwege reduziert Cannabis das Risiko für eine Aspirationspneumonie und erhöht das Wohlbefinden der Patienten. Weitere unbestätigte Wirkungen sind eine Besserung des Appetits, der Stimmung und des Schlafs (Carter GT et al. 2010; The ALS Untangled Group 2012). Die Dosierung erfolgt durch Titration nach Wirkung und hängt von der Applikationsart ab (Carter GT et al. 2004). Das Rauchen von Cannabis kann jedoch auf keinen Fall empfohlen werden.

Ayurvedische Medizin

Die Ayurvedische Medizin entwickelte sich weit vor und unabhängig von der westlichen Medizin (Borchardt JK 2003). Das Wort Ayurveda aus dem Sanskrit bedeutet »Wissen vom Leben« (Chopra A, Doiphode VV 2002). Die heiligen Texte wurden etwa 3000 v.Chr. verfasst und oral von Generation zu Generation weitergegeben (Borchardt JK 2003). Auch heute noch wird die Ayurvedische Medizin in Indien und anderen Ländern Südasiens praktiziert. Sie versucht, Körper, Geist und Seele über einen umfassenden, ganzheitlichen Ansatz mithilfe von Ernährung, Kräuterzubereitungen, Meditation, Atmung und physikalischer Medizin (Sport, physikalische Therapie, Yoga usw.) zu behandeln und zu integrieren.

Die Ayurvedische Medizin definiert Gesundheit als einen Zustand, in dem Geist und Körper wieder in ihren ursprünglichen, natürlichen, optimal funktionierenden Zustand zurückgekehrt sind (Mukherjee PK et al. 2012; Chopra A et al. 2010; Ven Murthy MR et al. 2010; Mukherjee PK, Wahile A 2006; Subhose V et al. 2005). Die drei primären Geist-Körper-Prinzipien (»Doshas«) bilden unsere geistigen und körperlichen Merkmale ab (Chopra A, Doiphode VV 2002). Meistens stehen eine oder zwei »Doshas« im Vordergrund, während die anderen rezessiv oder weniger stark exprimiert sind. Die drei »Doshas« – »Vata«, »Pitta« und »Kapha« – umfassen auch die menschliche Physiologie (Chopra A, Doiphode VV 2002). Somit befindet sich alles aus der Natur auch im Inneren. Diese einzigartige Kombination der drei »Doshas« wird auch als »Prakriti«, der Plan oder der konstitutionelle Code für die optimale Gesundheit, bezeichnet.

Ayurvedische Medizinen sind überwiegend orale oder topische Kräuterzubereitungen, die oft als Tonika oder Regenerationsmittel eingestuft werden. Die »Ashwagandha« *(Withania somnifera)* oder Indischer Ginseng bzw. Schlafbeere ist von den vielen in der Ayurvedischen Medizin eingesetzten Pflanzen am bekanntesten und am besten wissenschaftlich untersucht (Chopra A, Doiphode VV 2002; Mukherjee PK et al. 2012). Seine Beeren, Blätter und Wurzeln werden als Diuretikum eingesetzt. Dieses Elixier verbessert als »Rasayana« unspezifisch die Gesundheit des Menschen und verlängert sein Leben. Es normalisiert als nicht toxisches Adaptogen durch Korrektur von Ungleichgewichten im neuroendokrinen und Immunsystem die durch chronischen Stress gestörten physiologischen Funktionen (Chopra A, Doiphode VV 2002).

Die meisten neurodegenerativen Erkrankungen würden ebenso wie die ALS als Störung des »Doshas Vata« verstanden werden (Ven Murthy MR et al. 2010). Zu den Krankheiten des Vata gehören zahlreiche pathophysiologische Veränderungen, wie entzündliche, degenerative, obstruktive und funktionelle Erkrankungen. Die meisten der Symptome und Befunde der ALS finden ihre Entsprechung in den in

Ayurvedischen Texten beschriebenen Störungen des »Vata«. Somit konzentriert sich die Ayurvedische Behandlung auf die Wiederherstellung des Gleichgewichts zwischen den »Doshas« (Ven Murthy MR et al. 2010).

Krankheiten des »Vata« entstehen durch einen Faktor (oder werden durch ihn getriggert) (Mukherjee PK, Wahile A 2006; Subhose V et al. 2005). Dabei kann es sich um ein Toxin, ein Fremdeiweiß oder ein Antigen handeln, welches das »Vata« schädigt. Dieses »Dosha« ist für die Funktion des zentralen, des vegetativen und des peripheren Nervensystems zuständig (Mukherjee PK, Wahile A 2006). Eine typische Ayurvedische Behandlung der ALS umfasst mehrere Prozeduren. Sie beginnt mit dem »Samsodhan« (Reinigung), gefolgt von »Kaya Kalp« (Verjüngung) und »Sattvavajaya« (Beratung/kognitive Therapie). Außerdem müssen strikte Anweisungen bezüglich der Ernährung und der Lebensführung befolgt werden.

Die Ayurvedischen Behandlungen können die schulmedizinische Standardtherapie ergänzen; der Patient muss sich nicht zwischen beiden entscheiden. Zudem kann das Befolgen der Ayurvedischen Behandlungskonzepte den allgemeinen Gesundheitszustand verbessern. Aber trotzdem wird die ALS selbst in der Ayurvedischen Medizin als »kashta saadhya roga« (unheilbar) eingestuft (Ven Murthy MR et al. 2010).

Andere komplementär- und alternativmedizinische Verfahren

Orientalische/chinesische Medizin und Akupunktur

Die traditionelle chinesische Medizin (TCM) besteht aus Theorien, Diagnosen und Behandlungen, wie Kräutermedizin, Akupunktur und Massage (Li X et al. 2013; Vardeny O, Bromberg MB 2005; Zhang X et al. 2014; Liang S et al. 2011). Die Theorien entstammen vielen Quellen, wie der Theorie von »Ying« und »Yang«, der »Fünf-Elemente-Theorie«, dem »Kanalsystem« des menschlichen Körpers, der »Organtheorie Zang Fu« usw. Oft ist auch »Qigong« (Aussprache: chi-gong), eine Kombination aus Mediation, körperlichen Bewegungen und der Dualität von Geist und Körper, stark mit der TCM verknüpft. Die Akupunktur ist eine chinesische Behandlung, bei der an bestimmten Punkten feine Nadeln durch die Haut gestochen werden, um Krankheiten zu heilen, Schmerzen zu lindern oder das Wohlbefinden zu verbessern. Belege für die Wirksamkeit der Akupunktur bei ALS fehlen. Es gibt aber eine Veröffentlichung über zwei ALS-Patienten, deren Symptome sich nach der Injektion eines homöopathischen Minerals und einer Pflanzenmedizin in die Akupunkturpunkte über vier Wochen gebessert haben (Liang S et al. 2011). Reiki ist eine japanische Technik zur Stressreduktion und Entspannung durch das Auflegen der Hände und basiert auf der Vorstellung, wonach uns unsichtbare Lebensenergie durchströmt und negative Veränderungen dieser Energie zu Krankheiten führen (Lee MS et al. 2008; van der Vaart S et al. 2009).

Manuelle Medizin: osteopathische Manipulation, chiropraktische Einstellung und Massage

Zur manuellen Medizin gehören zahlreiche Verfahren, bei denen der Therapeut über seine Hände direkten Kontakt mit dem Körper hat, um Gelenke und/oder Weichgewebe mit entsprechend ausgerichteter manueller Kraft zu behandeln. Bei diesen Therapien werden gestörte Nervenfunktion oder fehlerhaft ausgerichtete Gelenke durch Manipulation und bestimmte Anpassungen der Körperstrukturen, einschließlich der Wirbelsäule, behandelt. Bei der Massage werden die Gewebe (durch Reiben, Streichen, Kneten oder Beklopfen) mit der Hand oder einem therapeutischen Instrument manipuliert.

Ernährungsberatung, Kräuter- und Pflanzenheilkunde

Kräutermedizin besteht aus Nahrungsergänzungsmitteln, welche die Gesundheit verbessern sollen. Von vielen wird traditionell ein gesundheitlicher Nutzen angenommen (Zhang X et al. 2014). Sie werden in Form von Tabletten, Kapseln, Pulvern, Tees, Extrakten und frischen oder getrockneten Pflanzenteilen angeboten. Allerdings können manche von ihnen gesundheitliche Beschwerden auslösen, andere sind unwirksam und wieder andere können mit den Medikamenten, die der Patient einnimmt, interagieren.

Yoga

Yoga ist eine Übung für Körper und Geist, die eine kontrollierte Atmung mit Körperhaltungen, die auf Kraft und Gelenkigkeit ausgerichtet sind, kombiniert. Ziele sind die Entspannung und die Stabilisierung der Stimmung.

Bislang wurde der Einsatz von manueller Medizin, Ernährung und Yoga in der Palliativbehandlung von ALS-Patienten noch nicht untersucht. Daher gibt es kaum Empfehlungen für ihre Anwendung im Rahmen von Richtlinien für die Behandlung von ALS, wie die Praxisparameter der Amerikanischen Gesellschaft für Neurologie (AAN) (Miller RG et al. 2009a; Miller RG et al. 2009b) und die Leitlinien der Deutschen Gesellschaft für Neurologie (DGN; DGN Leitlinien). Unserer Erfahrung nach können jedoch diese Art von Behandlungen bei manchen ALS-Patienten Beschwerden lindern und sollten daher immer in Betracht gezogen werden.

Ausblick

Es gibt fast keine klinischen Studien über die Rolle der CAM-Verfahren als adjuvante Therapien bei ALS. Aufgrund ihrer großen Attraktivität, dem möglichen

Nutzen und dem wohl eher geringen Risiko einer zusätzlichen Schädigung sollte jedoch in dieser Hinsicht mehr Forschung erfolgen. Insbesondere sind randomisierte kontrollierte Studien dieser Behandlungsformen erforderlich. Bis dahin ist eine offene Einstellung gegenüber der CAM der vermutlich beste Weg, um den Bedürfnissen der ALS-Patienten aus palliativer Sicht gerecht zu werden.

Literatur

Amtmann D., Weydt P., Johnson K. L., Jensen M. P., Carter G. T. (2004) Survey of cannabis use in patients with amyotrophic lateral sclerosis. American Journal of Hospice and Palliative Care 21: 95–104.
Ball M. W. (2007) A note on entheogen. Salvia divinorum and the Entheogenic Experience, pp. 3–5. Ashland, OR: Kyandra Publishing.
Bedlack R. S., Pastula D. M., Welsh E., Pulley D., Cudkowicz M. E. (2008) Scrutinizing enrollment in ALS clinical trials: room for improvement? Amyotrophic Lateral Sclerosis 9: 257–65.
Bedlack R. S., Wicks P., Heywood J., Kasarskis E. (2010) Modifiable barriers to enrollment in American ALS research studies. Amyotrophic Lateral Sclerosis 11: 502–7.
Bilsland L. G., Dick J. R., Pryce G., Petrosino S., Di Marzo V., Baker D. et al. (2006). Increasing cannabinoid levels by pharmacological and genetic manipulation delay disease progression in SOD1 mice. FASEB Journal 20: 1003–5.
Blackhall L. J. (2012) Amyotrophic lateral sclerosis and palliative care: where we are, and the road ahead. Muscle and Nerve 45: 311–18.
Borchardt J. K. (2003) Beginnings of drug therapy: drug therapy in ancient India. Drug News and Perspectives 16: 403–8.
Brettschneider J., Kurent J., Ludolph A., Mitchell J. D. (2008) Drug therapy for pain in amyotrophic lateral sclerosis or motor neuron disease. Cochrane Database of Systematic Reviews 3: CD005226.
Carter G. T., Abood M. E., Aggarwal S. K., Weiss M. D. (2010) Cannabis and amyotrophic lateral sclerosis: practical and hypothetical applications, and a call for clinical trials. American Journal of Hospice and Palliative Care 27: 347–56.
Carter G. T., Flanagan A., Earleywine M., Abrams D. I., Aggarwal S. K., Grinspoon L. (2011) Cannabis in palliative medicine: improving care and reducing opioid-related morbidity. American Journal of Hospice and Palliative Care 28: 297–303.
Carter G. T., Rosen B. S. (2001) Marijuana in the management of amyotrophic lateral sclerosis. American Journal of Hospice and Palliative Care 18: 264–70.
Carter G. T., Weydt P., Kyashna-Tocha M., Abrams D. I. (2004) Medical marijuana: rational guidelines for dosing. Idrugs: the Investigational Drugs Journal 7: 464–70.
Chopra A., Doiphode V. V. (2002) Ayurvedic medicine. Core concept, therapeutic principles, and current relevance. Medical Clinics of North America 86: 75–89.
Chopra A., Saluja M., Tillu G. (2010) Ayurveda–modern medicine interface: a critical appraisal of studies of Ayurvedic medicines to treat osteoarthritis and rheumatoid arthritis. Journal of Ayurveda and Integrated Medicine 1: 190–8.
Collin C., Davies P., Mutiboko I. K., Ratcliffe S., Sativex Spasticity in MS Study Group (2007) Randomized controlled trial of cannabis-based medicine in spasticity caused by multiple sclerosis. European Journal of Neurology 14: 290–6.
Corey-Bloom J., Wolfson T., Gamst A., Jin S., Marcotte T. D., Bentley H. et al. (2012) Smoked cannabis for spasticity in multiple sclerosis: a randomized, placebo-controlled trial. Canadian Medical Association Journal 184: 1143–50.

DGN Leitlinien. Kapitel degenerative Erkrankungen. Amyotrophe Lateralsklerose (Motoneuronerkrankungen). http://www.dgn.org/leitlinien/3012-ll-18-ll-amyotrophe-lateral¬sklerose-motoneuronerkrankungen

Elman L. B., Stanley L., Gibbons P., McCluskey L. (2006) A cost comparison of hospice care in amyotrophic lateral sclerosis and lung cancer. American Journal of Hospice and Palliative Care 23: 212–16.

Erwin Wells R., Phillips R. S., McCarthy E. P. (2011). Patterns of mind–body therapies in adults with common neurological conditions. Neuroepidemiology 36: 46–51.

Fitzgerald P. B., Williams S., Daskalakis Z. J. (2009) A transcranial magnetic stimulation study of the effects of cannabis use on motor cortical inhibition and excitability. Neuropsychopharmacology 34: 2368–75.

Griffiths R. R., Johnson M. W., Richards W. A., Richards B. D., McCann U., Jesse R. (2011). Psilocybin occasioned mystical-type experiences: Immediate and persisting dose-related effects. Psychopharmacology 218: 649–65.

Griffiths R., Richards W., Johnson M., McCann U., Jesse R. (2008) Mystical-type experiences occasioned by psilocybin mediate the attribution of personal meaning and spiritual significance 14 months later. Journal of Psychopharmacology 6: 621–32.

Lee M. S., Pittler M. H., Ernst E. (2008) Effects of reiki in clinical practice: a systematic review of randomised clinical trials. International Journal of Clinical Practice 62: 947–54.

LeMay K., Wilson K. G. (2008) Treatment of existential distress in life threatening illness: a review of manualized interventions. Clinical Psychology Review 28: 472–93.

Lexilogos: words and wonders of the world. Ancient Greek dictionary. Available at: http://www.lexilogos.com/english/greek_ancient_dictionary.htm (accessed 26 September 2013).

Li X., Yang G., Li X., Zhang Y., Chang J., Sun X. et al. (2013). Traditional Chinese medicine in cancer care: a review of controlled clinical studies published in Chinese. PLoS One 8(4): e60338.

Liang S., Christner D., Du Laux S., Laurent D. (2011) Significant neurological improvement in two patients with amyotrophic lateral sclerosis after 4 weeks of treatment with acupuncture injection point therapy using enercel. Journal of Acupuncture and Meridian Studies 4: 257–61.

Macready N. (2012) Opening doors of perception: psychedelic drugs and end-of-life care. Journal of the National Cancer Institute 104: 1619–20.

Martín-Sánchez E., Furukawa T. A., Taylor J., Martin J. L. (2009) Systematic review and meta-analysis of cannabis treatment for chronic pain. Pain Medicine 10: 1353–68.

Miller R. G., Jackson C. E., Kasarskis E. J., England J. D., Forshew D., Johnston W. et al. (2009a) Practice parameter update: the care of the patient with amyotrophic lateral sclerosis: drug, nutritional, and respiratory therapies (an evidence-based review): report of the Quality Standards Subcommittee of the American Academy of Neurology. Neurology 73: 1218–26.

Miller R. G., Jackson C. E., Kasarskis E. J., England J. D., Forshew D., Johnston W. et al. (2009b) Practice parameter update: the care of the patient with amyotrophic lateral sclerosis: multidisciplinary care, symptom management, and cognitive/behavioral impairment (an evidence-based review): report of the Quality Standards Subcommittee of the American Academy of Neurology. Neurology 73:1227–33.

Mukherjee P. K., Nema N. K., Venkatesh P., Debnath P. K. (2012) Changing scenario for promotion and development of Ayurveda—way forward. Journal of Ethnopharmacology 143: 424–34.

Mukherjee P. K., Wahile A. (2006) Integrated approaches towards drug development from Ayurveda and other Indian system of medicines. Journal of Ethnopharmacology 103: 25–35.

Rahim-Jamal S., Sarte A., Kozak J., Bodell K., Barroetavena M., Gallagher R. et al. (2011) Hospice residents' interest in complementary and alternative medicine (CAM) at end of life: a pilot study in hospice residences in British Columbia. Journal of Palliative Care 27: 134–40.

Raman C., McAllister S. D., Rizvi G., Patel S. G., Moore D. H., Abood M. E. (2004) Amyotrophic lateral sclerosis: delayed disease progression in mice by treatment with a cannabinoid. Amyotrophic Lateral Sclerosis and Other Motor Neuron Disorders 5: 33–9.

Reissig C. J., Carter L. P., Johnson M. W., Mintzer M. Z., Klinedinst M. A., Griffiths R. R. (2012) High doses of dextromethorphan, an NMDA antagonist, produce effects similar to classic hallucinogens. Psychopharmacology 223: 1–15.

Slater L. (2012) How psychedelic drugs can help patients face death. New York Times 20 April. Available at: http://www.nytimes.com/2012/04/22/magazine/how-psychedelic-drugs-can-help-patients-face-death.html?pagewanted=all&_r=0 (accessed 26 September 2013).

Spataro R., Bono V., Marchese S., La Bella V. (2012) Tracheostomy mechanical ventilation in patients with amyotrophic lateral sclerosis: clinical features and survival analysis. Journal of the Neurological Sciences 323: 66–70.

Subhose V., Srinivas P., Narayana A. (2005) Basic principles of pharmaceutical science in Ayurveda. Bulletin of the Indian Institute of History of Medicine Hyderabad 35: 83–92.

The ALSUntangled Group (2012) ALSUntangled no. 16: cannabis. Amyotrophic Lateral Sclerosis 13: 400–4.

Thompson G. N., Chochinov H. M. (2008) Dignity-based approaches in the care of terminally ill patients. Current Opinion in Supportive and Palliative Care 2: 49–53.

Turner M. R., Hardiman O., Benatar M., Brooks B. R., Chiò A., de Carvalho M. et al. (2013) Controversies and priorities in amyotrophic lateral sclerosis. Lancet Neurology 12: 310–22.

van der Vaart S., Gijsen V. M., de Wildt S. N., Koren G. (2009) A systematic review of the therapeutic effects of reiki. Journal of Alternative and Complementary Medicine 15: 1157–69.

Vardeny O., Bromberg M. B. (2005) The use of herbal supplements and alternative therapies by patients with amyotrophic lateral sclerosis (ALS). Journal of Herbal Pharmacotherapy 5(3): 23–31.

Ven Murthy M. R., Ranjekar P. K., Ramassamy C., Deshpande M. (2010) Scientific basis for the use of Indian ayurvedic medicinal plants in the treatment of neurodegenerative disorders: ashwagandha. Central Nervous System Agents in Medicinal Chemistry 10: 238–46.

Wasner M., Klier H., Borasio G. D. (2001) The use of alternative medicine by patients with amyotrophic lateral sclerosis. Journal of the Neurological Sciences 15: 151–4.

Wells R. E., Phillips R. S., Schachter S. C., McCarthy E. P. (2010). Complementary and alternative medicine use among US adults with common neurological conditions. Journal of Neurology 257: 1822–31.

Weydt P., Hong S., Witting A., Möller T., Stella N., Kliot M. (2005) Cannabinol delays symptom onset in SOD1 (G93A) transgenic mice without affecting survival. Amyotrophic Lateral Sclerosis and Other Motor Neuron Disorders 6: 182–4.

Zhang X., Hong Y. L., Xu D. S., Feng Y., Zhao L. J., Ruan K. F. et al. (2014). A review of experimental research on herbal compounds in amyotrophic lateral sclerosis. Phytotherapy Research 28: 9–21.

17 End of Life-Care: ethische Aspekte

Leo McCluskey, Lauren Elman und Wendy Johnston

Zusammenfassung

Bei der Betreuung von ALS-Patienten und ihren Angehörigen müssen insbesondere bei Entscheidungen über künstliche Ernährung und Beatmung sowie am Lebensende viele ethische Aspekte berücksichtigt werden. Zunehmend gibt es Diskussionen über den assistierten Suizid oder die Tötung auf Verlangen. Jeder, der an der Pflege von ALS-Patienten und ihren Familien beteiligt ist, muss sich dieser ethischen Aspekte bewusst sein.

Fallbeispiel: Ein ALS-Patient mit kognitiven Veränderungen

Der 59-jährige Herr M. leider unter einer progressiven Dysarthrie. Er ist hoch gebildet, seit 38 Jahren verheiratet, hat vier erwachsene Söhne und hat jahrelang als Ingenieur gearbeitet. Aufgrund von auffälligem Verhalten und Dysarthrie wurde er des Alkoholismus verdächtigt und entlassen. Seine Frau lässt sich von ihm scheiden, weil er in den letzten drei Jahren aggressiv geworden und sich überhaupt »verändert« hat. Für Herrn M. am schlimmsten ist, dass er sich beim Lesen nicht auf die Wörter konzentrieren kann. Die Evaluation ergibt eine ALS mit bulbärem Beginn und FTD als vordergründiges Symptom.

Initial weist er keine lebensbedrohlichen Komplikationen auf, wohl aber eine mangelnde Krankheitseinsicht. Er hat keine Vorsorgevollmacht ausgestellt und ist dazu auch weiterhin nicht bereit. Da seine Frau den Söhnen mitgeteilt hat, dass er seine Krankheit »vortäuscht«, um eine teure Scheidungsvereinbarung zu umgehen, sind sie derzeit von ihm entfremdet. Er stimmt widerstrebend zu, dass sein Arzt Kontakt zu seinen Söhnen aufnimmt. Nachdem sie über die Krankheit und die Demenz aufgeklärt wurden, bringen sie sich stärker ein.

In den folgenden Monaten entwickelt Herr M. eine Dysphagie mit Gewichtsverlust. Er stimmt einer Gastrostomiesonde zu, besteht aber darauf, weiterhin alleine zu leben. Nachfolgend entsteht eine Anarthrie, sodass er nur noch schriftlich kommunizieren kann. Seine Sprache verschlechtert sich deutlich und seine Ärzte haben starke Zweifel daran, dass er End of Life-Entscheidungen treffen kann. Beim nächsten Kliniktermin begleitet ihn sein ältester Sohn, damit die Entscheidungen über eine Patientenverfügung und Vorsorgevollmacht getroffen werden können, solange er seine Wünsche noch mitteilen kann. Kurz darauf muss er aufgrund einer progredienten Demenz in ein Pflegeheim und anschließend in ein Hospiz verlegt werden. In den Endstadien der Krankheit wurden alle Entscheidungen von seinen Söhnen getroffen.

Einleitung

Der Begriff der Moral bezieht sich auf gemeinsame Ansichten darüber, was in einer bestimmten Kultur als falsch und was als richtig gilt. Dieser Begriff unterliegt starken interkulturellen Unterschieden. Der von den Philosophen verwendete Begriff Ethik bezeichnet ein Verfahren zur Untersuchung und zum Verständnis der Moral. In den pluralistischen westlichen Gesellschaften gibt es keine vorherrschende ethische Sicht. Möglich ist die Koexistenz zweier Extreme: Das zwangsweise Übertragen der Moral einer Gruppe auf eine andere Gruppe mit abweichender Moralvorstellung und das Nichteinmischen in die Moralvorstellungen anderer. Die klinische Ethik wird meistens als ein System, anhand dessen sich Moral, Haltung und soziale Praktiken untersuchen lassen, dargestellt. Ziel ist die Beantwortung der Fragen »Warum sollte/n ich/wir X oder Y machen?« und »Welche Argumente würden ein derartiges Vorgehen rechtfertigen und warum?« und nicht der Frage »Was sollte/n ich /wir in dieser und ähnlichen Situationen machen?«. Vier allgemeine Prinzipien bilden die Grundlage von ethischen Verpflichtungen:

1. Benefizienz (Wohltätigkeit) bezieht sich auf die Verpflichtung, dem Wohlbefinden des Patienten zu nutzen und es zu fördern.
2. Nicht-Schaden bezieht sich auf die Verpflichtung, keinen Schaden zuzufügen und Risiken zu reduzieren.
3. Autonomie, oder Respekt gegenüber einer Person, bezieht sich auf die Verpflichtung, das Recht entscheidungsfähiger Patienten auf die Zustimmung nach Aufklärung zu schützen und zu verteidigen.
4. Gerechtigkeit bezieht sich auf die Verpflichtung, den Zugang zum Gesundheitswesen und eine gerechte Ressourcenverteilung zu schützen.

Neben diesen Grundsätzen geht die Arzt-Patient-Beziehung mit weiteren moralischen Verpflichtungen einher, wie dem Respekt der Privatsphäre und der Schweigepflicht, die ehrliche Kommunikation der Diagnose, der Behandlung und der Prognose, die Feststellung der Entscheidungsfähigkeit des Patienten und das Schaffen der Bedingungen für eine ethisch valide Entscheidung des Patienten nach Aufklärung. Eine Bevormundung sowie das Aufdrängen der persönlichen Moralansichten des Arztes unterwandern die Patientenautonomie und sollten vermieden werden. Zum moralischen Dilemma kann es kommen, wenn auf beiden Seiten eine ethische Verpflichtung dazu besteht, eine Aktion durchzuführen (bzw. nicht), und beide Entscheidungen ethisch begründbar sind. Die klinische Ethik liefert den Rahmen zur Rechtfertigung, Interpretation, Auswertung und potenziellen Lösung moralischer Dilemmas, die bei der Pflege und Behandlung von Patienten auftreten.

Eine ausführliche Besprechung der klinisch-ethischen Analyse würde den Rahmen dieses Kapitels sprengen. Wir bevorzugen den klinischen Pragmatismus, eine fallbasierte Methode der Problemlösung (Fletcher JC, Boyle R 1997; Beauchamp TL, Childress JF 1994; Bernat JL 2003).

Das Sicherstellen eines guten Todes ist ein zentraler Aspekt der ALS-Behandlung und mit zahlreichen ethischen Aspekten behaftet. Abhängig vom Krankheitsverlauf können bereits frühzeitig oder erst nach monate- oder jahrelang fortschreitender Schwäche lebensbedrohliche Lähmungen der bulbären und/oder Atemmuskeln auftreten (Mitsumoto H et al. 1998; Rowland L 1994; Rowland L 1991; Rowland LP, Shneider NA 2001). Durch die bei ALS oft verzögerte Diagnosestellung wird das lebensbedrohliche Potenzial der Krankheit oft solange verkannt, bis sich die bulbäre und/oder respiratorische Funktionsstörung voll manifestiert haben (Eisen A 1999; Swash M 1999). Sobald die ALS bestätigt wurde, wird der Patient mit der Unvermeidbarkeit seines Todes konfrontiert, obwohl bis dahin noch Wochen bis Jahre vergehen können. Durch diese Realität muss der Patient gezwungenermaßen Entscheidungen z. B. über eine Lebensverlängerung durch eine Gastrostomiesonde und/oder maschinelle Beatmung und über die Behandlung in der Terminalphase treffen (Mitsumoto H et al. 1998; Miller RG et al. 2009; Miller RG et al. 2009). Dabei kann die Entscheidungsfähigkeit durch eine frontotemporale kognitive Dysfunktion eingeschränkt sein (Lomen-Hoerth C 2004; Lomen-Hoerth C et al. 2002; Lomen-Hoerth C et al. 2003).

Entscheidungsfindung

Autonomie

In Gesellschaften, in denen Patientenautonomie unterstützt wird, trifft ein aufgeklärter, erwachsener Patient, der entscheidungsfähig ist, selber alle Entscheidungen über die medizinische Behandlung. Ein entscheidungsfähiger Patient hat seine Krankheit und die möglichen Behandlungsoptionen und deren Wirkungen verstanden, kann Schlussfolgerungen, die mit den medizinischen Fakten und seinen eigenen Werten übereinstimmen, ziehen und kann seine Wahl und deren mögliche Auswirkungen kommunizieren. Entscheidungsfähige Patienten können jede medizinische Intervention vor (und nach) deren Beginn ablehnen, zum Beispiel eine Gastrostomiesonde oder ein Tracheostoma, selbst wenn dies zum Tod führt (Fletcher JC, Boyle R 1997; Beauchamp TL, Childress JF 1994; Borasio GD, Voltz R 1998; Schwarz JK, Del Bene ML 2004).

Delegierte Entscheidungen

In Gesellschaften, in denen die individuelle Autonomie an erster Stelle steht, kann ein ALS-Patient einen Vertreter bestimmen, der an seiner statt medizinische Entscheidungen trifft, wenn er selber dies nicht mehr kann oder seine Wahl nicht mehr kommunizieren kann. Dies kann formlos erfolgen, sollte aber besser in Form einer medizinischen Vorsorgevollmacht erfolgen. Die Entscheidungen des Bevollmächtigten werden in der Regel genauso respektiert, als ob sie der entscheidungsunfähige Patient selbst getroffen hätte. Im Optimalfall trifft der Bevollmächtigte die Entscheidungen anhand der bekannten und geäußerten Werte oder der geäußerten Wahl des Patienten. Dies gilt selbst dann, wenn er in derselben Situation für sich selbst eine andere Entscheidung treffen würde. Wenn die Wünsche und Werte des Patienten unbekannt sind, muss der Bevollmächtigte anhand seiner eigenen Meinung und im Interesse des Patienten entscheiden (Fletcher JC, Boyle R 1997; Beauchamp TL, Childress JF 1994; Sulmasy DP et al. 1998).

In manchen Kulturen gibt ein ALS-Patient medizinische Entscheidungen an seinen Ehepartner, sein erwachsenes Kind oder seine erwachsenen Kinder, einen Familienältesten, eine Familiengruppe, einen Freund oder eine andere Vertrauensperson ab, obwohl er entscheidungsfähig ist. Manchmal möchte der ALS-Patient auch nicht über die Diagnose und die Prognose aufgeklärt werden. Dies kann eine autonome Entscheidung darstellen, die Entscheidungsfindung aufgrund etablierter gesellschaftlicher und kultureller Praktiken abzugeben. Bei jedem Aufklärungsgespräch über Diagnose oder Prognose muss der Arzt mit sozialen oder kulturellen Unterschieden beim Umgang mit medizinischen Informationen rechnen und die Wünsche des Patienten respektieren. Dazu kann es erforderlich sein, dass der Arzt mit der/den vom Patienten bestimmten Person(en) spricht, damit er oder sie für ihn entscheiden.

Eingeschränkte Entscheidungsfähigkeit

Die FTD zählt inzwischen zum klinischen und neuropathologischen Spektrum der ALS (▶ Kap. 8). Sie geht oft mit einer progredienten Persönlichkeitsveränderung mit Veränderungen des sozialen und persönlichen Benehmens sowie zum Teil mit einer Enthemmung mit impulsivem, inadäquatem und zwanghaftem Verhalten einher, dessen sich der Patient kaum bewusst ist. Seltener präsentiert sie sich als Sprachstörung mit Wortfindungs- und Benennungstörungen, die bis zur Stummheit fortschreiten kann. Subtile kognitive Einschränkungen werden oft nur durch eine formale Testung der geistigen Flexibilität, der Sprachkompetenz, des abstrakten Denkens, des Wortgedächtnisses und des visuellen Gedächtnisses erkannt. Ein frühzeitiger Nachweis erfolgt am besten durch die Fremdanamnese durch die Pflegeperson (Lomen-Hoerth C 2004; Lomen-Hoerth C et al. 2002; Lomen-Hoerth C et al. 2003).

Es lässt sich zu Beginn nur schwer vorhersagen, wie stark die FTD die Entscheidungsfähigkeit einschränken wird. Ebenso wie bei Patienten mit Alzheimer-Demenz verlieren auch ALS-Patienten mit FTD durch die fortschreitenden Verhaltens- und Sprachdefizite ihre Entscheidungsfähigkeit (Hirschman KB et al. 2005; Hirschman KB et al. 2004). Ein ALS-Patient ist zum Zeitpunkt des Auftretens lebensbedrohlicher Komplikationen wie Dysphagie und Atemmuskelschwäche nicht zwangsläufig noch dazu in der Lage, ein Gespräch über eine Patientenverfügung zu führen. Daher sollte das Gespräch darüber zu einem früheren Zeitpunkt, an dem der Patient noch entscheidungsfähig ist und weder lebensbedrohliche

Komplikationen noch eine fortgeschrittene FTD vorliegen, aktiv gesucht werden. Sobald eine FTD diagnostiziert wurde, sollte der Arzt den ALS-Patienten auf die Möglichkeit ansprechen, rechtlich verbindlich einen Bevollmächtigen zu benennen und mit ihm/ihr vor der kognitiven Verschlechterung über seine Prioritäten und Wünsche zu sprechen.

Ein entscheidungsfähiger ALS-Patient kann seine Wahl mitteilen und über die möglichen Folgen sprechen. Diese Option ist bei Patienten, die wegen einer bulbären Dysfunktion nicht sprechen und ihre Hände nur eingeschränkt zum Schreiben oder Bedienen einer Tastatur einsetzen können, deutlich eingeschränkt. Manche Patienten überwinden diese Hürden mithilfe von unterstützter Kommunikation (UK), wobei der Zugang zu UK-Geräten oft erschwert sein kann. Zudem schränkt die progrediente motorische Dysfunktion den zeitlichen Rahmen für den Einsatz von UK-Geräten ein. Bei frühen Störungen der Kommunikation sollte der Arzt mit den Patienten über eine Patientenverfügung sprechen, bevor keine effektive Kommunikation mehr möglich ist. Außerdem sollte der Arzt auch hier dazu raten, einen Vorsorgebevollmächtigten zu bestimmen.

End of life

Diskussionsauslöser

Viele Aspekte der ALS sind unbequem, demoralisierend und schmerzhaft, auch wenn sie nicht lebensbedrohlich sind. Während manche Patienten frühzeitig eine lebensbedrohliche bulbäre oder respiratorische Dysfunktion aufweisen, haben andere einen chronischeren, progredienten Verlauf. Der Zeitpunkt, an dem das Gespräch über das Lebensende gesucht wird, ist von Patient zu Patient unterschiedlich. Er hängt von den vorhandenen Symptomen und Befunden sowie davon ab, ob der Patient ein derartiges Gespräch wünscht und dazu bereit ist. Auch die FTD sollte beim Anbahnen des Gesprächs berücksichtigt werden. Das erste Gespräch über die End of Life-Care findet oft bei der Diagnose statt, weil der Patient danach fragt oder weil bereits lebensbedrohliche Symptome vorhanden sind. Weitaus häufiger wird bei der Diagnose nur kurz der progrediente Verlauf der Krankheit angesprochen, ohne dabei ausführlich auf Entscheidungen über die End of Life-Care einzugehen. Ein übermäßiger Fokus auf die Terminalphase zum Zeitpunkt der Diagnose wird, sofern er nicht erforderlich oder vom Patienten ausdrücklich gewünscht wird, von vielen Ärzten als ungeeignet betrachtet, da er die Hoffnung nimmt (Miller RG et al. 2009).

Ist es nahe?

Zur umfassenden Versorgung von ALS-Patienten gehört das routinemäßige Screening auf eine bulbäre und respiratorische Dysfunktion (Miller RG et al. 2009). Mit der nicht-invasiven Heimbeatmung (NIH) wird in der Regel begonnen, sobald die FVC unter 50 % absinkt. An die Besprechung der NIH sollte sich ein Gespräch über das progrediente respiratorische Versagen und Patientenverfügungen anschließen. Dabei sollten auch die Option eines Tracheostomas (zur maschinellen Langzeitbeatmung) und die Palliative Care angesprochen werden (Miller RG et al. 2009; Miller RG et al. 2009).

Zu den lebensbedrohlichen Aspekten der bulbären Erkrankung gehören Mangelernährung und Dehydrierung sowie die Unfähigkeit, Sekretionen zu entfernen, wodurch die Gefahr einer Aspirationspneumonie besteht. Aus dem Körpergewicht, dem Schluckakt und dem Umgang mit den Sekretionen kann der Arzt Informationen über die Progredienz der Erkrankung ableiten. Eine Dysphagie mit einem Verlust von > 10 % des Körpergewichts sollte eine Diskussion über eine Gastrostomie auslösen.

Unsicherheit

Beim Gespräch über das Lebensende muss der Arzt der Unsicherheit aller ALS-Patienten hinsichtlich der Lebenserwartung begegnen. Oft besteht z. B. bei einem asymptomatischen Patienten ohne respiratorische Befunde bei einer FVC < 50 % Unsicherheit. Der Arzt sollte sich die Frage stellen: »Würde es mich überraschen, wenn dieser Patient innerhalb von sechs bis zwölf Monaten versterben würde?« Die Verpflichtung zur Ehrlichkeit beinhaltet die Notwendigkeit für den Arzt, die eigene prognostische Unsicherheit anzusprechen. Eine derartige Diskussion führt man besser zu früh als zu spät.

Darlegen der Optionen

Die Aufklärung der Patienten und/oder der von ihnen benannten Bevollmächtigten über die Optionen am Lebensende erfüllt die ethischen Verpflichtungen hinsichtlich Autonomie, Benefizienz und Ehrlichkeit. Eine Bevormundung wird verhindert, wenn alle Optionen ausgewogen, unvoreingenommen und sachlich dargelegt werden. Am praktikabelsten ist ein Entweder-oder-Paradigma, in dem die Vor- und Nachteile für jede Option aufgezeigt werden. Beim Besprechen des Tracheostomas und der maschinellen Langzeitbeatmung sowie der PEG wird auf die alternative Möglichkeit der Palliative Care hingewiesen. Unabhängig von der Entscheidung über lebensverlängernde und palliative Maßnahmen, darf der Patient nie »aufgegeben« werden. Die Palliativbetreuung muss früh im Krankheitsverlauf und begleitend zu anderen Maßnahmen beginnen (▶ Kap. 2). Diese Gespräche sind zwar oft für Arzt und Patient schwierig, sollten aber rechtzeitig geführt werden, damit der Patient und seine Angehörigen die Informationen verarbeiten und zuhause besprechen können. Damit Fragen gestellt und zusätzliche Informationen gegeben werden können, sollten rasch Folgetermine vereinbart werden. Der Arzt muss dem Patienten deutlich machen, dass er seine Meinung über die Behandlung jederzeit ändern kann. Er sollte bei den Folgeterminen immer wieder aktiv und behutsam nach den Wünschen des Patienten fragen, da sich die Einstellung gegenüber Behandlungsoptionen im Laufe der Zeit ändern kann (Albert SM et al. 1999; Albert SM et al. 1999; Silverstein MD et al. 1991).

Lebensverlängerung – Gründe dafür und dagegen

Die perkutane Entero-Gastrostomie (PEG) kann das Leben von Patienten, bei denen wegen einer schweren Dysphagie das Risiko einer Dehydrierung und Mangelernährung besteht, verlängern. Sie kann mit minimalem Risiko und beschwerdefrei gelegt werden und ist leicht zu verwenden und zu pflegen. Die Patienten können weiterhin zum Genuss orale Nahrung zu sich nehmen und umgehen das beängstigende und sozial unerwünschte Würgen und Husten. Durch die PEG können Medikamente zur Behandlung der ALS- Symptome gegeben werden (Silani V et al. 1998; Miller RG 2001; Mazzini L et al. 1995; Howard RS, Orrell RW 2002; Eisen A, Weber M 1999; Bradley WG et al. 2004). Manche Patienten fürchten sich allerdings vor einem dadurch entstehenden negativen Körperbild und der Abhängigkeit von medizinischer Technologie.

Nicht-invasive Atemhilfen können das Leben verlängern und die Tracheostomie hinauszögern (Bach JR 1993). Die Einstellungen unterscheiden sich inter- und sogar intrakulturell (Borasio GD et al. 1998). Die Tracheostomie zur maschinellen Langzeitbeatmung kann das Leben nach einem respiratorischen Versagen verlängern. Mit guter Krankenpflege und Unterstützung können die Patienten mehrere Jahre länger leben, als es der natürliche Verlauf vorhersagen lässt (Borasio GD, Miller RG 2001; Cazzolli PA, Oppenheimer EA 1996; Escarrabill J et al. 1998; Farrero E et al. 2005). Kleine, mobile, aufladbare Beatmungsgeräte können auf einem motorgetriebenen Rollstuhl transportiert werden und ermöglichen die für optimale soziale Interaktionen erforderliche Mobilität. Manche Patienten können auch weiterhin arbeiten. Leider macht eine Tracheostomie das Sprechen unmöglich, selbst bei denen, die ein Passy-Muir-Sprechventil verwenden können (Kaut K et al. 1996; Manzano JL 1993; Byrick RJ 1993). Durch UK-Technologien kann der Patient noch eine Zeit lang kommunizieren (▶ Kap. 14) (Gryfe P et al. 1996; Beukelman DR, Ball LJ 2002; Yorkston KM 1996). Irgendwann erreicht die Krankheitsprogredienz bei etwa der Hälfte der langzeitbeatmeten Patienten das Locked-in-Syndrom, in dem eine Kommunikation so gut wie unmöglich ist (Hayashi H, Oppenheimer EA 2003; Moss AH et al. 1996; Ringel SP 2004).

Das Tracheostoma stört oft den Schluckakt, sodass eine PEG erforderlich wird. Auch wenn sie zu dem Zeitpunkt, an dem die PEG gelegt wurde, noch keine Rolle spielt, kann sich irgendwann eine FTD entwickeln. Wegen der eingeschränkten Kommunikation ist die FTD oft schwer nachweisbar. Die FTD kann den Einsatz der UK-Technologien erschweren. Eine häusliche maschinelle Langzeitbeatmung ist nur bei dazu bereiten Pflegepersonen oder Pflegediensten möglich. In Gesellschaften ohne allgemeinen Zugang zu medizinischen Leistungen bleibt die maschinelle Langzeitbeatmung aufgrund der finanziellen Auswirkungen oft den Menschen mit entsprechender Versicherung oder finanzieller Unterstützung vorbehalten (Hein H et al. 1996; Narayanaswami P et al. 2000; Gelinas DF et al. 1998). Trotz dieser Einschränkungen bezeichnen Patienten unter maschineller

Langzeitbeatmung, die kommunizieren können, ihre Lebensqualität als zufriedenstellend (Kaub-Wittemer D et al. 2003; Trail M et al. 2003; Ganzini L, Block S 2002). Allerdings ist sie für die Pflegepersonen und Familienangehörigen eine hohe Belastung (Trail M et al. 2003; Ganzini L, Block S 2002).

Fallbeispiel: Locked-in-Patient

Die 57-jährige Frau C. leidet seit acht Jahren unter ALS, ist aber neu in der ALS-Ambulanz. Sie wird von ihrem Ehemann begleitet, der ihre Anamnese erzählt. Vor vier Jahren erhielt sie ein Tracheostoma zur maschinellen Langzeitbeatmung. Aktuell ist sie anarthrisch, tetraplegisch und verwendet eine Ernährungssonde.

Ihr Ehemann gibt an, dass sie über Gesichts- und Augenbewegungen kommuniziert, die nur er entziffern kann. Für die Untersuchung sitzt sie in einem elektrischen Rollstuhl. Sie hat ein Tracheostoma und ein mobiles Beatmungsgerät. Sie hat eine spastische Tetraplegie mit beidseitiger Fazialisparese. Sie hat langsame, dyskonjugierte Pupillenbewegungen und grimassiert häufig. Sie kann mit den Augen keine Gegenstände fixieren. Sie scheint ihre Augen und Teile ihres Gesichts nur unwillkürlich zu bewegen. Sie reagiert auf Entscheidungsfragen nicht mit Augen- und Gesichtsbewegungen. Auf das Behandlungsteam wirken die Bewegungen ihres Gesichts und ihrer Augen zufällig.

Als diese Bedenken Herrn C. gegenüber geäußert werden, wehrt er sie vehement ab und erklärt, dass nur er die Augen- und Gesichtsbewegungen seiner Frau entziffern könne. Auf die Frage, ob Frau C. mit ihm darüber gesprochen hat, die Beatmung zu beenden, sofern sie nicht mehr kommunizieren könne, erinnert er sich an kein derartiges Gespräch. Bei der Kontrolle nach sechs Monaten ist das Team davon überzeugt, dass sie sich in einem Locked-in-Syndrom befindet. Bei jedem Besuch werden mit Herrn C. dieselben Bedenken besprochen. Er beharrt aber weiterhin darauf, dass seine Frau mit ihm kommunizieren könne.

Beim nächsten Termin gibt er an, dass seine Frau bei einem Autounfall auf dem Weg in die Klinik aus dem Rollstuhl auf den Boden des Transporters geschleudert wurde. Sie erscheint zwar neurologisch unverändert, hat aber eine Schwellung an der rechten Wade im Sinne einer Fraktur, die im Röntgen bestätigt wird. Sie wird mit einem Gips und Analgetika behandelt. Die fehlenden Schmerzäußerungen trotz der Fraktur bestärken die Diagnose eines Locked-in-Syndroms, er besteht aber weiterhin darauf, dass sie kommunizieren kann.

Beim nächsten Termin ist Frau C. neurologisch unverändert. Die augenärztliche Untersuchung ergibt eine schwere Infektion der Konjunktiven und eitrige Absonderungen aus dem rechten Auge. Sie scheint keine Beschwerden zu haben und hat keinen häufigeren Lidschlag. Erneut spricht das klinische Team Herrn C. auf ein Locked-in-Syndrom an, da seine Frau keine Reaktion auf die schmerzhafte Erkrankung zeigt. Herr C. denkt darüber in den nächsten beiden Wochen nach. Nach Rücksprache mit seiner Tochter stimmt er zu, dass bei seiner Frau ein Locked-in-Syndrom besteht und eine Therapiezieländerung in ihrem Sinne wäre. Er organisiert die Verlegung seiner Frau in eine lokale Klinik. Das Beatmungsgerät wird nach der Gabe von Morphin und Lorazepam abgeschaltet. Sie schläft friedlich ein.

Palliative Care – Gründe dafür und dagegen

Bei Patienten mit lebensbedrohlicher Atemmuskelschwäche, die eine Tracheostomie ablehnen, und bei Patienten mit lebensbedrohlicher Dysphagie, die eine Gastrostomie ablehnen, ist eine Aufklärung über die Vorteile der Palliative Care angezeigt. Auch Patienten mit Beatmungsgeräten und Ernährungssonden kann eine Palliativbetreuung angeboten werden, wobei die von Medicare finanzierten Hospize in den USA in der Regel keine beatmungspflichtigen Patienten aufnehmen dürfen. In manchen Ländern wird die Palliative Care zu selten und zu spät in Anspruch genommen, sodass ein Aufklärungsbedarf für die Patienten und die Familien besteht.

Die Unterschiede im klinischen Bild und der Progredienz der ALS führen zu zahlreichen End of Life-Problemen, die durch eine interdisziplinäre, multimodale Palliative Care behandelt werden können (Ganzini L, Block S 2002). Der Arzt sollte dazu bereite Patienten über den Sterbevorgang und möglicherweise auftretende Symptome aufklären und gleichzeitig auf Möglichkeiten der Behandlung eingehen. Dazu gehören die Behandlung von Luftnot, Angstzuständen und Schmerzen (Ganzini L et al. 1999; Ganzini L et al. 2002; Mandler RN et al. 2001; Oliver D 1996; Oliver D et al. 2000). Die Ärzte sollten betonen, dass sie den Patienten nicht aufgeben werden, sondern weiterhin alles tun werden, um das Leiden in der Terminalphase zu lindern. Die Patienten sollten ermuntert werden, den Kontakt zu ihrem Hausarzt weiterhin aufrecht zu erhalten. Patienten, die eine Palliativ- und Hospizbegleitung erfahren, sterben häufiger an dem Ort ihrer Wahl und erhalten häufiger Morphin. Die Pflegepersonen geben an, dass die meisten Patienten trotz ihrer Beschwerden ihren Frieden gefunden und den Tod akzeptiert hatten (Ganzini L et al. 2002; Mandler RN et al. 2001).

Beendigung lebensverlängernder Maßnahmen und das Prinzip des Doppeleffektes

In manchen Gesellschaften können autonome, entscheidungsfähige Patienten oder ihre Vertreter (Bevollmächtigte oder Betreuer) zuvor akzeptierte lebenserhaltende Maßnahmen beenden. Während sich das Beenden einer Behandlung psychologisch anders als das Nicht-Beginnen einer medizinischen Intervention anfühlt, unterscheiden die meisten westlichen Gesellschaften ethisch nicht zwischen diesen beiden Optionen.

Die maschinelle Beatmung kann unter medizinischer Überwachung beendet oder über 30–60 Min zuhause oder in einem Hospiz ausgeschlichen werden. Der

Patient und seine Pflegepersonen sollten darauf hingewiesen werden, dass der Tod binnen Minuten oder erst nach Stunden oder selten auch Tagen eintreten kann, und dass Medikamente und Supportive Care den Distress und das Leiden reduzieren (Borasio GD, Voltz R 1998; Oliver D 1996). Außerdem können sich die Patienten dafür entscheiden, die Zufuhr von Nahrung und Wasser über den Mund oder ein Gastrostoma zu beenden; dies führt in der Regel innerhalb von zwei Wochen zum Tod (Oliver D 1996; Oliver D et al. 2000; von Gunten C, Weissman DE 2003; Bernat JL 1997; Bernat JL 2001; Bernat JL et al. 1993; Ganzini L et al. 2003; Harvath TA et al. 2004; Whitney C 1996; Anonymous 1994). In einer Studie verstarben alle Patienten innerhalb von 15 Tagen nach dem Beenden der Zufuhr von Nahrung und Flüssigkeit. Die Krankenpflegekräfte stuften die mediane Todesqualität auf einer Skala von 0 (sehr schlechter Tod) bis 9 (sehr guter Tod) mit 8 ein (Ganzini L et al. 2003).

Benzodiazepine, Opioide und andere Medikamente können die Beschwerden, die nach dem Beenden der lebenserhaltenden Maßnahmen auftreten, lindern. Da der Tod erwartet wird, gibt es keine medizinischen, ethischen oder legalen Gründe für das Vorenthalten der für die Kontrolle der belastenden Symptome erforderlichen Medikamente. Eine unbeabsichtigte Beschleunigung des Todes durch die Nebenwirkungen ist zwar sehr unwahrscheinlich, aber ethisch vertretbar, sofern die Intention die der Beschwerdelinderung ist (Prinzip des Doppeleffektes. (Fletcher JC, Boyle R 1997; Beauchamp TL, Childress JF 1994; Bernat JL 2003; Bernat E 1996))

Fallbeispiel: Entzug von Nahrung und Flüssigkeit

Die 77-jährige Frau P. leidet unter einer ALS mit bulbärem Beginn, ist anarthrisch und kann weder essen noch trinken. In den letzten sechs Monaten hatte sie zur Ernährung und für die Zufuhr von Flüssigkeit eine PEG verwendet. Vor kurzem kam eine Schwäche der Arme und Hände hinzu, durch die sie die Alltagsaktivitäten nicht mehr gut durchführen konnte. Gleichzeitig entwickelte sich eine Beinschwäche, die ihr Gehvermögen einschränkte. Durch die zunehmenden Symptome war sie gezwungen, vom normalen Wohnblock ihres Pflegeheims in den Pflegebereich umzuziehen. Sie ist durch die zunehmenden Symptome und die abnehmende Unabhängigkeit sehr beunruhigt. Allerdings verneint sie eine Depression; kognitive Einschränkungen bestehen nicht.

Bei einem Besuch unmittelbar vor Weihnachten schreibt sie: »Ich habe genug davon. Ich will, dass das aufhört. Können Sie mir helfen?« Als sie gebeten wird, sich deutlicher auszudrücken, stellt sie klar, dass sie Hilfe beim Sterben möchte. Da ihre FVC über 70 % liegt und sie über die PEG Nahrung und Flüssigkeit erhält, besteht für sie in den USA keine Indikation für eine Hospizpflege. Trotzdem werden ihr alle Aspekte der Palliative Care erläutert und betont, dass die End of Life-Symptome – wenn es soweit ist – behandelbar sind. Sie hört aufmerksam zu, schreibt dann aber, dass sie nicht warten möchte, bis sie noch mehr Symptome entwickelt. Sie möchte ihren Kampf mit der ALS schnell beenden. Ein ärztlich assistierter Suizid und Euthanasie sind aus rechtlichen Gründen ausgeschlossen; außerdem wäre ihr behandelnder Arzt dazu aus moralischen Gründen nicht bereit. Als sie von der Option erfährt, die Zufuhr von

Nahrung und Flüssigkeit zu beenden, wobei betont wird, dass sie dabei höchstwahrscheinlich nicht leiden wird, dass die Symptome durch Palliativmaßmahmen behandelt werden können und dass sie dann vermutlich innerhalb von zwei Wochen sterben wird, entscheidet sie sich dafür, diese Option mit ihren beiden Söhnen zu besprechen.

Eine Woche später rufen ihre Söhne an und berichten, dass ihre Mutter gerne die Zufuhr von Nahrung und Flüssigkeit unter Palliativbegleitung in ihrem Pflegeheim beenden möchte. Durch täglichen Kontakt mit ihrem Neurologen wird bestätigt, dass es ihr gut geht und sie keine Beschwerden hat. Frau P. stirbt acht Tage später. Nach Angaben der Pflegekräfte schlief sie friedlich ein. Ihre Söhne bedanken sich telefonisch bei dem Neurologen, dass er die Wünsche ihrer Mutter geachtet und ihr ihre Unabhängigkeit gelassen hat.

Ärztlich assistierter Suizid und Tötung auf Verlangen

Als ärztlich assistierter Suizid wird das Bereitstellen der erforderlichen tödlichen Dosis eines Medikamentes, mit dem der Patient sein Leben beendet, bezeichnet. Der Patient muss dabei das Mittel selbst einnehmen. Bei der Tötung auf Verlangen stellt der Arzt die letale Medikamentendosis bereit und verabreicht sie auch. Der ärztlich assistierte Suizid sollte von der palliativen Sedierung unterschieden werden, bei der bei einem Patienten, der in der Terminalphase seiner Krankheit starke und therapieresistente Beschwerden hat, eine reversible Bewusstlosigkeit erzeugt wird, damit der Patient friedlich an der Grunderkrankung sterben kann (Bernat JL 2003; Bernat JL 2001; Bernat JL 2001; Burke AL et al. 1991; Campbell ML 2004; Cowan JD, Palmer TW 2002; Cowan JD, Walsh D 2001; Krakauer EL et al. 2000; Morita T et al. 2002).

Oregon

Der Oregon Death with Dignity Act (ODWDA) wurde 1994 durch einen Bürgerentscheid mit einer Mehrheit von 51 % angenommen. Seit 1997 ist der ärztlich assistierte Suizid in Oregon legal (Niemeyer D 2004). Die Tötung auf Verlangen bleibt ausdrücklich verboten.

Der ODWDA legt fest, dass Ärzte, welche innerhalb der Vorgaben des Gesetzes die letale Medikation für einen Suizid zur Verfügung stellen, sich nicht strafbar machen. Das Gesetz definiert den ärztlich assistierten Suizid als die freiwillige und selbstständige Einnahme der von einem Arzt zu diesem Zweck verordneten letalen Medikamente. Die Patienten müssen dazu mehrere Voraussetzungen erfüllen: Sie müssen unter einer tödlichen Krankheit leiden (Lebenserwartung < 6 Monate), älter als 18 Jahre sein, seit mindestens sechs Monaten ihren Wohnsitz in Oregon haben und als entscheidungsfähig eingestuft worden sein. Sie erhalten die letalen

Medikamente erst, wenn sie ihren Arzt innerhalb von mindestens 15 Tagen zweimal darum gebeten haben und die Bitte schriftlich und bestätigt durch zwei Zeugen bei ihm eingereicht haben. Sofern der Arzt Bedenken hinsichtlich der Entscheidungsfähigkeit oder einer psychischen Krankheit mit Auswirkungen auf die Entscheidung hat, muss der Patient zur psychiatrischen Untersuchung überwiesen werden. Der Arzt ist dazu verpflichtet, geeignete Alternativen zum ärztlich assistierten Suizid anzusprechen und dabei insbesondere auf die Schmerzkontrolle, die Hospizbegleitung und die Palliativmedizin einzugehen (Niemeyer D 2004).

Die Anzahl der Verordnungen und der Patienten, die einen ärztlich assistierten Suizid gemäß ODWDA durchgeführt haben, hat sich seit in den letzten Jahren von 0,1 auf 0,3 % aller Todesfälle in Oregon erhöht – ein immer noch sehr geringer Wert. Seit der Legalisierung des ärztlich assistierten Suizids haben ihn überproportional viele ALS-Patienten in Anspruch genommen. Der Bericht aus 2012 (http://public.health.oregon.gov/ProviderPartnerResources/EvaluationResearch/¬DeathwithDignityAct/Documents/year15.pdf) zeigt, dass fünf ALS-Patienten ihr Leben mit einem ärztlich assistierten Suizid beendet haben (insgesamt 49 seit 1997). Trotz der kleinen Anzahl ist ein ärztlich assistierter Suizid bei ALS-Patienten 67 Mal wahrscheinlicher als bei Patienten mit Herzerkrankungen, bei denen er am seltensten ist (Hedberg K et al. 2009).

Die Ärzte, welche die Medikamente für den ärztlich assistierten Suizid verordnet hatten, gaben für denselben Zeitraum vor allem drei häufige End of Life-Bedenken der Patienten dafür an; den Verlust der Autonomie, die abnehmende Fähigkeit zur Teilnahme am Leben und den Verlust der Würde. Von 100 ALS-Patienten, die vor Inkrafttreten des ODWDA befragt wurden, gaben 56 % an, dass sie einen ärztlich assistierten Suizid erwägen würden: Sie waren meistens männlich und gebildet, hatten höhere Scores für die Hoffnungslosigkeit, waren weniger religiös und stuften ihre Lebensqualität als geringer ein (Ganzini L, Block S 2002). Außerdem gaben 50 Pflegepersonen von inzwischen verstorbenen ALS-Patienten in Oregon und Washington an, dass ein Drittel der Patienten im letzten Lebensmonat darüber gesprochen hatte, dass sie einen ärztlich assistierten Suizid wünschten. Diese Patienten hatten eine stärkere Hoffnungslosigkeit und hatten bereits früher im Krankheitsverlauf ihr Interesse an einem ärztlich assistierten Suizid geäußert. Im Vergleich zu Patienten, die kein solches Interesse hatten, litten sie mehr darunter, andere zu belasten, und klagten häufiger über Schlaflosigkeit, Schmerzen und andere Beschwerden (Ganzini L et al. 1999). Obwohl viele ihr Interesse an einem ärztlich assistierten Suizid zum Ausdruck brachten, führten ihn nur wenige durch.

Der oberste Gerichtshof der USA hat entschieden, dass es kein verfassungsmäßiges Recht auf die Hilfe zum Sterben gibt. Allerdings überließ das Gericht den einzelnen Bundesstaaten die Entscheidung über eine Legalisierung des ärztlich assistierten Suizids. Washington, Vermont und zuletzt Kalifornien sind dem Beispiel von Oregon gefolgt, und haben den ärztlich assistierten Suizid legalisiert, in Montana ist er durch einen Gerichtsbeschluss erlaubt. In den anderen US-Bundesstaaten wird das Thema weiterhin diskutiert. In Kanada wurde 2015 die Tötung auf Verlangen gerichtlich erlaubt.

Die Niederlande

Das Strafgesetzbuch der Niederlande verbietet das vorsätzliche Beenden eines menschlichen Lebens. Allerdings wurden die Tötung auf Verlangen und der assistierte Suizid durch eine Nichtverfolgungsvereinbarung zwischen dem Justizministerium und dem *Königlich Niederländischen Ärztebund* legalisiert. Im Jahr 2001 passierte ein Gesetz das niederländische Parlament, durch das die seit langem praktizierte Tötung auf Verlangen und der assistierte Suizid keine Straftat sind, sofern der ausführende Arzt bestimmte »Sorgfaltskriterien« erfüllt:

1. Er muss zu der Überzeugung gelangt sein, dass der Patient seine Bitte freiwillig und nach reiflicher Überlegung geäußert hat.
2. Er muss zu der Überzeugung gelangt sein, dass der Patient unerträglich leidet und es keine Aussicht auf Besserung gibt.
3. Er muss den Patienten über seine Situation und die Perspektiven aufgeklärt haben.
4. Er muss gemeinsam mit dem Patienten zu der Überzeugung gelangt sein, dass es in der Situation des Patienten keine vertretbare Alternative gibt.
5. Er muss mindestens einen weiteren Arzt hinzuziehen, der den Patienten untersucht und schriftlich seine Meinung zu den vorgenannten Sorgfaltskriterien abgegeben hat.
6. Er muss nach den Regeln der ärztlichen Kunst handeln, wenn er das Leben des Patienten beendet oder ihm beim Suizid hilft (Anonymous 2001).

Die behandelnden Ärzte in den Niederlanden gaben an, dass sich 35 von 231 (17 %) ALS-Patienten für eine Tötung auf Verlangen entschieden und auf diese Weise starben, 6 (3 %) starben durch einen ärztlich assistierten Suizid und 48 (24 %) erhielten »eine palliative Behandlung, die vermutlich ihr Leben verkürzte«. Für diejenigen, die sich für einen assistierten Tod entscheiden, war Religiosität unwichtig. Es bestand kein Zusammenhang mit Bildungsstand, Einkommen, Ausmaß der Pflegebedürftigkeit oder bestimmten Krankheitsmerkmalen. In dieser Studie entschieden sich die ALS-Patienten zehn Mal häufiger für einen assistierten Tod als in Oregon und bevorzugten die Tötung auf Verlangen gegenüber dem ärztlich assistierten Suizid (Veldink JH et al. 2002).

Andere Länder

Belgien legalisierte 2002 die Tötung auf Verlangen für Erwachsene und entscheidungsfähige Minderjährige (Anonymous 2003). Nach dem Schweizer Gesetz wird die Beihilfe zum Suizid aus selbstlosen Gründen nicht strafrechtlich verfolgt. Der Europarat wies eine Beschlussvorlage zur Unterstützung des assistierten Sterbens zurück (Mackellar C 2003; Sorta-Bilajac I et al. 2005).

Ethische Argumente für und gegen das assistierte Sterben

Diejenigen, die sich für ein assistiertes Sterben aussprechen, verwenden oft folgende Argumente:

- Gerechtigkeit: Manche terminal kranke Patienten beschleunigen ihren Tod, indem sie eine Behandlung verweigern oder beenden. Bei anderen wird der Tod nicht beschleunigt, wenn sie die Medikamente absetzen. Ihnen bleibt nur die Option des Suizids, weswegen ein assistierter Tod erlaubt werden sollte.
- Autonomie: Die Entscheidungen über den Todeszeitpunkt und die Todesursache sind sehr persönlich. Entscheidungsfähige terminal kranke Patienten sollten die Möglichkeit haben, Art und Zeitpunkt ihres Todes selber zu wählen.
- Benefizienz: Ärzte sind dazu verpflichtet, körperliches und seelisches Leid zu lindern, was jedoch nicht immer möglich ist. Der ärztlich assistierte Suizid sollte erlaubt werden, um unerträgliches Leid zu beenden.
- Freiheit: Das Interesse des Staates am Erhalt des Lebens ist bei einer Person, die terminal krank ist und ihr Leiden durch das Herbeiführen ihres Todes beenden will, reduziert. Das Verbot des ärztlich assistierten Suizids ist ein übermäßiger Eingriff in die persönliche Freiheit.
- Ehrlichkeit: Es gibt das assistierte Sterben bereits – im Verborgenen. Eine Legalisierung würde eine offene und ehrliche Diskussion anstoßen.

Diejenigen, die gegen ein assistiertes Sterben sind, führen oft folgende Argumente ins Feld:

- Unantastbarkeit des Lebens: Seit Jahrhunderten existiert ein starkes, religiöses, moralisches und säkuläres Verbot, das Leben eines Menschen zu nehmen.
- Töten versus sterben lassen: Es ist ein entscheidender Unterschied, ob ein Patient durch das Vorenthalten oder Beenden der Behandlung an seiner Krankheit verstirbt (passiv) oder ob er durch einen Arzt getötet wird oder sich mit dessen Hilfe suizidiert (aktiv).
- Schiefe Ebene: Sobald er einmal legalisiert wäre, gäbe es keine Kontrolle mehr über den ärztlich assistierten Suizid. Patienten, denen der Zugang oder die Mittel für eine angemessene medizinische Versorgung und Unterstützung fehlen, können in den ärztlich assistierten Suizid getrieben werden. Dies könnte auch unbewusst durch überlastete Familienmitglieder und selbst durch die Ärzte forciert werden. Schließlich würde der ärztlich assistierte Suizid ein Mittel gegen das Leiden von Menschen werden, die nicht terminal krank sind.
- Schädigung der Medizin/Misstrauen: Die ethischen Traditionen der Medizin verbieten das Beenden eines Lebens. Bei einer Legalisierung des ärztlich assistierten Suizids würde das Ansehen der Medizin geschädigt und das für die Arzt-Patient-Beziehung unabdingbare Vertrauen erschüttert werden (The Ethics and Humanities Subcommittee of the American Academy of Neurology 1998; Anonymous 2002).
- Ärzte machen Fehler: Diagnose und Prognose sind immer mit einer gewissen Unsicherheit behaftet. Die Legalisierung des ärztlich assistierten Suizids würde

zum Tod von Patienten führen, die eigentlich gar keine terminale Krankheit haben.

Wunsch nach einem assistierten Sterben

Jede Bitte um einen assistierten Tod sollte mit Respekt und Mitgefühl behandelt werden. Durch Nachfragen sollte die dahinterstehende Motivation erforscht und ermittelt werden, ob diese Anfrage durch behandelbare körperliche oder psychische Symptome ausgelöst wurde. Wichtig ist, zu klären, ob Missverständnisse über den wahrscheinlichen Verlauf der ALS vorhanden sind und ob den Patienten bestimmte Ängste oder Sorgen belasten. Dabei hilft das Durchsprechen möglicher End of Life-Situationen und Pflegepläne, wobei betont werden muss, dass Symptome, wie Luftnot, Angst, Depression und Schmerzen, behandelt werden können und sich das Leiden auf ein Minimum reduzieren lässt. Die meisten Patienten werden durch derartige Gespräche beruhigt, haben wieder ein Gefühl der Kontrolle und bemühen sich nicht länger um ein assistiertes Sterben (Rabow MW, Markowitz AJ 2002).

Manche Patienten beharren jedoch trotz dieser Bemühungen auf ihrem Wunsch nach einem ärztlich assistierten Suizid. Die Beteiligung von Ärzten am Suizid ihrer Patienten ist eine Gewissensentscheidung, die allerdings aufgrund der seit 2015 in Deutschland geltenden Gesetzgebung (s. unten) mit rechtlichen Risiken behaftet ist.

Die Palliative Care und Verfechter des assistierten Sterbens scheinen gegensätzliche Standpunkte zu vertreten. Allerdings beschreiben Bernheim et al. die Koexistenz von Palliative Care und assistiertem Sterben in Belgien, die dort auch gemeinsame Wertvorstellungen zum Beispiel über die Autonomie der Patienten haben (Bernheim JL et al. 2008). Prokopetz und Lehmann erkennen die zunehmende politische Befürwortung des ärztlich assistierten Suizids an und bringen einen legal assistierten Suizid ohne ärztliche Beteiligung ins Gespräch (Prokopetz JZ, Lehmann LS 2012). Für viele Palliativmediziner ist der ärztlich assistierte Suizid moralisch nicht tragbar. Sie müssen sich der ethischen Herausforderung stellen, dort wo Suizidassistenz legal ist, den Patienten nicht das Gefühl zu geben, sie alleine zu lassen. Durch eine rechtzeitige Reflexion ist der Arzt darauf vorbereitet, seine eigene Haltung offen mit dem Patienten zu diskutieren und etwaige Meinungsunterschiede anzuerkennen und zu respektieren. Kein Arzt ist dazu verpflichtet, trotz moralischer Bedenken Beihilfe zum Suizid zu leisten.

Die Rechtslage in Deutschland und Österreich

In Österreich sind Beilhilfe zum Suizid und Tötung auf Verlangen gleichermaßen strafbar, egal von wem sie durchgeführt werden. In Deutschland wurde Ende 2015 das »Gesetz über die Strafbarkeit der geschäftsmäßigen Förderung der Selbsttötung« erlassen. Es soll die Tätigkeit von Sterbehilfevereinigungen unterbinden, indem jede Form von »geschäftsmäßiger«, d. h. auf Wiederholung angelegter Suizidhilfe unter Strafe gestellt wird. Da aber auch Ärzte (insbesondere z. B. Palliativmediziner, Onkologen oder Neurologen) in die Situation kommen können, wiederholt Suizidhilfe zu leisten, besteht auch für sie ein erhebliches strafrechtliches Risiko (Borasio GD 2016).

Alternativen zum ärztlich assistierter Suizid

ALS-Patienten sollten darüber aufgeklärt werden, dass es Alternativen zum ärztlich assistierten Suizid gibt. Wie bereits besprochen, können sich die Patienten dafür entscheiden, lebenserhaltende Maßnahmen zu beenden. Ihre Beschwerden können dann durch Medikamente kontrolliert werden. Nicht behandelbares körperliches und/oder seelisches Leiden kurz vor dem Tod kann mit einer palliativen Sedierung behandelt werden (Anonymous 2003; Mackellar C 2003; Sorta-Bilajac I et al. 2005; The Ethics and Humanities Subcommittee of the American Academy of Neurology 1998).

Trotz ausgedehnter ethischer, wissenschaftlicher und öffentlicher Diskussionen besteht noch immer Verwirrung über die Gabe von lindernden Medikamenten am Ende des Lebens sowie insbesondere über die palliative Sedierung und das Beenden der maschinellen Beatmung. Daher ist die Begleitung durch ein erfahrenes Palliativteam, das die medizinischen und rechtlichen Optionen für eine effektive Beschwerdelinderung und die Durchsetzung des Patientenwillens am Lebensende beherrscht, für ALS-Patienten von großer Bedeutung.

Schlussfolgerungen

Bei der Pflege und Behandlung von ALS-Patienten müssen zahlreiche ethische Aspekte berücksichtigt werden. Es ist wichtig, dass diese Aspekte zu geeigneter Zeit mit Einfühlungsvermögen und unter Berücksichtigung der unterschiedlichen kulturellen Werte und gesellschaftlichen Einstellungen der Patienten und ihrer Familien angesprochen werden. Auch das multidisziplinäre Team muss diese Themen einplanen und besprechen, damit die ALS-Patienten, ihre Angehörigen und die an ihrer Pflege beteiligten Fachkräfte Entscheidungen, die für alle vertretbar sind, gemeinsam treffen können.

Literatur

Albert S. M., Murphy P. L., Del Bene M. L., Rowland L. P. (1999) Prospective study of palliative care in ALS: choice, timing, outcomes. Journal of the Neurological Sciences 169: 108–13.

Albert S. M., Murphy P. L., Del Bene M. L., Rowland L. P. (1999) A prospective study of preferences and actual treatment choices in ALS. Neurology 53: 278–83.

Anonymous (1994) Patient refusal of food and water—a way out of the aid-in-dying debate? Hospital Ethics 10: 1–3.

Anonymous (2001) Termination of Life on Request and Assisted Suicide Act in The Netherlands.

Anonymous (2002) The WMA Resolution on Euthanasia. In World Medical Association Policy: the World Medical Association Resolution on Euthanasia. Adopted by the World Medical Association General Assembly. Washington, DC: World Medical Association. Available at: <http://www.wma.net/en/30publications/10policies/e13b/>.

Anonymous (2003) The Belgian Act on Euthanasia of 28 May 2002. Journal of Health Law 10: 329–35.

Bach J. R. (1993) Amyotrophic lateral sclerosis. Communication status and survival with ventilatory support. American Journal of Physical Medicine and Rehabilitation 72: 343–9.

Beauchamp T. L., Childress J. F. (1994) Principles of Biomedical Ethics, 4th edn. New York: Oxford University Press.

Bernat E. (1996) Legal limits of assisted death: exemplified by amyotrophic lateral sclerosis. Wiener Medizinische Wochenschrift 146(9–10): 195–8.

Bernat J. L. (1997) The problem of physician-assisted suicide. Seminars in Neurology 17: 271–9.

Bernat J. L. (2001) Ethical and legal issues in palliative care. Neurologic Clinics 19: 969–87.

Bernat J. L. (2001) Ethical and legal issues in palliative care. Neurologic Clinics 19: 969–87.

Bernat J. L. (2003) Ethical Issues in Neurology, 2nd edn. Boston, MA: Butterworth-Heinemann.

Bernat J. L., Gert B., Mogielnicki R. (1993) Patient refusal of hydration and nutrition. An alternative to physician-assisted suicide or voluntary active euthanasia. [See comment] Archives of Internal Medicine 153: 2723–8.

Bernheim J. L., Deschepper R., Distelmans W., Mullie A., Bilsen J., Deliens L. (2008) Development of palliative care and legalization of euthanasia: antagonism or synergy? British Medical Journal 336: 864–7.

Beukelman D. R., Ball L. J. (2002) Improving AAC use for persons with acquired neurogenic disorders: understanding human and engineering factors. Assistive Technology 14: 33–44.

Borasio G. D. (2016) Selbst bestimmt sterben. Was es bedeutet, was uns daran hindert, wie wir es erreichen können. Deutscher Taschenbuch Verlag, München.

Borasio G. D., Gelinas D. F., Yanagisawa N. (1998) Mechanical ventilation in amyotrophic lateral sclerosis: a cross-cultural perspective. Journal of Neurology 245(Suppl. 2): S7–S12; discussion S29.

Borasio G. D., Miller R. G. (2001) Clinical characteristics and management of ALS. Seminars in Neurology 21: 155–66.

Borasio G. D., Voltz R. (1998) Discontinuation of mechanical ventilation in patients with amyotrophic lateral sclerosis. Journal of Neurology 245: 717–22.

Bradley W. G., Anderson F., Gowda N., Miller R. G. (2004) Changes in the management of ALS since the publication of the AAN ALS practice parameter 1999. Amyotrophic Lateral Sclerosis and Other Motor Neuron Disorders 5: 240–4.

Burke A. L., Diamond P. L., Hulbert J., Yeatman J., Farr E. A. (1991) Terminal restlessness - its management and the role of midazolam. Medical Journal of Australia 155: 485–7.

Byrick R. J. (1993) Improved communication with the Passy-Muir valve: the aim of technology and the result of training. Critical Care Medicine 21: 483–4.

Campbell M. L. (2004) Terminal dyspnea and respiratory distress. Critical Care Clinics 20: 403–17, viii—ix.
Cazzolli P. A., Oppenheimer E. A. (1996) Home mechanical ventilation for amyotrophic lateral sclerosis: nasal compared to tracheostomy-intermittent positive pressure ventilation. Journal of the Neurological Sciences 139 (Suppl.): 123–8.
Cowan J. D., Palmer T. W. (2002) Practical guide to palliative sedation. Current Oncology Reports 4: 242–9.
Cowan J. D., Walsh D. (2001) Terminal sedation in palliative medicine – definition and review of the literature. Supportive Care in Cancer 9: 403–7.
Eisen A. (1999) How to improve the diagnostic process. Journal of Neurology 246(Suppl. 3): III6–III9.
Eisen A., Weber M. (1999) Treatment of amyotrophic lateral sclerosis. Drugs and Aging 14: 173–96.
Escarrabill J., Estopá R., Farrero E., Monasterio C., Manresa F. (1998) Long-term mechanical ventilation in amyotrophic lateral sclerosis. Respiratory Medicine 92: 438–41.
Farrero E., Prats E., Povedano M., Martinez-Matos J. A., Manresa F., Escarrabill J. (2005) Survival in amyotrophic lateral sclerosis with home mechanical ventilation: the impact of systematic respiratory assessment and bulbar involvement. Chest 127: 2132–8.
Fletcher J. C., Boyle R. (eds) (1997) Introduction to Clinical Ethics, 2nd edn. Hagerstown, MD: University Publishing Group.
Ganzini L., Block S. (2002) Physician-assisted death—a last resort? New England Journal of Medicine 346: 1663–5.
Ganzini L., Goy E. R., Miller L. L., Harvath T. A., Jackson A., Delorit M. A. (2003) Nurses' experiences with hospice patients who refuse food and fluids to hasten death. [See comment] New England Journal of Medicine 349: 359–65.
Ganzini L., Johnston W. S., Hoffman W. F. (1999) Correlates of suffering in amyotrophic lateral sclerosis. Neurology 52: 1434–40.
Ganzini L., Johnston W. S., Silveira M. J. (2002) The final month of life in patients with ALS. Neurology 59: 428–31.
Gelinas D. F., O'Connor P., Miller R. G. (1998) Quality of life for ventilator-dependent ALS patients and their caregivers. Journal of the Neurological Sciences 160 (Suppl. 1): S134–S136.
Gryfe P., Kurtz I., Gutmann M., Laiken G. (1996) Freedom through a single switch: coping and communicating with artificial ventilation. Journal of the Neurological Sciences 139 (Suppl.): 132–3.
Harvath T. A., Miller L. L., Goy E., Jackson A., Delorit M., Ganzini L. (2004) Voluntary refusal of food and fluids: attitudes of Oregon hospice nurses and social workers. International Journal of Palliative Nursing 10: 236–41; discussion 242–3.
Hayashi H., Oppenheimer E. A. (2003) ALS patients on TPPV: totally locked-in state, neurologic findings and ethical implications. Neurology 61: 135–7.
Hedberg K., Hopkins D., Leman R., Kohn M. (2009) The 10-year experience of Oregon's Death with Dignity Act: 1998–2007. Journal of Clinical Ethics 20: 124–32.
Hein H., Kirsten D., Magnussen H. (1996) Possibilities and limits of ventilation in amyotrophic lateral sclerosis. Medizinische Klinik (Munich) 91 (Suppl. 2): 48–9.
Hirschman K. B., Joyce C. M., James B. D., Xie S. X., Karlawish J. H. (2005) Do Alzheimer's disease patients want to participate in a treatment decision, and would their caregivers let them? Gerontologist 45: 381–8.
Hirschman K. B., Xie S. X., Feudtner C., Karlawish J. H. (2004) How does an Alzheimer's disease patient's role in medical decision making change over time? Journal of Geriatric Psychiatry and Neurology 17: 55–60.
Howard R. S., Orrell R. W. (2002) Management of motor neurone disease. Postgraduate Medical Journal 78: 736–41.
http://public.health.oregon.gov/ProviderPartnerResources/EvaluationResearch/Deathwith¬DignityAct/Documents/year15.pdf
Kaub-Wittemer D., Steinbüchel N. V., Wasner M., Laier-Groeneweld G., Borasio G. D. (2003) Quality of life and psychosocial issues in ventilated patients with amyotrophic lateral sclerosis and their caregivers. Journal of Pain and Symptom Management 26: 890–6.

Kaut K., Turcott J. C., Lavery M. (1996) Passy-Muir speaking valve. Dimensions of Critical Care Nursing 15: 298–306.

Krakauer E. L., Penson R. T., Truog R. D., King L. A., Chabner B. A., Lynch T. J. (2000) Sedation for intractable distress of a dying patient: acute palliative care and the principle of double effect. Oncologist 5: 53–62.

Lomen-Hoerth C. (2004) Characterization of amyotrophic lateral sclerosis and frontotemporal dementia. Dementia and Geriatric Cognitive Disorders 17: 337–41.

Lomen-Hoerth C., Anderson T., Miller B. (2002) The overlap of amyotrophic lateral sclerosis and frontotemporal dementia. Neurology 59: 1077–9.

Lomen-Hoerth C., Murphy J., Langmore S., Kramer J. H., Olney R. K., Miller B. (2003) Are amyotrophic lateral sclerosis patients cognitively normal? Neurology 60: 1094–7.

Mackellar C. (2003) Laws and practices relating to euthanasia and assisted suicide in 34 countries of the Council of Europe and the USA. European Journal of Health Law 10: 63–4.

Mandler R. N., Anderson F. A. Jr., Miller R. G., Clawson L., Cudkowicz M., Del Bene M. (2001) The ALS Patient Care Database: insights into end-of-life care in ALS. Amyotrophic Lateral Sclerosis and Other Motor Neuron Disorders 2: 203–8.

Manzano J. L. (1993) Verbal communication of ventilator-dependent patients. Critical Care Medicine 21: 512–17.

Mazzini L., Corrà T., Zaccala M., Mora G., Del Piano M., Galante M. (1995) Percutaneous endoscopic gastrostomy and enteral nutrition in amyotrophic lateral sclerosis. Journal of Neurology 242: 695–8.

Miller R. G. (2001) Examining the evidence about treatment in ALS/MND. Amyotrophic Lateral Sclerosis and Other Motor Neuron Disorders 2: 3–7.

Miller R. G., Jackson C. E., Kasarskis E. J., England J. D., Forshew D., Johnston W. et al. (2009) Practice parameter update: the care of the patient with amyotrophic lateral sclerosis: drug, nutritional, and respiratory therapies (an evidence-based review): report of the Quality Standards Subcommittee of the American Academy of Neurology. Neurology 73: 1218–26.

Miller R. G., Jackson C. E., Kasarskis E. J., England J. D., Forshew D., Johnston W. et al. (2009) Practice parameter update: the care of the patient with amyotrophic lateral sclerosis: multidisciplinary care, symptom management, and cognitive/behavioral impairment (an evidence-based review): report of the Quality Standards Subcommittee of the American Academy of Neurology. Neurology 73:1227–33

Mitsumoto H., Chad D. A., Pioro E. (1998) Amyotrophic Lateral Sclerosis. Contemporary Neurology Series 49. Philadelphia, PA: F. A. Davis.

Morita T., Tsuneto S., Shima Y. (2002) Definition of sedation for symptom relief: a systematic literature review and a proposal of operational criteria. Journal of Pain and Symptom Management 24: 447–53.

Moss A. H., Oppenheimer E. A., Casey P., Cazzolli P. A., Roos R. P., Stocking C. B. et al. (1996) Patients with amyotrophic lateral sclerosis receiving long-term mechanical ventilation. Advance care planning and outcomes. Chest 110: 249–55.

Narayanaswami P., Bertorini T. E., Pourmand R., Horner L. H. (2000) Long-term tracheostomy ventilation in neuromuscular diseases: patient acceptance and quality of life. Neurorehabilitation and Neural Repair 14: 135–9.

Niemeyer D. (2004) Seventh Annual Report on Oregon's Death with Dignity Act. Portland, OR: Department of Human Services.

Oliver D. (1996) The quality of care and symptom control—the effects on the terminal phase of ALS/MND. Journal of the Neurological Sciences 139(Suppl.): 134–6.

Oliver D., Borasio G. D., Walsh D. (2000) Palliative Care in Amyotrophic Lateral Sclerosis (Motor Neurone Disease), pp. xii, 202. New York: Oxford University Press.

Prokopetz J. Z., Lehmann L. S. (2012) Redefining physician's role in assisted dying. New England Journal of Medicine 367: 97–9.

Rabow M. W., Markowitz A. J (2002) Responding to requests for physician-assisted suicide: ›These are uncharted waters for both of us‹. Journal of the American Medical Association 288: 2332.

Ringel S. P. (2004) Personal history: locked in or locked out? Neurology 62: 1650–2.

Rowland L. (1994) Amyotrophic lateral sclerosis. Current Opinion in Neurology 7: 310–15.
Rowland L. (ed.) (1991) Amyotrophic Lateral Sclerosis and Other Motor Neuron Diseases. Advances in Neurology, Vol. 56. New York: Raven Press.
Rowland L. P., Shneider N. A. (2001) Amyotrophic lateral sclerosis. New England Journal of Medicine 344: 1688–700.
Schwarz J. K., Del Bene M. L. (2004) Withdrawing ventilator support for a home-based amyotrophic lateral sclerosis patient: a case study. Journal of Clinical Ethics 15: 282–90.
Silani V., Kasarskis E. J., Yanagisawa N. (1998) Nutritional management in amyotrophic lateral sclerosis: a worldwide perspective. Journal of Neurology 245(Suppl. 2): S13–S19; discussion S29.
Silverstein M. D., Stocking C. B., Antel J. P., Beckwith J., Roos R. P., Siegler M. (1991) Amyotrophic lateral sclerosis and life-sustaining therapy: patients' desires for information, participation in decision making, and life-sustaining therapy. Mayo Clinic Proceedings 66: 906–13.
Sorta-Bilajac I., Pessini L., Dobrila-Dintinjana R., Hozo I. (2005) Dysthanasia: the (il)legitimacy of artificially postponed death. Medicinski Arhiv 59: 199–202.
Sulmasy D. P., Terry P. B., Weisman C. S., Miller D. J., Stallings R. Y., Vettese M. A. et al. (1998) The accuracy of substituted judgments in patients with terminal diagnoses. Annals of Internal Medicine 128: 621–9.
Swash M. (1999) An algorithm for ALS diagnosis and management. Neurology 538(Suppl. 5): S58–S62.
The Ethics and Humanities Subcommittee of the American Academy of Neurology (1998) Assisted suicide, euthanasia, and the neurologist. Neurology 50: 596–8.
Trail M., Nelson N. D., Van J. N., Appel S. H., Lai E. C. (2003) A study comparing patients with amyotrophic lateral sclerosis and their caregivers on measures of quality of life, depression, and their attitudes toward treatment options. Journal of the Neurological Sciences 209: 79–85.
Veldink J. H., Wokke J. H., van der Wal G., Vianney de Jong J. M., van den Berg L. H. et al. (2002) Euthanasia and physician-assisted suicide among patients with amyotrophic lateral sclerosis in the Netherlands. New England Journal of Medicine 346: 1638–44.
Von Gunten C., Weissman D. E. (2003) Ventilator withdrawal protocol. Journal of Palliative Medicine 6: 773–4.
Whitney C. (1996) Refusal of food and water by a man with end stage Parkinson's disease. Journal of Neuroscience Nursing 28: 267–71.
Yorkston K. M. (1996) Treatment efficacy: dysarthria. Journal of Speech and Hearing Research 39: S46–S57.

18 End of Life-Care bei ALS

Nigel Sykes

Zusammenfassung

Die Pflege und Behandlung von ALS-Patienten am Ende des Lebens erfordert besondere Aufmerksamkeit und ein umsichtiges Management. Wenn der Tod des ALS-Patienten naht, müssen sich der Betroffene, seine Angehörigen und das Behandlungs-Team der Veränderungen bewusst sein und die finalen Krankheitsstadien proaktiv planen. Dazu gehören das Verfassen einer Patientenverfügung und einer Vorsorgevollmacht, das Bereitstellen von Medikamenten zum effektiven Symptommanagement und eine gute Kommunikation zwischen allen Beteiligten. Außerdem benötigen nicht nur der Patient und seine Angehörigen Unterstützung, sondern auch das Betreuungsteam. Viele ALS-Patienten fürchten einen leidvollen Tod, die meisten können jedoch bei entsprechender Palliativbegleitung beschwerdefrei sterben.

Fallbeispiel

Der 75-jährige Herr J. leidet seit zwei Jahren an einer ALS mit Beginn an den Extremitäten. Als er in das Hospiz eingewiesen wurde, damit seine Familie eine Erholungspause bekommt, konnte er nur mit Unterstützung stehen und hatte erste Probleme beim Schlucken. Eine Gastrostomie lehnte er jedoch ab.

Der Aufenthalt wurde verlängert, weil Herr J. und seine Familie entschieden, dass eine weitere häusliche Pflege inzwischen zu aufwändig sei und sie einen Pflegeheimplatz suchten. Im Laufe dieser Zeit konnte er immer schlechter schlucken, obwohl er weiterhin eingedickte Flüssigkeiten ohne Zeichen der Aspiration zu sich nehmen konnte. Einen Tag vor seinem Tod fiel auf, dass er sich beim morgendlichen Aufstehen insgesamt schlechter fühlte. Er klagte über ein allgemeines Unwohlsein des gesamten Körpers und über intermittierende Luftnot. Daraufhin wurde gemeinsam mit ihm entschieden, dass die bevorstehende Verlegung in ein Pflegeheim aufgeschoben wird.

Herr J. akzeptierte eine subkutane Medikamentengabe über eine Spritzenpumpe, die gegen Mittag mit Morphinsulfat 7,5 mg/24 h in Kombination mit Glycopyrroniumbromid 100 µg/24 h begonnen wurde. Im Laufe des Tages wurde seine Sprache immer schlechter, er konnte sich aber noch weiterhin verständlich machen – wenn nicht durch Wörter, dann durch die Mimik. Am Abend machte sich Herr J. zur üblichen Zeit fertig zum Schlafen. Um 4.30 Uhr des nächsten Morgens stellte das Pflegepersonal fest, dass er friedlich im Bett lag, aber nur noch flach atmete. Fünf Minuten später hörte er zu atmen auf und starb.

Erkennen der Terminalphase

Die meisten ALS-Patienten sterben an einem respiratorischen Versagen (Leigh PN, Ray-Chaudhuri K 1994). Demzufolge lässt sich das Terminalstadium der Krankheit von der allmählichen Abnahme der respiratorischen Funktion ableiten. Allerdings setzt dieses Stadium oft rasch ein. In einer Serie von 124 ALS-Patienten, die bis zu ihrem Tod betreut wurden, verschlechterten sich 40 % plötzlich und verstarben innerhalb von 12 Stunden (und weitere 18 % innerhalb von 24 Stunden) nachdem die Veränderung ihres Zustandes erstmals aufgefallen war (O'Brien T et al. 1992). Diese Geschwindigkeit wirkt sich auf die Vorbereitungen aus, die das Pflegeteam treffen muss, um rasch auf Änderungen der Symptome reagieren zu können, und insbesondere auf die Begleitung der Familien, die auf einen unerwartet raschen Eintritt in die Terminalphase vorbereitet werden müssen.

Auf der anderen Seite wird die End of Life-Care bei assistierter Beatmung und Ernährung über PEG komplett anders ablaufen. Inzwischen steht fest, dass die NIH das Leben signifikant verlängern kann (Aboussouan LS et al. 2001) und dass die Beatmung über ein Tracheostoma über einen so langen Zeitraum erfolgen kann, dass die funktionelle Verschlechterung bis zum Locked-in-Syndrom fortschreiten kann. Zeitpunkt und Art des Todes sind dann oft das Ergebnis ärztlichen Handelns, nachdem entschieden wurde, wann und wie die Beatmung beendet werden soll (▶ Kap. 6).

Der plötzliche Tod bei ALS tritt meistens nachts auf und wird vermutlich durch eine Exazerbation der nächtlichen Hypoventilation ausgelöst. Die klinischen Veränderungen, die der Terminalphase vorausgehen, sind meist eine Zunahme der Atemnot (auch bei NIH und trotz einer geänderten Einstellung des Beatmungsgeräts) oder eine Änderung der Bewusstseinslage mit reduziertem Atemantrieb. Durch Adaptierung der Medikation lässt sich die Atemnot lindern. Beim respiratorischen Versagen gleitet der Patient in die Bewusstlosigkeit, aus der er schließlich nicht mehr erweckbar ist. Zu diesem Zeitpunkt unterscheidet sich der Zustand des Patienten nicht signifikant von dem Endstadium einer Krebserkrankung oder einer anderen terminalen Krankheit, nur dass diese Phase bei der ALS meist kürzer ist als bei anderen Krankheiten. Ebenfalls möglich ist eine plötzliche kardiale Verschlechterung durch eine autonome Dysfunktion.

Obwohl die NIH den Beginn der Terminalphase hinausschieben kann, hat sie in den meisten Fällen kaum einen Einfluss auf deren Art oder Dauer. Ein kleiner Teil der Patienten verbleibt jedoch für ein paar Tage in einem Stadium der Unerweckbarkeit. Diese Situation ist für die Angehörigen und das Personal äußerst belastend, die das Hinauszögern des Sterbens als unnötig und entwürdigend für den Patienten empfinden. Nach einem ausführlichen Gespräch mit allen Beteiligten kann vereinbart werden, dass das Beenden der Beatmung die jetzt angemessenste Handlung ist, sodass der Tod nach kurzer Zeit eintreten kann.

Unterstützung des Patienten

Die Lebensqualität kann betrachtet werden als das Ausmaß der Übereinstimmung von Hoffnungen und Erwartungen und der Realität dessen, was derjenige erreicht hat (Calman KC 1984). Wenn eine starke Abweichung zwischen den Aktivitäten, die jemand als wichtigste Quelle seiner Zufriedenheit betrachtet, und der Möglichkeit, diesen Aktivitäten nachzugehen, besteht, kommt es zur Frustration und zu einem Gefühl der Sinnlosigkeit. Die Pflegenden müssen den Patienten dabei helfen, ihren Horizont anzupassen und sich darauf zu konzentrieren, Freude und Selbstwertgefühl aus neuen Aktivitäten zu schöpfen, die sie bislang ignoriert hatten aber die trotzdem im Bereich ihrer Möglichkeiten liegen. Natürlich wird der Umfang derartiger Aktivitäten im Laufe der Zeit immer stärker eingeschränkt, trotzdem ist dieser Aspekt der Pflege bis zum Beginn der Terminalphase der Krankheit wichtig. Er beantwortet nicht nur die psychischen, sondern auch die sozialen und spirituellen Bedürfnisse der Betroffenen.

»Spirituell« bedeutet das Bedürfnis, in der eigenen Existenz einen Sinn zu entdecken. Wie dieser sich definiert, ist von Mensch zu Mensch unterschiedlich. Es kann einen religiösen Rahmen umfassen, tut es oft aber nicht. Wenn Religion wichtig ist, kann das Hinzuziehen von Religionsvertretern wichtig sein, vielleicht möchte der Patient aber auch mit einer Pflegeperson über »spirituelle Dinge« sprechen, worauf die an der Pflege Beteiligten vorbereitet sein sollten. Offensichtlich führt eine feste Überzeugung – sei es von der Existenz eines Gottes oder von seiner Nicht-Existenz – bei sterbenden Menschen zu den geringsten Angstniveaus (Hinton J 1963). Bei Unsicherheit besteht oft der Bedarf, über der Wut Gott gegenüber wegen der eigenen Krankheit oder über lange unterdrückter Befürchtungen bezüglich eines göttlichen Urteils zu sprechen.

Sofern die Religion keinen Sinn liefert, muss er sich aus der Einstellung des Betroffenen in seinen Beziehungen anderen Menschen gegenüber, aus der Erfüllung, die sie aus bevorzugten Aktivitäten ziehen, und aus ihrer Wahrnehmung von persönlicher Autonomie und Kontrolle ableiten. Diese drei Faktoren können bei ALS stark eingeschränkt sein. Bei fortschreitender Krankheit ist es besonders schwierig für die Pflegepersonen – Fachkräfte, Familie und Freunde – zu vermitteln, dass der Kranke auch weiterhin wertvoll für die Gemeinschaft ist, ihm zu erlauben, den größtmöglichen Ausmaß an Kontrolle zu behalten und die Quellen für seine Zufriedenheit anzupassen. Nicht jeder ist in gleichem Umfang zu diesen Anpassungen und den für das Leben mit einer chronischen, behindernden Krankheit erforderlichen Kompromissen in der Lage. Das Fehlen einer derartigen Versöhnung, unerledigte persönliche Angelegenheiten und das bewusste Wahrnehmen der vorhandenen Verluste in Erwartung weiterer Verluste von Funktionen und Beziehungen können zu einem sehr starken Leidenszustand führen.

Nur der Betroffene selbst kann eine Lösung für das Leben mit seinem Leid finden. Diese Lösung ist weder medizinischen, noch pflegerischen Maßnahmen gegenüber zugänglich. Trotzdem kann die pflegerische Umgebung den Fortschritt beim Erreichen einer Lösung für das Leben mit dem Leid erleichtern oder behindern. Genau aus diesem Grund muss der Rahmen für die Betreuung des Patienten und seiner Familie von einem multidisziplinären Team geschaffen werden. Keine einzelne Fachdisziplin kann alle Bedürfnisse erfüllen, aber die einander ergänzenden Fähigkeiten aller Fachkräfte zusammen, die einander respektieren und miteinander kommunizieren, schaffen die beste Ressource für einen ALS-Patienten, sein Leben in Würde und Frieden zu beenden.

Die ALS bedeutet durch die unaufhaltsame Zunahme der Behinderung eine große Belastung für die daran Erkrankten und ihre Pflegepersonen. Das Ausmaß der nicht respiratorischen Behinderung erlaubt insbesondere bei jüngeren Patienten nicht zwangsläufig Rückschlüsse auf die Prognose. Allerdings wird behauptet, dass der Bedarf für körperliche Hilfsmittel und Anpassungen etwa auf halber Strecke, für die Gastrostomie-Ernährung nach 80 % und für die maschinelle Beatmung nach 80–90 % des Krankheitsverlaufs entsteht (Bromberg MB et al. 2010). Obwohl viele ALS-Patienten von ihren Angehörigen dafür bewundert werden, dass sie sich so bemerkenswert an die Folgen ihrer Krankheit anpassen können, bedeuten der Verlust der körperlichen Integrität, der Kontrollverlust und der Verlust von fast allem, was das Leben vorher lebenswert machte, dass die Patienten in den Spätstadien der Krankheit den Tod durchaus willkommen heißen.

Für jemanden, der schon stark durch die ALS behindert ist und dessen Lungenfunktion sich verschlechtert, ist es oft ein Trost, zu erfahren, dass die Krankheit nicht mehr sehr viel weiter verlaufen wird. Eine präzise Prognose ist jedoch unmöglich, sodass Fragen nach der verbleibenden Zeit nur relativ ungenau beantwortet werden können. Einfach nur zu erfahren, dass die Zeit wohl knapp ist, reicht ohne die Zusicherung von weiterer Unterstützung und Symptomkontrolle nicht aus, da es immer auch um das Bewahren von Hoffnung geht.

Manche Ärzte empfinden es als sehr schwierig, wenn sie von den Patienten nach einer Abschätzung der Prognose gefragt werden, weil eine präzise Angabe praktisch nicht möglich ist und weil sie fürchten, dass der Betroffene durch die Antwort aufgeben wird. Für die Angehörigen ist dieses Verhalten sogar noch wahrscheinlicher. Es gibt Belege dafür, dass Anlässe für Hoffnung mit fortschreitender Krankheit wechseln (Herth K 1990). Wegen des unaufhaltsamen Verlaufs sind diese Übergänge bei ALS vermutlich weniger ausgeprägt als bei anderen palliativmedizinisch behandelten Krankheiten, trotzdem kann die Hoffnung, dass die Krankheit langsamer verläuft oder in ihrer Ausdehnung begrenzt bleibt oder durch eine therapeutische Maßnahme verzögert wird, der Hoffnung auf Linderung der Beschwerden und ein friedliches Ende Platz machen.

Damit sich ein Patient möglichst wohl fühlen kann, muss er sich von seinen Pflegepersonen geschätzt und verstanden fühlen und der Fähigkeit der ihn behandelnden und pflegenden Personen vertrauen, dass sie angemessen auf sein Bedürfnis für Informationen und körperliche Pflege eingehen. Wertschätzung bedeutet persönliche Wärme und Vertrauenswürdigkeit seitens des Pflegepersonals, die mehr als eine professionelle Fassade sind und trotzdem keine unangemessene emotionale Nähe. Bei der ALS ist es aufgrund der schweren Behinderung und insbesondere wegen der eingeschränkten Kommunikation oft schwierig, ein echtes Verständnis für die Situation des Patienten zu entwickeln. Hier sind alle erforderlichen Kommunikationshilfen sowie die ganze Empathie und Geduld der Pflegeperson gefragt. Empathie ist das Vermögen, sich in die Situation eines anderen Menschen hineinfühlen zu können und nicht die unreife und oberflächliche Versicherung »Ich verstehe, wie Sie sich fühlen«, die Distanz schafft und der Feind des Vertrauens ist. Die Betreuung durch gleichbleibende Pflegefachkräfte (ohne die belastende Abhängigkeit von einem einzelnen, »bevorzugten« Mitarbeiter) ist oft wichtig, um die Kommunikation bei fortgeschrittener ALS zu erleichtern, da vieles von der Kenntnis der Persönlichkeit, der Mimik und der Sprachmuster des Patienten abhängt.

Das Bewusstsein, dass der Tod näherkommt, kann das Verlangen nach der Auflösung oft auch lange währender persönlicher Konflikte oder nach dem Ordnen der persönlichen Angelegenheiten auslösen. Selbst für jemanden mit intaktem Sprechvermögen kann es schwierig sein, diese Themen anzusprechen und um Hilfe zu bitten. Das Pflegeteam muss der Möglichkeit gegenüber sensibel sein, dass hinter Ruhelosigkeit oder Angst derartige Themen stecken könnten und dazu bereit sein, behutsam nach dem Vorhandensein von »unerledigten Geschäften« zu fragen. Angemessene Hilfe kann einen radikalen Unterschied für die letzten Tage oder Wochen im Leben eines Patienten bedeuten. Umgekehrt kann nicht jedes derartige Thema identifiziert, geteilt oder aufgelöst werden, sodass die daraus resultierende Angst manchmal nur pharmakologisch gelindert werden kann.

Bedacht werden muss, dass persistierende Beschwerden andere Beschwerden verschlechtern und zur geistigen Erschöpfung beitragen. Daher ist bei der Symptomkontrolle die Liebe zum Detail wichtig, damit zu dem Zeitpunkt, an dem die End of Life-Care beginnt, bereits gezeigt wurde, dass dauerhaft eine kompetente Symptomkontrolle erzielt werden kann. Bei der ALS kann vieles nicht vollständig gelindert werden. Aber in der Regel akzeptieren die Patienten und ihre Angehörigen die Grenzen der Medizin, solange der Arzt engagiert ist, bei ihnen bleibt und alles versucht. Unabhängig von früheren Problemen sollte das Versprechen möglich sein, dass das Leiden am Ende kontrolliert werden kann und dass der Tod weder qualvoll noch beängstigend sein muss. Sofern die korrekten Medikamente zur Verfügung stehen und in den richtigen Dosierungen und Kombinationen gegeben werden, kann dieses Versprechen in aller Regel erfüllt werden.

Trotzdem erhalten manche ALS-Patienten noch immer die Information, dass sie immer stärkere Schmerzen haben und durch Ersticken sterben werden. Diese Aussicht ist grauenhaft und hat nichts mit der Realität zu tun. Unkontrollierte starke Schmerzen sind extrem selten. Das Gefühl des Erstickens kommt zwar insbesondere bei bulbärer ALS tatsächlich vor, trotzdem ist das Ersticken weder die Ursache des Todes noch eine Begleiterscheinung. In O'Briens Serie wurde nur bei einem Patienten davon ausgegangen, dass er auf diese Weise verstorben war, und selbst in diesem Fall waren die Atemwege bei der postmortalen Untersuchung frei (O'Brien T et al. 1992). Eine aktuellere Multicenter-Studie an ALS-Patienten am Ende des Lebens ermittelte in keinem Fall einen Tod durch Ersticken und 98 % der Patienten waren augenscheinlich friedlich verstorben (Neudert C et al. 2001). Leider wird der Zusammenhang zwischen Ersticken und ALS in wiederholten Fehlinformationen seitens der Medien immer wieder hergestellt, sodass ein aktives Vorgehen der Ärzte, des Krankenpflegepersonals und der Physiotherapeuten zur Symptomkontrolle erforderlich ist und kontinuierlich Ängste zerstreut werden müssen. Korrekte Informationen, die zum richtigen Zeitpunkt weitergegeben werden, können einem Patienten sehr dabei helfen, mit dem Fortschreiten der Krankheit und insbesondere mit der Aussicht auf deren Ende fertig zu werden.

Inzwischen sind Patientenverfügungen zu einem zentralen Mittel bei der Unterstützung von Patienten mit lebensverkürzenden Krankheiten und ihren Angehörigen geworden. Sie ermöglichen es dem ALS-Patienten, oft über mehrere Treffen und einen langen Zeitraum, alles über seine Krankheit zu erfahren, was er wissen will, und festzulegen, durch wen und wo er gepflegt werden möchte, und welche Behandlungen er wünscht bzw. ablehnt (▶ Kap. 5). Patientenverfügungen verbessern das Behandlungsergebnis, indem sie eine partnerschaftliche Entscheidungsfindung durch Patienten und Ärzte sicherstellen. Außerdem stellen sie sicher, dass die klinische Behandlung auch weiterhin mit dem Einverständnis des Patienten stattfindet und seinen Wünschen entspricht, selbst wenn unabhängige Entscheidungen nicht mehr länger möglich sind. Dies ist bei der ALS angesichts der in späteren Stadien oft auftretenden Einschränkungen von Kommunikation und Kognition besonders wichtig.

Dieser Aspekt ist nicht nur für die Patienten, die fühlen, dass ihre persönlichen Ansichten bekannt sind und respektiert werden, und die Ärzte wichtig, sondern auch für die Angehörigen, die von der Last befreit werden, im Namen des Patienten und ohne Anleitung möglicherweise schwerwiegende Entscheidungen (zum Beispiel über eine künstliche Beatmung oder das Legen einer Gastrostomie) zu treffen. Gleichzeitig werden dabei Abweichungen zwischen den Hoffnungen und Erwartungen des Patienten und seiner Angehörigen aufgedeckt, die dann gelöst werden können, bevor sie zur Disharmonie oder zu praktischen Schwierigkeiten führen.

Die Patientenverfügung sollte schriftlich festgehalten werden und auch anderen an der Pflege Beteiligten, Fachkräften und Familie oder Freunden, bei Bedarf zugänglich gemacht werden. Das Gespräch darüber kann alternativ auch aufgezeichnet werden (Ton oder Bild) oder die Ergebnisse können in der Patientenakte festgehalten werden. In England wird dies als das »statement of wishes and preferences« bezeichnet, das zwar nicht rechtlich bindend ist, aber ein wertvolles Werkzeug zur Führung und Verbesserung der End of Life-Care (Henry C, Seymour JE 2008). In Deutschland wurde die Verbindlichkeit von Patientenverfügungen 2009 gesetzlich festgelegt. Außerdem besteht die Möglichkeit der Benennung eines Vorsorgebevollmächtigten, der im Namen des Patienten medizinische Entscheidungen treffen kann, sofern der Patient dies nicht mehr selber kann.

Unterstützung der Angehörigen

Als Angehörige werden diejenigen bezeichnet, die dem Patienten am nächsten stehen und für ihn am wichtigsten sind, unabhängig davon, ob es sich um Verwandte oder Freunde handelt. Es ist wichtig, aber nicht immer einfach, festzustellen, wer sie sind. Dazu reicht es nicht aus, einfach nur die Angaben über die nächsten Angehörigen zu erfassen. Eine große Hilfe ist ein Familienstammbaum, der dem Team einen Eindruck davon vermittelt, wer zur Familie gehört, wo sich alle befinden und mit welchen anderen Schwierigkeiten die Familie im Moment konfrontiert wird (McGoldrick M, Gerson R 1985). Am Randbereich des Stammbaums werden bestimmte Freunde und Bezugspersonen – gelegentlich auch Haustiere – aufgeführt. Dies sollte im Idealfall weit vor der Terminalphase der Krankheit erfolgen.

Jemandem, der an ALS erkrankt ist, nahe zu stehen ist extrem belastend. Die Angehörigen haben oft ein größeres Risiko für eine Depression und soziale Isolation als der Patient (Kaub-Wittemer D et al. 2003) und erreichen für die nicht körperlichen Komponenten der Lebensqualität niedrigere Werte (Olsson AG et al. 2010). Die progrediente funktionelle Verschlechterung ist für alle offensichtlich, aber die Angehörigen erkennen oft nicht, wie sie mit der Verkürzung der Prognose zusammenhängt. Insbesondere realisieren sie oft nicht, dass ein plötzlicher Tod an ALS möglich ist. Wenn an das Ende des Lebens gedacht wird, sind die Gedanken oft von unbegründeten Annahmen über Symptome, wie Ersticken und Schmerzen, getrübt. Für die Angehörigen sind präzise Informationen mindestens so wichtig wie für den Patienten.

Die mit ALS assoziierten Lähmungen und der Sprachverlust vermitteln allen an der Pflege von ALS-Patienten Beteiligten ein Gefühl der Machtlosigkeit. Diese Erfahrung, die selbst für fachkundige Ärzte unangenehm ist, kann für Laien-Pflegepersonen behindernd und extrem belastend sein. Ohne eine Anleitung darüber, was zu erwarten ist, wie eine Verschlechterung von Schlucken und Atmung, und wie sie bei einer akuten Krise rasch Hilfe erhalten können, ist ein Erstickungsanfall oder eine Episode von Atemnot nicht nur für den Patienten, sondern auch für seine Angehörigen erschreckend. Bei einem Großteil der ALS-Patienten, die invasiv über ein Tracheostoma beatmet werden, wurde das Verfahren vorher nicht besprochen, denn es wurde in einer respiratorischen Krise in der Notaufnahme begonnen. Das sollte unbedingt vermieden werden. Die vorherige Kontaktierung eines multidisziplinären Teams mit 24-Stunden-Bereitschaft kann die Vorabplanung erleichtern, sodass in Erwartung eines solchen Ereignisses im Vorwege verbindliche Entscheidungen getroffen werden und das Team in einem Notfall mit Rat und Tat zur Seite stehen kann. Ein derartiger Zugang ist in Großbritannien durch nationale Leitlinien gewährleistet (National Institute for Health and Care Excellence 2004; Department of Health 2005). Eine korrekt verfasste Patientenverfügung kann sicherstellen, dass auch im Notfall die entsprechenden Maßnahmen ergriffen bzw. vermieden werden.

Ein multidisziplinäres Palliativ-Team kann auch die kontinuierliche Pflege des Patienten zuhause sicherstellen, da seit langem bekannt ist, dass die meisten terminal kranken Menschen dort sterben möchten (Dunlop RJ et al. 1989). Wenn das Leben schwieriger wird, nimmt der Anteil derjenigen, die zuhause bleiben, ab, liegt aber noch immer bei etwa 50 % (Hinton J 1994). Trotz der Unterstützung durch ambulante Pflegedienste tragen die Angehörigen den größten Anteil an der Belastung. Durch Kurzzeitaufenthalte in einem Hospiz, einem Krankenhaus oder einem Pflegeheim können sich die Angehörigen erholen und ihre Tätigkeit wiederaufnehmen. Alternativ können für begrenzte Zeiträume zusätzliche Pflegekräfte zur Verfügung gestellt werden. Für einen signifikanten Anteil der Familien kommt jedoch irgendwann der Zeitpunkt, an dem sie mit der Versorgung des Patienten zuhause überfordert sind. Der Patient kann der gleichen Meinung sein, oder auch nicht.

Selbst wenn sich alle darüber einig sind, dass eine Einweisung erforderlich ist, bleiben die Angehörigen trotzdem oft mit einem Gefühl des Versagens und Schuldgefühlen, dass sie den Patienten im Stich gelassen haben, zurück. Besonders ausgeprägt sind diese Gefühle, wenn der ALS-Patient kurz nach seiner Einweisung stirbt, sodass der Gedanke aufkommt. »Wenn wir nur noch ein bisschen länger durchgehalten hätten, hätten wir ihn oder sie bis zum Schluss versorgen können«. Für ihre Trauerreaktion ist es wichtig, dass den Angehörigen versichert wird, dass sie vor der Einweisung eine gute Pflege geleistet haben und dass es gerechtfertigt war, den Patienten zu dem Zeitpunkt weiter stationär pflegen zu lassen. Außerdem muss es möglich sein, beim Herannahen des Todes beim Patienten zu bleiben.

Für manche Familien ist es wegen der Erinnerungen, die sie davon zurückbehalten würden, wichtig, dass der Patient nicht in ihrem Zuhause stirbt. Beim Gespräch über Patientenverfügungen sollte mit dem Patienten und seinen Angehörigen auch darüber gesprochen werden, wo der Patient sterben möchte. Sollte darüber Uneinigkeit bestehen, sind eine Diskussion und gegenseitiges Verständnis, wenn auch nicht immer eine Einigung, möglich. Eine entsprechende Vorausplanung kann verhindern, dass eine Verlegung akut als Reaktion auf Distress der Familie erfolgt, die niemals in der Lage war, ihre Bedenken über die End of Life-Care des Patienten zu äußern. Selbst wenn der Tod in einem Hospiz oder einer anderen stationären Einrichtung stattfindet, hat der Patient in der Regel mindestens 80 % seines letzten Lebensjahres zuhause verbracht, sodass die Angehörigen hinterher das Gefühl behalten, dass sie selbst für ihn gesorgt haben (Hinton J 1994).

Die meisten trauernden Menschen benötigen keine spezielle Trauerbegleitung: Sie bewältigen ihre Verlustgefühle, die zu irgendeinem Zeitpunkt Teil jedes Lebens sind, mit der Unterstützung ihres eigenen Netzwerks aus Familie und Freunden. Bei einer Minderheit, etwa 25 %, wird die Trauerbewältigung durch eine spezialisierte Trauerbegleitung unterstützt. Diese wird inzwischen immer häufiger angeboten und kann in Deutschland beispielsweise über den Bundesverband Trauerbegleitung (www.bv-trauerbegleitung.de), das lokale Hospiz oder den Sozialdienst kontaktiert werden (▶ Kap. 20).

Unterstützung der Professionellen

Selbst bei den in der Palliative Care tätigen Fachkräften führt die ALS besonders leicht zu einem Gefühl der Hoffnungslosigkeit und des Versagens. Dazu tragen die Schwierigkeiten in der Kommunikation genauso bei, wie die irreversible und progrediente funktionelle Verschlechterung, die im Gegensatz zur weiterhin hohen geistigen Aktivität der Patienten stehen kann. Innerlich scheint es ihnen gut zu gehen, aber ihre Körper werden immer schwächer, ohne dass die Fachkräfte etwas dagegen tun könnten. Dies kann zur Frustration führen und zum Fehleindruck, dass die Fähigkeiten der Fachkräfte überflüssig wären. Wird dieses Problem nicht erkannt, wird der Patient oft von den Pflegepersonen gemieden.

Damit die End of Life-Care für den Patienten und seine Angehörigen möglichst positiv verläuft, müssen die behandelnden Ärzte den möglichen Verlauf der Krankheit so weit im Voraus erkennen, dass ohne Zeitdruck und bevor es dafür zu spät ist eine Patientenverfügung erstellt werden kann, welche die Wünsche und Ängste über den Sterbeprozess berücksichtigt und den Ort des Sterbens festlegt. Das Gespräch muss in der vom Patienten vorgegebenen Geschwindigkeit erfolgen und seine Bedenken aufgreifen. Gleichzeitig muss der Patient über die wichtigsten verfügbaren Optionen, wie eine Gastrostomie oder die NIH, aufgeklärt und diese besprochen werden. Diese Themen gehören zu Gesprächen über das Fortschreiten der neurologischen Symptome, die im Laufe der Zeit ganz natürlich die Aufmerksamkeit auf das Lebensende lenken – wie es sein wird und was getan werden kann. Die Bereitschaft der Patienten und ihrer Angehörigen zur Beteiligung an derartigen Gesprächen ist sehr unterschiedlich. Das Gleiche gilt dafür, wie schnell die Diskussion vorangetrieben werden kann (was auch von der Verschlechterungsgeschwindigkeit der Krankheit abhängt). Eine weitere wichtige Variable ist die Fähigkeit der Fachkraft, ihr Wissen über die Krankheit klar und empathisch zu kommunizieren, und ihre persönliche Bereitschaft, über die Sterblichkeit zu sprechen, obwohl das Thema auch sie persönlich betrifft. Ohne diese Fähigkeiten können die Fachkräfte den Patienten nur eingeschränkt bei ihrer Vorbereitung auf den Tod helfen.

Diese Spannungen werden in der Terminalphase bis zu einem gewissen Grad gelöst, weil die Situation gegen Ende des Lebens mehr und mehr derjenigen von Patienten, die an Krebs oder anderen Krankheiten sterben, ähnelt. Danach allerdings werden die Erinnerungen des behandelnden und pflegenden Personals durch Gefühle aus der Frühphase der Betreuung beeinflusst. Vermutlich kannten sie den ALS-Patienten länger als den durchschnittlichen Palliativpatienten, sodass das Gefühl eines persönlichen Verlusts entsteht. Durch diese Faktoren besteht die Gefahr, dass residueller Distress verbleibt, der die Fachkräfte bei der späteren Pflege anderer ALS-Patienten beeinträchtigt. Weiter verschlechtert wird die Situation durch die relative Seltenheit von ALS, durch die das Personal nur schwer Vertrauen in die eigenen Fähigkeiten beim Umgang mit ALS-Patienten entwickeln kann.

Daher ist es sehr hilfreich, wenn Palliativfachkräfte zum Thema ALS-Betreuung fortgebildet werden. Die bessere Integration und die Ausweitung der Zusammenarbeit zwischen Neurologie, Palliativmedizin und Neurorehabilitation erleichtern den Erfahrungsaustausch und stellen sicher, dass Experten für die sich ändernden Bedürfnisse zur Verfügung stehen. Außerdem profitieren die Mitarbeiter von einem multiprofessionellen Gruppentreffen, bei dem sie ihre Ansichten darüber, wie Behandlung und Pflege des jeweiligen Patienten abgelaufen sind, austauschen. Dabei können durchaus Möglichkeiten zur Verbesserung der Pflege aufgedeckt werden. Vor allem aber sollte das Gespräch dafür genutzt werden, sich gegenseitig wegen guter Abläufe zu gratulieren. Die Führung sollte Mitarbeiter identifizieren, die besondere Probleme mit ihrer Pflegeerfahrung haben, und ihnen die Möglichkeit anbieten, bestimmte Themen vertraulich auf der Station oder mit einem externen Berater zu besprechen, ohne ihnen dabei ein Gefühl der Unzulänglichkeit zu vermitteln.

Symptomkontrolle

Entscheidend für die Symptomkontrolle am Lebensende ist die Vorbereitung. Es ist absolut inakzeptabel, wenn ein neu aufgetretenes, belastendes Symptom erst behandelt werden kann, nachdem der Arzt die Verordnung ausgestellt oder der Apotheker das Medikament geliefert hat. Sobald eine ernsthafte Verschlechterung der respiratorischen Funktion aufzutreten beginnt, sollten auf der Station oder zuhause eine Anzahl von Medikamenten vorgehalten werden. Folgende Substanzklassen sollten zur Hand sein:

- Opioide
- Benzodiazepine
- Anticholinergika

Sofern sie zuhause angewandt werden, können sie gelegentlich in einer Krise durch Angehörige über das Gastrostoma, rektal oder bukkal verabreicht werden. Unabhängig davon, ob die Angehörigen dazu nach ausreichender Schulung bereit sind, müssen die entsprechenden Formulare ausgefüllt werden, damit die Pflegekraft die Medikamente bei Bedarf geben kann.

Opioide

Morphin ist schon weit vor der Terminalphase der ALS effektiv beim Management von Schmerzen, Atemnot und nächtlichen Beschwerden (O'Brien T et al. 1992). Die Dosierungen sind sehr variabel und werden in der Regel nicht hoch gewählt; der Median wird mit 60 mg/d angegeben (Oliver D 1998). Selbst bei der Gabe wegen Dyspnoe gibt es bei korrektem Einsatz keine Hinweise auf eine Lebensverkürzung durch Morphin. Oliver et al. ermittelten in ihrer Studie eine mittlere Anwendungsdauer von 51 Tagen mit der längsten Dauer von 970 Tagen (Oliver DJ et al. 2010). Dabei war die Dosis über Jahre konstant und selbst in der Terminalphase ist nicht zwangsläufig eine Dosiseskalation erforderlich. Allerdings kann beim Hinzukommen neuer Symptome oder bei der Verschlechterung bekannter Symptome, insbesondere der Luftnot, eine Dosisanpassung erforderlich sein. In diesem Fall sollte die Dosis wie üblich in Schritten von 20–50 % der vorherigen Dosis auftitriert werden, um einen aureichenden therapeutischen Effekt ohne übermäßige Schläfrigkeit zu erreichen. Wenn zuvor noch kein Morphin gegeben wurde, sollten bei Schmerzen oral oder über das Gastrostoma alle vier Stunden 5–10 mg gegeben werden und bei Atemnot alle vier Stunden 2,5–5 mg.

Sofern ein Gastrostoma vorhanden ist, werden die Medikamente weiter wie vorher gegeben. Ohne ein Gastrostoma muss die orale Gabe auf eine parenterale Gabe umgestellt werden. Möglich sind subkutane Injektionen (die weniger unangenehm sind, wenn eine Kunststoffkanüle in situ verbleibt, um wiederholte Punktionen zu verhindern) oder bei entsprechender Prognose eine subkutane Infusion mittels mobiler Spritzenpumpe. Morphin und Oxycodon können alternativ auch rektal gegeben werden. Fentanyl und Buprenorphin (ein partieller Opioidagonist) sind als transdermale Pflaster erhältlich, zudem kann Fentanyl auch sublingual verabreicht werden.

Bei der Änderung der Applikationsroute eines Opioids muss die Äquivalenzdosis wie in Tabelle 18.1 angegeben berechnet werden. Da die Umrechnungsfaktoren intraindividuellen Schwankungen unterliegen, müssen die berechneten Dosierungen anhand des klinischen Ansprechens oft nach oben oder unten angepasst werden. Wenn der Opioidbedarf nicht stabil ist, ist transdermales Fentanyl trotz der bequemen Applikation keine gute Wahl, da es wegen der Größenunterschiede zwischen den Pflastern und der langen Verzögerung (bis zu 23 h) bis zum Erreichen des Steady-state-Blutspiegels nur schwer titriert werden kann (Portenoy RK et al. 1993).

Tab. 18.1: Umrechnungsfaktoren von oralen Opioiden auf subkutanes Morphin

Orales Opioid	Zur Umrechnung auf die subkutane Morphindosis Division durch
Morphin	2
Tramadol	20
Codein	20
Oxycodon	1
Hydromorphon	Multiplikation mit 4

Ein Patient, der sehr gut von der analgetischen Wirkung eines NSAID profitiert, erhält dieses auch weiterhin als Zäpfchen (z. B. Naproxen oder Ketoprofen) oder über eine Spritzenpumpe. Ketorolac kann in einer Spritze mit Morphin gemischt werden. Wenn jedoch, wie es meistens der Fall ist, mehrere Medikamente gegeben werden müssen, ist es besser, separate Spritzenpumpen zu verwenden oder das NSAID rektal zu verabreichen.

Weder bei Krebs noch bei ALS bestehen am Lebensende grundsätzlich Schmerzen, wenn sie zuvor adäquat kontrolliert wurden. Bei Patienten, die ihren Gefühlen keinen Ausdruck mehr verleihen können, interpretieren die Pflegepersonen nonverbale Zeichen von Beschwerden, wie Stöhnen, Grimassieren oder Unruhe. Vor einer Dosiserhöhung sollten behandelbare Ursachen der Beschwerden, insbesondere eine volle Blase oder ein volles Rektum, ausgeschlossen werden.

Relaxanzien

Eine allgemeine Unruhe, die durch Schmerzen oder Angst ausgelöst werden kann, muss von fokalen myoklonischen Zuckungen unterschieden werden, die insbesondere in Anwesenheit von Phenothiazinen durch Opioide verstärkt werden. Unruhe sollte nicht mit Opioiden, sondern aufgrund der anxiolytischen und muskelrelaxierenden Eigenschaften mit einem Benzodiazepin anstatt oder als Ergänzung des Opioides behandelt werden. Dies geschieht zum Beispiel in Form einer Gabe von Diazepam-Zäpfchen oder von Diazepamlösung über das Gastrostoma jeweils zwei bis drei Mal täglich und bei Bedarf, oder (wegen der kürzeren Halbwertszeit und besseren Steuerbarkeit vorzuziehen) von subkutanem Midazolam. Midazolam kann gut in einer Spritzenpumpe mit Morphin oder Anticholinergika kombiniert werden. Die initiale Midazolamdosis beträgt 2,5 mg als Einzelgabe oder 10 mg/24 h.

Die Benzodiazepine sollen bei der ALS die Luftnot kontrollieren und ergänzen damit die Wirkung der Opioide. Bei einer plötzlichen und potenziell beängstigenden Episode von Luftnot können Lorazepam sublingual oder Midazolam bukkal verabreicht werden – dies können auch Angehörige übernehmen, wenn keine professionelle Hilfe in der Nähe ist. Bei einer akuten Verschlechterung der Atmung mit respiratorischem Versagen sollte initial eine Kombination aus Morphin (oder einem anderen Opioid) und Midazolam/Diazepam gegeben werden und dann die Dosis jeweils titriert werden. Statt des Benzodiazepins kann auch ein Phenothiazin, wie Chlorpromazin oder das stärker sedierende Levomepromazin, gegeben werden. Beide wirken auch antiemetisch. Außerdem gibt es begrenzte Belege dafür, dass Chlorpromazin die Atemnot lindern kann (Ventafridda V et al. 1990). Auf Myoklonien ist zu achten, wobei die Senkung der Krampfschwelle durch diese Substanzen in der End of Life-Care bei ALS keine Rolle spielt. Levomepromazin kann als subkutane Infusion gegeben werden, während Chlorpromazin in dieser Applikationsroute zu viele Hautreaktionen auslöst.

Im Gegensatz zur landläufigen Meinung verkürzt eine gute Symptomkontrolle das Leben nur sehr selten. Es wird oft behauptet. dass die Linderung einer Atemnot mit Opioiden bei einem Patienten mit starker respiratorischer Insuffizienz zur tödlichen Atemdepression führen kann. Für alle, die sich in der Gegenwart eines derart behinderten Patienten befinden, ist es ganz offensichtlich, dass dessen Qual gelindert werden muss, selbst wenn dies bedeuten könnte, dass ihre ohnehin schon sehr kurze Prognose weiter verkürzt wird. Die ethische Rechtfertigung dieser Einstellung wird von medizinischen Fachgesellschaften und selbst von der römisch-katholischen Kirche gestützt (Hawryluck LA, Harvey WRC 2000). Allerdings gibt es gute Daten, die darauf hinweisen, dass selbst hohe Dosierungen von Benzodiazepinen oder Opioiden am Lebensende die Sterbephase nicht verkürzt, sondern evtl. sogar etwas verlängern (Sykes N, Thorns A 2003).

Midazolam ist auch eine geeignete Wahl, wenn der Patient (der noch bei Bewusstsein und entscheidungsfähig ist), die Angehörigen und die Fachkräfte darin übereinstimmen, dass das Leben nun durch die assistierte Beatmung auf eine nicht länger vertretbare Weise verlängert wird. Initial wird ein subkutaner Bolus von 2,5–5 mg (1–2 mg i.v.) in Kombination mit 5–10 mg Morphin subkutan (2–10 mg i.v.) gegeben. Wenn der Patient bereits regelmäßig ein Sedativum oder Opioide erhält, muss die Dosis höher gewählt werden. Sofern es bereits Probleme mit der Retention von Sekretionen gab, wird zusätzlich ein Anticholinergikum verabreicht. Dann wird eine Dauerinfusion mit einer Dosis von etwa 50 % der Bolusdosen angelegt und so eingestellt, dass die erwünschte Sedierung erreicht wird und sich der Patient wohlfühlt. Diese Substanzen sind auch bei einem komatösen Patienten indiziert, um Beschwerden nach dem Ändern der Beatmungseinstellungen zu verhindern. Falls sie doch auftreten, sollten während des Abschaltens des Beatmungsgerätes weitere Bolusdosen rasch verabreicht werden. An dieser Stelle soll nicht ausführlich die Technik des Weanings beschrieben werden, aber ein Zeitraum von 30–60 Minuten erlaubt in aller Regel die Kontrolle der möglicherweise bei Veränderungen der Einstellungen auftretenden Beschwerden, ohne dass der Prozess unnötig verlängert wird (von Gunten C, Weissman DE 2003) (▶ Kap. 6).

Sekretionshemmende Substanzen

Aufgrund der bulbären Schwäche ist die Retention von Sekretionen in den oberen Atemwegen noch weit vor der Terminalphase ein häufiges Problem bei ALS. Jeder schwerkranke Patient mit reduziertem Hustenstoß hat Probleme mit dem Abhusten angesammelter Sekrete aus den oberen Atemwegen, sodass es zu Atemgeräuschen kommt (sog. »terminale Rasselatmung«), die zwar in der Regel nicht Zeichen eines Distress für den Patienten, wohl aber für die Angehörigen beunruhigend sind. Mit diesem Problem sollte am Ende des Lebens gerechnet werden, da sich die bereits angesammelten Sekretionen nur schwer entfernen lassen. Bei einer respiratorischen Insuffizienz infolge einer erfolglos behandelten Lungeninfektion findet sich oft eitriges Exsudat, sodass die Rasselatmung nicht behoben werden kann. Daher besteht der erste Schritt im Management darin, den Angehörigen die Hintergründe des Atemgeräuschs zu erklären, darauf einzugehen, was getan werden kann und wo die Grenzen sind sowie ihnen zu versichern, dass der im Sterben liegende Patient in aller Regel nicht unter der Rasselatmung bzw. ihrer Ursachen leidet.

Wenn der Patient bereits über das Gastrostoma ein Anticholinergikum erhält, wird es weiter gegeben und die Dosis erhöht, wenn sich die Sekretretention verschlimmert. Da Atropin zum Erwachen führt, sollte es in diesem Stadium nicht auftitriert, sondern auf eine neutralere, normalerweise sedierende Substanz, wie Butylscopolamin, Glycopyrroniumbromid oder Scopolaminhydrobromid, umgestellt werden. Sie können jeweils subkutan mit einer Spritzenpumpe in Kombination mit Morphin und Midazolam oder Levomepromazin verabreicht werden. Die Dosierbereiche sind:

- Butylscopolamin: 20 mg subkutan als Bolus; 60–240 mg/24 h als subkutane Infusion
- Glycopyrroniumbromid: 0,2–0,4 mg subkutan als Bolus; 0,6–1,2 mg/24 h als subkutane Infusion
- Scopolaminhydrobromid: 0,4–0,8 mg subkutan als Bolus; 1,2–2,4 mg/24 h als subkutane Infusion

Butylscopolamin wird enteral nur sehr schlecht resorbiert. Die anderen Substanzen können als Lösung über das Gastrostoma verabreicht werden. Diese Medikamente besitzen keine Zulassung für diese Applikationsform und sind ebenso wie die meisten in der Palliative Care eingesetzten Medikamente auch nicht für die Gabe über eine Spritzenpumpe zugelassen.

Schlussfolgerung

Die Pflege und Betreuung am Lebensende ist ein wichtiger Aspekt der Palliative Care, auch weil sie den Hinterbliebenen tief in Erinnerung bleibt. Die Einstellung der Familie und der Freunde des Patienten gegenüber schwerer Krankheit bei ihnen selbst oder anderen, sowie ihre Einstellung dem Tod gegenüber, wird maßgeblich von dieser Erfahrung abhängen, die in den westlichen Nationen nur wenige vor der Mitte ihres Lebens machen. Eine gute Symptomkontrolle und eine möglichst lange, gute Kommunikation mit dem Patienten und seinen Angehörigen sind entscheidend, weil der sterbende ALS-Patient direkt davon profitiert und seine Hinterbliebenen daran die Qualität der Versorgung beurteilen werden.

Literatur

Aboussouan L. S., Khan S. U., Banerjee M., Arroliga A. C., Mitsumoto H. (2001) Objective measures of the efficacy of noninvasive positive pressure ventilation in amyotrophic lateral sclerosis. Muscle and Nerve 24: 403–9.

Bromberg M. B., Brownell A. A., Forshew D. A., Swenson M. (2010) A timeline for predicting durable medical equipment needs and interventions for amyotrophic lateral sclerosis patients. Amyotrophic Lateral Sclerosis 11: 110–15.

Calman K. C. (1984) Quality of life in cancer patients – an hypothesis. Journal of Medical Ethics 10: 124–7.

Department of Health (2005) Quality requirement 9: palliative care. In National Service Framework for Long-term Conditions, pp. 51–4. London: Department of Health.

Dunlop R. J., Hockley J. M., Davies R. J. (1989) Preferred versus actual place of death—a Hospital Terminal Care Support Team experience. Palliative Medicine 3: 197–201.

Hawryluck L. A., Harvey W. R. C. (2000) Analgesia, virtue and the principle of double effect. Journal of Palliative Care 16 (Suppl.): S24–S30.

Henry C., Seymour J. E. (2008) Advance Care Planning: a Guide for Health and Social Care Professionals. Leicester: National End of Life-Care Programme. 10 McGoldrick M., Gerson R. (1985) Genograms in Family Assessment. New York: Norton.

Herth K. (1990) Fostering hope in terminally ill people. Journal of Advanced Nursing 15: 1250–9.

Hinton J. (1963) The physical and mental distress of the dying. Quarterly Journal of Medicine 32: 1–21.

Hinton J. (1994) Which patients with terminal cancer are admitted from home care? Palliative Medicine 8: 197–210.

Kaub-Wittemer D., von Steinbuchel N., Wasner M., Laier-Groeneveld G., Borasio G. D. (2003) Quality of life and psychosocial issues in ventilated patients with amyotrophic lateral sclerosis and their caregivers. Journal of Pain and Symptom Management 26: 890–6.

Leigh P. N., Ray-Chaudhuri K. (1994) Motor neuron disease. Journal of Neurology, Neurosurgery and Psychiatry 57: 886–96.

National Institute for Health and Care Excellence (2004) Improving Supportive and Palliative Care for Adults with Cancer. London: NICE.

Neudert C., Oliver D., Wasner M., Borasio G. D. (2001) The course of the terminal phase in patients with amyotrophic lateral sclerosis. Journal of Neurology 248: 612–16.

O'Brien T., Kelly M., Saunders C. (1992) Motor neurone disease: a hospice perspective. British Medical Journal 304: 471–3.

Oliver D. (1998) Opioid medication in the palliative care of motor neurone disease. Palliative Medicine 12: 113–15.

Oliver D. J., Campbell C., O'Brien T., Sloan R., Sykes N., Tallon C., et al. (2010) Medication in the last days of life for motor neurone disease/amyotrophic lateral sclerosis. Amyotrophic Lateral Sclerosis 11: 562–4.

Olsson A. G., Markhede I., Strang S., Persson L. I. (2010) Differences in quality of life modalities give rise to needs of individual support in patients with ALS and their next of kin. Palliative and Supportive Care 8: 75–82.

Portenoy R. K., Southam M. A., Gupta S. K., Lapin J., Layman M., Inturrisi C. E., et al. (1993) Transdermal fentanyl for cancer pain. Repeated dose pharmacokinetics. Anesthesiology 78: 36–43.

Sykes N, Thorns A. (2003) The use of opioids and sedatives at the end of life. Lancet Oncology 4: 312-8.

Ventafridda V., Spoldi E., De Conno F. (1990) Control of dyspnoea in advanced cancer patients. Chest 6: 1544–5.

Von Gunten C., Weissman D. E. (2003) Ventilator withdrawal protocol (Part 1). Journal of Palliative Medicine 6: 773–6.

19 Trauer

Joy Kelly

Zusammenfassung

Die Trauererfahrung ist für jeden Menschen einzigartig und nicht vergleichbar. Die Exploration von Trauermodellen ermöglicht ein gewisses Verständnis dieser unvermeidbaren Erfahrung. Durch dieses Verständnis wird sichergestellt, dass dem Trauernden zu gegebener Zeit eine angemessene Unterstützung angeboten wird. Da sich die antizipatorische Trauer bei der ALS oft auf die Erholungszeit auswirkt, müssen die Betreuer/Psychologen das Konzept des antizipatorischen Verlusts verstehen, um darauf eingehen zu können. Erwachsene und Kinder benötigen bei Verlusten unterschiedliche Unterstützungsangebote und es braucht Zeit zu erkunden, was das für den Einzelnen bedeutet.

Fallbeispiel

Die 47-jährige Judith war mit John verheiratet und hatte zwei Töchter im Alter von 14 und 16 Jahren. Sie hatte zunehmend Probleme beim Gehen, und nach mehreren Monaten wurde eine ALS diagnostiziert. Im folgenden Jahr verschlechterte sich ihre Gehfähigkeit weiter, sodass sie rollstuhlpflichtig wurde. Nun musste ein Schlafzimmer im Erdgeschoss eingerichtet werden. Außerdem musste drei Mal täglich ein Pflegedienst kommen. Ihre Töchter übernahmen mehr Aufgaben im Haushalt, damit ihr Mann weiterarbeiten konnte, was ihm wichtig war und es ihm ermöglichte, die Familie weiterhin finanziell zu versorgen. Er verbrachte die Abende und Wochenenden damit, seine Frau zu versorgen und seine Töchter zu unterstützen. Als sich Judiths Zustand weiter verschlechterte, trafen sich speziell ausgebildete Sozialarbeiter einer Familien- und Angehörigengruppe regelmäßig mit der Familie, damit John und seine Töchter über die Auswirkungen der Krankheit auf sie selbst als Individuen und als Familie sprechen konnten. Die Töchter konnten darüber sprechen, wie frustriert sie waren, weil sie abends nicht so oft ausgehen konnten, und wie traurig sie über den bevorstehenden Tod ihrer Mutter waren. Nach Judiths Tod besuchten die Sozialarbeiter und ein Trauerbegleiter John und seine Töchter auch weiterhin separat. Dadurch konnten sie über ihre Trauer sprechen und wichtige und realistische Erinnerungen an das Leben vor und nach der Krankheit aufbauen. Auf diese Weise wurden sie durch ihre Trauererfahrung begleitet und waren in der Lage, neue Verbindungen herzustellen. Zusätzlich erhielten sie Zugang zu nützlichen unterstützende Netzwerken.

Einleitung

Ein tapferes Herz und ein starker Geist können selbst im gebrechlichsten aller Körper triumphieren (Anderson P 2012).

Die Trauer beginnt bei ALS ebenso wie bei anderen tödlich verlaufenden Krankheit oft zum Zeitpunkt der Diagnose und geht in die Wiederanpassung nach dem Tode über. Im Laufe dieser Zeit gibt es viele Verluste für die ganze Familie, die gemeinsam oder individuell erlebt werden. Jeder wird in gewissem Umfang mit psychischen, körperlichen, emotionalen, sozialen und spirituellen Herausforderungen konfrontiert. Diese Reise kann grauenvoll sein, weil jeder Verlust an der Resilienz und den Ressourcen zehrt. Leider gibt es derzeit am Ende der Krankheit nur ein mögliches Ergebnis, und dieses Wissen wirkt sich auf die Bewältigungsstrategien aller aus, die einen nahen Angehörigen pflegen.

Nachfolgend werden verschiedene Theorien/Modelle der Trauer, die auf Angehörige von ALS-Patienten angewendet werden können, erörtert und mit ihrer Hilfe die geeigneten Wege zur Unterstützung von trauernden Erwachsenen und Kindern dargestellt.

Antizipatorische Trauer

Das Konzept der antizipatorischen Trauer wurde Anfang der 1970er Jahre ausführlich erforscht. Der Begriff beschreibt »die vorzeitige emotionale Erfahrung von Menschen, die mit dem drohenden Tod konfrontiert sind, und kann den Sterbenden selbst und seine Angehörigen betreffen« (Costello J, Trinderbrook A 2000).

Bei der Diagnose einer Krankheit mit begrenzter Lebenserwartung muss wegen der Auswirkungen auf den Patienten und seine Angehörigen mit emotionalen und psychischen Schmerzen gerechnet werden. Diese verzweifelte Lage kann zur Reevaluation der spirituellen und religiösen Überzeugungen sowie zur Unsicherheit über den Platz des Betroffenen in der Welt führen. In diesem frühen Stadium der Reise ist der Kontakt zu einem Seelsorger oder einer anderen für diese Thematik sensibilisierten Fachkraft wichtig (▶ Kap. 11).

Viele empfinden Angst und Wut bei dem Gedanken an die bevorstehenden Verluste. Siegel (Siegel K 1993) beschreibt eine zeitliche Abfolge aus drei Reaktionen: Zweifel, Dysphorie und Adaptation. Der initiale Zweifel an der Diagnose verwandelt sich in ein allgemeines Unwohlsein und ein Gefühl der Traurigkeit und führt schließlich zur Anpassung an die Realität der Krankheit. Die Anpassung und Akzeptanz dauert ebenso wie die Trauerzeit. Dieses Stadium wird erleichtert, wenn die Bedenken und Sorgen mit dem behandelnden Arzt besprochen werden können. Dadurch wird vielleicht sogar ein erstes Gespräch über den Tod möglich. Oft fallen dem Patienten in seinem Leben unvollendete Dinge ein und er überdenkt die Beziehungen zu seiner Familie und seinen Freunden. Die Bedürfnisse der Angehörigen des Patienten beginnen auf einer mehr praktischen Ebene, vielleicht machen sie sich wegen der medizinischen Versorgung, der Hilfsmittel und der Finanzierung Sorgen. Oft stürzen sich die Angehörigen in die Arbeit, um ihre Ängste zu bewältigen. Ein aufmerksamer psychologischer Betreuer erkennt dies und ermutigt zu einer ganzheitlichen Erkundung der Bedürfnisse.

Es gibt nur wenig Studien über familiäres Leid in der Trauerphase, insbesondere wenn dies Kinder und Eltern betrifft. Vor allem erwachsene Kinder scheinen wenig zu leiden. Die Anforderungen durch ihre eigenen Familien bewahren sie vor den vollen Auswirkungen der Situation. Manche haben auch inzwischen gelernt ihre Sorgen vor den Eltern und den involvierten Fachkräften zu verbergen, sodass ihr seelisches Leid nicht offensichtlich ist.

Kissane und Bloch (Kissane DW, Bloch S 2002) führten eine Vergleichsstudie von seelischem Leid zwischen Patienten, Ehepartnern und Kindern durch. Sie zeigten, dass eine große Anzahl der erwachsenen Kinder in signifikantem Umfang Leid erlebten. Die Feindseligkeit dieser Erwachsenen wurde mit dem »Brief Symptom Inventory« untersucht und es wurde festgestellt, dass erwachsene Kinder eine stärkere Feindseligkeit als Patienten und deren Ehepartner aufwiesen. Dies könnte eine Manifestation der antizipatorischen Trauer sein, da sich diese Familienmitglieder durch ein Gefühl der Ungerechtigkeit und Überlegungen, die sich um den bevorstehenden Verlust eines Elternteils ranken, hindurcharbeiten. Kleinkinder in der Familie zeigen ihr seelisches Leid auf andere Weise.

Die Versorgung eines sterbenden geliebten Menschen ist erschöpfend und belastend. Oft erlebt die Hauptpflegeperson:

- Gefühle der Isolation: Sie mussten ihr Leben für einen anderen zurückstellen. Oft wird das soziale Netzwerk kleiner, wenn die Freunde wegdriften. Eventuell kommt es zum emotionalen Rückzug des Patienten, was die Beziehung zwischen ihm/ihr und dem pflegenden Angehörigen verändert. Nicht selten wünscht die Pflegeperson den Tod des nahen Angehörigen (Stroebe M et al.).
- Ärger über den Patienten, weil er Pflege benötigt sowie möglicherweise Wut und Frustration über andere Familienmitglieder wegen mangelnder (oder als mangelhaft empfundener) Unterstützung. Diese Gefühle können auch gegen Pflegefachkräfte gerichtet sein.
- Schuld: Oft fragen sich die Pflegepersonen, ob sie genug machen oder ob sie für ihren nahen Angehörigen bessere Entscheidungen treffen könnten. Außerdem besteht Schuld über nicht ausgedrückte Gefühle gegenüber der zu pflegenden Person.
- Hoffnungslosigkeit angesichts der vielen Verluste im Leben und der gleichzeitig zunehmenden Anforderungen durch die Verschlechterung des geliebten Menschen.

Wie es Ronnie, der Enkel einer ALS-Patientin ausdrückte: »Mit jedem Klinikbesuch verkürzte sich die Zeit, die wir noch mit ihr hatten, immer weiter, als ob sie von uns gestohlen wurde ...«.

In manchen Fällen wird die Diagnose erst sehr spät im Krankheitsverlauf gestellt, wodurch sich die Zeit für die Anpassung an die Verluste verkürzt. Dadurch entsteht oft das Gefühl, dass alles zu schnell geht und nicht mehr unter Kontrolle ist.

Es kann sein, dass die Familienmitglieder in der Phase »Schock und Zweifel« gefangen sind und dort verharren, die oft bis zum Tod des geliebten Menschen dauert. Die Palliativforschung liefert Belege dafür, dass es sich emotional und körperlich negativ auf die Pflegepersonen auswirkt, wenn die Wartezeit auf den Tod sechs Monate überschreitet (Higginson I et al. 1990). Das seelische Leid erschüttert die ganze Familie. Eine adäquate soziale Unterstützung kann dazu beitragen, die Ängste zu zerstreuen. Dies kann durch professionelle Teams, die Großfamilie und Freunde erfolgen. Man sollte nicht davon ausgehen, dass alle Familien initial Hilfe von außen benötigen. Dies kommt oft erst später, wenn die Krankheit fortschreitet und die Familie merkt, dass sie damit nicht mehr alleine fertig wird.

Kleinkinder erleben antizipatorische Trauer anderes als erwachsene Familienmitglieder. Während Erwachsene vorwärtsplanen und den Alltagsaktivitäten nachgehen, müssen die Kinder mit allen Veränderungen, die sie gerade erleben, allein fertig werden (Doka KJ, Davidson J 1997). Die Eltern sind oft abgelenkt und verletzlich und die Stimmung im Haushalt ist gedrückt und traurig. Die Last des nahenden Verlusts kann die Beziehungen in der Familie verändern. Die Kinder können darauf durch Rückzug, schwieriges Verhalten und Wut reagieren. Manche Kinder scheinen über Nacht erwachsen geworden zu sein. Diese Dinge zeigen, dass das Kind trauert. In der Welt des Kindes muss es jedoch auch Normalität geben. Die Eltern sollten die Schule darüber informieren, sodass ihr Betreuungsnetzwerk mit ihren Bedürfnissen wachsen kann (Doka KJ, Davidson J 1997; Hooper Zahlis E 2001).

Kindern sollte keine falsche Hoffnung vermittelt werden. Ihre Fragen sollten altersentsprechend beantwortet werden. Das Gespräch muss mit der Versicherung enden, dass ihre Bedürfnisse erfüllt werden. Büchlein, wie das von der UK Motor Neurone Disease Association (MNDA) liefern nützliches Material, das zur Vorbereitung auf den Verlust eines Elternteils betrachtet werden kann (MND Association UK 1995). Auch im deutschsprachigen Raum gibt es entsprechend Literatur, die Kindern bei ihrer Trauerbewältigung helfen kann.

Viele ALS-Patienten leiden besonders unter emotionaler Labilität mit nicht kontrollierbarem Lachen oder Weinen. Kommunikationsschwierigkeiten können exazerbieren (Murphy J 2004), sodass sich die Patienten und ihre Angehörigen aus ihren normalen sozialen Unterstützungsnetzwerken zurückziehen: Wie es zum Beispiel die 50-jährige Lorraine in einem Beratungsgespräch sagte: »Ich habe meinem Enkelsohn immer sehr gerne vorgelesen, aber jetzt kann er mich nicht mehr verstehen.«

Die UK MNDA gibt vierteljährlich die Zeitschrift »Thumbprint«, die Unterstützung, Rat und Kontaktmöglichkeiten für ALS-Patienten und ihre Pflegepersonen bietet, heraus (Thumb Print magazine), und »Build-UK.net« (»http://www.build-uk.net/«) ist ein sicherer Chatraum, den ALS-Patienten und ihre Angehörigen für Ratschläge und als soziales Netzwerk nutzen können.

Nach dem Tod des Patienten erfolgt die Unterstützung und Hilfe der Familie bei der Anpassung oft durch religiöse und spirituelle Gruppen (Muldoon OT 2003). Solche Gruppen bieten individuelle Unterstützung und das Teilen von Erfahrungen und sind oft bis weit in die Trauerphase beteiligt, wenn das Gefühl der Isolation wieder hochkommt. Da nur schwer einschätzbar ist, wann die einzelnen Familienmitglieder Unterstützung benötigen, ist das Einbeziehen der gesamten Familie der beste Ansatz, um die Familie während ihrer Trauer zu unterstützen.

Trauermodelle

Im Folgenden werden theoretische Modelle, die den Prozess der Trauer erklären, dargelegt. Sie geben jedem Individuum in seiner Trauer die Möglichkeit, den Prozess und die Bedeutung der Trauerreise und die verschiedenen Reaktionen darauf zu verstehen (Stroebe MS, Schut H 2001). Natürlich deckt ein Modell nicht alle ab, aber solche Modelle helfen den Trauernden dabei, ihre Erfahrung zu verstehen. Jedes Modell, ob traditionell oder modern, berücksichtigt soziale und ökonomische Faktoren, die Persönlichkeit und die Bewältigungsstrategien. Dies ist für die professionelle Planung und die Beurteilung der Trauernden wichtig, durch die sichergestellt wird, dass die angebotene Unterstützung ganzheitlich und ihren Bedürfnissen angemessen ist.

Traditionelle Modelle

Diese Modelle beruhen auf den Überlegungen von Freud (Freud S 1917/1957) sowie der Arbeit von Bowlby etwa 60 Jahre später (Bowlby J 1980). Es wird davon ausgegangen, dass Menschen trauern, weil sie jemanden verloren haben, mit dem sie etwas Wichtiges verband. Um diesen Verlust und die Separation zu bewältigen, müssen sie den Bruch in der Bindung zum Verstorbenen auflösen.

Diese traditionellen Theorien werden meistens als »Phasen-/Stadienmodelle« bezeichnet. Manche, vor allem konservative Ärzte verwenden diese Modelle dazu, den Fortschritt der Trauernden auf ihrer Trauerreise zu verfolgen oder um eine signifikante Veränderung bei einem Klienten nachzuweisen.

Die Studien von Kubler-Ross (Kubler-Ross E 1969) erweiterten die Theorien zu einem »Fünf-Stadien-Modell« zum Verständnis von Verlusten sowohl vor dem Tod als auch in der Trauer. Nach Kubler-Ross und Kessler (Kubler-Ross E, Kessler D 2005) verlieren wir bei Krankheiten mit langem Verlauf, wie ALS, MS oder Alzheimer-Demenz unsere geliebten Angehörigen so allmählich, dass alle fünf Stadien über mehrere Jahre durchlebt werden. Die fünf Stadien – Verleugnung, Wut, Handeln, Depression und Akzeptanz – sollten nicht als lineare Progression oder als »passend für alle« empfunden werden (Kubler-Ross E, Kessler D 2005). Sie liefern eher einen Rahmen, innerhalb dessen die Trauernden dabei unterstützt werden, zu lernen, wie sie ohne den Verstorbenen leben sollen.

Worden (Worden JW 1983/2003) schlägt vor, dass Trauer ein normaler Vorgang ist, der durch die Abarbeitung von Traueraufgaben gelöst werden kann. Diese Aufgaben waren ursprünglich:

- Aufgabe 1. Die Realität des Verlusts zu akzeptieren. Dazu gehört die Akzeptanz des Verlusts auf emotionaler und intellektueller Ebene.
- Aufgabe 2. Sich durch den Trauerschmerz hindurchzuarbeiten. Dabei wird der Trauernde ermutigt, den Schmerz seines Verlusts zu erkunden und zu erfahren. Der Einsatz von Ritualen und kreativer künstlerischer Expression hilft beim Ausdruck von seelischem Leid und anderen Emotionen.

- Aufgabe 3. Sich an eine Umwelt anpassen, in welcher der Verstorbene fehlt. Dazu muss der Trauernde neue Rollen ausprobieren und sich fragen, wie er in seine neue Welt passt. Manche umgehen diese Aufgabe durch weitere Isolierung und Rückzug aus Angst davor, die geliebte Person zu verlassen.
- Aufgabe 4. Sich emotional vom Verstorbenen lösen und mit dem Leben weitermachen. Der Trauernde muss sich vorstellen, dass der Verstorbene nun in einem sicheren Raum ist und sich zu bestimmten Zeiten wieder mit ihm verbinden kann. Danach ist er hoffentlich in der Lage, sein Leben weiterzuleben und trotzdem an den Verstorbenen zu denken, ohne von Trauer überwältigt zu werden. Er kann dann neue Beziehungen eingehen und den normalen Alltag leben.

Im Jahr 1982 änderte Worden Aufgabe 4 in »emotionale Energie abziehen und in eine andere Beziehung investieren«. Dies geschah vermutlich im Sinne von Freuds Theorie, wonach der Trauernde seine Emotionen vom Verstorbenen »ablösen« muss.

Studien zeigten jedoch zunehmend, dass der Trauernde weiterhin (laut oder in seinem Kopf) mit dem Verstorbenen spricht. Daher änderte Worden 1991 Aufgabe 4 in »sich emotional umorientieren und sein Leben weiterleben«.

Aufgrund der zunehmenden Beliebtheit der »Continuing-bonds-Theorie«, änderte Worden die Aufgabe 4 ein letztes Mal in: »den Verstorbenen in einen neuen Kontext stellen und weiterleben«.

Während die meisten »Phasen-/Stadienmodelle« für das Verständnis des Trauerprozesses hilfreich sind, gehen sie von starren Trauerreaktionen mit systematischer Bewegung durch die Stadien aus (Bugen L 1979). Sie geben keinen Raum für die einzigartige Trauererfahrung der von ALS Betroffenen im Vergleich zu anderen Todesursachen (Bugen L 1979). Diese Einschränkungen ermutigen die Trauernden oft, sich auf moderne Modelle zu stützen.

Moderne Modelle

Stroebe und Schut (Stroebe MS, Schut H 1999) stellten die traditionellen Trauermodelle infrage. Müssen Menschen loslassen, um mit ihrer Trauer voranzukommen? Stroebe schlägt vor, dass diese Annahme von noch zu wenig Forschung unterstützt wird. Sie führten 1995 das duale Prozessmodell ein (Stroebe MS, Schut H 1999). Dieses Modell ging erstmals nicht von definierten Trauerstadien aus, sondern beschreibt stattdessen zwei Bewältigungsstrategien:

- Die »verlustorientierte« Bewältigung betrachtet den Verlust des Verstorbenen.
- Die »wiederherstellungsorientierte« Bewältigung befasst sich mit besonderen Problemen und erwägt neue Aktivitäten und Freizeitbetätigungen.

Trauernde Menschen müssen zwischen diesen beiden Strategien wechseln, damit sie einerseits ihren Gefühlen vollen Ausdruck verleihen können und andererseits sich von der Trauer ablenken.

»Continuing Bonds-Theorie«

Neueste Ansätze umfassen sowohl das Loslassen als auch das Aufrechterhalten von Bindungen (Klass D et al. 1996). Das Einlassen auf die Trauer und die Entfernung von ihr mit Hinwenden der Aufmerksamkeit zur Gegenwart scheint die Erfahrung der Trauer widerzuspiegeln (Didion J 2005). Die Beliebtheit der »Continuing Bonds-Theorie« ab etwa 1996 (Klass D et al. 1996) erweiterte den Denkansatz dahingehend, dass das Beibehalten der Verbindung zum Verstorbenen grundsätzlich von Nutzen ist. Allerdings stellten Bonanno et al. (Bonanno GA et al. 2002) bei einer Gruppe von Trauernden fest, dass diejenigen mit starken kontinuierlichen Verbindungen fünf Jahre nach dem Tod die meisten Trauerindikatoren aufwiesen. Das Modell bleibt jedoch weiterhin beliebt und gibt vielen Trauernden Hoffnung und Trost. Sie finden Trost in Erinnerungen und leiten aus der Vergangenheit einen Sinn ab, den sie in die Zukunft tragen. Die Arbeit mit Trauernden auf diese Weise ermöglicht es ihnen, in ihrer Trauer voranzukommen, weil sie die Erlaubnis haben, »festzuhalten« (Klass D et al. 1996).

Narrative Arbeit

Die Toten helfen uns, ihre – und auch unsere – Geschichten zu schreiben. In gewisser Weise wird jede Geschichte von einem »Ghost Writer« verfasst (Becker SH, Knudson RM 2003). Wir Menschen verstehen unsere Welt, indem wir ihr eine Bedeutung zuweisen. Wenn ein geliebter Mensch verstirbt, müssen wir verstehen, was passiert ist, und dazu gehört eine Geschichte über den Verlust (Walter T 1999). Diese Geschichte enthält alles, was passiert ist, die Abfolge der Ereignisse bis zum Tod, einschließlich dem Tod, und wie sich der Trauernde dann und jetzt fühlt. Das Gespräch mit anderen im Familiennetzwerk hilft den Trauernden oft beim Ausschmücken der Geschichte, bis sie eine vollständige Erzählung ist. Sofern der Trauernde in dem Verlust einen Sinn erkennt, scheint eine positive Anpassung an die neue Situation möglich zu sein (Davis CG, Nolen-Hoeksema S 2001).

Trauerreaktionen

Trauer und Verlust sind für den Einzelnen und für ganze Familien sehr belastend. Mithilfe von theoretischen Stress- und Bewältigungsmodellen können wir die Auswirkungen der Trauer und unsere physiologischen, psychischen und Verhaltensreaktionen besser verstehen.

Körperliche Reaktionen

Nach dem Tod kann es bei den Hinterbliebenen zu zahlreichen körperlichen Reaktionen kommen. Sie werden oft erst als Trauerreaktionen erkannt, wenn eine Trauerberatung angeboten wird.

Normale Reaktionen sind Einschlaf- und Durchschlafstörungen. Für eine ALS-Pflegeperson ist das gestörte Schlafmuster oft inzwischen normal, da die Bedürfnisse des Verstorbenen nachts zugenommen hatten. Oft kommt es zu Gewichtsverlust oder -zunahme, Kopf- und Thoraxschmerzen, Verdauungsstörungen, vermehrten Nachtschweiß usw. Außerdem ist das Risiko für Magenverstimmungen und Erkältungen erhöht. Da das Immunsystem des Körpers geschwächt ist, können sich bereits vorhandene Krankheiten verschlechtern. Irwin et al. (Irwin M et al. 1996) stellten bei Trauernden eine Verbindung zwischen der Suppression des Immunsystems und den Schlafstörungen her. Oft verliert der Trauernde das Interesse an seinem körperlichen Wohlbefinden. Die medizinischen und körperlichen Bedürfnisse der Pflegeperson wurden oft schon vorher zugunsten der Pflege des Patienten zurückgestellt.

Psychische und emotionale Reaktionen

Beim Trauernden können zahlreiche psychische Reaktionen auftreten. Dazu gehören Traurigkeit, Schuld, Wut, Gefühlsleere, Schock, Einsamkeit, Angst, Besorgnis und Hilflosigkeit.

Oft beschreiben die Trauernden ihre Erfahrung als Losgelöstheit. Sie sind so geschockt, dass sie das Geschehene von außen betrachten. In dieser Zeit überdenken sie oft die Geschehnisse von der Diagnose bis zum Tod und versuchen, einen Sinn in dem Verlust zu sehen. Dies ist der Anfang des narrativen Prozesses. Es folgt oft Wut, die sich gegen medizinische Fachkräfte, Familienmitglieder, sich selbst oder den Verstorbenen richten kann. Manche sind von Trauer und Verzweiflung überwältigt, andere kämpfen damit, dass ihre Welt außer Kontrolle ist. Die Erwartung und die Sorge über neue Rollen können den Trauernden in eine Depression stürzen, was relativ häufig geschieht. Die klinische Depression muss als Teil der normalen Traurigkeit verstanden werden. Wenn der Trauernde nicht normal funktionieren kann, sich selbst und von ihm Abhängige vernachlässigt und ständig unter gedrückter Stimmung leidet, besteht der Verdacht auf eine klinische Depression. In diesem Fall benötigt der Trauernde zahlreiche Unterstützungsangebote sowie eine medikamentöse Behandlung.

Einsamkeit und Isolation sind in der Trauerphase oft besonders akut. Bei ALS-bedingten Verlusten sind sie besonders deutlich ausgeprägt, weil der Trauernde so viel Zeit mit der Pflege des Verstorbenen verbracht hat, dass er sich aus seinen sozialen Netzwerken zurückgezogen hat.

Kognitive Veränderungen werden oft am wenigsten von den Trauernden erwartet. Diese sind jedoch eher häufig und bestehen aus Verwirrtheit, Vergesslichkeit und Unruhe, die für viele recht besorgniserregend sind. Gezielte »Normalisierung« der kognitven Veränderungen entweder durch geschulte Fachkräfte oder durch Erfahrungsaustausch mit Gleichbetroffenen erleichtert die Situation. Manche Trauernden mögen die Verarbeitung von Informationen als schwierig empfinden, worüber ihre Angehörigen beunruhigt sind. Träume und Halluzinationen, in denen der Verstorbene gesehen oder seine Anwesenheit gefühlt wird, sind häufig und können als tröstlich oder beunruhigend wahrgenommen werden.

Verhaltensreaktionen

Das vermutlich häufigste Verhalten zum Ausdruck eines Verlusts ist Weinen. Weitere Verhaltensformen sind Wutausbrüche, sozialer Rückzug, Schlafstörungen sowie gelegentlich die Aufnahme von zu viel oder zu wenig Nahrung. Bronstein et al. (Bronstein PE et al. 1973) zeigten in einer Studie an Witwen, dass die akute Trauer bei etwa 17 % auch 13 Monate nach dem Tod des Ehemannes noch vorhanden war. Schlafstörungen können das vorherige Schlafmuster, das durch die nächtliche Pflege des Verstorbenen entstanden war, widerspiegeln und es braucht eine Weile, bis sich das Schlafmuster normalisiert.

Probleme mit der Nahrung treten auf, weil der Trauernde nicht mehr routinemäßig gekocht und oft sogar vergessen hat, was er gerne isst. Durch den Verlust der Rolle und ein geringes Selbstwertgefühl ist es für den Trauernden schwierig, seinen Appetit wiederzufinden. Die Unterstützung durch geschulte Fachkräfte oder das soziale Netzwerk kann dem Trauernden dabei helfen, ein gesünderes Interesse an Nahrung zu bekommen.

Im Laufe der Zeit stellt der Trauernde fest, dass die Trauerreaktionen abklingen und er sich mit mehr Zutrauen in seiner neuen Umwelt bewegt. Dies zeigt sich beispielsweise daran, dass er sich umorganisiert hat und neue Freundschaften schließt. Er wird sich langsam an seine Erfahrung anpassen und beim Gedanken an seinen Verlust glücklichere Erinnerungen abrufen können. Dadurch erkennt er bei der Bewältigung und beim Funktionieren seine Resilienz.

Interventionen

Es gibt viele Veröffentlichungen über Resilienz und die Reise durch die Trauer. Bonanno (Bonanno GA 2004) stellte fest, dass 45 % der trauernden Ehepartner 6 Monate nach dem Tod des Partners keine Trauersymptome (Depression, Angst, Verzweiflung oder Sehnsucht) zeigten. Durch ihre Resilienz konnten sie relativ stabile, gesunde seelische und körperliche Funktionsniveaus halten (Bonanno GA 2004). Bonannos Arbeit über die Resilienz kam zu dem Ergebnis, dass zwar das Ausdrücken von Wut und Tränen eine wichtige Rolle bei Trauerinterventionen spielt, Lachen und Lächeln bei der Anpassung an einen Verlust jedoch oft hilfreicher sind (Coifman KG et al. 2007).

Viele Trauernde erleben den Tod eines nahen Angehörigen und durchlaufen den Trauerzyklus, ohne oder mit nur wenig Unterstützung. Sie schließen neue Beziehungen und blicken mit Zuversicht in die Zukunft. Andere profitieren von professioneller Hilfe (Bloch S 1991). Nach dem Tod eines geliebten Menschen an ALS sollten die involvierten Fachkräfte mit den verfügbaren Interventionen vertraut sein, damit sie die trauernde Familie gegebenenfalls unterstützen können.

Trauerbegleitung

Manche der Hinterbliebenen von ALS-Patienten profitieren von einer individuellen Trauerbegleitung. Für andere sind eine Gruppentherapie oder eine Angehörigengruppe besser geeignet. Manche suchen Unterstützung durch ihre Familie, die Kirche oder eine andere Gemeinschaft. Studien haben die Bedeutung der religiösen und spirituellen Überzeugungen bei der Trauer und bei der Anpassung an den Verlust belegt (Parkes CM, Weiss RS 1983). Manche der Hinterbliebenen von Patienten mit einer tödlichen Krankheit, wie ALS, können sich nur schwer mit der Tatsache abfinden, dass die Krankheitsreise zu Ende ist. Gelegentlich muss der Arzt den Hinterbliebenen von der Realität des Verlusts überzeugen, damit der Trauernde mit dem Trauerprozess beginnen kann. Die Vorschläge im Rest dieses Abschnitts könnten dies erleichtern.

Sehen des Körpers

Dies ist oft der erste Schritt, um sich mit der Realität des Verlusts vertraut zu machen. Vielen Trauernden spendet er Trost. Oft hat der Trauernde niemals vorher einen toten Körper gesehen. Es ist wichtig, dass er Ängste und Erwartungen ausformulieren kann, damit der Trauernde eine durchdachte Entscheidung darüber treffen kann, ob es für ihn gut ist, wenn er den Verstorbenen sieht. Hier müssen religiöse und kulturelle Unterschiede berücksichtigt werden. Gegebenenfalls sollte kompetente Unterstützung von außen angefordert werden.

Informationen über den Trauerprozess und Einrichtungen, die Unterstützung anbieten

Für viele Trauernde ist der Trauerprozess Neuland, was die bereits vorhandene Verwirrtheit und Angst noch verstärkt. Das Anbieten von Informationen über den Trauerprozess kann dazu beitragen, die Erfahrung zu normalisieren. Aus einer Liste der verfügbaren Trauerdienstleistungen kann sich der Trauernde, sofern er dazu bereit ist, Unterstützungsangebote heraussuchen. Natürlich müssen nach einem Todesfall ein paar praktische Vorkehrungen getroffen werden. Die Organisation der Bestattung und das Abwickeln der Hinterlassenschaft können zeitaufwändig und erschöpfend sein. In dieser Zeit fühlt sich der Trauernde oft sehr alleine und unsicher. Hier sind Informationen über Unterstützungsangebote von unschätzbarem Wert.

Normalisierung

Im Rahmen der Trauerreaktion können viele Gefühle und überwältigende Emotionen auftreten (Maddison DC, Walker WL 1967). Diese Emotionen können die Trauernden aus der Bahn werfen und ihnen das Gefühl geben, dass sie im Chaos versinken. Dies führt oft zu Fragen, wie »Ist das normal?« und »Werde ich verrückt?«. Durch Normalisieren und Ausdrucksfreiheit wird ein sicherer Raum geschaffen, in dem der Trauernde über seine Schmerzen sprechen und verstehen kann, dass diese Erfahrung normal ist. Sobald er das verstanden hat, wird es dem Trauernden oft möglich sein, in eine ruhigere Trauerphase einzutreten.

Ausdrücken von Emotionen und Gefühlen

Wichtig ist, dass der Trauernde seine Gefühle über seinen Verlust identifizieren und ausdrücken darf (Cook AS, Oltjebruns KA 1998). Wenn er dazu bereits früh nach dem Todesfall ermuntert wird, beginnt die Reise durch den Trauerprozess positiv. Der Trauerprozess ist bei jedem Menschen anders und lässt sich für manche nicht mit Worten erfassen. Die Sprachfertigkeiten können eingeschränkt sein, es kann eine Kommunikationsbarriere bestehen oder die Sprachfähigkeiten können noch nicht so weit entwickelt sein, dass Wörter benutzt werden können. Die Sprache der Kunst und kreative Expression können auf eine Weise kommunizieren, die mit Wörtern unmöglich ist (Malchiodi C, Neimeyer R 2008). Der Trauernde kann durch viele Medien dazu ermutigt werden, den für ihn richtigen Weg durch seine mit dem Verlust zusammenhängenden Gefühle zu finden und sich eine Zukunft vorzustellen, in der er wiederhergestellt ist und sich an seine neue Welt angepasst hat (Neimeyer R, Jeffrey S 2005).

Forschungserkenntnisse sprechen dafür, dass sich das Schreiben über Leiden und Traumata positiv auf das Wachstum und die Bewegung auswirkt, die für die Bewältigung von Trauer und Verlust erforderlich sind (Neimeyer R, Jeffrey S 2005).

Resilienz, besondere Tage und Erinnerungen

Geburtstage, Jahrestage, Hochzeitstage und alle anderen Daten, die einen Meilenstein in der Beziehung mit dem Verstorbenen darstellen, können in der Trauer schwer zu bewältigen sein. Viele Trauernde empfinden es als schwierig, sie weiterhin zu begehen. Für manche von ihnen ist es am besten, wenn sie Jubiläen als Zeiten des Gedenkens und der Besinnung betrachten. Andere sind proaktiver und planen Feiern und Rituale, wie sie für sie und ihre Familie angemessen sind.

Soziale Medien, Netzwerke und Foren – Erinnerungen schaffen

Schon immer haben sich Trauernde spezielle Plätze für Rituale und Gedenkfeiern geschaffen. Sie hinterlassen Karten, Blumen und Geschenke und verbringen Zeit damit, sich an den Verstorbenen zu erinnern. Vielen erlaubt dieser spezielle Ort Gefühle auszudrücken, die sie sonst wegschließen: »In einer demokratisierten und mediatisierten Gesellschaft muss jeder Einzelne zählen und darf seine Existenz nicht unbemerkt verschwinden« (Worden JW 2009).

In einer Gesellschaft, in der Einkaufen, Freizeitaktivitäten, Informationen usw. stark vom Internet abhängen, überrascht es nicht weiter, dass es nun auch zum

Wachhalten von Erinnerungen und zur Trauerunterstützung verwendet wird (Maddison DC, Walker WL 1967). Es werden virtuelle Gedenkstätten geschaffen und gepflegt, zum Beispiel auf einer Facebook-Seite (Kissane DW, Bloch S 2002) oder einer spezialisierteren Seite, wie »Gone-too-soon« (Kissane DW, Bloch S 2002). Diese Seite hatte 2011 mehr als 100.000 Gedenkstätten. Derartige Seiten werden auch als »Internetfriedhöfe« bezeichnet (www.winstonswish.co.uk).

Diese virtuellen Gedenkstätten bestehen in der Regel aus einer Fotografie, einer schriftlichen Biografie des Verstorbenen und eventuell der Todesursache. Sie gibt den Trauernden die Möglichkeit, an einer Geschichte oder einer Biografie (www.RD4U.co.uk), zu arbeiten und einen therapeutischen Bereich zu schaffen (Dyregrov A 1991). Dort können täglich für 24 Stunden Nachrichten hinterlassen werden und niemand muss das Haus verlassen, um Gefühle auszudrücken oder Unterstützung zu finden, wenn er auf dem Tiefststand ist. Auf diese Weise können Angehörige auf der gesamten Welt in ihrer Trauer vereint werden und mit nur einem Knopfdruck Geschichten, Fotos und Videos teilen. Die Internetseite »Much Loved« (Roberts P 2004) besitzt »Memoriam-Gärten« und »Kerzen-Heiligtümer«, die echte Räume, wie eine Kirche oder ein Krematorium, widerspiegeln. Hier nutzen die Besucher den virtuellen Raum als kreativen Raum, in dem sie »Continuing Bonds« (siehe Abschnitt »Continuing Bonds-Theorie«) mit dem Verstorbenen bilden.

Kinder haben eine besonders gute Beziehung zur digitalen Vernetzung und können alleine oder mit Unterstützung durch einen Erwachsenen arbeiten. Diejenigen, die selber keinen Computer besitzen, bekommen Zugang über Schulen, Bibliotheken oder Gemeindegruppen. Die digitalen Medien liefern eine nützliche Ergänzung zu den mehr »körperlichen« Aspekten des Gedenkens, zum Beispiel durch Gedächtniskästen und Fotoalben. Kinder können dazu angeleitet werden, im Laufe der Zeit für sie wichtige Objekte zu sammeln, die eine Bedeutung und Verbindung zum Verstorbenen und zu der gemeinsam verbrachten Zeit haben. Derartige Dinge können Karten, Musik, ein Stück Schmuck, Kinotickets, Parfüm/Rasierwasser, Kleidung, Briefe usw. sein – alles, was den Kindern dabei hilft, eine Geschichte aufzubauen. Diese Ressourcen werden verwendet, um zum Geschichtenerzählen in der Familie anzuregen oder um in Zeiten stillen Gedenkens alleine durchgesehen zu werden.

Kinder einer von ALS betroffenen Familie erhalten durch Young Carers Groups (Goldman A 1994) ein gutes soziales Netzwerk, um ihre Resilienz vor einem Tod zu stärken. Diese Gruppen reduzieren die Isolation und Einsamkeit (Shapiro ER 1994) und ermöglichen eine gemeinsame/ähnliche Erfahrung abseits der Familie. Sie bieten dem Kind einen sicheren Ort, an dem es schwierige Gefühle erkunden kann, die es zu Hause nicht auszudrücken kann. Diese freie Meinungsäußerung kann die Art, wie das Kind mit den Familienmitgliedern kommuniziert, verändern und sein Selbstwertgefühl und seine Wertschätzung erhöhen.

Schlussfolgerung

Es gibt nach wie vor keine adäquate Forschung über die Auswirkungen der ALS auf die Trauer der Familien und Pflegepersonen. Die Ärzte unterstützen die Familien weiterhin nach bestem Können und erfüllen die Bedürfnisse ihrer Klienten, wie sie sie verstehen. Inzwischen wird jedoch deutlich, dass zu starke Vorgaben und eine Pauschalunterstützung nicht ohne Risiken sind. Das Betonen der Normalität und der Dauer der normalen Trauerreaktion im Gegensatz zu einer schwereren Reaktion, stärkt bei den meisten Trauernden die Resilienz und fokussiert die zusätzliche Unterstützung dort, wo sie am meisten gebraucht wird.

Literatur

Anderson, P. (2012) Silent Body, Vibrant Mind: Living with Motor Neurone Disease. Melbourne: Brolga Publishing.
Becker S. H., Knudson R. M. (2003) Visions of the dead, imagination and mourning. Death Studies 27: 691–716.
Bloch S. (1991) Research Studies into Family Grief. Melbourne: University of Melbourne.
Bonanno G. A. (2004) Loss, trauma and human resilience. American Psychologist 59: 20–8.
Bonanno G. A., Wortman C. B., Lehman D. R., Tweed R. G., Haring M., Sonnega J. (2002) Resilience to loss and chronic grief: a prospective study from pre-loss to 18 months post-loss. Journal of Personality and Social Psychology 83: 1150–64.
Bowlby J. (1980) Attachment and Loss. Vol. 3: Loss, Sadness and Depression. New York: Basic Books.
Bronstein P. E., Clayton P. J., Halikas J. A., Maurice W. L., Robins E. (1973) The depression of widowhood after thirteen months. British Journal of Psychiatry 122: 561–6.
Bugen L. (1979) Death and Dying: Theory, Research, Practice. Dubuque, IA: W. C. Brown, Co.
Coifman K. G., Bonanno G. A., Ray R. D., Gross J. J. (2007) Does repressive coping promote resilience? Affective-autonomic response discrepancy during bereavement. Journal of Personality and Social Psychology 92: 745–58.
Cook. A. S., Oltjebruns K. A. (1998) Dying and Grieving: Lifespan and Family Perspectives, 2nd edn. Fort Worth, TX: Harcourt Brace.
Costello J., Trinderbrook A. (2000) Children's nurses' experiences of caring for dying children in hospital. Paediatric Nursing 12(6): 28–32.
Davis, C. G., Nolen-Hoeksema, S. (2001) Loss and meaning. How do people make sense of loss? American Behavioural Scientist 44: 726–41.
Didion J. (2005) The Year of Magical Thinking. London: Fourth Estate.
Doka K. J., Davidson J. (eds) (1997) Living with Grief: When Illness is Prolonged. Washington, DC: Hospice Foundation of America.
Dyregrov A. (1991) Grief in Children: a Handbook for Adults. London: Jessica Kingsley Publishers.
Freud S. (1917/1957) Mourning and Melancholia. Standard Edition, vol. 14. London: Hogarth Press.
Goldman A. (ed.) (1994) Care of the Dying Child. Oxford: Oxford University Press.
Higginson I., Wade A., McCarthy M. (1990) Palliative care: views of patients and their families. British Medical Journal 1: 277–81.

Hooper Zahlis E. (2001) The child's worries about the mother's breast cancer: sources of distress in school-age children. Oncology Nursing Forum 28: 1019–25.

Irwin M., McClintick J., Costlow C., Fortner M., White J., Gillin J. C. (1996) Partial night sleep deprivation reduces killer cell activity during bereavement. Biological Psychiatry 24: 173–8.

Kissane D. W., Bloch S (2002) Family-focused Grief Therapy: a Model of Family-centred Care During Palliative Care and Bereavement. Buckingham: Open University Press.

Klass D., Silverman P. R., Nickman S.L. (1996) Continuing Bonds: New Understandings of Grief. Washington, DC: Taylor and Francis.

Kubler-Ross, E. (1969) On Death and Dying. London: Tavistock.

Kubler-Ross, E., Kessler, D (2005) On Grief and Grieving. Simon & Schuster, London.

Maddison D. C., Walker W. L. (1967) Factors affecting the outcome of conjugal bereavement. British Journal of Psychiatry 138: 185–93.

Malchiodi C., Neimeyer R. (2008) Grassroots Memorials: The Politics of Memorializing Traumatic Death eds. Margry, P. J. and Sanchez-Carretero, C. Eds. Pubs Berghahan Books 2013. The Arts in Phychotherapy 35: 41.

MND Association (UK) (1995) When Your Parent has Motor Neurone Disease. Booklet, obtainable from MND Association (UK) PO Box 246, Northampton NN1 2PR, UK.

Muldoon O. T. (2003) Perceptions of stressful life events in Northern Irish school children: a longitudinal study. Journal of Child Psychology and Psychiatry 44: 193–201.

Murphy, J. (2004) Communication strategies of people with ALS and their partners. Amyotrophic Lateral Sclerosis and Other Motor Neuron Disorders 5: 121–6.

Neimeyer R., Jeffrey S. (2005) Grief, loss and the quest for meaning: narrative contributions to bereavement care. Bereavement Care 24(2): 27–30.

Parkes C. M., Weiss R. S. (1983) Recovery from Bereavement. New York: Basic Books.

Roberts P. (2004) The living and the dead, community in the virtual cemetery. Omega 49: 57–76.

Shapiro E. R. (1994) Grief as a Family Process. London: Guilford Press.

Siegel K. (1993) Anticipatory grief reconsidered. Journal of Psychosocial Oncology 1: 61–71.

Stroebe M. S., Schut H. (2001) Models of coping with bereavement: a review. In Stroebe M. S., Hansson R. O., Stroebe W., Schut H. (eds) Handbook of Bereavement Research. Consequences, Coping and Care, pp. 375–403. Washington, DC: American Psychological Association.

Stroebe M. S., Schut. H. (1999) The dual process model of coping with bereavement: rationale and description. Death Studies 23: 197–224.

Stroebe M., Stroebe W., Hansson R. O. (eds) Handbook of Bereavement. Theory Research and Intervention, pp. 44–61. Cambridge: Cambridge University Press.

Thumb Print, the quarterly magazine of the Motor Neurone Disease Association UK, PO Box 246, Northampton NN1 2PR, UK.

Walter T. (1999) On Bereavement: the Culture of Grief. Buckingham. Open University Press.

Worden J. W. (1983/2003) Grief Counselling and Grief Therapy. 3rd edn. London: Tavistock/Routledge.

Worden J. W. (2009) Grief Counselling and Grief Therapy: a Handbook for the Mental Health Practitioner, 4th edn. New York: Springer.

www.RD4U.co.uk

www.winstonswish.co.uk

20 Keine Zeit zu verlieren: die Reise einer Familie von der Diagnose bis zur Trauerphase

Marika Warren, Michelle Warren und Douglas Warren

Einleitung

Wie sieht eine gute (Palliativ-)Versorgung für ALS-Patienten und ihre Familien aus? Wir hoffen, dass die Erkenntnisse, die wir aus unserer Reise gewonnen haben, dazu beitragen werden, die Pflege bei anderen Patienten und Familien zu verbessern.

Die Erfahrungen unserer Familie mit ALS lassen sich mit zwei Schlagwörtern zusammenfassen: »Nutze den Tag« und »Sei vorbereitet«. Sie scheinen zwar im Gegensatz zueinander zu stehen, aber dadurch, dass wir vorbereitet waren, konnten wir jeden Tag nutzen, ohne Zeit mit Sorgen darüber zu verschwenden, was als nächstes kommen wird.

Zum Zeitpunkt der Diagnose bestand unsere Familie aus der 59-jährigen Mary, einer Schulbibliothekarin und früheren Krankenschwester, die an ALS erkrankt war, dem 58-jährigen Doug, einem Maschinenbauingenieur und seit 35 Jahren Marys Ehemann, der 31-jährigen Marika, einer Bioethikerin, und der 29-jährigen Michelle, einer Theaterschneiderin. Mary, Doug und Michelle lebten in Edmonton, Kanada, und Marika gemeinsam mit ihrem Partner Alex in Winnipeg, Kanada.

Im Allgemeinen hilft eine gute ALS-Versorgung dem Patienten und seiner Familie dabei, dass sie sich der im Krankheitsverlauf auf sie zukommenden Herausforderungen bewusst werden und auf sie vorbereitet sind. Gleichzeitig hilft sie ihnen dabei, wichtige Ziele zu erreichen, wie z. B. Projekte zu beenden, die mit der Familie verbrachte Zeit zu nutzen und ein Vermächtnis zu hinterlassen.

Erfahrungen vor der Diagnose

Mary bemerkte erstmals im Alter von 58 Jahren eine Schwäche in ihren Armen. Initial wurde davon ausgegangen, dass es sich dabei um eine Folge des Mammakarzinoms, an dem sie vor 20 Jahren erkrankt war, oder der deswegen erforderlichen Therapien handelte. Nach zahlreichen Untersuchungen wurde acht Monate nach dem erstmaligen Auftreten der Symptome und zwei Monate vor Marys geplantem Frühruhestand ALS diagnostiziert. Sie hatte sich darauf gefreut, endlich mehr Zeit für ihre Hobbies, insbesondere Quilten, Spaziergänge mit ihren beiden Hunden, Reisen und Entspannen im Wochenendhaus der Familie, zu haben und mehr Zeit mit ihrer Familie und ihren Freunden zu verbringen. Die Diagnose ALS änderte das alles und Mary fühlte sich um ihren wohlverdienten Ruhestand betrogen.

Diagnose

Die Diagnose wurde relativ schnell bestätigt, was zum Teil damit zusammenhing, dass Mary auf eine rasche Überweisung zum Neurologen bestanden hatte. Da Mary nach dem erstmaligen Auftreten der Symptome nur noch knapp zwei Jahre gelebt hat, sind wir dankbar dafür, dass die Diagnose zu diesem Zeitpunkt gestellt wurde, da wir uns so vorbereiten und jeden Tag nutzen konnten. Weil Marys Vater an ALS verstorben war, verfügten wir in diesem Stadium vermutlich über mehr Informationen und hatten ein besseres Verständnis der Krankheit als die meisten anderen Betroffenen.

Frühe Stadien (1. Jahr)

Klinisches Bild und Versorgungssituation

Mary hörte auf zu arbeiten und begann damit, nachts die nicht-invasive Beatmung (NIV) zu nutzen. Dadurch nahm ihre Energie wieder zu. Sie konnte weiterhin eigenständig die Treppe zum Schlafzimmer hinaufgehen und sich im Haus bewegen. Allerdings ermüdete sie schnell und nutzte bei den meisten außerhäuslichen Ausflügen einen manuellen Rollstuhl.

Unsere Bedürfnisse und Probleme

Unser Neurologe beantwortete unsere Fragen sehr direkt und ehrlich, und wir konzentrierten uns darauf, die uns verbliebene Zeit möglichst gut zu nutzen. Die ALS Society of Canada bot viele Informationen und Unterstützung an. Am hilfreichsten waren die medizinischen Fachkräfte, die uns bereits im Vorfeld auf noch kommende Probleme vorbereiteten. Andererseits konnten aufgrund von Einschränkungen seitens des Gesundheitssystems, das den progredienten Verlauf der ALS nicht ausreichend berücksichtigt, akut auftretende Bedürfnisse oft nicht erfüllt werden. Dadurch waren wir nicht ausreichend auf die nächsten Herausforderungen vorbereitet. Ein einfaches Beispiel waren die Hilfsmittel zum Baden. Der nach der ersten Beurteilung des häuslichen Umfeldes durch einen Ergotherapeuten bereitgestellte Badehocker erwies sich schnell als unzureichend. Für die besser geeignete Bank mit Rückenlehne lehnte die Krankenkasse jedoch die Kostenübernahme ab, weil in einem gegebenen Zeitraum nur ein Hilfsmittel erstattungsfähig ist.

Uns war bewusst, dass Behandlung und Pflege einen palliativen Ansatz verfolgten, was wir auch akzeptierten. Wir entschieden uns dafür, Zeit mit der Familie und Freunden zu verbringen, fuhren oft in unser Wochenendhaus und genossen Symphoniekonzerte und Theateraufführungen. Die beiden kleinen Hunde hatten einen starken therapeutischen Effekt für Doug und Mary; sie linderten den Schmerz, indem sie sich ankuschelten und ihnen Gesellschaft leisteten. In der übrigen Zeit entschieden wir uns dafür, Erinnerungen zu schaffen, damit Mary ihre Angst vergessen zu werden überwinden und ein Vermächtnis hinterlassen konnte. Wir ließen einen Familienring reproduzieren, riefen an der Highschool, an der Mary gearbeitet hatte, einen »Citizenship Award« ins Leben, beendeten Quilts und fertigten Audioaufnahmen von beliebten Kindergeschichten an. Außerdem arrangierten wir regelmäßige Treffen mit Gruppen von Freunden, und ein dänischer Austauschstudent, der gegen Ende der 1990er Jahre bei uns gewohnt hatte, kam noch einmal hierher um sich zu verabschieden.

Da wir eine Familie aus Machern sind, begannen wir in Erwartung der späteren Krankheitsstadien mit dem Umbau des Hauses, bauten Rollstuhlrampen zum Wohnzimmer, zum Familienzimmer und zur Garage. Weil Mary nicht im Krankenhaus sterben wollte, bereiteten wir unser Zuhause darauf vor, irgendwann ein Krankenhaus zu werden. Wir kauften ein zweites NIV-Gerät als Reserve, falls das andere ausfiel (was bereits passiert war). Durch das zweite Gerät konnte sich Mary einfacher im Haus bewegen, als sich die Symptome verschlechterten. Wir verwandelten ein Badezimmer im Erdgeschoss und den angrenzenden Schrank in ein barrierefreies Badezimmer mit barrierefreier Dusche. Durch die vorausschauende Planung und Ausführung konnten wir die Phasen der Krankheit recht nahtlos durchlaufen und die Pflege daheim durch die Familie bis zum Schluss durchhalten. Außerdem passten wir Marys Kleidung und Geräte an, wobei wir von Michelles beruflicher Erfahrung als Schneiderin und dem Wissen eines Freundes der Familie mit Muskeldystrophie profitierten.

Marika kam häufig nach Edmonton und besuchte uns jeden Nachmittag via Skype, wobei Mary das Gespräch immer durch ein Zeichen beendete, sobald die Quiz Show »Jeopardy« begann. Diese kleinen nicht von der Krankheit bestimmten Rituale aus der Zeit vor der Diagnose waren in unserer neuen Routine wichtig.

Besonders relevant in diesem Stadium waren für uns Informationen, anhand derer wir uns auf das noch Bevorstehende vorbereiten konnten. Wir erhielten sie vom Team der ALS-Klinik und von der ALS Society of Canada. Die mit den Gesundheitsdienstleistern und den Sanitätshäusern etablierten Beziehungen waren mit fortschreitender Krankheit sehr wertvoll. Von besonderem Wert war die Beziehung zu den Atemtherapeuten, die ausgesprochen engagiert sicherstellten, dass Mary im Krankheitsverlauf die Atemunterstützung bekam, die sie brauchte. Wir befassten uns eher mit der Gesamtsituation, was sich in unseren Umbaumaßnahmen widerspiegelte. Außerdem wurde eine Patientenverfügung erarbeitet, die auch die Entscheidung für das Legen einer Ernährungssonde enthielt. Rückblickend wäre dies ein guter Zeitpunkt gewesen, um mit der häuslichen Palliativversorgung zu beginnen.

Mittlere Stadien (2. Jahr, erste 6 Monate)

Klinisches Bild und Versorgungssituation

Mary begann wegen zunehmender Atemnot damit, die NIV auch wenn sie wach war für kurze Zeit zu benutzen. Die Kommunikation wurde anstrengender, und der Computer nahm eine zentrale Rolle in Marys Tag ein. Er gab ihr die Möglichkeit zu kommunizieren und Kontakt mit der Außenwelt aufzunehmen, nachdem Ausflüge nach draußen immer schwieriger wurden. Als auch das Treppensteigen für sie immer ermüdender wurde, wandelten wir das Wohnzimmer im Erdgeschoss in Marys Schlafzimmer um. Dank der bereits zuvor gebauten Rampen hatte sie weiterhin Zugang zu allen Räumen des Erdgeschosses. Inzwischen war auch offensichtlich, dass der zuvor bereitgestellte manuelle Rollstuhl bald nicht mehr ausreicht und ein elektrischer Rollstuhl besorgt werden muss.

In der Mitte dieses Zeitraums wurde es offensichtlich, dass jemand ganztätig zuhause sein muss. Deswegen zog Michelle wieder bei Mary und Doug ein, damit sie sich die Pflege teilen konnten.

Unsere Bedürfnisse und Probleme

In diesem Stadium rückten das Beschaffen von Hilfsmitteln und die Entwicklung der häuslichen Pflege in den Vordergrund.

Die Beschaffung des elektrischen Rollstuhls dauerte viel zu lange und ging mit unnötigen Mühen einher. Als er endlich da war, verbesserte er Marys Lebensqualität deutlich. Andere Hilfsmittel wurden zeitnaher durch verschiedene Quellen, wie Krankenhäuser, Sanitätshäuser, Gemeindeprogramme und die ALS Society of Canada, zur Verfügung gestellt. Die Wartung der Geräte, Modifikationen und Reparaturen wurden von den Familienmitgliedern durchgeführt, sodass kaum weitere Hilfe von außen erforderlich war. Das Internet lieferte einige technische Lösungen. Als Mary Hände und Füße so gut wie gar nicht mehr bewegen konnte, ermöglichten ihr zweckmäßige Geräte, wie ein druckaktivierter Fußschalter, den Pflegepersonen Zeichen zu geben. Durch das Erdenken von Lösungen hatten wir ein Gefühl der Kontrolle und Effizienz und empfanden sie als kleine (und doch wichtige) Siege über die ALS. Die ALS Society of Canada war in diesem Prozess durch die Weitergabe von Informationen, Referenzen, Sachmitteln und Unterstützung der Pflegepersonen außerordentlich hilfreich.

Mary besuchte auch weiterhin ALS-Kliniken, die gut organisiert waren und alle medizinischen Fachrichtungen gleichzeitig an einem Ort zusammenfassten, die aber auch belastend waren. Ein Problem war, dass die Vertreter der Fachrichtungen nacheinander zur Kontrolle kamen, sodass wir die Informationen immerzu wiederholen mussten. Weniger Stress wäre für uns durch das gleichzeitige Informieren aller Fachrichtungen entstanden. Umgekehrt erhielten wir dermaßen viele Informationen, dass mehrere Familienmitglieder dafür sorgen mussten, dass alle Botschaften angekommen waren, weil mehr als einmal einer oder mehrere von uns überlastet, abgelenkt oder verwirrt waren.

Der Aufbau einer Beziehung zum ambulanten Pflegeteam war sehr hilfreich und auch therapeutisch wirksam, dauerte aber seine Zeit. Für uns war es wichtig, dass immer derselbe Pflegedienst kam, weil wir uns dadurch einfacher auf die Besuche vorbereiten und die Anwesenheit der Pflegekräfte optimal nutzen konnten. Allerdings war die ambulante Pflege weder für eine rasch progredient verlaufende Behinderung, noch für eine länger dauernde Palliativpflege ausgerüstet. Nicht alle Pflegeteammitglieder waren in der Palliativpflege versiert und einige der Ratschläge, die wir erhielten (z. B. hinsichtlich des Ernährungsbedarfs), waren für Marys Situation ungeeignet.

Frustrierend war, dass wir gefragt wurden, was wir benötigen, nur um zu erfahren, dass dies seitens der Krankenkasse nicht übernommen werden kann (z. B. als wir nach zusätzlicher Kurzzeitpflege fragten). Hilfreicher wäre es gewesen, wenn die Gesundheitsdienstleister die möglichen Optionen aufgezählt hätten, damit wir daraus die Option auswählen, die für unsere Situation und das Krankheitsstadium am besten geeignet ist. Ab und an standen Pflegekräfte für eine Kurzzeitpflege zuhause zur Verfügung, waren aber nur begrenzt hilfreich, weil sie nicht über ALS-spezifisches Wissen und die entsprechenden Fähigkeiten verfügten. Zum Beispiel waren sie oft nicht mit den Geräten, wie der NIV, vertraut, oder durften keine Bedarfsmedikamente verabreichen. Personalwechsel, die zum Teil wegen der im Krankheitsverlauf höheren fachlichen Anforderungen an die Pflegekräfte erforderlich wurden, waren ermüdend, weil es Energie kostete, die Neuen auf den aktuellen Stand zu bringen.

Letzte Monate und Wochen

Klinisches Bild und Versorgungssituation

Schließlich fand Mary es zu anstrengend, das Haus zu verlassen. Um den Anschein der Normalität zu wahren, kamen daraufhin alle, vom Team der ALS-Klinik über unseren Hausarzt bis hin zu Marys Freunden und ihrer Friseuse, zu uns.

Mary setzte die NIV immer länger und irgendwann ununterbrochen ein, was die Kommunikation weiter erschwerte. Sie vermied die elektronische Kommunikation, weil sie sie als zu langsam und mühsam empfand, und verließ sich stattdessen auf die Interpretation durch die Familie. Die Ernährung und die Medikamentengabe erfolgten über die PEG-Sonde.

Marika ließ sich beurlauben und kehrte nach Hause zurück, sodass die gesamte Familie ihre Bemühungen koordinierte, um eine 24-Stunden-Pflege sicherzustellen.

Uns war bewusst, dass der typische Palliativpatient sechs bis acht häusliche Pflegepersonen benötigt – wir schafften es nur zu dritt. Das ist nicht unbedingt für jeden machbar, aber wir hatten uns umfassend informiert, waren fokussiert und hatten uns auf jede nur denkbare Weise vorbereitet. Das Team der ALS-Klinik bezeichnete uns als die »Modellfamilie«, aber wir hatten einfach nur Glück. Wir verfügten über die richtigen Persönlichkeitsstärken, Fähigkeiten, Fachkenntnisse und finanziellen Mittel. Trotzdem war es aber gelegentlich schwierig und erschöpfend und wir brauchten die körperliche und emotionale Unterstützung der Pflegekräfte und anderer Gesundheitsdienstleister.

Mary starb nur 20 Monate nach der Bestätigung der Diagnose und 28 Monate nach dem erstmaligen Auftreten von Symptomen.

Unsere Bedürfnisse und Probleme

Routine war wichtig, insbesondere Mary aus dem Bett zu bekommen. Mary bevorzugte den Transfer durch eine Pflegeperson und wurde beim Verwenden eines »Hoyer-Lifters« sofort ängstlich. Zur Verwendung des Lifters wären vermutlich Pflegefachkräfte erforderlich gewesen, was Marys Bereitschaft und Fähigkeit jeden Tag aufzustehen sicherlich beeinträchtigt hätte. Außerdem passte der uns angebotene Lifter besser in eine Krankenhausumgebung und ließ sich schlecht über den dicken Wohnzimmerteppich rollen. Dies zeigt die Probleme bei der Umwandlung unseres Zuhauses in ein kleines Krankenhaus.

Der Übergang auf das ambulante Palliativteam war schwierig. Dies lag nicht an der Angst vor den Folgen, sondern weil wir Beziehungen zu neuen Mitarbeitern aufbauen mussten. Dies war ermüdend, zumal die vorhandenen Beziehungen gut liefen und für uns alle wichtig waren. Zum Glück arbeiteten manche Mitarbeiter mit beiden Teams, sodass eine gewisse Kontinuität gewährleistet war. Dadurch, dass mit der Pflegekraft nicht nur über Marys Krankheit, sondern auch über andere Dinge, wie die Kinder der Pflegekraft oder ihre bevorstehenden Ferien, gesprochen werden konnte, waren die Interaktionen positiv und machten Spaß.

Besonders wichtig für uns waren die ehrlichen und direkten Informationen des Palliativteams (sowohl des ambulanten Teams als auch des Teams der ALS-Klinik). Es war für uns frustrierend, wenn die Leute in Euphemismen sprachen und das Beschreiben des Endstadiums der Krankheit umgingen. Besonders wichtig war es für uns, auf mögliche Krisen vorbereitet zu sein. Wir mussten wissen, wen wir dann anrufen und was wir machen sollten. Wir brauchten ausführliche Informationen, um sicherstellen zu können, dass Mary nicht unnötig leiden muss. Nicht genau zu wissen, wie wir mit einer derartigen Situation umgehen sollten, war für uns beängstigend. Das ambulante Palliativteam schlug vor, sich auf eine möglicherweise erforderliche palliative Sedierung vorzubereiten, lieferte uns aber zu wenig Details, als dass wir dies guten Gewissens hätten tun können. Schließlich war es eine Freundin der Familie, deren Mann an Krebs verstorben war, von der wir Informationen über ihre Erfahrungen mit der palliativen Sedierung erhielten. Dies war für uns von unschätzbarem Wert, allerdings wäre es hilfreicher, so etwas vom Behandlungs- und Pflegeteam zu erfahren.

Wie für viele andere auch, die sich in der Rolle einer Pflegeperson befinden, war es auch für uns schwierig, uns um uns selbst zu kümmern. Wir waren uns der Bedeutung zwar bewusst, aber die verfügbaren Optionen zur Kurzzeitpflege reichten für eine signifikante Pause (wie eine Nacht ohne Schlafunterbrechung) nicht aus. Außerdem war es schwierig, wenn jeder von uns alles in seiner Macht stehende für Mary tat und von den anderen dafür Anerkennung einforderte, dass diese dann nicht immer kam. Sowohl Mary als auch die beteiligten Pflegeteams versicherten uns, dass wir als Pflegepersonen gute Arbeit leisten würden und lobten uns dafür. Wobei es für uns auch hilfreich war, wenn sie uns danach fragten, wie es uns geht, und nicht einfach davon ausgingen, dass wir nichts brauchen, nur weil alles gerade gut zu laufen schien.

Individuelle Gedanken und Überlegungen

Michelle

Die häuslichen Sprechstunden mit dem ambulanten Pflegeteam und dem Personal der ALS-Klinik waren sehr gut für uns. Sie ermöglichten einige der besten Gespräche über den Zustand meiner Mutter. Dabei ging es nicht nur darum, Wissen weiterzugeben und gemeinsam an Lösungen zu arbeiten, sondern auch um eine Festigung der emotionalen Beziehung zum Team. Bei einer Diskussion, an die ich mich besonders gut erinnere, sagte der Neurologe zu uns, dass Mutter eines Tages beim Aufwachen sagen werde: »So ein Mist, ich bin aufgewacht.« Es war gut, zu diesem Zeitpunkt die Erfahrungen eines Anderen zu hören. Mutter wurde durch diese Geschichte klar, dass sie einen solchen Tag erleben könnte. Ihre Reaktion darauf war schmerzhaft aber ehrlich zugleich. Zusätzlich hatte ich das Gefühl, als ob ich ihr die Erlaubnis dafür geben würde, sich so fühlen zu dürfen.

Marika

In dieser Phase war es wichtig für mich, dass ich mich verabschieden konnte. Ich musste Mutter mitteilen, dass es mir gut gehen würde und sie nicht nur wegen uns durchhalten müsse, wenn ihr Leiden zu stark würde. Darauf reagierten einige der Gesundheitsdienstleister mit Zweckoptimismus, was für mich nicht hilfreich war.

Folgezeit

Nachdem Mary verstorben war, gab es kaum eine Nachbereitung durch das Palliativteam, sodass einige Details übersehen wurden (eine Kurzzeitpflegekraft kam 2

Tage nach Marys Tod zum Schichtbeginn). Wir hätten uns eine umfassendere Nachbereitung mit der gesamten Familie gewünscht.

Individuelle Gedanken und Überlegungen

Marika

Für mich hat Mutter die bestmögliche »End of Life«-Erfahrung gemacht. Dadurch kann ich ihren Tod besser verkraften. Als Bioethikerin befasse ich mich beruflich viel mit Aspekten des Lebensendes. Das gibt mir auch die Möglichkeit, mich durch diese Erfahrung zu arbeiten und über sie zu nachzudenken.

Michelle

Ich kann mich nicht daran erinnern, dass die ALS Society of Canada sich bei mir nach Mutters Tod noch einmal gemeldet hat. Vielleicht fehlten ihnen einfach nur die Kontaktdaten, aber für mich hinterließ das den Eindruck, dass man sich nicht länger um mich »kümmern« müsse. Als ich mich dort meldete, war auch Jahre später noch jemand da, aber ich hätte mir nach Mutters Tod eine kurze Kontaktaufnahme mit mir und nicht nur mit meinem Vater gewünscht. In meinen Augen wurde Mutter von allen Beteiligten sehr gut versorgt, aber sobald sie fort war, wurde ihre Familie verlassen.

Schlussfolgerungen

Unsere Erfahrung war nicht unbedingt typisch. Wir hatten viele Ressourcen (finanziell, Zugang zu medizinischen Informationen, Urlaub/Zeit verfügbar und fachliche Erfahrung), die anderen fehlen. Außerdem wussten wir, worauf die Krankheit hinausläuft, und konnten uns darauf vorbereiten. Unser Ziel war es, auf das Schlimmste vorbereitet zu sein und das Beste zu hoffen. Daher ist unsere Entscheidung für eine frühzeitige Integration der Palliativpflege in das »ALS-Management« vielleicht nicht jedermanns Sache.

Die für uns wichtigsten Aspekte der Pflege – ob palliativ oder nicht – waren die Beziehungen, die dadurch entstanden. Entscheidend war, dass die Pflegekräfte und andere Gesundheitsdienstleister Mary und ihre Familie nicht nur betreut und gepflegt haben, sondern auch Anteil genommen haben. Derartige Beziehungen gedeihen durch die Kontinuität des Personals und wir waren dankbar dafür, dass die Gesundheitsdienstleister bemüht waren, die einmal etablierten Beziehungen aufrechtzuerhalten.

Die Versorgung, die wir erhielten, half uns dabei uns vorzubereiten und uns auf die Zeit zu konzentrieren, die uns als Familie geblieben war. Es gab nicht nur Tränen, sondern auch gemeinsames Lachen und viel Liebe.

21 Die Rolle der Selbsthilfe im Palliativ-Kontext

Ausgehend von der Prämisse, dass die Palliativversorgung bei ALS-Betroffenen im Prinzip mit der Diagnosestellung beginnt, spielt auch die Nutzung der Selbsthilfekräfte eine wichtige Rolle im interdisziplinären Unterstützungs- und Begleitungskanon.

Die Möglichkeiten der Selbsthilfe sind vielgestaltig. Zu allererst denkt man dabei wohl an die lokale Selbsthilfegruppe, in der sich gleich Betroffene zum Austausch treffen. Schon diese Plattform allein kann einen wichtigen Schritt im Krankheitsverlauf darstellen. Als Patient mit einer seltenen Erkrankung, über die man zumeist (noch) nicht sehr viel weiß, kann schon das Zusammentreffen mit anderen Betroffenen bedeutend sein.

»Ich bin nicht alleine mit dieser Erkrankung, es gibt hier Menschen, die ihre Erfahrungen mit mir teilen und die ganz eigene Möglichkeiten der Krankheitsbewältigung entwickeln. Das bereichert mich.«

In den Selbsthilfegruppen kursieren ganz nebenbei die jeweils aktuellsten Neuigkeiten aus den Bereichen Medizin und Forschung, denn spätestens seit der Verbreitung des Internets ist immer mindestens einer in der Gruppe aktuell informiert. Da bei weitem nicht alle Informationen aus dem Netz seriös sind, ist es hilfreich, wenn solche Gruppen angeleitet oder moderiert sind. Die Deutsche Gesellschaft für Muskelkranke e.V. (DGM) hat aufgrund der besonderen Bedeutung dieser Erkrankung bundesweit 27 ALS- Gesprächskreise initiiert. Die Gesprächskreise werden zumeist von Ehrenamtlichen geleitet und betreut. Genauso vielfältig wie deren Ideen sind auch ihre Ausrichtungen. Ob das persönliche Gespräch in kleiner Runde, der Austausch mit Experten, oder Gespräche zwischen Angehörigen, die Gesprächskreise orientieren sich an den Bedürfnissen ihrer Mitglieder.

In den Gesprächskreisen haben die Teilnehmer Gelegenheit sich früh und in für sie angepasster Form sich mit den Themen auseinander zu setzen, die möglicherweise auf sie zukommen werden. Von Fragen der ersten Hilfsmittelversorgung bis zu Kommunikationshilfen, von Fragen der Ernährung bis zur Frage der Anlage einer PEG, von Fragen der Atmung, des Schluckens, des Hustens bis zur Frage der Beatmung. Im Klinikalltag können diese Fragen häufig nicht mit der individuell nötigen Zeit angegangen werden. Im Selbsthilfeverbund ist der zeitlich limitierende Faktor der Krankheitsverlauf selbst.

Die DGM ist über den Zusammenschluss von örtlichen Selbsthilfegruppen hinaus ein bundesweit agierender Selbsthilfeverband. Hier können noch wesentlich weitreichendere Angebote realisiert werden. So gibt es über die in der Regel ehrenamtliche Selbsthilfe hinaus ein festes Angebot an hauptamtlicher Beratung, welche die ehrenamtliche Arbeit ergänzt, unterstützt und berät. Ein besonderes Angebot ist die Hilfsmittelberatung, die gerade für ALS-Betroffene von besonderer Bedeutung ist. Bedingt durch den zumeist rapiden Krankheitsverlauf spielt nicht nur die Versorgung mit dem richtigen Hilfsmittel eine große Rolle, sondern auch die Versorgung zum richtigen Zeitpunkt. Die Kostenträger haben häufig nicht den Einblick in den Krankheitsverlauf und benötigen zu viel Zeit für Einzelentscheidungen. Zeit, die die Betroffenen zumeist nicht haben. Selbsthilfeverbände wie die DGM können hier unterstützend und beschleunigend wirken. Die hauptamtlichen Beratungskräfte bringen eine einschlägige Ausbildung mit und halten sich ständig auf dem Laufenden. Hierzu zählt in unserem Rechtssystem nicht nur die Kenntnis der Rechtsvorschriften, sondern genauso der aktuellen Rechtsprechung.

Versorgung bei ALS im fragmentierten deutschen Gesundheitswesen – Selbsthilfe in der DGM schließt eine Lücke

ALS-Patienten erleiden im Krankheitsverlauf zunehmende Einschränkungen und Verluste in den Bereichen Mobilität, Ernährung, Kommunikation und Atmung. Eine hohe psychische Belastung von Betroffenen und Angehörigen ist eine zentrale Folge. Probleme betreffen aber auch die soziale Sicherung, die Wohnsituation, die Infrastruktur sowie Defizite bei der Erschließung von Angeboten der medizinischen Versorgung, der symptomatischen Therapien, der angemessenen Pflege, der Versorgung mit technischen Hilfsmitteln und der psychologischen Begleitung.

Zahlreiche Akteure sind an der Versorgung der Patienten beteiligt, deren Dienstleistungsangebote auf die seltene, ihnen oft unbekannte Erkrankung ALS zuzuschneiden und abzustimmen sind. Die vielfältigen Versorgungsbedarfe gestalten sich je nach Lebensumständen und persönlichen Entscheidungen höchst unterschiedlich.

Kontinuierliche Unterstützung ist aber nicht nur bei der Organisation der Versorgung notwendig, sondern gerade auch auf emotionaler Ebene. Die professionelle Beziehungsarbeit, die über eine entsprechende Gesprächsführung bewusst gestaltet wird, ist konstitutiv für den Unterstützungsprozess. Kontinuität und Vertrauen im Verhältnis von Beratenden und Hilfesuchenden sind unverzichtbare Grundlage für die zahlreichen Entscheidungen, die bezüglich der verschiedenen Maßnahmen abgestimmt und getroffen werden müssen. Dies gilt ganz besonders für die palliative Situation, in der sich ALS-Betroffene und ihre Angehörigen ab Diagnosestellung befinden. Die kontinuierliche, empathische Begleitung eines verlässlichen Ansprechpartners, der die Komplexität der Situation kennt, Sicherheit vermittelt, Entscheidungshilfe bieten kann, einen individuellen Hilfeplan mit dem Klienten und Netzwerkpartnern abstimmt und der nicht nur Maßnahmen der medizinischen Behandlung vermittelt, sondern sich am Erfahrungswissen orientiert und informelle Hilfen einbezieht, entspricht den Bedürfnissen und deutlich geäußerten Wünschen vieler ALS-Patienten und ihrer Angehörigen.

Die Bemühungen der DGM gelten von jeher der Unterstützung der Betroffenen und ihrer Angehörigen im Sinne der Patientenanwaltschaft und der Wegweisung. Empowerment und damit die Stärkung der Patientenautonomie ist das Ziel. Dies ist insbesondere wichtig bei einer Erkrankung wie der ALS, bei der Selbstbestimmung und Lebensqualität durch die krankheitsbedingten Verluste in fast allen Lebensbereichen dramatisch bedroht sind.

Beratung und Unterstützung durch die Selbsthilfe schließen hier eine Lücke im System. Aufgrund mangelnder Beauftragung und Finanzierung durch das Gesundheitssystem und dementsprechend sehr begrenzter Ressourcen sind die insoweit informellen Möglichkeiten eines Case- oder Unterstützungsmanagements »von unten« durch Selbsthilfeorganisationen wie die DGM bisher jedoch marginal und keineswegs bedarfsdeckend.

Im gesundheitspolitischen Bereich hat in den letzten Jahren die Einbeziehung des Patienten auf allen Entscheidungsebenen wichtige Neuerungen gebracht. So wurde im Jahre 2004 im Gemeinsamen Bundesausschuss (G-BA), dem obersten Beschluss Gremium der gemeinsamen Selbstverwaltung der Ärzte, Zahnärzte, Psychotherapeuten, Krankenhäuser und Krankenkassen in Deutschland eine Patientenvertretung installiert. Diese hat zwar bis heute lediglich ein Mitberatungsrecht und kein Mitbestimmungsrecht, aber auch das hat in den zurückliegenden Jahren schon viel Positives bewirken können. Naturgemäß kann dieses Recht nicht vom einzelnen Betroffenen selbst wahrgenommen werden. Die Selbsthilfeverbände vertreten an dieser Stelle die Interessen der Betroffenen. Ähnliches gilt bei der Erarbeitung von Gesetzesvorlagen.

Die Beschlüsse des G-BA wirken, da sie die Kostenübernahmen der GKV (Gesetzliche Krankenversicherung) regeln, direkt in den Lebensalltag der Betroffenen. Medikamente, Heil- und Hilfsmittel, all dies wird hier geregelt.

ALS gehört zu den Erkrankungen deren Ursachen noch nicht geklärt sind und für die es deshalb auch noch keine kausale Therapieoption gibt. Da die Erkrankung darüber hinaus selten ist, ist das Interesse der forschenden Industrie eher begrenzt. Auch hier setzt die Arbeit der Selbsthilfe an, indem sie versucht Anreize zu schaffen, die Forschung anzuregen und zu befördern. Dies wird zwar dem heute von einer ALS Betroffenen aller Voraussicht nach nicht helfen können, aber viele Betroffene denken hier über ihren eigenen Horizont hinaus an die nachkommende Generation von Betroffenen.

Und nicht zuletzt können Selbsthilfeverbände wie die DGM die Zusammenarbeit der auf dem Gebiet der ALS tätigen Ärzte und Wissenschaftler verbessern. Die Schaffung von Neuromuskulären Zentren (NMZ), an denen häufig Spezialsprechstunden für ALS-Betroffene angegliedert sind, hat zu einer deutlich verbesserten Versorgungssituation in Deutschland geführt. Die DGM fördert die Zusammenarbeit und die Netzwerkstrukturen gerade auf dem Gebiet der ALS – auch konkret mit finanzieller Unterstützung.

Die Internetplattform www.ALS-Selbsthilfe.de

Das Besondere und Innovative an der Internetseite www.als-selbsthilfe.de ist, dass die Informationen für verschiedene Zielgruppen aufbereitet präsentiert werden: für Betroffene, Angehörige & Freundeskreis, Kinder & Jugendliche und Fachleute. Außerdem sind die Informationen für verschiedene Themengebiete (Ernährung, Atmung, Mobilität, Kommunikation) und verschiedene Krankheitsphasen aufbereitet. Neben der Informationsvermittlung soll die Homepage zu weiterführenden Beratungs-, Behandlungs- und Unterstützungsangeboten lotsen, persönliche Beratungssituationen vor- und nachbereiten, unterstützend und motivierend wirken. www.ALS-Selbsthilfe.de bringt sowohl ALS-Patienten als auch andere am Versorgungsprozess beteiligte Akteure zusammen und eröffnet ihnen über spezifische Zugänge Perspektiven auf ihren Part im Geschehen. Auch soll die Homepage der ALS-bezogenen Selbsthilfe in der DGM eine Plattform bieten und zu weiteren Selbsthilfeaktivitäten vernetzen (Selbsthilfegruppen, Veranstaltungen, ALS-Forum, Chat, Links zu privaten ALS-Webseiten, Initiativen und Blogs, ALS-International).

Das bisherige Beratungsangebot der DGM orientiert sich weitgehend am Beratungsbedarf der Erkrankten. Körperliche Verluste, soziale und materielle Veränderungen im Krankheitsverlauf bedeuten Einschnitte, an denen Anpassungen der Lebensführung notwendig werden und bringen viele Fragen mit sich – dazu sind bereits viele Informationen und Materialien vorhanden, weitere Informationsquellen wurden durch Internet- und Literaturrecherchen ermittelt.

Auch der Bedarf erwachsener Angehöriger ist aus der Beratungserfahrung teilweise bekannt, einige Informationen im DGM-Handbuch »ALS – mit der Krankheit leben lernen« richten sich bereits gezielt an die Angehörigen. Das weiterentwickelte Beratungsangebot gestaltet sich jedoch wesentlich umfangreicher und differenzierter. Gemeinsamer, aber auch unterschiedlicher Beratungsbedarf wird bei verschiedenen Gruppen des persönlichen Umfeldes vorausgesetzt (z. B. Ehepartner, erwachsene Kinder, Geschwister, Eltern, Freunde, Arbeitskollegen). Innerhalb des Zugangs für Angehörige wird deshalb auf unterschiedliche Szenarien eingegangen, verschiedene Optionen werden aufgezeigt.

Bei den Informations- und Beratungsangeboten für Kinder und Jugendliche unter den Angehörigen betrat die DGM Neuland, bisher gab es nur wenige internationale Beispiele. In Deutschland gibt es bisher nur einige wenige Angebote für Kinder psychisch erkrankter Eltern, für Kinder von Suchterkrankten oder von Krebserkrankten, aber lediglich ein einziges Unterstützungsangebot für Kinder chronisch erkrankter Eltern.

Das Versorgungsnetz für ALS-Erkrankte besteht gerade auch aus Fachleuten, die Leistungen erbringen oder über diese entscheiden müssen. Niedergelassene Ärzte, Therapeuten, Pflegekräfte und andere Leistungserbringer sowie Kostenträger sind aufgrund der Seltenheit der Erkrankung mit der besonderen Problematik meist nicht vertraut. Das DGM-Beratungsangebot soll auch ihnen geprüftes und gebündeltes Fachwissen sowie Orientierung bieten, damit sie ihre Dienstleistungen qualitativ hochwertig, effizient und im Sinne einer verbesserten Versorgung der Betroffenen erbringen können. Fachleute sollen allgemeine Informationen zur Erkrankung, ein Verständnis für die Situation der Betroffenen (Innensicht der Patienten und Angehörigen), berufsspezifische Informationen zu den erforderlichen Aktivitäten (was ist wann zu tun), welche anderen Akteure wann beteiligt sind, Fachliteratur, Adressen der Spezialambulanzen und Kontaktmöglichkeiten mit Beratungsangeboten durch Experten erhalten.

Die DGM geht davon aus, dass ALS-Betroffene und ihr Umfeld durch diese Seiten Unterstützung bei der Bewältigung dieser Erkrankung erfahren. Diese Seite kann Beratung innerhalb der DGM, aber auch bei externen Beratungsstellen (z. B. Pflegestützpunkte) unterstützen und als Modell für die Entwicklung entsprechender Angebote für andere Krankheitsbilder dienen.

Die Entwicklung von Schulungskonzepten und Qualifizierungsmaßnahmen

Um Verbesserungen in der Patientenversorgung zu erreichen und die interdisziplinäre Sichtweise und Zusammenarbeit zu fördern, wurden für verschiedene Zielgruppen Schulungskonzepte mit Blick auf die bekannten Brüche in der Versorgung von ALS-Patienten entwickelt. Die Schulungen von internen und externen Beraterinnen und Beratern werden im Hinblick auf die Optimierung der Kommunikation, Kooperation und Koordination der Dienstleistung durchgeführt.

Adressaten sind Kliniksozialdienste und Beratungsstellen, ALS-Patienten und multiprofessionelle Mitarbeitende an einem Neuromuskulären Zentrum (NMZ), Teilnehmende einer curricularen Weiterbildung Palliative Care, ehrenamtlich Leitende der ALS-Gesprächskreise und Kontaktpersonen der DGM sowie Physiotherapeuten und Logopäden.

Informationen: Broschüren, Faltblätter, Materialien

Bei der DGM erhalten Sie Informationen zum Krankheitsbild der ALS, zum Alltag mit der Erkrankung, den Anforderungen an die Versorgung, zu Physiotherapie, Logopädie und vielen weiteren Themen, die für ALS-Betroffene von Bedeutung sind. Dazu gehören Hilfsmittel, Beatmung, Pflegeversicherung, Medizinische Rehabilitation etc.

Dazu zählt auch eine Informationsschrift »Anforderungen an die Versorgung bei ALS – Informationen für Kostenträger und Behörden«

Selbsthilfe heißt nicht nur »Hilf dir selbst«, sondern auch »Lass dir helfen« und fördert in hohem Maße die Solidarität mit den Betroffenen. So kann und sollte der Einbezug der Selbsthilfe wichtiger Bestandteil des gesamten Palliativkonzeptes bei ALS sein.

Deutsche Gesellschaft für Muskelkranke e. V. (DGM)
Im Moos 4
79112 Freiburg
Tel. 07665 9447-0
info@dgm.org
www.dgm.org
www.als-selbsthilfe.de

Autorenverzeichnis

Herausgeber

Johanna Anneser
Palliativmedizinischer Dienst
Klinik und Poliklinik für Psychosomatische Medizin und Psychotherapie
Klinikum rechts der Isar
Technische Universität München, Deutschland

Gian Domenico Borasio
Lehrstuhl für Palliativmedizin
Service de Soins Palliatifs et de Support
Centre Hospitalier Universitaire Vaudois
Universität Lausanne, Schweiz

Wendy Johnston
Professor of Neurology
Director, ALS Programme
University of Alberta, Kanada

David Oliver
Honorary Reader
University of Kent, UK

Andrea Sylvia Winkler
Fachärztin für Neurologie und Arbeitsgruppenleiterin Globale Neurologie
Klinik für Neurologie mit Poliklinik
Klinikum rechts der Isar,
Technische Universität München, Deutschland
und
Direktor, Zentrum für Globale Gesundheit und Professur für Globale Gesundheit
Institut für »Health und Society«
Universität Oslo, Norwegen

Mitwirkende Autoren

Sunil Kumar Aggarwal
New York University Rusk Institute of Rehabilitation Medicine,
New York, NY, USA

Richard S. Bedlack
Duke University and Durham
VAMC, Durham, NC, USA

Gian Domenico Borasio
Palliative Care Service,
Universität Lausanne,
Lausanne, Schweiz

Gregory T. Carter
St Luke's Rehabilitation Institute,
Spokane, WA, USA

Emma Daniel
Department of Neurology,
Institute of Psychiatry,
London, UK

Lauren Elman
Penn Comprehensive Neuroscience
Center, Perelman School of Medicine
University of Pennsylvania,
Philadelphia, PA, USA

Dallas A. Forshew
Forbes Norris MDA/ALS
Research and Treatment Center,
California Pacific Medical Center,
San Francisco, CA, USA

Deborah Gelinas
Mercy Health Saint Mary's
Michigan State University,
Grand Rapids, MI, USA

Laura H. Goldstein
Department of Psychology,
Institute of Psychiatry,
London, UK

Ulrike Hammerbeck
Institute of Neurology,
Univesity College London,
London, UK

Emily Jay
Physiotherapy Department,
King's College Hospital,
London, UK

Wendy Johnston
Department of Medicine
(Neurology), University of Alberta,
Edmonton, Alberta, Kanada

Joy Kelly
Counsellor, Kent, UK
Chris Kingsnorth
Bentley Health Service, Perth,
Western Australia, Australien

Robert Lambert
The Pastoral Service,
McGill University Health Centre,
Montreal, Kanada

Sarah Lavender
Wisdom Hospice,
Rochester, UK

Leo McCluskey
Penn Comprehensive
Neuroscience Center,
Perelman School of Medicine
University of Pennsylvania,
PA, USA

Maryanne McPhee
Speech Pathology Department,
Bethlehem Healthcare, South
Caulfield, Victoria, Australien

David Oliver
Wisdom Hospice, Rochester, UK
and University of Kent, Kent, UK

Annika Quinn
Department of Neurology, Institute of
Psychiatry, London, UK

Amanda Scott
Speech Pathology Department,
The Alfred, Prahran,
Victoria, Australien

Christopher E. Shaw
Department of Neurology, Institute
of Psychiatry, London, UK

Richard Sloan
Medical Director (im Ruhestand),
Weldmar Hospicecare Trust,
Dorchester, UK

Sue Smith
Regional Care Development Adviser,
MND Association, Leeds, UK

Nigel Sykes
St Christopher's Hospice,
London, UK

Raymond Voltz
Palliativzentrum,
Universität Köln,
Köln, Deutschland

Edith Wagner-Sonntag
Neurologische Klinik, Schön-Klinik,
München, Deutschland

Doug Warren
Edmonton, Alberta, Kanada

Marika Warren
Department of Bioethics, Dalhousie
University, Halifax, Nova Scotia,
Kanada

Michelle Warren
Edmonton, Alberta, Kanada

Maria Wasner
Abteilung für Soziale Arbeit in Palliative Care,
Katholische Stiftungsfachhochschule München,
München, Deutschland

Michael Weiss
University of Washington, Seattle,
WA, USA

Sachregister

A

Acetylcystein 85, 149
Akupunktur 273
Akzeptanz des Todes 201
Alltagsaktivitäten, Ergotherapie 231
ALS Untangled 268
Alter, Einfluss auf
 Betätigungsperformanz 224
Amyotrophe Lateralsklerose
– Diagnostik 15, 19
– Differenzialdiagnosen 15
– Epidemiologie 20
– Genetik 22
– klinischer Verlauf 17
– Motoneuronschädigung 14
– Pathogenese 23
– Prognose 19
– Proteinaggregation 24
– Therapie, medikamentöse 28
Analgetika 146
Angehörige
– psychosoziale Unterstützung 175
Angst
– Sterben 169
– Tod 169
Aphasie 125
Arbeiten mit ALS 182
Arousal 83
Artikulation 238
– Lippen 239
– Zunge 239
Ärztlich assistierter Suizid 288
– Alternativen 293
– ethische Argumente 291
– Niederlande 290
– Oregon 288
– Wunsch danach 292
Aspiration 111
Atemfunktion
– Atemmuskelkraft 81
– Blutgasanalyse 82
– Muskeln, exspiratorische 80
– Muskeln, inspiratorische 80
– nächtliche 83

– Peak Cough Flow 82
– Sniff-Test 82
Atemhilfsmuskeln 80
Atemmanagement 214
Atemmuskelkraft, Messung 81
Atemmuskelschwäche 79
– Behandlung 83
– Dysarthrie 238
– exspiratorische 81
– inspiratorische 80
– kognitive Einschränkungen 133
– Mechanische Insufflation-
 Exsufflation 84
– Physiotherapie 214
– Symptome 79
– Überdruckbeatmung, nicht-invasive 86
Atemnot 79
Aufklärung 44
– Beatmung, maschinelle 49
– etappenweise 53
– Inhalt der Nachricht 47
– Selbsthilfegruppen 48
– Terminalphase 49
– Umgebung 51
– Verdachtsdiagnose 49
– Vertrag für die Zukunft 54
– Warnschuss 52
Autonomie 280
Ayurvedische Medizin 272
– Grundlagen 272

B

Babinski-Zeichen 14
Baclofen 148
Beatmung, invasive
– Besprechung 49
– Einfluss auf die Prognose 95
– Einstellung der Ärzte 96
– Entscheidung 97
– Grenzen festlegen 98
– Komplikationen 99
– Länge des Krankenhausaufenthalts 100
– Lebensqualität 98

- Patientenautonomie 97
- Vorhersagefaktoren des Erfolgs 99
- Zufriedenheit 98
Beatmung, nicht-invasive 84
- Abhängigkeit 90
- Besprechung 49
- druckkontrollierte mit garantiertem Volumen 89
- End-of-life Care 90
- Nebenwirkungen 92
- Respiratorwahl 89
- Überdruckbeatmung, nicht-invasive 86
Beeinflussung des Muskeltonust 210
Beinvenenthrombose, tiefe 155
Benzodiazepine
- Dyspnoe 91
- Terminalphase 309
Berufstätigkeit, Ergotherapie 233
Berufung 200
Beziehungen, eheliche 176
- Veränderungen 176
Bikarbonatspiegel, venöser 82
Bisacodyl 151
Blutgasanalyse 82
Botulinustoxin
- Spastik 148
- Speicheln 149
Bulbäre Schwäche 147
- kognitive Dysfunktion 132
Bulbärparalyse, progressive 18
Burylscopolamin 149
Buspironhydrochlorid 91
Butylscopolamin 310

C

C9orf72-Mutation 22
Cannabis 270
- analgetische Wirkung 271
- Mundtrockenheit 271
- Spastik 271
- Wirkweise 270
Chin Tuck 114
Chininsulfat 145
Chiropraxis 274
Chloridspiegel, venöser 82
Chlorpromazin, Terminalphase 309
Continuing Bonds 319
Coping
- Strategien 170
- Verleugnung 171

D

Dankbarkeit 196

Dantrolen 148
- Spastik 148
Dekubitalulzera 146
Demenz, frontotemporale 123–124
- Behandlung 152
- Entscheidungsfähigkeit 64
- Pflege 264
Depression 153
- Entscheidungsfähigkeit 64–65
Diazepam, Weaning 101
Doshas 272
Druckulzera 155
Duales Prozessmodell 318
Dysarthrie 237
- Atemmuskelschwäche 238
- Beurteilung 240
- Phonation 238
Dysphagie 108
- Ernährung, künstliche 116
- Essgeschwindigkeit 115
- Haltungsänderungen 114
- Häufigkeit 109
- Kompensationstechniken 113
- Lagerung 113
- Lippenfunktion 112
- Mendelsohn-Manöver 114
- operative Therapie 119
- Pathophysiologie 110
- Pharynxfunktion 112
- Schlucken, supraglottisches 113
- Speicheln 110
- Veränderungen der Ernährung 114
- Zungenfunktion 112
Dyspnoe 79
- beatmungsbedingte 92
- Behandlung 85
- Benzodiazepine 91
- Buspironhydrochlorid 91
- Morphin 85
- Opioide 91

E

Eltern, psychoszoziale Betreuung 180
End of life-Care
- Entscheidungen 61
- Trigger für den Beginn der Planung 62
End of Life-Care 282, 298
- Beatmung 90
- Benzodiazepine 308
- Darlegen der Optionen 283
- Entscheidungen, delegierte 280
- Entscheidungsfindung 280
- ethische Aspekte 278
- Lebensende erkennen 282

Sachregister

- Lebensverlängerung 284
- Planung 61
- Schmerztherapie 307
- Symptomkontrolle 307
- Terminalphase 299
- Unterstützung der Angehörigen 303
- Unterstützung der Professionellen 305
- Unterstützung des Patienten 300

Entscheidungen, delegierte 280
Entscheidungsfähigkeit 63, 280
- Demenz 64
- Depression 64–65
- eingeschränkte 281
- kognitive Einschränkungen 64
- Kommunikation, eingeschränkte 64
- psychosoziale Betreuung 167

Ergotherapie 223
- Alltagsaktivitäten 231
- Ankleiden 232
- Baden 232
- Berufstätigkeit 233
- Bewegungsumfang 226
- Essen 232
- Handfunktion 227
- Körperhaltung 229
- Körperhygiene 232
- Mobilität 228
- Muskelkraft 226
- muskuläre Ausdauer 227
- Schreibhilfen 231
- Toilettengang 232
- Transfer 229

Ernährung, künstliche 116
- Gastrostomie 116
- Jejunostomie 117
- Nasen-Magen-Sonde 116

Essen
- Dysphagie 108, 114
- Ergotherapie 232
- Geschwindigkeit 115

Ethische Aspekte
- ärztlich assistierter Suizid 291
- End of Life-Care 278
- Palliative Care 40
- Suizid, ärztlich assistierter 66

Euthanasie 65
Exekutivfunktionen, gestörte 127
- Interventionen 136
Exspiratorische Muskeln 80

F

Fallbeispiel 34, 44, 60, 78, 94, 108, 123, 142, 160, 165, 169, 177, 190, 223, 235, 267, 278, 285, 287

Familie 172
- Erfahrungen einer Familie 327
- psychosoziale Betreuung 172
- psychosoziale Unterstützung 175

Faszikulationen 144–145
- Therapie 145

Fentanyl, Terminalphase 307–308
Fiberoptische endoskopische Evaluation des Schluckens 113
Fused in Sarcoma 23

G

Gabapentin 148
Gastroösophageale Refluxkrankheit 151
Gastrostomie 116
Gedächtnisstörungen 128
- Interventionen 135
Gedenkstätten, virtuelle 324
Gelenkschmerzen 145
Glaube 195
Glutamattoxizität 26
Glycopyrroniumbromid 310
- Speichel 149
Gnade 196

H

Haltung
- Ergotherapie 229
- Kommunikation 240
Handybar 230
Heiliges 194
Hoffnung 56, 165, 198
- spirituelle Betreuung 198
Hospizpflege 37
Hüftschmerzen 145
Husten 215
Husten, assistiertes 215
- fremdassistiertes im Sitzen 216
- fremdassistiertes in Rückenlage 217
- selbstassistiertes 216
Hustenspitzenfluss 82
Hustenstoß 82
Hyperkapnie 82
Hypersalivation 110
Hypoventilation, nächtliche 79

I

Inspiratorische Muskeln 80
Internetfriedhof 324
Intimität 177
- psychosoziale Betreuung 178
iPad 249

J

Jejunostomie 117
Jugendliche 181

K

Kennedy-Krankheit 16
Kinder
– Aufklärung 180
– psychosoziale Bedürfnisse 179
– virtuelle Gedenkstätten 324
Kognitive Dysfunktion 123
– Behandlung 152
– bulbäre Funktion 132
– emotionale Verarbeitung 130
– Entscheidungsfähigkeit 64
– Exekutivfunktionen 127
– Gedächtnis 128
– Häufigkeit 131
– Interventionen 134
– Klassifikation 131
– Kognition, soziale 130
– Kommunikation 241
– Medikamente 133
– ohne Demenz 126
– respiratorische Insuffizienz 133
– Sprache 129
– Theory of Mind 130
– Verlauf 133
– Visuoperzeption 129
Kollusion 55
– Motive 55
Kollusionen
– Umgang mit 56
Kommunikation 44, 237
– Alltagsbedürfnisse 251
– Dysarthrie 237
– Entscheidungsfähigkeit 64
– Haltung 240
– kognitive Dysfunktion 241
– Kollusion 55
– Lachen, pathologisches 240
– Liebe 177
– oropharyngeale Sekretionen 242
– spätere Krankheitsstadien 251
– Weinen, pathologisches 240
Kommunikation und Aufklärung überbringen 44
Kommunikation, unterstützte
– Optionen 245
Kommunikationshilfen, einfache 251
Kommunikationshilfsmittel 245
– Apps 249

– Gesprächspartner 247
– Hardware-Optionen 250
– High-Tech 248–249
– Low-Tech 248
– Standard Computer-Technologie 249
– Text-zu-Sprache-Systeme 248–249
Komplementär- und Alternativmedizin 268
– Ayurvedische Medizin 272
– Cannabis 270
– Kosten 269
– manuelle Medizin 274
– Nutzen 269
– Osteopathie 274
– traditionelle chinesische Medizin 273
– Yoga 274
Kontrolle 167
Kontrollverlust 167
Körperhygiene, Ergotherapie 232
Krankenpflegekraft
– Koordination 256
Kreatinmonohydrat 148
Kurzatmigkeit 79

L

Lachen, pathologisches 153
– Behandlung 154
– Kommunikation 240
Laryngospasmus 150
Lateralsklerose, primäre 14
Laxanzien 151
Lebensende
– Entscheidungen 73
Lebensverlängernde Maßnahmen
– Beendigung 286
– Nachteile 284
– Prinzip des Doppeleffektes 286
– Vorteile 284
Levitiracetam 145
Levomepromazin, Terminalphase 309
Lifter 230
Lightwriter™ 249
Lippen 239
Locked-in-Syndrom 284, 299
Logopädie 235
– Veränderungen der Rahmenbedingungen 243
Logopädische Behandlung 243
Lorazepam
– Terminalphase 309
– Weaning 101
Lubiproston 151

M

Manuelle Medizin 274
Massage 274
Mechanische Insufflation-Exsufflation 84
Meinung, zweite 49
Mendelsohn-Manöver 114
Midazolam
- Terminalphase 309
- Weaning 101
Mobilität 213
- Ergotherapie 228
- im Bett 229
Modafinil 154
Morphin 146
- Dyspnoe 85
- Schmerzen 146
- Terminalphase 307
Motoneuron
- erstes 14
- pathologische Veränderungen 20
- zweites 14
Motoneuronerkrankung 13
- Definition 13
Müdigkeit 154
- Behandlung 154
Mukolytika 149
Musculus cricopharyngeus, Hypertonie 81
Muskelatrophie, progressive 14
Muskelatrophie, spinale 16
Muskelatrophie, spinobulbäre 16
Muskeln
- exspiratorische 80
- inspiratorische 80
- obere Atemwege 81
- Stimmbänder 81
Muskelschwäche 147
- Pyridostigmin 147
- Therapie 147
- Übungstherapie 209

N

Nabilon 145
Nabiximols 148
Nasen-Magen-Sonde 116
Nasenmaske 90
Neurofilamente, veränderte 27
Neuropathie, multifokale motorische 16
Neurotrophe Faktoren 28
Non-invasive Positive Pressure Ventilation 86
- Abdomen, geblähtes 92
- bei bulbärer Schwäche 87

- Indikation 86
- Intoleranz 88
- kontroverse Aspekte 87
- Lutleck 92
- Nasenbeschwerden 92
- Nasenmaske 90
- praktische Aspekte 88
- Respirator 89

O

Obstipation 151
- Behandlung 151
- Laxanzien 151
Ödeme 155
Opioidanalgetika 146
- Lebensverkürzung 146
- Morphin 146
- Terminalphase 307
Oregon Death with Dignity Act 288
Orthesen 211
Orthopnoe 79
Osteopathie 274
Oximetrie, nächtliche 83

P

Palliative Care 34, 286
- Definition 34
- ethische Dilemmas 40
- multidisziplinäre 38
- Sichtweisen zu 35
- spezialisierte 37
- Sterbebegleitung 39
- Vorteile 286
- Zeitpunkt 37
- Ziele 35
Paradoxon 191
Patientenverfügung 61, 71, 74
- Checkliste 73
- Inhalt 62
- Vorgehen beim Aufsetzen 72
- Zeitpunkt 62
Peak Cough Flow 82
Peroxynitrit 27
Pflege 254
- Angehörige 255
Pflegekraft
- Beratung des Patienten 258
- Beratung von Pflegediensten 260
- Forschung 262
- Koordination ALS-Zentrum 260
Pflegende Angehörige, Bedürfnisse, psychosoziale 173
Phonation 238

351

Sachregister

- Dysarthrie 238
Physiotherapie 207
- Beeinflussung des Muskeltonus 210
- Interventionen 208
- Mobilität 213
- Orthesen 211
- Schienen 211
- Schmerzmanagement 148, 219
- Spastik 148, 210
- Stützkragen 211
- Übungstherapie 209
- Unterstützung der Atmungsfunktion 214
Polyethylenglykol 151
Polysomnografie 83
Proteinaggregation 24
Pseudobulbärer Affekt 153
- Behandlung 154
Pseudobulbärparalyse 18
Psychosoziale Betreuung 160
- Anamnese 163
- Angehörige 172, 175
- Angst vor dem Tod 169
- Coping 170
- eheliche Beziehung 176
- Eltern 180
- Entscheidung 167
- Familie 172
- Hoffnung 165
- Intimität 178
- Jugendliche 181
- Kinder 179
- Kontrolle 167
- Patient 175
- pflegende Angehörige 172
- Pflegende Angehörige 173
- schlechte Nachrichten 162
- Sexualität 176, 178
- Verleugnung 171
- Verlust 166
Pyridostigmin 147

Q

Qigong 273

R

Radikale, freie 26
Reiki 273
Religiosität 191
Respirator, Wahl 89
Reue 197
Riluzol 28, 48
Rollstuhl 214

- Ergotherapie 228
Rückenschmerzen 145
Ruhedyspnoe 79

S

Sauerstofftherapie 93
Schienen 211
Schlafstörungen 154
- Ursachen 154
Schlechte Nachrichten überbringen 162
Schlucken
- Essgeschwindigkeit 115
- fiberoptische endoskopische Evaluation 113
- Haltungsänderungen 114
- Mendelsohn-Manöver 114
- supraglottisches 113
- Videofluoroskopie 112
Schluckstörungen 81
Schmerzen 144
- Cannabis 271
- Gelenke 145
- Knochen 145
- Morphin 146
- Opioidanalgetika 146
- Physiotherapie 148, 219
- Prävalenz 144
- Rücken 145
Schreiben, Ergotherapie 231
Schuld 196
Schulterschmerzen 145
Scopolaminhydrobromid 310
Sedierung, palliative 288
Sekretionen, Management 85, 148, 215, 242, 310
- Butylscopolamin 310
- Glycopyrroniumbromid 310
- Mukolytika 149
- Scopolaminhydrobromid 310
- Terminalphase 310
Selbsthilfegruppen 48
- Aufklärung 48
Senna 151
Sexualität 176
- psychosoziale Betreuung 178
- Veränderungen 177
Sialorrhö 118, 242
- Cannabis 271
- medikamentöse Therapie 118
Sialorrhoe
- Botulinustoxin 149
- Glycopyrroniumbromid 149
- Management 149
- Strahlentherapie 149

Sinn des Lebens 193
– Religion 193
– Spiritualität 194
Sniff-Test 82
SOD1 22
Spastik 148
– Behandlung 148
– Botulinustoxin 148
– Cannabis 271
– Dantrolen 148
– Physiotherapie 148, 210–211
Speicheln 118, 242
– Botulinustoxin 149
– Cannabis 271
– Dysphagie 110
– Glycopyrroniumbromid 149
– Management 149
– medikamentöse Therapie 118
– Strahlentherapie 149
Spiritual
– Hoffnung 198
Spiritual Care 190, 203
– Akzeptanz des Todes 201
– Berufung 200
– Glaube 195
– Heiliges 194
– Reue 197
– Schuld 196
– Sinn des Lebens 193
– Vergebung 196
– wissenschaftliche Evidenz 205
– Zugehörigkeit 197
Spiritualität 191, 203
– Konflikte 204
Spirituel Care
– Dankbarkeit 196
Spirituelle Betreuung
– Gnade 196
Sprachausgabegeräte 249
Sprachstörungen 241
– kognitive Dysfunktion 129
Sterbebegleitung 39
Sterben, Angst vor 169
Stimmbandmuskeln 81
Stützkragen 211
Suizid, ärztlich assistierter 65, 288
– Alternativen 293
– Beweggründe 66
– ethische Argumente 291
– ethische Aspekte 66
– Niederlande 290
– Oregon 288
– Wunsch danach 292
Superoxiddismutase-Gen 22

T

Tablet 249
Tachypnoe 80
TDP-43 22
Terminalphase
– Besprechung 49
– Erkennen 299
– Trigger 39
Tetrohydrocannabinol 145
Text-to-Speech-Systeme 248–249
Theory of Mind 130
Tizanadin 148
Tod, Angst vor 169
Traditionelle chinesische Medizin 273
– Grundlagen 273
Transfer 214
– Brett 230
– Ergotherapie 229
– Gürtel 230
– Hilfen 214
– Physiotherapie 214
Trauer 166, 313
– antizipatorische 314
– Emotionen ausdrücken 323
– Gedenkstätten, virtuelle 324
– Informationen über den
  Trauerprozess 322
– Interventionen 321
– Normalisierung 322
– Resilienz 323
– soziale Medien 323
Trauerbegleitung 322
Trauermodelle 317
– Continuing Bonds 319
– duales Prozessmodell 318
– narrative Arbeit 319
– Worden-Modell der Traueraufgaben
  317
Trauerreaktion 319
– emotionale 320
– körperliche 319
– psychische 320
– Verhalten 321
Trauerrituale 264

U

Überbeatmung 92
Überdruckbeatmung, nicht-invasive 86
– Abdomen, geblähtes 92
– bei bulbärer Schwäche 87
– Indikation 86
– Intoleranz 88
– kontroverse Aspekte 87

- Luftleck 92
- Nasenbeschwerden 92
- Nasenmaske 90
- praktische Aspekte 88
- Respirator 89

Umfeld und Umgebung
- Einfluss auf Betätigungsperformanz 225

Umfeldkontrolle 250

Umgebung
- Aufklärung 51

V

Vergebung 196
Verhaltensstörungen 126
- Behandlung 152
- Interventionen 136
Verleugnung 171
- Probleme durch 171
Verluste 166
Videofluoroskopie des Schluckens 112
Visuoperzeption 129
Vitalkapazität 81

Vorsorgevollmacht 74–75

W

Weaning 101
- Benzodiazepine 101
- Terminalphase 310
Weinen, pathologisches 153
- Behandlung 154
- Kommunikation 240
Worden-Modell der Traueraufgaben 317

Y

Yoga 274

Z

Zugehörigkeit 197
Zunge 239
Zwerchfell 80
- Schrittmacher 93
- Schwäche 79

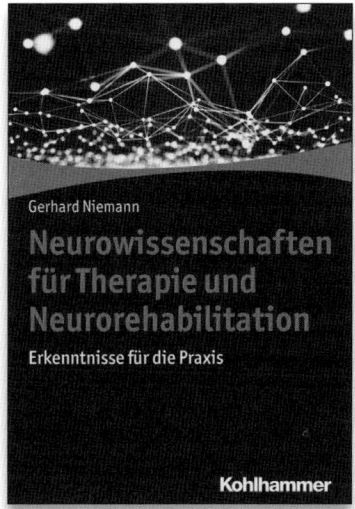

Gerhard Niemann

Neurowissenschaften für Therapie und Neurorehabilitation

Erkenntnisse für die Praxis

2018. 208 Seiten mit 43 Abb. Kart.
€ 39,–
ISBN 978-3-17-030651-6

Moderne Methoden haben das Verständnis der Arbeit des Gehirns erheblich erweitert. Dieser Erkenntniszuwachs gründet sich auf Beiträge ganz unterschiedlicher Fachdisziplinen (bildgebende Techniken, Genetik, Psychologie, Anthropologie u. a.). Damit sind die Themen „Lernen" und „Plastizität" neu in den Fokus gerückt. Das Buch erläutert, auch anhand zahlreicher Fallbeispiele, wie Therapie, Rehabilitation und Pädagogik konkret befruchtet werden. Gleichzeitig wird deutlich, wie und wozu die Evolution das Organ „Gehirn" entwickelt hat – ganz im Dienste des Zurechtkommens des Individuums.

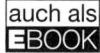

Leseproben und weitere Informationen unter www.kohlhammer.de

W. Kohlhammer GmbH · 70549 Stuttgart
vertrieb@kohlhammer.de

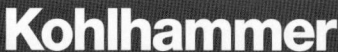

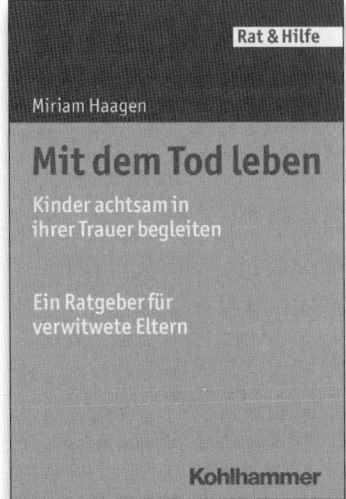

Miriam Haagen

Mit dem Tod leben

Kinder achtsam in ihrer Trauer
begleiten – Ein Ratgeber für
verwitwete Eltern

2017. 100 Seiten. Kart.
€ 19,–
ISBN 978-3-17-031278-4
Rat & Hilfe

Nach dem Tod des Partners sind Eltern alleinerziehend wider Willen. Neben der eigenen Trauer um den geliebten Menschen sind sie mit den Reaktionen ihrer Kinder auf den Verlust eines Elternteils beschäftigt und nicht selten damit belastet. „Woran erkenne ich, ob meine Kinder Hilfe brauchen?", ist eine häufig gestellte Frage von Eltern. Aufbauend auf dem Konzept von Reflective Parenting und mentalisierungsbasierter Paar- und Familientherapie werden praktische Vorgehensweisen aufgezeigt und erklärt, die verwitweten Eltern helfen, die Entwicklung ihres Kindes/ihrer Kinder auch in dieser schwierigen Lebenssituation zu verstehen und zu fördern. Damit werden lebendige, nahe Beziehungen in Familien in diesen traurigen Lebensumständen ermöglicht und die Resilienz von Familien wird gestärkt.

Leseproben und weitere Informationen unter www.kohlhammer.de

W. Kohlhammer GmbH · 70549 Stuttgart
vertrieb@kohlhammer.de

Kohlhammer